食品のカビI 基礎編
食品のカビ汚染と危害

■ 宇田川　俊一　編

Food-borne Fungi and
Their Health Hazard

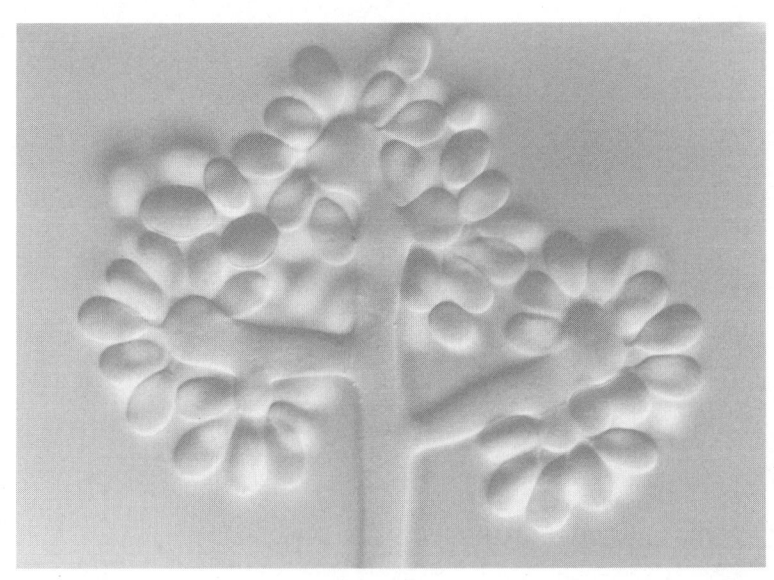

■ 幸書房

執筆者
■第1章　上田　成一　長崎県立シーボルト大学教授
■第2〜9章，用語の解説，培地組成
　　　　宇田川　俊一　東京農業大学総合研究所，
　　　　　　　　　　　㈶日本食品分析センター　多摩研究所　学術顧問

序　文

　21世紀を迎えて食の安全性がかつてないほどに厳しく問われる時代となった．その背景には消費者の健康意識の高まりと，食品事故を起因とする大きな社会問題が次々と発生し，安全性に対する消費者の信頼を失っていることがある．食品衛生とは飲食物による健康障害を未然に防止し食品の安全を確保することと定義されている．しかしながら，この20年間に食品の製造・加工・調理・流通・保存技術が格段に進歩したことによって多種多様な加工食品が出現し，人々の食生活も大きく様変わりしたため，これまでの食品衛生に関する知識だけでは対応しきれず様々な衛生上の危害が発生するようになった．微生物による事故もますます拡大する傾向となり，わが国の行政も微生物制御を目的としてHACCPの導入に踏み切った．とはいえ，現状では食品工場のHACCPのみが取り上げられ，HACCPの主旨であった農場から食卓まで（from farm to table）という基本的な考え方についてはこれからの課題となっている．また，HACCPの導入された部分についても検証が十分になされているとはいい難い．今日の日本の社会を見ると，残念ながらリスクアナリシスが確立できるほど成熟しているのであろうかと思わずにはいられない．たとえ，リスクアセスメントが進んだとしても，それを踏まえて正しく実行すべきリスクマネジメントの部分は，危害を未然に防止できるよう迅速な対応ができるであろうか，またアメリカ，カナダやEU先進国のように十分な情報の開示に基づくリスクコミュニケーションが市民，事業者，行政，専門家の間で図れるであろうか．2003年7月，食品安全基本法に基づき「食の安全」を守ることを目的に食品安全委員会が内閣府内に設立された．農林水産省，厚生労働省からリスク評価部門を切り離し，各省庁の影響を受けない独立した存在になるという．これを転機に食品行政も消費者に軸足が移され，消費者の視点から見た食品の安全性評価について新たな発展が期待される．

　食品の汚染カビの問題をグローバルな視点から見ると，経済的には世界の食料生産・需給を左右するキーポイントの一つにカビによるバイオロスが挙げられている．カビによる穀類など備蓄食料の損失はアジアでは全農業生産量の20％に達するといわれている．人口増加にともなう世界の食料危機を回避するためには，食料の生産量や質を高める必要があるが，もはや地球の生態系を損なわずに耕地を拡大することは困難になっている．日本は世界一の食料輸入国でありながら大量の食物を無駄にしているとの批判を受けている．少しでも食料の損失を減らすべく取り組むことは大消費国としての使命ではなかろうか．

　こうした国際的な食料問題の一環として，カビの産生する有毒代謝産物，すなわちマイコトキシンの農産物に対する自然汚染がある．世界の農業先進国であるアメリカ，カナダ，

序　文

　EU諸国間では1995年に世界貿易機関（WTO）が設立された機会を捉えて，国際的な貿易の上でも消費者の健康リスクに基づいた食品の安全性を重視して，国家間でのマイコトキシンに関する研究・調査プロジェクトを立ち上げた．その結果はFAO/WHO合同食品規格委員会（コーデックス委員会）によるマイコトキシンの国際規格化など国際調和に反映されている．また1994年，製造物責任法（PL法）が制定され，欠陥のある食品を製造・販売した場合の過失として品質管理者の責任が大きく問われるようになり，食品および製造環境中の汚染微生物としてカビの存在もクレーム原因の大部分を占めることから危害対策上の重要な管理点となった．衛生的で安全かつ良質な食品を供給するには，HACCPにおいてもカビを含めた視点からの微生物制御が必要であり，そのためには危害の原因になるカビについて正しい同定がなされ，その結果からマイコトキシンやカビの制御に関する最新の情報を集めて対処することが不可欠である．

　著者らは食品微生物のセミナーで紹介される食中毒菌など細菌の情報量に比較して，食品を汚染するカビについての今日的な状況や知見の乏しさに不満を寄せられる参加者が少なくないことを知った．事実，外国では食品菌類を対象にした常設的なセミナーが毎年開かれ，そのための優れたテキストもあるが，わが国の実情を把握した専門書はほとんど手にすることができない状況にあった．著者らがかつて出版した『かびと食物』(1975年)，『食品菌類ハンドブック』(1984年，オランダ国立菌類研究所編：Introduction to Food-borne Fungiの邦訳本)はいずれも絶版になり，また内容も古くなってしまった．

　本書は冒頭に述べたように食品の安全性を確保する国際的な流れの中で，食品に対するカビの危害を読者にとって理解しやすく，かつ実務的に役立つことを念頭に執筆したつもりである．本書は第1章を上田が，第2章以下を宇田川が分担し，宇田川が全体に目を通してまとめた．類書の少ない分野のため，最新情報をできる限り収載するように努めたが，21世紀になって情報化のスピードが著者個人の限界をはるかに越え，見落とした研究や調査の成果も少なくないであろうことを危惧している．本書が食品産業に携わる管理者，技術者，食品関連分野の研究者，学生に広く活用されることを期待するとともに，忌憚のないご意見をお寄せ頂ければ幸いである．なお，食品に発生するカビを実際に同定するためのガイドブックは引き続き続編として刊行する予定である．年来の懸案でもあった本書の刊行に当たり，著者らがライフワークとして長年取り組んできた食品菌類の紹介について，企画から出版に至るまでの多大のご尽力を頂いた幸書房編集部の夏野雅博氏に心より感謝の意を表したい．

　最後に，本書の作成にあたり資料や図版・写真の提供などいろいろのご協力を頂いた星薬科大学・河合賢一教授・野沢幸平助教授，東京農業大学・小林享夫元教授，兵庫県予防衛生協会・戸矢崎紀紘博士，名古屋市衛生研究所・坪内春夫博士・中島正博博士，神戸市環境保健研究所・杉浦義紹博士，㈶日本きのこ研究所・古谷航平博士，千葉県立中央博物館・堀江義一博士，住友化学工業㈱・村上正雄博士・鶴田恭子氏，㈶日本食品分析センタ

―微生物研究課スタッフの皆様に厚く御礼を申し上げる．

2004年2月

宇田川　俊一

目　　次

第1章　カビの分類と特徴，生態 ……………………………………………… 1

1.1　生物の分類と真菌 ………………………………………………………… 1

1.2　真菌の形態 ………………………………………………………………… 3
　　1.2.1　栄養器官 ……………………………………………………………… 3
　　1.2.2　生殖器官 ……………………………………………………………… 6
　　　　接合菌類の無性生殖　7　　接合菌類の有性生殖　8　　子嚢菌類の有性生殖　8
　　　　不完全菌類の無性生殖　9　　テレオモルフとアナモルフの学名　12

1.3　真菌の生育・増殖 ………………………………………………………… 13
　　1.3.1　温　　度 ……………………………………………………………… 13
　　1.3.2　湿度（水分活性）…………………………………………………… 13
　　1.3.3　水素イオン濃度 ……………………………………………………… 14
　　1.3.4　酸素分圧 ……………………………………………………………… 15

1.4　真菌の生態 ………………………………………………………………… 16
　　1.4.1　土　　壌 ……………………………………………………………… 16
　　1.4.2　水　　圏 ……………………………………………………………… 18
　　1.4.3　植　　物 ……………………………………………………………… 21
　　1.4.4　空　　気 ……………………………………………………………… 22

1.5　真菌とヒトの生活 ………………………………………………………… 25
　　1.5.1　有用なカビ …………………………………………………………… 25
　　1.5.2　野生キノコと栽培キノコ …………………………………………… 25
　　1.5.3　病原真菌 ……………………………………………………………… 27
　　1.5.4　生活用品の劣化 ……………………………………………………… 30

第2章　食品から検出される主要カビの形態 ………………………………… 35

2.1　接合菌類 …………………………………………………………………… 35
　　　Absidia 属　35　　*Mucor* 属　35
　　　Rhizopus 属　36　　*Syncephalastrum* 属　36
　　　Thamnidium 属　36

2.2　子嚢菌類 …………………………………………………………………… 37

2.2.1　不整子嚢菌類 ……………………………………………………………… 37
  Byssochlamys 属（アナモルフ：*Paecilomyces*）　37
  Emericella 属（アナモルフ：*Aspergillus*）　37　　*Eremascus* 属　38
  Eupenicillium 属（アナモルフ：*Penicillium*）　38
  Eurotium 属（アナモルフ：*Aspergillus*）　39
  Hamigera 属（アナモルフ：*Merimbla* または *Raperia*, *Penicillium*）　39
  Monascus 属（アナモルフ：*Basipetospora*）　40
  Neosartorya 属（アナモルフ：*Aspergillus*）　40
  Pseudogymnoascus 属（アナモルフ：*Geomyces*）　41
  Talaromyces 属（アナモルフ：*Penicillium, Paecilomyces, Sagenomella, Geosmithia*）　42
  Thermoascus 属（アナモルフ：*Paecilomyces*）　42
  Xeromyces 属（アナモルフ：*Fraseriella*）　43
2.2.2　核 菌 類 ……………………………………………………………………… 43
  Chaetomium 属　43

2.3　分生子果不完全菌類 …………………………………………………………… 44
  Colletotrichum 属　44　　*Pestalotiopsis* 属　44
  Phoma 属　44

2.4　糸状不完全菌類 ………………………………………………………………… 45
  Acremonium 属　45　　*Alternaria* 属　45　　*Arthrinium* 属　46
  Aspergillus 属　46　　*Aureobasidium* 属　48　　*Basipetospora* 属　48
  Botrytis 属　48　　*Chrysonilia* 属　49
  Chrysosporium 属　49　　*Cladosporium* 属　50　　*Curvularia* 属　50
  Epicoccum 属　51　　*Exophiala* 属　51　　*Fusarium* 属　51
  Geosmithia 属　52　　*Geotrichum* 属　53　　*Lecythophora* 属　53
  Moniliella 属　53　　*Nigrospora* 属　54　　*Paecilomyces* 属　54
  Penicillium 属　55　　*Phialophora* 属　56　　*Pithomyces* 属　56
  Scopulariopsis 属　57　　*Stachybotrys* 属　57　　*Trichoderma* 属　58
  Trichosporonoides 属　58　　*Trichothecium* 属　58
  Ulocladium 属　59　　*Wallemia* 属　59

第3章　食品汚染カビによる健康リスク ……………………………………… 63

3.1　食品の安全に対する取り組み ………………………………………………… 63
 3.1.1　HACCP システムの確立 …………………………………………………… 63
 3.1.2　HACCP システムとカビ汚染 ……………………………………………… 63

3.2　消費段階におけるカビ汚染事故 ……………………………………………… 64
 3.2.1　食品クレームの実態 ………………………………………………………… 64
 3.2.2　カ ビ 臭 ……………………………………………………………………… 66

3.3　マイコトキシンによる健康リスク …………………………………………………… 69
　3.3.1　マイコトキシンとは …………………………………………………………… 69
　3.3.2　毒　　性 ………………………………………………………………………… 69
　3.3.3　発　癌　性 ……………………………………………………………………… 70
　3.3.4　リスクアセスメントと暴露量の分析 ………………………………………… 71
　　　　アフラトキシン　71　　オクラトキシン　72　　パツリン　72　　トリコテセン類　73
　　　　フモニシン　75　　ゼアラレノン　75

3.4　食品におけるマイコトキシンの規制 …………………………………………… 75

3.5　貯蔵農産物でのマイコトキシン産生条件 ……………………………………… 78

第4章　食品におけるマイコトキシン汚染 ……………………………………… 83

4.1　*Aspergillus* トキシン ……………………………………………………………… 83
　4.1.1　アフラトキシン（aflatoxins）………………………………………………… 83
　　　　化学，毒性，疫学　83　　食品への汚染　85
　4.1.2　ステリグマトシスチン（sterigmatocystin）………………………………… 87

4.2　*Penicillium* トキシン ……………………………………………………………… 87
　4.2.1　パツリン（patulin）…………………………………………………………… 87
　　　　化学，毒性　87　　食品への汚染　87
　4.2.2　黄　変　米　毒 ………………………………………………………………… 88
　4.2.3　ペニシリン酸（penicillic acid）……………………………………………… 90
　4.2.4　オクラトキシン（ochratoxins）……………………………………………… 91
　　　　化学，毒性，疫学　91　　食品への汚染　92

4.3　*Fusarium* トキシン ………………………………………………………………… 96
　4.3.1　トリコテセン類（trichothecenes）…………………………………………… 96
　　　　化学，毒性，疫学　98　　食品への汚染　99
　4.3.2　フモニシン（fumonisins）…………………………………………………… 102
　　　　化学，毒性，疫学　103　　食品への汚染　103
　4.3.3　ゼアラレノン（zearalenone）………………………………………………… 104
　　　　化学，毒性，疫学　105　　食品への汚染　105

4.4　その他のマイコトキシン ………………………………………………………… 106

第5章　農産物のカビ汚染 …………………………………………………………… 111

5.1　農産物と HACCP ………………………………………………………………… 111

5.2　ポストハーベスト病害と青果物 ………………………………………………… 112

5.2.1　青果物の腐敗 …………………………………………………………… 112
　　5.2.2　青果物の病徴 …………………………………………………………… 113
　　　　炭素（疽）病 113　　枯損病 113　　汚斑病 113
　　　　かいよう（潰瘍）病 115　　乾腐病 115
　　　　葉斑病 115　　そうか（瘡痂）病 115　　軟腐病 115
　　5.2.3　市場病害の防止と青果物の貯蔵 ……………………………………… 115
　　5.2.4　輸入青果物と加工原料 ………………………………………………… 116

5.3　穀類と貯蔵農産物 ………………………………………………………………… 117
　　5.3.1　穀類の収穫と乾燥 ……………………………………………………… 117
　　5.3.2　国内産米の貯蔵とカビの危害 ………………………………………… 119
　　5.3.3　病　変　米 ……………………………………………………………… 121
　　　1）圃場菌類や好湿性の貯蔵菌類による病変米 ………………………… 122
　　　　フケ米 122　　褐色米（茶米）122　　紅変米 122　　赤変米 122
　　　　誤認黄変米 122　　その他 122
　　　2）中湿性および好乾性貯蔵菌類による病変米 ………………………… 123
　　　　白こうじ米 123　　シェイドモス米 123　　ベルジモス米 123
　　　　ニカラガ茶米 123　　黄斑米 123　　黒変米 124　　ビルマモス米 124
　　　　黄変米 124　　シトリナム黄変米 124　　モス米 124　　イスランジア黄変米 124
　　　　ルグロモス米 125
　　5.3.4　国内産ムギ類のカビによる危害 ……………………………………… 125

5.4　ピーナッツ，ナッツ類 …………………………………………………………… 126
　　5.4.1　ピーナッツとアフラトキシン産生菌 ………………………………… 126
　　5.4.2　ナッツ類とアフラトキシン産生菌 …………………………………… 127

5.5　香辛料（スパイス） ……………………………………………………………… 128
　　5.5.1　香辛料の特性 …………………………………………………………… 128
　　5.5.2　香辛料のカビ数 ………………………………………………………… 129
　　5.5.3　香辛料のマイコフローラ ……………………………………………… 130
　　5.5.4　香辛料とマイコトキシン産生菌 ……………………………………… 133

第6章　低温流通食品での耐冷性カビ・酵母の汚染 ……………………………… 137

6.1　食品の低温保管とカビ・酵母 …………………………………………………… 137

6.2　食　　　肉 ………………………………………………………………………… 139
　　6.2.1　食肉に発生するカビ …………………………………………………… 139
　　6.2.2　食肉に発生する酵母 …………………………………………………… 142
　　6.2.3　食肉とマイコトキシン産生菌 ………………………………………… 144

6.3　チーズ，ヨーグルト ……………………………………………………………… 145

6.3.1　チーズ熟成中のミクロフローラ ………………………………………… 145
　　6.3.2　汚染カビによるチーズの変敗 …………………………………………… 146
　　6.3.3　チーズ製造菌の安全性 …………………………………………………… 148
　　6.3.4　チーズ汚染カビのマイコトキシン産生 ………………………………… 149
　　6.3.5　ヨーグルトのカビ・酵母による変敗 …………………………………… 150

　6.4　油脂類,脂肪を基本とした食品 ……………………………………………… 151
　　　　バター　151　　マーガリン　151　　マヨネーズ,ドレッシング類　152

　6.5　冷凍食品 ………………………………………………………………………… 153
　　　　冷凍野菜・果実類　153　　調理食品　154

　6.6　ミネラルウオーターなど ……………………………………………………… 155

第7章　常温流通加工食品での好乾性カビの汚染 …………………………… 161

　7.1　食品の乾燥と長期保存 ………………………………………………………… 161

　7.2　水分活性から見た食品の保蔵 ………………………………………………… 162

　7.3　好乾性カビの定義と種類 ……………………………………………………… 164

　7.4　好乾性カビの検出と培養 ……………………………………………………… 166

　7.5　低水分活性加工食品に発生するカビ ………………………………………… 167
　　7.5.1　穀類加工品 ………………………………………………………………… 168
　　7.5.2　菓子類 ……………………………………………………………………… 168
　　7.5.3　甘味料 ……………………………………………………………………… 169
　　7.5.4　水産加工品 ………………………………………………………………… 170
　　7.5.5　食肉加工品 ………………………………………………………………… 170
　　7.5.6　ジャム・マーマレード,乾燥果実・野菜 ……………………………… 171
　　7.5.7　乾燥粉末食品 ……………………………………………………………… 172

第8章　加熱加工食品での耐熱性カビの汚染 ………………………………… 175

　8.1　耐熱性カビの発見と研究 ……………………………………………………… 175

　8.2　耐熱性カビの生態 ……………………………………………………………… 176

　8.3　耐熱性カビの検出 ……………………………………………………………… 177

　8.4　耐熱性試験 ……………………………………………………………………… 179

8.5 加熱加工食品に発生するカビ ……………………………………………… 181
8.5.1 変敗原因となったカビとその耐熱性 ……………………………… 181
8.5.2 変敗の特徴 …………………………………………………………… 184
8.5.3 原材料における耐熱性カビの汚染 ………………………………… 185
8.5.4 耐熱性カビによるマイコトキシン産生 …………………………… 185

第9章 食品におけるカビの制御 ………………………………………… 189

9.1 保存食品の歴史 …………………………………………………………… 189

9.2 化学的制御 ………………………………………………………………… 190
9.2.1 アルコール …………………………………………………………… 191
9.2.2 酢　　酸 ……………………………………………………………… 195
9.2.3 日持向上剤 …………………………………………………………… 198
　　1) イソチオシアン酸アリル ……………………………………………… 198
　　2) カンゾウ油性抽出物 …………………………………………………… 200
　　3) 香辛料抽出物 …………………………………………………………… 201
　　4) ヒノキチオールなど …………………………………………………… 203

9.3 気相調整による制御 ……………………………………………………… 204
9.3.1 酸素・二酸化炭素濃度とカビの増殖 ……………………………… 204
9.3.2 ガス置換包装とカビの制御 ………………………………………… 209
9.3.3 酸素吸収剤（脱酸素剤）包装 ……………………………………… 212
9.3.4 レトルト食品, 無菌充填包装, 無菌化包装など ………………… 214

■用語の解説 …………………………………………………………………………… 217

■培地組成 ……………………………………………………………………………… 229

■参考文献 ……………………………………………………………………………… 231

■事項索引 ……………………………………………………………………………… 233

■学名（カビ・酵母）索引 ………………………………………………………… 239

食品のカビⅠ 基礎編
食品のカビ汚染と危害

Food-borne Fungi and
Their Health Hazard

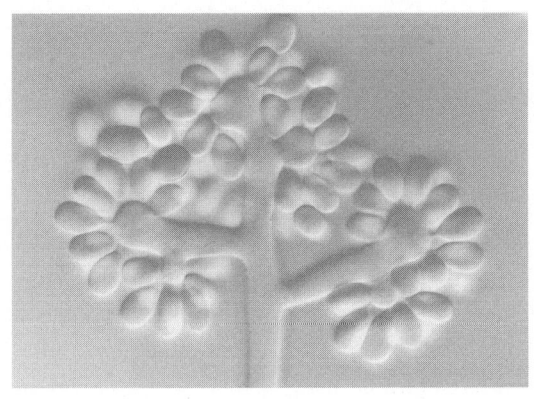

第1章　カビの分類と特徴，生態

1.1　生物の分類と真菌

　真菌類（菌類，カビ・酵母・キノコ，fungi；以下，真菌と略す）は生物の中でどんな位置を占めているのであろうか？　実は真菌は思いがけないほど大きな存在なのである．私たちは生物をそれらが示す目立った特徴をもとにいろいろな方法で分類してきた．伝統的には動き回り食物を消化する生物を動物，動くことをせず明らかに栄養を土壌などから吸収する生物を植物とした．この動物，植物という二つの世界に分類する生物の概念は長い間，科学的な分類として人々に受け入れられてきた．菌類は動かないし，しかも栄養を基質から摂取しているので最初は疑問を持つこともなく植物に入れられてきた．しかし，19世紀になって自然科学が進むとともに次のようなことが明らかにされた．植物の最も基本的な特徴は光合成生物であることで，太陽の光をエネルギーとして利用し，大気中の二酸化炭素から有機物を合成する独立栄養生物である．一方，動物は有機物からエネルギーを得る化学合成生物であり，得た有機物を自らの有機体構成成分の炭素源として利用する従属栄養生物である．このような基本的な代謝の特徴から見ると，菌類は動かないけれども植物よりも動物に似ていることがうなずける．

　1945～1960年代に電子顕微鏡を用いた研究成果から細胞構造の知見が得られ，生物には真核生物と原核生物があることが明らかになった．真核生物と原核生物との大きな相違点は，真核生物の細胞では核が核膜に包まれ細胞質内にはミトコンドリアなどの細胞小器官が存在するのに対して，原核生物は核膜を持たず，またミトコンドリアなどの細胞小器官の分化がない．一方，1969年にWhittakerは生態学の見地から生物5界説を提唱した．原核生物は細菌類や藍藻類を含みモネラ界一つからなり，多種多様な種から成り立っている真核生物は栄養摂取や構造的特徴をもとに4界に分けられた．すなわち，単細胞の真核生物（原生動物と単細胞藻類）はプロティスタ界として一つにまとめられ，多細胞の真核生物は栄養摂取をもとに，光合成を行う植物界，吸収を行う菌界（真菌），消化を行う動物界に分けられた．

　この生物5界説は最近までよく生物学の教科書などに取り上げられてきたが，分子生物学の進歩によって遺伝子に書かれた進化の歴史が解読できるようになり，生物間における類似性や相同性に関する新たな情報が与えられるとともに，こうした分子生物学的な手法をもとにした諸説が提唱されるようになった．例えば，Cavalier-Smith[1]は生物を6界に分類しているし，イギリスで発行されている『菌類辞典』[2]では1995年の第8版から図1.1のような生物進化を表わす系統樹を採用している．この系統樹は二つの原核生物界と五つの真核生物界との間の関係を示していて，原核生物は真正細菌と古細菌からなり，真核生物は菌界，動物界，植物界，ストラミニピラ界（＝クロミスタ界）と，多種多様な摂取性単細胞生物が含まれる原生動物界から構成されている．真正細菌，古細菌，真核生物の三大生物群は分類学上の界より上の階級としてドメイン（domain）と呼ばれる．

　菌界はツボカビ門，接合菌門，子嚢菌門，担子菌門からなるが，かつて菌界に含まれていた卵菌類（Oomycetes）あるいは便宜的にミズカビと呼ばれていた生物群が現在ではサカゲツボカビ門（Hyphochytriomycota）としてストラミニピラ界に移され，また粘菌類はアクラシス菌門（Acrasiomycota）として原生動物界に含められている．以上の真核生物を構成する五つの界の栄養摂取，細胞壁，ミトコンドリア，鞭毛など主要な特性の相違点を表1.1に示す．図1.1の系統樹は無根であり，祖先がどこに位置しているのか示されていないが，70種以上の生

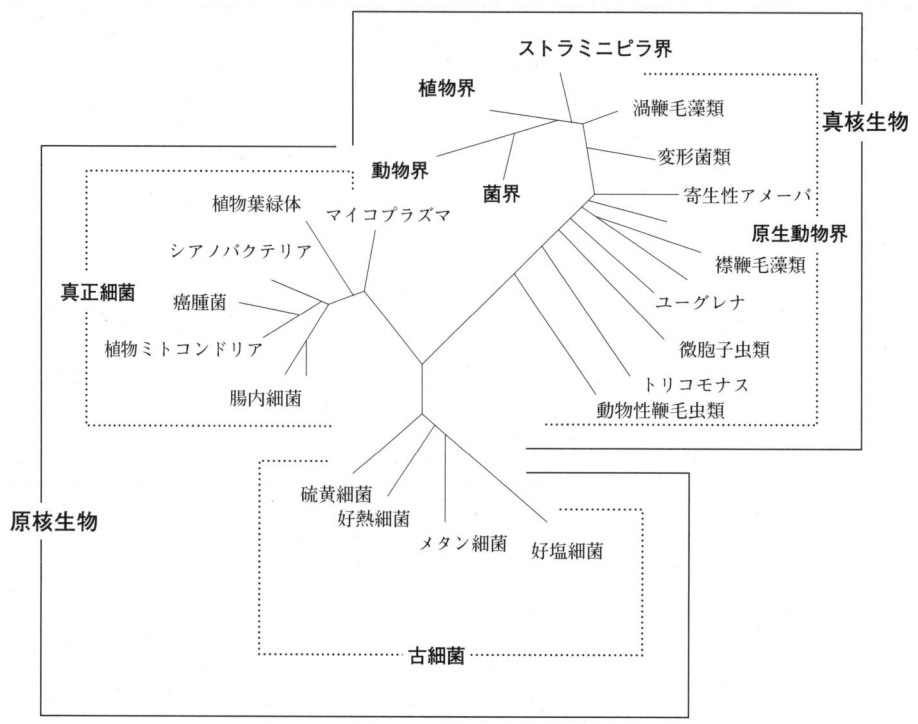

図 1.1　生物の系統樹[2]

表 1.1　真核生物の主要界の特性の相違点[2]

特　性	動　物　界	ストラミニピラ界	菌　　界	植　物　界	原生動物界
栄養摂取	従属栄養 （食作用または浸透）	独立栄養 （光合成または吸収）	従属栄養 （吸収／浸透）	独立栄養 （光合成）	従属栄養 （食作用）または 独立栄養
細　胞　壁	欠く；セルロース物質はできない	しばしばセルロース；キチンとβ-グルカンを欠く	キチンとβ-グルカン	セルロースとその他の多糖類	栄養段階の時欠く存在する場合は種々
ミトコンドリアのクリステ	扁平状（まれに管状）	管　状	扁平状	扁平状	管　状
鞭毛の小毛	欠　く	管　状	欠　く	欠　く	管状でない

物のリボソーム RNA の塩基配列の解析をもとにした進化の変化や多様性のパターンが示されている．菌界，動物界，植物界，ストラミニピラ界は比較的近縁な関係を示す密接なグループを形成しているのに対し，原生動物界は進化の距離が離れているのも特徴である．

一般に真菌を分類しようとする場合，1973年の Ainsworth の分類方式，すなわち菌界（mycota）を粘菌門と真菌門の2門とし，真菌門を五つの亜門に分ける方式がまだ多くの分類書で採用されているが，本書では最近の分類方式[2,3]にしたがって体系を示した（表1.2）．

最後に真菌が動物，植物と並んでどのような進化をたどってきたのかを考えてみよう．多くの真菌は微小なだけに動植物のように化石として残されているものはわずかである．これまで真菌がいつの時代に出現し，発展してきたのかは全く推測の域をでなかった．しかし，今や系統樹の主役は化石から遺伝子に変わりつつあるといわれている．図1.2はカリフォルニア大学の Berbee と Taylor によって報告された真菌の進化を示す分子時計である[4,5]．これによると最初に地球上に現れた菌類は菌糸に隔壁が見

表1.2 菌界に属する真菌の分類

ツボカビ門　Chytridiomycota	（有性生殖は運動性の配偶子が融合し接合子となる．無性生殖は後端1本の尾型鞭毛を持つ遊走子による）ツボカビ，カワリミズカビ
接合菌門　Zygomycota	（有性生殖は接合胞子を形成）
接合菌類　Zygomycetes	（無性生殖は胞子嚢胞子か分生子による）ケカビ，クモノスカビ，ハエカビ
トリコミケス菌類	（付着器を形成，節足動物に片利共生的）　ハルペラ
子嚢菌門　Ascomycota	（有性生殖は子嚢胞子を形成，無性生殖は分生子，酵母）
古生子嚢菌類　Archiascomycetes	（維管束植物に寄生，変形した寄主組織上に子嚢を形成）タフリナ（サクラのてんぐ巣病菌など）
半子嚢菌類　Hemiascomycetes	（栄養体は単細胞，仮性菌糸または菌糸を形成）　パン酵母
不整子嚢菌類　Plectomycetes	（閉子嚢殻を形成）　ホネタケ，ユウロチウム，ペニコウジカビ
核菌類　Pyrenomycetes	（子嚢殻を形成）　ウドンコキン，ケタマカビ，バッカクキン，アカパンカビ，炭そ病菌
盤菌類　Discomycetes	（子嚢盤を形成）　チャワンタケ，菌核病菌
ラブルベニア菌類　Laboulbeniomycetes	（昆虫体外部に寄生）　ラブルベニア
小房子嚢菌類　Loculoascomycetes	（偽子嚢殻を形成）　すす病菌，葉枯病菌
担子菌門　Basidiomycota	（有性生殖で担子胞子を形成）
クロボキン類　Ustilaginomycetes	（クロボ胞子を形成）　トウモロコシ黒穂病菌
サビキン類　Urediniomycetes	（サビ胞子を形成）　各種植物の錆病菌
菌蕈（じん）類　Hymenomycetes	（よく発達した担子器果を形成，担子器はまとまって子実層になる）マツタケ，シイタケ
不完全菌類　Deuteromycetes*	（有性生殖が不明なもの，無性生殖は分生子などによる）
分生子果不完全菌類　Coelomycetes	（分生子殻または分生子層を形成）炭そ病菌（アナモルフ），斑点病菌
糸状不完全菌類　Hyphomycetes	（分生子を外生的に形成し，分生子殻や分生子層を生じない）コウジカビ，アオカビ，ハイイロカビ，フザリウム（アカカビ），いもち病菌
無胞子不完全菌類　Agonomycetes	（菌糸のみで分生子などの胞子を形成しない）　菌核病菌（アナモルフ），リゾクトニア

＊『菌類辞典』[2)]では分類群に扱わず，アナモルフ菌（anamorphic fungi）としている．

られず生殖細胞に鞭毛をもった鞭毛菌類で古生代オルドビス紀（5億年前）とされる．続いてデボン期（4億年前）になると菌糸に隔壁ができ，3億～2億年前の間に原始的な担子菌類，子嚢菌類，分生子を形成する不完全菌類が出現し，ほぼ今日の体系に近いものとなっている．恐竜が生きていた中生代には，このような真菌が存在し，やがてキノコのような真正担子菌類が中生代以降に出現したと考えられている．

1.2 真菌の形態

1.2.1 栄養器官

真菌の体細胞構造は菌糸（hypha, -ae）から構成され，菌糸は緩く集まって菌糸体（mycelium, -ia）になる（図1.3）．真菌の中でも酵母のように単細胞からなるものや，仮性菌糸または偽菌糸（pseudomycelium）といって増殖した酵母細胞が離れずに連結して，分岐のある連鎖を形成することもある（この場合は隔壁を生じない点で真菌糸と異なる）．また，同じ菌種でも環境条件によって菌糸体になったり酵母状になったりする場合もある．例えば，重篤な真菌症を引き起こす病原真菌では生体内あるいは特殊な培養条件下でのみ酵母型になり，普通の培養条件では菌糸型になるものが多い．ヒストプラスマ症（病因菌：*Histoplasma capsulatum*），ブラストミセス症（*Blastomyces dermatitidis*），パラコクシジオイデス症（*Paracoccidioides brasiliensis*），コクシジオイデス症（*Coccidioides immitis*），マルネッフェイ型ペニシリウム症（*Penicillium marneffei*）などにこうした現象が見られ，二形性（dimorphism）と呼ばれてい

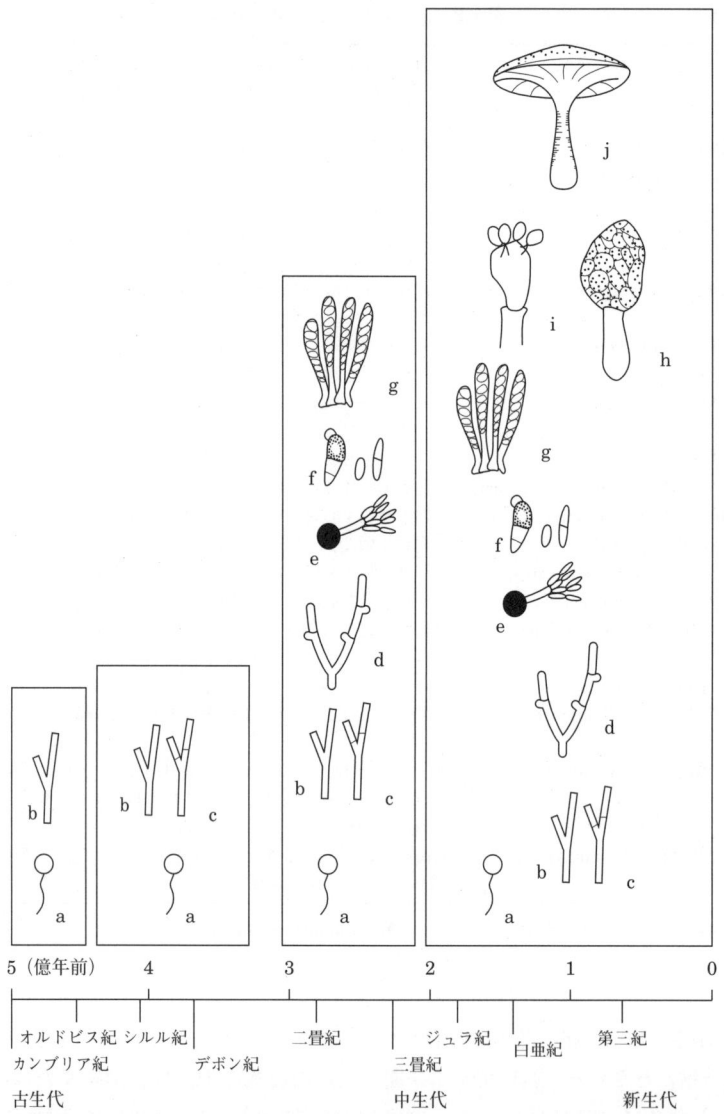

図1.2 真菌の進化と分子時計[4]
a) ミズカビ (鞭毛菌類), b) 無隔壁菌類の菌糸 (初期の鞭毛菌類・接合菌類), c) 有隔壁菌類の菌糸 (初期の担子菌類・子嚢菌類), d) クランプのある菌糸 (初期の担子菌類). 有性生殖器官：e) 担子器 (初期の担子菌類), f) 無性生殖器官：分生子, 有性生殖器官：g) 子嚢 (初期の子嚢菌類), h) 複雑に進化した子嚢菌類の子実体, i, j) 複雑に進化した担子菌類の担子器と子実体.

る[6]. 一方, カンジダ症の病因となる *Candida albicans* などの酵母は, 逆に生体内で菌糸型生育をする二形性菌 (dimorphic fungi) として知られている.

普通, 体細胞構造は分実性 (eucarpic) であり, 栄養生長の役目をする. 培養では, 特にこのような生長をコロニー (集落, colony) といい, コロニーの特徴は菌糸層の発達の仕方, 表裏の色調など主に肉眼的に観察し, 分類上の形質として取り上げられている (図1.4). しかし, 菌糸の形態だけで属や種を同定することは困難で, 菌糸は種々の化学分類, 特に遺伝子解析による分子生物学的同定の面での対象になっている. 菌糸壁はグルカン, マンナン, キチン, 脂質, タンパク質などから構成されていて, 細菌の細胞壁がペプチドグリカン, リポ多糖, リポタンパク質, テイコ酸 (タイコ酸), リポテイコ酸などから

1.2 真菌の形態

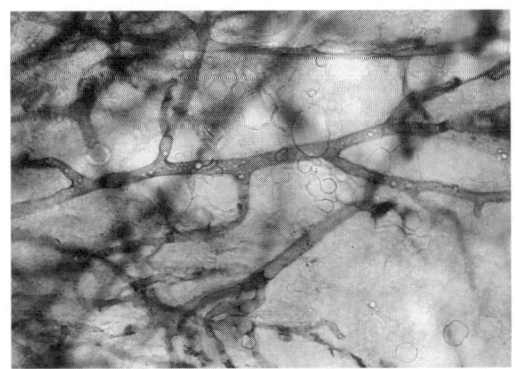

図1.3 菌糸の発達（皮膚ムーコル症の患者病巣組織）

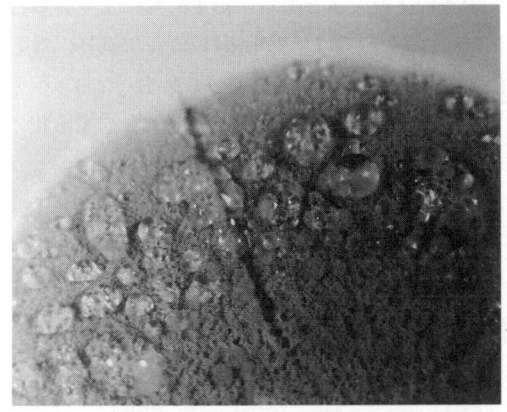

図1.4 カビのコロニーの周辺部（*Penicillium chrysogenum*）（滲出液には色素が溶出する）

構成されているのと異なる．その他，真菌の細胞壁成分としてメラニンの存在は暗色系の菌糸（または無性胞子）として無色の菌糸や胞子と比較することにより不完全菌類における分類の1項目に挙げられている．

次に真菌の菌糸の大きな特徴として隔壁 (septum, -ta) がある．無隔壁菌類といわれる接合菌類などの培養で見られるコロニーの若い部分の菌糸には隔壁がなく多核である．原形質は連続的に流動し，生長の見られる菌糸先端部の活動力の高い部分に集まり，最先端のすぐ後の所には大型の分泌性の小胞が三日月形に集積している．一方，菌糸の後方の部分はほとんど空洞化している．これに対して，有隔壁菌類と呼ばれている子嚢菌類，担子菌類，不完全菌類に見られる菌糸は規則的に隔壁を生じ，それぞれの区画には1，2あるいは3個以上の核が含まれている．隔壁を持つ菌の菌糸先端部には小胞とともに暗色，球状の先端小体の存在が報告されている．有隔壁菌類の栄養菌糸にある隔壁には中心部に直径0.05～0.5 μmの膜孔 (septal pore) があって（図1.5），細胞質はこの孔を通って隣接細胞へと流動している．ときには細胞から細胞へ核の移動も行われる．子嚢菌類や不完全菌類の隔壁孔は単純な構造で，孔の周辺には膜に包まれたウォロニン小体や種々のタンパク性物質が見られるが，これらの構造体は菌糸が破壊されたときに隔壁孔をふさぎ細胞質の喪失を防ぐと考えられている．また生殖細胞を区画する場合には孔のない完全に仕切られた隔壁があって，その変型として*Geotrichum*に見られる多数の小孔を持った隔壁もある．担子菌類では，担子胞子が発芽して生じた菌糸（一次菌糸）の交配型を異にする菌糸間で体細胞接合が起こり，その結果2核のある分節（細胞）を持った二次菌糸ができて，子実体へと発展する．この二次菌糸の隔壁部はしばしば側面にクランプ（かすがい連結，clamp connection）という膨らみが特徴的に観察される（図1.6）．図1.5のようにクロボキン（黒穂菌）類とサビキン（銹菌）類を除く担子菌類の隔壁孔は複雑で，中央の樽型に肥厚した孔 (dolipore) を取り囲んで小孔のあいた湾曲したパレントソーム (parenthosome) という縁取りがある．このタイプの隔壁孔では核の移動ができない．

菌糸には培地や宿主の表面または内部に入って

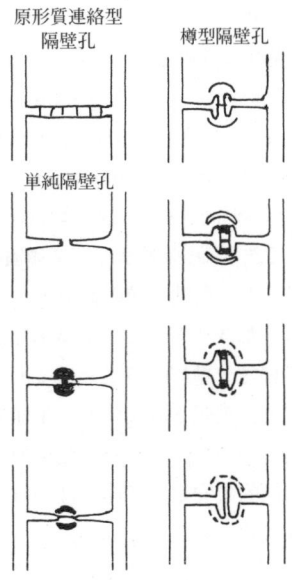

図1.5 真菌の細胞隔壁のタイプ

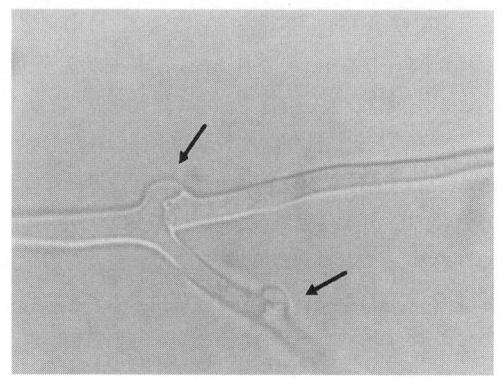

図 1.6 担子菌類の菌糸に見られる隔壁形成
（矢印：クランプ）

伸長する基底菌糸と空中に伸び出す気生菌糸（気菌糸）とがある．気生菌糸は基底菌糸を通って移送された栄養を受け取り，その一部は胞子形成器官に分化する．体細胞構造から発達した特殊器官として，仮根 (rhizoid)，付着器 (appressorium, -ia)，吸器 (haustorium, -ia)，菌足 (hyphopodium, -ia)，根状菌糸束 (rhizomorph)，菌核 (sclerotium, -ia)，子座 (stroma, -mata)，菌根 (mycorrhiza, -ae) などがある．

1.2.2 生殖器官

多くの真菌は無性生殖と有性生殖との両方で繁殖でき，特に食品から検出されるカビの大部分は無性生殖によって増殖するものが多く，それらは接合菌類，不完全菌類に分類され，結果として形成される胞子を胞子嚢胞子 (sporangiospore)，分生子 (conidium, -ia) という．その他に，無性生殖では菌糸性の細胞が厚膜胞子 (chlamydospore) といって直接胞子に変わる傾向もあり，あるいは菌核のように体細胞構造である菌糸が集まって増殖機能を持つようになる．一方，有性生殖の結果として子嚢胞子 (ascospore) を形成するカビは子嚢菌類に分類される．生殖器官は分類群の特徴として形態による属や種の同定上，重視されている．生殖器官が種族維持と直結していて，とりわけ胞子形成要素の性質が最も遺伝的に安定しているばかりでなく，形態も実に多様であることにもよる．

無性生殖の場合でも，カビには有性的組換えに基づいて遺伝的変異をもたらすシステムがあるが，有性生殖には高等植物に見られる雌雄同体性や雌雄異体性のようにホモタリズム（雌雄同株性，homothallism）とヘテロタリズム（雌雄異株性，heterothallism）がある．ホモタリズムは単一の菌糸内で有性現象が起こるのに対して，ヘテロタリズムは同一種の菌体で性的に2または4種類のものがあって，それらの相対応する性の菌糸が遭遇したときに初めて有性現象が起こる．すなわち，図1.7のように2極性のものと4極性のものとがあり，2極性のヘテロタリズムは1904年にBlakesleeによってケカビ目の菌に初めて発見された．この場合の受精率は50%のチャンスとなる．担子菌類によく見られる4極性のものでは，受精率は25%に減り，対応する菌株を得ることが一層難しくなる．なお，ヘテロタリズムには真正の雌雄異株以外に，自家不和合

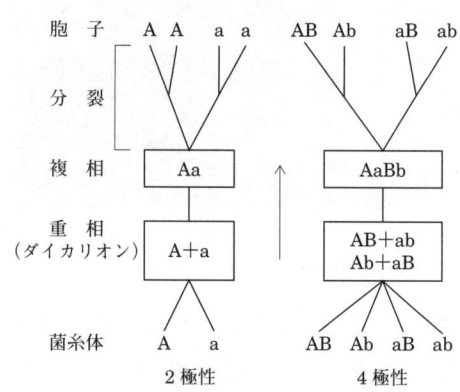

図 1.7 和合性因子と極性

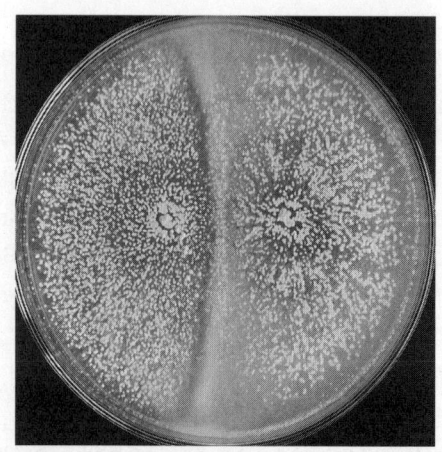

図 1.8 真菌の交配試験（*Arthroderma*に見る2極性のヘテロタリズム）（左：A株，右：a株．中央の接点に子嚢果を形成）

性の雌雄同株の例がしばしばある[7]．2極性のヘテロタリズムでは，性的に対応する菌株同士を対峙させて培養すると接触面で有性生殖が起こり，子実体の形成が認められる（図1.8）．

接合菌類の無性生殖

接合菌類，特にケカビ目（Mucorales）では無性生殖として基底菌糸から直立した胞子嚢柄（sporangiophore）の先端に生じた球形〜西洋ナシ形の胞子嚢（sporangium, -ia）や円筒形の分節胞子嚢（merosporangium）の中に胞子嚢胞子が内生的に形成される．胞子嚢には中心に柱軸（columella）を形成する場合と形成しない場合とがある．例外的に，*Choanephora*, *Thamnidium*に見られる小型な球形で数個の胞子を含む小胞子嚢（sporangiole）があるもの，*Cunninghamella*のように球形の頂嚢（vesicle）ができて，その全面に1細胞の分生子ともいえるような胞子を同時出芽的に外生するものもある．また，*Absidia*, *Rhizopus*のように胞子嚢の基部にアポフィシス（apophysis, -ses）が発達することもある．この両属では，イチゴのようにほふく枝（stolon）によって培地上を伸長し，接触した部分に仮根が発達する．胞子嚢胞子は不動で，単核または多核，1細胞，球形〜楕円形，またはやや多角形，壁面は滑ら

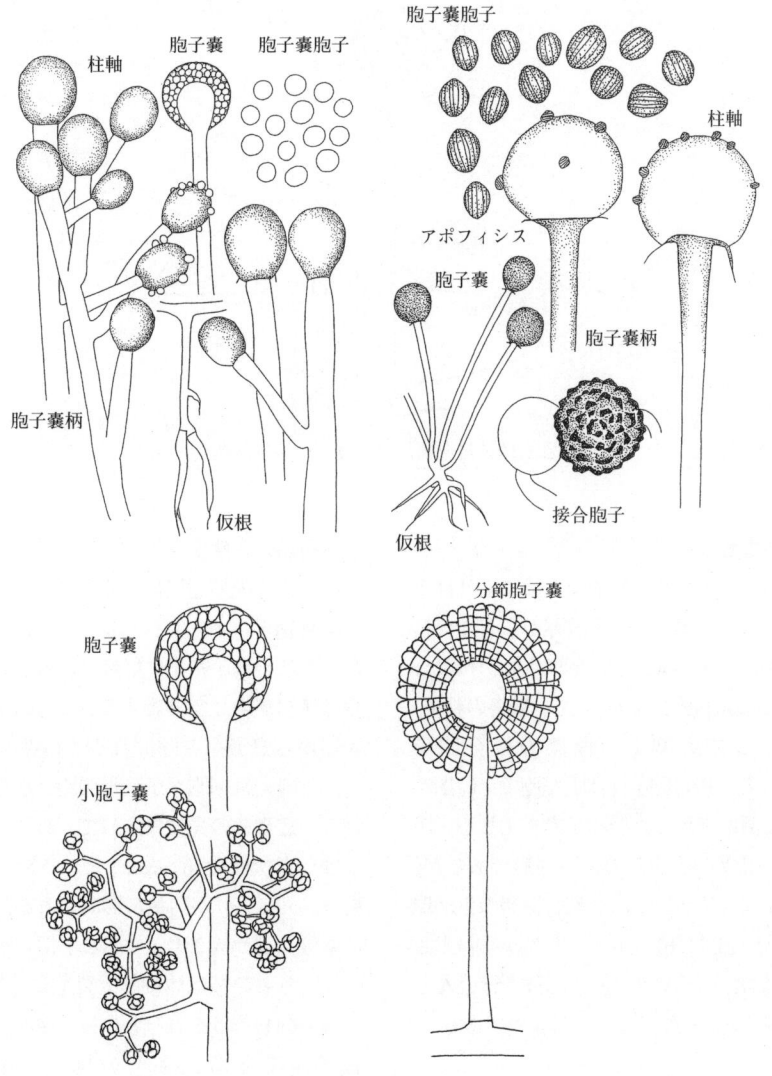

図 **1.9** 接合菌類の生殖器官

か，筋状または刺状になる．厚膜胞子や薄壁の分裂子（oidium, -ia）もよく見られる．接合菌類におけ る主な生殖器官を図1.9に示す．

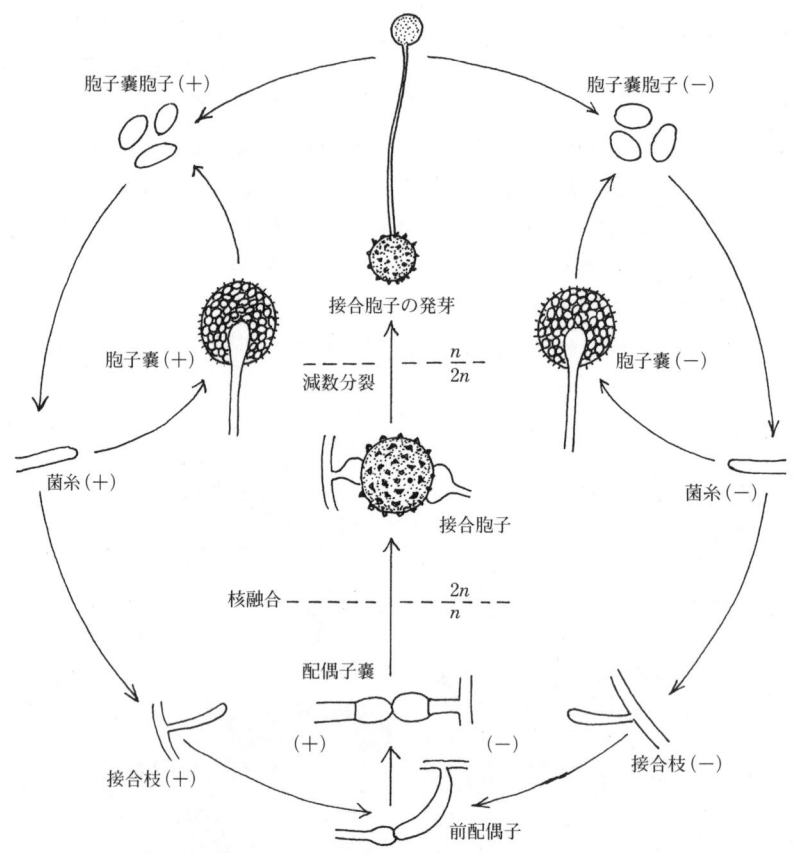

図 1.10　接合菌類（ケカビ）の生活環

接合菌類の有性生殖

　（＋）および（－）交配型の菌糸の近接により性ホルモン（トリスポリック酸）による誘導から有性分枝（接合枝，zygophore）が両菌糸上に形成され，接着して配偶子嚢（gametangium, -ia）になる．融合の結果，二倍体細胞として大型で，厚膜の接合胞子（zygospore）になる．接合胞子は休眠細胞で，時期がくると発芽して菌糸または直接胞子嚢を生じる．多くは暗褐色，いぼ状の小突起のある球形であるが，属によって様々になる．代表的な接合菌類の生活環（ライフサイクル）を図1.10に示す．食品から検出されるケカビ目菌類はヘテロタリックな種がほとんどで，培養上で接合胞子を生じることはまれである．

子嚢菌類の有性生殖

　始めに交配型を異にする菌糸と菌糸，または菌糸と不動精子（小分生子，spermatium, -ia）の間で接合，あるいは菌糸上に雄性である造精器と雌性である造嚢器が生じて接着する．多くの子嚢菌類では造精器から造嚢糸と呼ばれる二核性の菌糸が発達して，その先端細胞が子嚢母細胞となり核融合が行われる．造嚢糸の発達に際して，細胞分裂の結果しばしばかぎ状構造（crozier）という形になった後，子嚢（ascus, -ci）が房状に形成される．若い子嚢内では減数分裂が起こり，4個の単相の娘核を形成，その後これらの核は体細胞分裂をして8個の単相核になる．細胞質はそれぞれの核を中心に分割して子嚢胞子ができる．多くの場合，子嚢は子嚢果（ascoma, -mata）と呼ばれる子実体中に形成される．

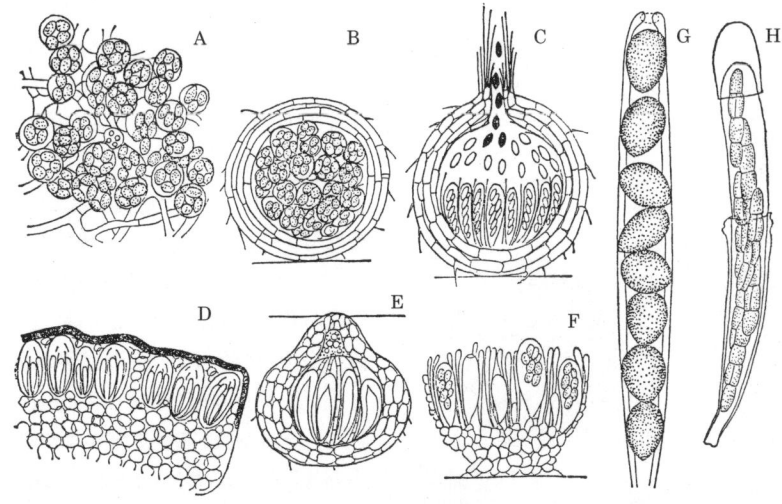

図 1.11　子嚢菌類の子嚢果と子嚢
A：裸生子嚢，B：閉子嚢殻，C：子嚢殻，D：子座，E：偽子嚢殻，F：子嚢盤，
G：一重壁構造の子嚢，H：二重壁構造の子嚢．

子嚢果の形態は分類上重要で，図1.11に示す閉子嚢殻，子嚢殻，偽子嚢殻，子嚢盤などの別がある．

不整子嚢菌類（表1.2）では球形～亜球形，孔のない閉子嚢殻（cleistothecium, -ia）になり，子嚢は殻腔内に散在し，球形，膜は原生壁（prototunicate），成熟とともに溶ける（消失性）．一部の不整子嚢菌類では子嚢が菌糸上に裸生的に形成されることもある（裸生子嚢）．核菌類では亜球形～フラスコ形，頂端に孔口のある子嚢殻（perithecium, -ia）になり，子嚢は棍棒形～円筒形，殻腔の底部に並列する．子嚢の膜は一重壁（unitunicate）になる．盤菌類では典型的なものは盤状～杯状の子嚢盤（apothecium, -ia）になり，内壁に円筒形，一重壁の子嚢が裸出状に並列する．小房子嚢菌類では，子嚢殻に似た子実体ができるが，これは子座状組織で偽子嚢殻（pseudothecium, -ia）といい，この組織中に1～数個の小室ができ，さらにその小室の中に子嚢が形成される．子嚢の膜は二重壁（bitunicate）になる．

子嚢胞子の形態はそれぞれの菌類によって極めて多様であるが，食品からしばしば検出される不整子嚢菌類では明色，1細胞，球形～楕円形，またはレンズ形，表面は滑壁から様々な模様（隆起や突起）を生じるものまであり，赤道面に帯状の隆起が見られる場合も多い．多数の子嚢菌類に有性生殖とともに無性生殖が知られていて，有性生殖の世代をテレオモルフ（完全型，完全時代，teleomorph），無性生殖の世代をアナモルフ（不完全型，不完全時代，anamorph）と呼び，両方をまとめてホロモルフ（全形態型，holomorph）という．子嚢菌類のアナモルフについては，次の不完全菌類の無性生殖と同様である．子嚢菌類の生活環については，不整子嚢菌類の例を第8章（図8.1）に簡単に示してある．

不完全菌類の無性生殖

ほとんどの不完全菌類は子嚢菌類，担子菌類のアナモルフを含めて，菌糸上または分生子果（conidioma, -mata）という特殊化された器官に外生的に形成される分生子によって生殖が行われる．特に不完全菌類では有性的な胞子が知られていないから分生子は唯一の生殖手段である．分生子形成器官（図1.12）は種々であるが，菌糸が密に集合して偽柔組織からなる分生子殻（pycnidium, -ia）と分生子層（分生子盤，acervulus, -li）を形成するカビをまとめて分生子果不完全菌類（Coelomycetes）と呼んでいる．分生子殻は球形～フラスコ形，頂端に孔口があり，子嚢菌類の子嚢殻に似ているが，内部には分生子柄（conidiophore）の層があり，分生子を形成する．成熟した分生子は孔口から粘塊となって排出される．分生子層は宿主植物のクチクラ層下または表皮下に盤状，層状などの子座として形成され，その表

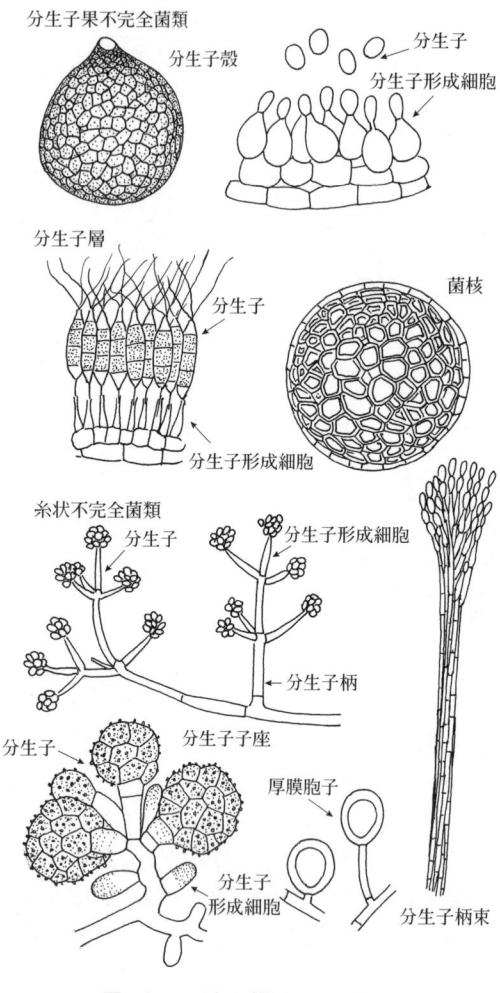

図1.12 不完全菌類の生殖器官

面に分生子柄が密生して分生子を生じる．成熟すると子座が裂開して分生子が裸出する．

生殖器官として分生子殻，分生子層などの分生子果を形成しない不完全菌をまとめて糸状不完全菌類（Hyphomycetes）と呼んでいる．菌糸がそのまま分生子となったり，菌糸から直接分生子形成細胞（conidiogenous cell）ができて，それに分生子が形成されるもの（栄養菌糸型，葉状体型，thallic）と，菌糸から分生子柄ができて，その先端または側部に分生子形成細胞，分生子が形成されるもの（出芽型，blastic）とがある．分生子柄はときに集合して束生または分生子柄束（シンネマ，synnema，-mata）になったり，分生子座（スポロドキア，sporodochium，-ia）になることもある．分生子の形態と大きさは様々であるが，一つの種で分生子に大小二つの型が

あるときは，大型分生子（macroconidium），小型分生子（microconidium）といって区別する．

分生子の特徴を手掛かりとして不完全菌類の同定を行うための指針として表1.3に示す検索項目があるが，特に分生子の形成様式（conidiogenesis）による分類[2, 8-10]が重視されている（図1.13）．主要な分生子に以下のような種類がある．

① 分節型分生子（arthroconidium）：菌糸あるいは分化した側枝（または分枝）が隔壁の部分から直接多数の分生子に分節切断されて形成する．

② アレウロ型分生子（aleurioconidium）：菌糸（分生子形成細胞）の先端部がやや膨らみ，その下の中間部に隔壁ができ，1～数個の細胞が直接分生子化する．

③ 環紋型分生子（annelloconidium）：最初の分生子はアレウロ型と同じようにできるが，次からは分生子形成のたびに分生子形成細胞（アネライド，annellide）の先端の成長点が少しずつ伸びて連続的に分生子が形成される．分生子は求基的（先に行くほど古い胞子となる）に連鎖し，アネライド先端の部分には分生子が離れた跡が環紋状に残る．

④ 出芽型分生子（blastoconidium）：出芽によってできる分生子の中で，求頂的（先端の胞子ほど後からできる）に生じ，連鎖状になる場合と，分生子柄（分枝）の先端が膨れて，その表面に1個ずつ分生子が形成される場合とがある．

⑤ シンポジオ型分生子（sympodioconidium）：出芽型の分生子が分生子柄（分枝）が伸びるにしたがって次々に先端に向かって位置を変えて1個ずつ形成され，連鎖しない．このため分生子柄（分枝）の上の部分が仮軸状（ジグザグ）になったり，あるいは先端部が不規則な突起（金米糖形）になる．

⑥ フィアロ型分生子（phialoconidium）：アンプル形の分生子形成細胞（フィアライド，phialide）の中で分生子が形成され，先の狭まった頸部を通って外に押し出される．最初の分生子が出た後は，フィアライドの先端にカラレット（collarette）ができる（図1.14）．分生子は求基的な長い連鎖または丸い粘塊になる．

⑦ トレト（ポロ）型分生子（tretoconidium）：分生子柄の先端や，すでにできている分生子の先端に孔があき，そこから分生子が出てくる．分生子が

1.2 真菌の形態

表 1.3 糸状不完全菌類検索のための指針

1番目のキー：分生子の細胞数と隔壁
 1細胞胞子（amerospore）無隔壁　　多数の菌
 2細胞胞子（didymospore）　　*Exophiala*（一部），*Trichothecium*
 多細胞胞子（phragmospore）　　*Curvularia, Fusarium*（大型分生子），*Pithomyces*
 網状（石垣状）胞子（dictyospore）　　*Alternaria, Epicoccum, Pithomyces, Ulocladium*
 糸状（針状）胞子（scolecospore）
 渦巻き状胞子（helicospore）
 星形胞子（staurospore）

2番目のキー：分生子の並び方
 連鎖分節型（arthrocatenate）　　*Chrysonilia, Geomyces, Geotrichum, Moniliella, Trichosporonoides, Wallemia*
 連鎖出芽型（blastocatenate）　　先端部が新しいもの，連鎖が分岐することもある．
  Alternaria, Cladosporium, Moniliella, Trichosporonoides
 求基的連鎖型（basocatenate）　　基部が新しいもの，連鎖は分岐しない（フィアロ型胞子が多い）．
  Aspergillus, Basipetospora, Geosmithia, Paecilomyces, Penicillium, Scopulariopsis, Trichothecium, Wallemia
 粘性胞子型（gloiospore）　　（フィアロ型胞子が多い）
  Acremonium, Aureobasidium, Colletotrichum（分生子果），*Exophiala, Fusarium, Geotrichum, Lecythophora, Phialophora, Phoma*（分生子果），*Stachybotrys, Trichoderma*
 その他（cetrid型）　　連鎖もしない，粘塊にもならない．
  Arthrinium, Botrytis, Chrysosporium, Curvularia, Epicoccum, Nigrospora, Pithomyces, Ulocladium

3番目のキー：分生子の壁の色
 明色胞子（hyalospore）　　*Acremonium, Aspergillus, Basipetospora, Botrytis, Chrysosporium, Colletotrichum*（分生子果），*Exophiala, Fusarium, Geomyces, Geosmithia, Geotrichum, Lecythophora, Moniliella, Paecilomyces, Penicillium, Phialophora, Phoma*（分生子果），*Scopulariopsis, Stachybotrys, Trichoderma, Trichosporonoides, Trichothecium, Wallemia*
 暗色胞子（phaeospore）　　*Alternaria, Arthrinium, Aureobasidium, Cladosporium, Curvularia, Epicoccum, Exophiala, Moniliella, Nigrospora, Phialophora, Pithomyces, Stachybotrys, Ulocladium*

4番目のキー：分生子の形成法
 非分化型（栄養菌糸と区別できない）　　*Chrysosporium, Geomyces, Geotrichum, Moniliella*
 分節型（arthrospore）　　*Chrysonilia, Geomyces, Geotrichum, Moniliella, Trichosporonoides*（一部），? *Wallemia*
 アレウロ型（aleuriospore）　　*Arthrinium*（培養上），*Chrysosporium, Epicoccum, Nigrospora, Pithomyces*
 環紋型（annellospore）　　*Exophiala, Pestalotiopsis*（分生子果），*Scopulariopsis*
 出芽型（blastospore）　　*Botrytis, Cladosporium, Moniliella, Trichosporonoides*
 シンポジオ型（sympodiospore）　　*Beauveria, Hortaea*
 フィアロ型（phialospore）　　*Acremonium, Aspergillus, Aureobasidium, Exophiala*（一部），*Fusarium, Geosmithia, Lecythophora, Paecilomyces, Penicillium, Phialophora, Phoma*（分生子果），*Stachybotrys, Trichoderma*
 トレト（ポロ）型（tretospore）　　*Alternaria, Curvularia, Ulocladium*
 その他　　*Arthrinium*（植物基質上，バソジック型），*Basipetospora*（逆行発生型），*Trichothecium*（変型フィアロ型），*Wallemia*（特殊型）

5番目のキー：特別な器官
 分生子殻，分生子層　　分生子果不完全菌類
 分生子子座（スポロドキア）　　*Epicoccum, Fusarium*
 分生子柄束（シンネマ）　　*Acremonium, Penicillium*
 菌核　　*Aspergillus, Botrytis, Penicillium, Sclerotinia*
 厚膜胞子　　*Fusarium*
 剛毛
 付属物，付属糸

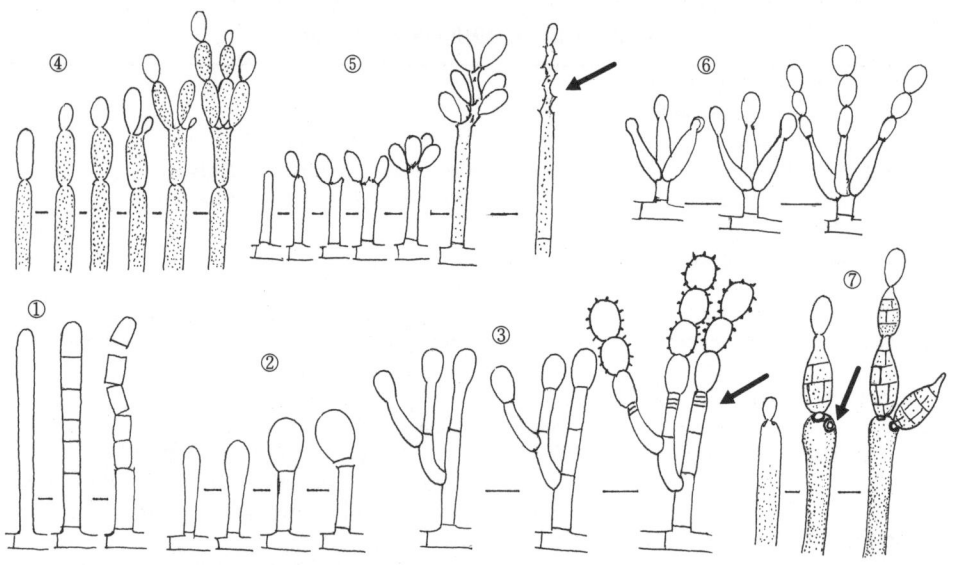

図 1.13 糸状不完全菌類の分生子形成様式
① 分節型分生子，② アレウロ型分生子，③ 環紋型分生子（矢印は環紋），④ 出芽型分生子，⑤ シンポジオ型分生子（矢印はジグザグ状の分離痕），⑥ フィアロ型分生子，⑦ トレト（ポロ）型分生子（矢印は分生子が形成されてくる孔）

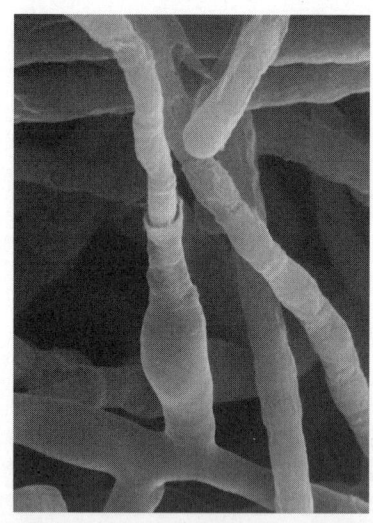

図 1.14 分生子形成細胞とフィアロ型分生子の形成

1個だけできるものと，連鎖状になるものとがある．

テレオモルフとアナモルフの学名

生活環にテレオモルフとアナモルフの世代をもつカビの場合，国際植物命名規約[11-13]の多型的生活環（pleomorphic life cycle）をもつ菌類の命名（第59条）にしたがって，テレオモルフに与えられた学名をもってアナモルフも合わせてホロモルフの正名とすることが定められている．多くの子嚢菌では，そのアナモルフについて特に種名を与えていないが，食品から検出される *Aspergillus*, *Penicillium* についてはアナモルフの学名が一般によく知られていることもあって，ほとんどの種についてテレオモルフとアナモルフの学名がともに発表されている．こうした場合に，命名規約にしたがって *Aspergillus* では *Emericella*, *Eurotium*, *Neosartorya* などが，*Penicillium* では *Eupenicillium*, *Talaromyces* の学名が合法名として使用されている．例えば，以前からよく知られてきた *Aspergillus nidulans* というカビについてはテレオモルフの *Emericella nidulans* を用い，*A. nidulans* の学名がアナモルフのみに限定されるため，今日ではほとんど使用されない．ところが，*Fusarium* 属ではテレオモルフの学名が与えられている場合でも，多くの食品菌類の成書ではアナモルフの学名がそのまま使用されている．例えば，*Fusarium graminearum* のテレオモルフは *Gibberella zeae* であるが，*Fusarium graminearum* という学名がときにはテレオモルフも含めてそのまま用いられている．これは不統一な扱いであるばかりでなく，明らかに命名規約に違反しているのであるが，これまでの慣習上から本書でもあえて便宜的にアナモルフの学名を主として採用しておく．

1.3 真菌の生育・増殖

1.3.1 温　度

真菌はその生育温度範囲によって好冷菌，低温菌，中温菌，高温菌に分けられる（表1.4）．微生物検査での真菌の培養が25℃で行われるように，平均的な真菌は室温（20〜25℃）を最適生育温度とする中温性（mesophilic）の菌が大多数で，これらのカビの生育温度域は5〜45℃の範囲となっている．しかし，同じ中温菌といってもそれぞれのカビによってかなり相違が見られる．

例えば，人体に病気を起こす病原真菌はほとんどが37℃で生育する．特に耐温菌（thermotolerant）といって中温性でも40℃以上の高温でよく生育できるカビは *Aspergillus fumigatus* や *Rhizopus microsporus*, *R. oryzae* のように深在性といわれる内臓真菌症の病原となっている．なかでも，*A. fumigatus* は極めて広い温度域（12〜53℃）で生育し，肺アスペルギルス症の原因になるため，多量の胞子吸引など過度の接触は避けるようにしなければならない．

第3〜5章で示すように，カビの生育温度および環境中での分布とマイコトキシンの自然汚染との関係は，食料の生産，加工食品原材料の品質管理にとって深刻な問題である．一般に熱帯圏の植物に寄生するカビは30℃以上でもよく生育する特性がある．熱帯農産物へのアフラトキシン汚染の原因になる *Aspergillus flavus*, *A. parasiticus* は亜熱帯から熱帯にかけての農耕地土壌で生息密度が高い．したがって，熱帯産トウモロコシ，ハトムギ，ピーナッツ，ナッツ類，香辛料などに発生し，しばしばアフラトキシン汚染事故を引き起こす．

同じ中温菌であっても，*Cladosporium*, *Fusarium*, *Penicillium*, *Phoma* などでは10℃以下でもよく生育し，耐冷菌（psychrotolerant）として温帯から寒帯の自然環境に広く分布している．*Fusarium* と *Penicillium* の一部の菌は，寒冷地で栽培されているムギ類，トウモロコシに対して，トリコテセン類，フモニシン，オクラトキシンなどの自然汚染事故を起こす原因になっている．

本格的な好冷性（psychrophilic）の菌は極地周辺の寒帯から温帯北部，高山に分布し，好冷性酵母類が南極圏の不凍湖から発見されている．また，耐冷性や好冷性のカビには好湿性（hydrophilic）を示すものが多い．水圏環境は気温よりもやや低い温度条件にあることが関係しているのではないかと思われる．カビは生育可能温度の上限を越すと急速に死滅し始めるが，低温では生育が停止しても死滅に至らないことが多い．したがって，保冷庫や冷蔵庫内で長時間保管・流通させるクール食品やチルド食品の場合は，時間とともにカビや酵母の発生による被害が現れる．

高温性（thermophilic）の菌は生育温度の下限が18〜20℃のため，一般食品上ではほとんど検出されない．しかし最近，耐熱性菌についても *Thermoascus* による事故例が見られている（第8章参照）．

1.3.2 湿度（水分活性）

微生物は水なしでは生存，生育できないが，それぞれの菌によってその要求量は異なる．微生物の生育のために利用できる水分を規定する方法は対象によって違いが見られる．生活環境の場合は，相対湿度（relative humidity, RH）という用語を使用することが多く，この場合には70％RHが真菌の生育の最低限界と考えられている．植物や土壌などでの自然環境において測定する場合は，水ポテンシャル（water potential）が用いられ，単位はパスカル（Pa）で表わされる．一般に，植物の表面に生育するカビは高い水分を要求する．植物葉面に腐生的に着生するカビの発芽については，−22.4〜−14.5 MPa（85〜90％RH）が最低の水ポテンシャルであり，またその生育については−17.6〜−11.5 MPa（88〜92％RH），胞子形成については−14.5〜−11.5 MPa（90〜92％RH）が最低である．

表1.4　生育温度によるカビの分類

	温度（℃）		
	最低	最適	最高
好冷菌	−10〜0	10〜15	20
低温菌	−5〜5	15〜25	25〜30
中温菌	5〜10	20〜25	30〜45
高温菌	18〜20	40〜45	50〜55

食品上での微生物の増殖には，温度条件とともに一定の水分量が必要である．この場合，食品全体の水分含量（％）に左右されるのではなく，食品の組織に固く結合している結合水は微生物が利用できないため，微生物が自由に利用することのできる自由水（遊離水）の量が問題になる．食品産業では微生物の増殖と食品中の自由水の関係を示す場合に水分活性（water activity, A_W）という単位を用いている[14]．A_Wの概念については，第7章に述べてあるが，微生物の必要とする最低の水分活性を表1.5に示す．この数値からも分かるように，A_W 0.88以上の食品の中に繁殖し，または食品の上で生育している主なる微生物は細菌と酵母ということになる．逆にA_W 0.90以下では細菌による腐敗はまれである．ただ例外として，食品の保存に用いられる大量の食塩を加えた塩水や塩蔵食品は好塩細菌（halophilic bacteria）[16]によって汚染される．A_W 0.90以下の食品では，酵母とカビが主要な変敗微生物となり，特に細菌は糖質の多い環境には適応できないことが明らかなために，糖分の高い食品では細菌による事故が見られない．

水分活性が低くなるにしたがってカビの菌糸はその変化に応答し，グリコーゲンのような貯蔵物質が浸透圧活性物質に変換され，細胞内の浸透圧を調節する．この反応は生育が停止するまで続く．大部分のカビはA_W 0.80までで生育を停止するが，好乾性カビ（xerophilic fungi）と呼ばれる一群の菌はA_W 0.80以下でも生育し，常温に長期間保管される貯蔵農産物，乾燥加工食品，糖質や塩分の高い保存食品に対して被害原因になりやすい．これらの詳細は第7章で述べる．常温下での微生物制御は食品の水分活性を少なくともA_W 0.70〜0.65以下に保持することが必要で，加工段階での加熱または凍結による急速な乾燥，保存段階での除湿，脱酸素剤やガス置換包装との併用などの技術がそれぞれの食品に対応して開発されている[17]．

1.3.3 水素イオン濃度

微生物の生育は外界のpHの影響を著しく受ける．微生物はその種類によってそれぞれ生育のための最適pH域および生育限界pHが定まっていて，生育速度や生育量は最適pHの両側域で低下する．ほとんどの自然環境はpH 5.0〜9.0であるから，このpH域内に最適値をもつ微生物が最も普通に存在する．pH値が2以下あるいは10以上で生育できる菌はわずかしかない．特殊な例では黄鉄鉱の鉱床から発見された硫黄細菌 *Sulfobacillus* のように最適pH 1.9〜2.4を示す菌もある．逆にアルカリ性環境の湖や洗浄水から分離され，pH 10.0以上でよく生育する好アルカリ性細菌のようなものも見られる．真菌でも，カナダ（アルバータ州）の天然ガス精製プラントの4％硫酸銅を含む廃棄物集積地土壌（pH 1.4〜3.5）から分離された好酸菌 *Scytalidium acidophilum* の報告がある[18]．わが国で，ブタの排泄物堆肥の排水汚泥から分離された好アルカリ性セルロース分解菌 *Acremonium alcalophilum* はpH 5.5〜11.5の範囲で生育し，最適生育値はpH 9.0〜9.2を示した[19]．一般にカビは酸性側でよい生育を示すと思われているが，好アルカリ性（alkalophilic）や耐アルカリ性（alkali-tolerant）の菌も土壌中にはかなり存在していて，*Acremonium*, *Chrysosporium*, *Gliocladium*, *Phialophora*, *Stachylidium*, *Stilbella* などの属に所属していた[20, 21]．多くの海水真菌も中性〜アルカリ性での生育が特徴である．

食品から検出されるカビや酵母はpH 5.0〜6.0の弱酸性培地で最もよく生育する．一般的には，酸性の食品での変敗事故は真菌が中心であるとされている．食中毒細菌の場合は，pH 4.5程度が生育の下限といわれ，乳酸菌，酢酸菌のように酸性に対する耐性が強い細菌があっても，むしろこれらは有用な細菌としてのイメージが強い．pHが中性でA_Wが高い新鮮な肉・肉製品，牛乳，クリーム，卵はたやすく細菌・酵母による汚染が発生する．A_Wが高くても，pHが4.0以下のような果汁やヨーグルトでは酵母が乳酸菌とともに優先的なフローラを構成する．さらにpH 4.0以下の低酸性でよく生育し，酢酸濃度5％

表1.5 微生物の生育と水分活性[15]

微生物	生育のための最低水分活性値（A_W）
多くの細菌	0.91
多くの酵母	0.88
多くのカビ	0.80
好塩細菌	0.75
好乾性カビ	0.65
好浸透圧性酵母	0.60

でも耐性を示す好酸性 (acidophilic) の特殊なカビとして *Moniliella acetoabutens* があり，マヨネーズ，ドレッシング，漬物などに変敗を起こす（第6章参照）．酵母類にも *Candida*, *Debaryomyces*, *Pichia*, *Zygosaccharomyces* 属などに含まれる耐酸性菌が多く，果汁，ドレッシング，漬物，酢もろみなどの変敗に関与する[22-27]．

1.3.4 酸素分圧

微生物の中には生育に酸素を必要とするもの，酸素なしでもよいもの，酸素が存在すると死滅するものなどがあり多様である．これは，微生物の種類によって，エネルギーを得るための代謝系に違いがあるためで，酸素を必要とするものは主として呼吸でエネルギーを得ている．一方，無酸素状態で生育するものは，嫌気的発酵や分子間呼吸のように分子状酸素を使わないでエネルギー獲得を行っている．このような酸素の必要性に基づいて微生物は好気性菌 (aerobe)，通性嫌気性菌 (facultative anaerobe)，偏性嫌気性菌 (obligate anaerobe) などのグループに分けられる．好気性菌は生育に酸素を必要とし，食品微生物では枯草菌，酢酸菌，カビなどがこれに属する．大気中の酸素分圧より低い圧力でよく生育するグループを微好気性菌 (microaerophile) と呼び乳酸菌やカンピロバクターが代表的な菌である．通性嫌気性菌は酸素の有無によらず生育し，大部分の細菌や酵母がこれに含まれる．偏性嫌気性菌は酸素があると生育を阻害され，ウエルシュ菌，ボツリヌス菌などの食中毒菌が有名であるが，カビにも偏性嫌気性の *Anaeromyces*, *Caecomyces*, *Neocallimastix*, *Orpinomyces*, *Piromyces* などの属がウシ，ヒツジなど草食動物のルーメン（第一胃）から発見されている[28]．

大部分のカビは偏性好気性菌 (obligate aerobe) で，酸素濃度が1％以下になると生育率は直線的に低下する．酸素濃度0.1％ではごく限られたカビのみが生育できる．*Aspergillus candidus*, *A. terreus*, *Paecilomyces variotii*, *Penicillium griseofulvum*, *P. roqueforti*, *Scopulariopsis brevicaulis* などは，微好気性条件下でも生育できる重要なカビである[29, 30]．*Fusarium moniliforme* (= *F. verticillioides*), *F. solani*, *Rhizopus* sp. についてはジャガイモエキスのような栄養源があれば，酸素分圧が0.01％ (v/v) になっても生育することが報告されている[31]．さらに酵母に見られるように通性嫌気性と考えられる応答を示すカビとして *Fusarium oxysporum* と *Mucor* spp. がある[6, 30]．これらの菌では酸素のない所では解糖作用のみが働き，ピルビン酸から乳酸またはエタノールが生成され，これらの物質が蓄積して有毒な量に到達するまで生育が続く．*Fusarium oxysporum* については，酸素量が1％以下で残りが窒素気流という環境下でも大気中の生育の97％という増殖率が示され，99％が二酸化炭素という環境下でも極めて微量の酸素，窒素があれば生育するという報告がある[30]．*Mucor* spp. では，二形性を促す因子として"嫌気性＋高濃度の二酸化炭素"の組み合わせがあり，嫌気条件下では酵母型になる[6]．

高濃度の二酸化炭素は微生物の生育に阻害的に作用することは明らかであるが，気流中の二酸化炭素濃度が5〜10％に増加するとカビの生育はかえって促進され，特に水分活性が高い場合には15％以上の二酸化炭素が要求される．実際に *Penicillium roqueforti* は少なくとも4.2％の酸素があれば80％の二酸化炭素濃度まで生育することができる．一方，*Alternaria*, *Botrytis*, *Cladosporium*, *Rhizopus* を用いた研究では，これらのカビの生育は酸素21％の環境下で二酸化炭素濃度が10〜45％に増加すると，菌数が直線的に減少することが示されている[32]．一般的に分生子の発芽は菌糸の生育よりも二酸化炭素の影響を強く受ける[33, 34]．また，酵母，乳酸桿菌，その他のグラム陽性菌はグラム陰性菌よりも二酸化炭素に対して耐性があるという[35]．低酸素濃度，高い二酸化炭素濃度での耐熱菌の耐性については，*Xeromyces*（第2章参照），*Byssochlamys*, *Neosartorya* など（第8章参照）の報告がある．

酵母に関して，*Saccharomyces* や *Zygosaccharomyces* は発酵能を持ち，生育条件次第で発酵と呼吸を切り換えて生育に必要なエネルギーを得ている．ビール酵母およびパン酵母として利用されている *S. cerevisiae* は特に発酵能力が強く，二酸化炭素濃度が高くなっても発酵を継続することができる．*Zygosaccharomyces bailii* は酸型保存料に対して耐性があり，グルコースを発酵して二酸化炭素に変え，この反応は少なくとも560 kPaに達するまで停止

しないので，果汁や濃縮果汁への汚染によって発酵が起こったときには，発生する二酸化炭素の圧力が容器の缶を破裂させるまでになる．同じ属のZ. rouxiiは耐糖性が強く，蜂蜜，シロップ，濃縮果汁，ジャム，乾燥果実などを変敗する．他方では，担子菌系の酵母であるCryptococcus, Rhodotorulaなどは糖を発酵する能力がなく，生育に必要なエネルギーの供給は全く酸化（呼吸）的代謝に依存し，嫌気的条件では増殖できない．

1.4 真菌の生態

1.4.1 土壌

生態系から地球上の生物を分類すると，植物は生産者，動物は消費者，多くの真菌と細菌は微生物として分解者（還元者）に位置付けられる（図1.15）．カビとキノコの菌糸は動植物の遺体や排泄物を土壌中の他の微小動物や細菌，放線菌，藻類などとともに無機化して土に戻す物質循環の役割を担っている．一体どのくらいの真菌が地球上にいるのか？

『菌類辞典』（第9版）[2]によると，2001年現在で約80 000種の真菌（カビ，酵母，キノコ）が知られているが，毎年800種あまりが新種として報告されているという．すなわち，これまでに発見された種数はまだ一部に過ぎず，真菌の種数を推定する様々なアプローチが試みられている．

土壌の生物社会に影響を与える要因としては，ヒトの活動とともに地理的位置（温度），気候，地形，地質，植生，深度，pH，根圏などが挙げられる．土壌中に生息するカビやキノコは土壌真菌といい，その生物量（biomass）は植物の根圏を除くあらゆる土壌で細菌を凌いでいる．地球上のどんな地域の土壌をとっても見ても，そこには微生物のコロニーが息づいているが，真菌が最も活躍する場は森林土壌である．森林で落葉などの堆積物（リター）を腐植土に変えている最大のものはカビ，キノコなどの真菌である[36, 37]．熱帯林では地上に落ちた植物体の総量は1 ha当たり153 000 kgに達し，一方温帯では同じ面積で25 500 kgであるといわれる．しかし，熱帯では分解が早いのに反して，寒冷地では未分解の植物遺体の堆積した厚いリター層が見られる．このようなリター層には特有の真菌が存在し，腐生的生活を送っている．落葉上におけるマイコフローラ（mycoflora）の変遷は大変興味深い生態学的テーマである．そこでは基質特異性により第一次腐生性糖利用菌（主に接合菌類），セルロース分解菌（子嚢菌類，担子菌類，不完全菌類），リグニン分解菌（担子菌類，不完全菌類）などが順次現れ，これらの分解作用が一体となって進行し，植物遺体の腐植化が起こる．土壌中では真菌相互の密接な関係や他の微生物とのバランスを保つ働きをしている共生菌の存在も重要である．

農地土壌からは約25 000種の真菌が分離されているという[38]．そのミクロフローラ中には，栽培されている作物の病害ばかりでなく，収穫後の農産物に対する一次汚染源となる寄生菌，腐生菌の多くのものが観察される．1980年，Domschら[39]は耕地土壌の糸状菌（カビ）として172属，461種を記載し，また渡辺[40]は植物の土壌病害に関与する糸状菌の研究を通じて分離した真菌から298種を選び，1993年に図譜として示している．さらに種子汚染糸状菌の研究から2002年には図譜の改訂版[41]を出版しているが，種子伝染性の病原菌やその他の種子汚染糸状菌も土壌に生息する菌と同じ場合が多く，種子だけに特異的に寄生し，種子だけで生活史を全うする菌はごく限られていて，種子を通じて多くの微生物が土壌に持ち込まれる一方，土壌からは多くの微生物が植物体内に積極的に侵入したり汚染する現象が種子を含む様々な生育段階で繰り返されていると述べている．

マイコトキシン産生菌が多数含まれているFusarium属の菌は，F. oxysporum, F. solaniに見られるように土壌伝染性植物病原菌である．その生活環を調べるといずれも土壌中で生態的に極めて特徴のある生活を送っている（図1.16）．これらの菌の

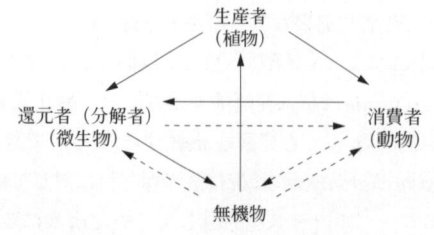

図1.15 生態系から見た生物の分類

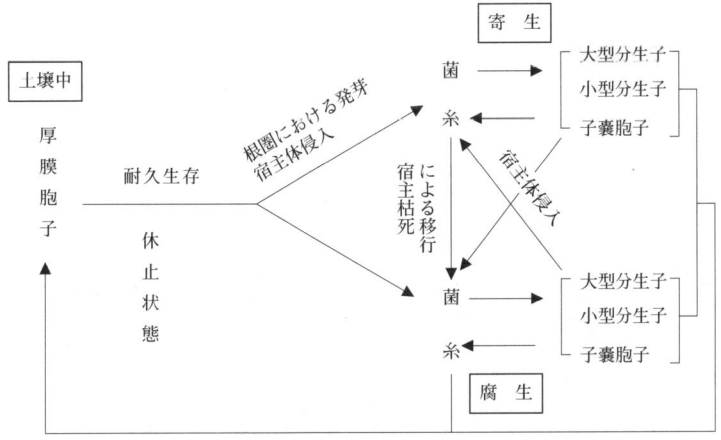

図 1.16 *Fusarium* 属菌の自然界における生活環[42]

宿主である作物が収穫されると，その遺体は土壌中に混入し，その結果遺体中の栄養分が土壌中に溶出して，土壌中で一時的に種々の土壌微生物が繁殖をする．遺体とともに腐生的に増殖した *Fusarium* もやがて栄養分が枯渇して行くと同時に菌糸や分生子が溶菌し，その代わりに菌糸上や分生子の中間に耐久性の厚膜胞子が形成され，休止期に移行する．厚膜胞子は自然土壌では温度，水分など環境条件の変化に耐えて発芽することなく長期間生命を維持する．圃場に再び感受性（宿主）植物が生育すると，その根圏では根から分泌される栄養分などの刺激によって厚膜胞子は発芽し，発芽管が宿主植物の根に侵入する．播種した植物種子からも同様の物質が分泌されるといわれている．いずれにしても，宿主植物に侵入した *Fusarium* は菌糸の伸長ともに大型分生子，小型分生子を宿主上に形成し，新しい感染源になる．分生子の形成と新しい宿主への侵入が繰り返され，病勢の拡大が図られる[42]．

マイコトキシン産生菌でも，*Fusarium acuminatum*, *F. crookwellense*, *F. culmorum*, *F. equiseti*, *F. incarnatum*, *F. sporotrichioides* などでは土壌中で厚膜胞子を形成し，越冬するものと思われる．イネばか苗病菌 *F. fujikuroi* の場合は菌糸の種子への侵入から，感染籾，保菌籾になり越冬する．翌春これらの種子が播種されると苗が発病して種子伝染による一次伝染が起こる．

テレオモルフ形成能のある *Fusarium* では，宿主の成熟にしたがって茎葉や種子上に子嚢殻，子嚢胞子が耐久性細胞として厚膜胞子同様に形成される．収穫後の植物遺体上の子嚢殻，子嚢胞子はそのまま土壌中や地表で過ごした後，新しい宿主が生育すると同時に子嚢胞子が飛散して宿主に対する一次伝染が起こる．コムギ赤かび病菌 *F. graminearum* は，子嚢殻をムギ穂，麦わらに形成するほか，稲わら，イネやトウモロコシの刈り株などにも多数形成して越冬に備える．翌春のムギ出穂期には子嚢胞子が一次感染源になる．

腐生菌と思われがちなマイコトキシン産生菌の *Aspergillus flavus*, *Eupenicillium ochrosalmoneum* などが土壌病原菌と同じような生活史を送っていることは驚異的である．1982年，アメリカ農務省北部地域研究センターのWicklowらは，トウモロコシ畑を調査場所としてプレハーベスト（収穫前）段階でのトウモロコシへの *A. flavus* の侵入を生態学的に研究した[43]．その結果，*A. flavus* がトウモロコシ畑において図1.17に示すような生活環を繰り返していることが観察された．すなわち，トウモロコシ畑で宿主が成熟過程にあるときは菌糸から分生子形成細胞（アスペルジラ）ができ，分生子を形成，その分生子が発芽，再び菌糸が発達するという伝播型生活環（A）を回る．一方，トウモロコシが収穫に近付くと，完熟したトウモロコシの実の上に *A. flavus* の菌核ができ，秋になって収穫時の刈り取りの際に菌核が地上に落ち，菌核は土中に埋没して越冬後，翌春地表において発芽し，生じた分生子が新たに伝播，生長したトウモロコシ

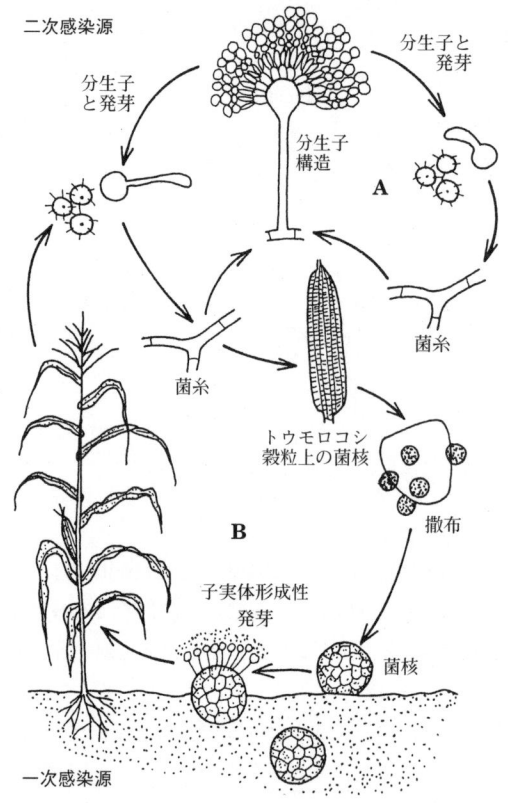

図 1.17 トウモロコシ畑における *Aspergillus flavus* の生活環[43, 45]（一部改変）

の穂に侵入し感染する越冬型生活環（B）を回るのである．地上に落ちた菌核の生存率は地表上での他のカビの発生により著しく悪くなるのに対して，土壌中に埋もれたものは，他のカビも生えず高い生存率を維持できることが証明されている[43-45]．土壌中に埋もれた菌核が高い生存率を維持できた理由は，*A. flavus* の産生する有毒二次代謝産物の効果であることが化学的研究により分かった．*Aspergillus flavus* は痙攣性マイコトキシンの一つアフラトレム（aflatrem）とその関連物質を産生するが，これらの物質は菌核中に高濃度に蓄積されることが報告された．また，アフラトキシンの分布についても調べられ，分生子にはアフラトキシンBが集積されていたのに対して，菌核にはアフラトキシンGが多量に含まれていた．菌核特有の成分が蓄積される現象はライムギの麦角病菌 *Claviceps purpurea* にその例があり，麦角アルカロイドの含有はよく知られている．これらの物質は

菌核をヒトや動物，あるいは昆虫から守り，真菌がその生活環を全うするための自衛手段と考えられ，Wicklowは化学的防御（chemical defense）システムと命名している．事実，*A. flavus* 以外にも，*Emericella*, *Petromyces*, *Eupenicillium* など多くのカビの菌核，子嚢殻などから単離されているアフラトレムなどのインドロジテルペン類化合物はトウモロコシの害虫であるクリヤケシキスイなどの昆虫で拒食性が確認され，殺虫活性物質として利用されているものもある[44-47]．

1.4.2 水　　圏

　地球上には池，湖，河川，海洋などの水圏環境があり，こうした環境に生息する真菌の研究は淡水域においては鞭毛菌類，水生不完全菌類，また海水域においては木材着生菌類，海藻着生菌類などを対象に行われてきた[48]．しかし，河川水，沿岸の海水，河川や海岸の底質を通常の方法を用いて分離すると，接合菌類，子嚢菌類，不完全菌類などの陸生菌とされる一般的なカビ・酵母も多いことが分かる．こうした真菌は種々の水圏生態系の中で分解者としてそれぞれの役割を担っている．

　最近，生態系の中で生物が相互に影響しあって生活しているという事実が注目されているが，湖水にいる小さなツボカビ類は植物プランクトンの藍藻（シアノバクテリア）や珪藻に寄生し，植物プランクトンの群れの大きさの制限要因と考えられている[49]．富栄養化した湖沼では夏になると水の華と呼ばれる青緑色のアオコ（シアノバクテリア）が大発生して，水道水源になっているところではアオコの毒性が問題になっている．アオコの中には，ミクロシスチン（microcystins）を産生する *Microcystis aeruginosa*, *M. viridis*, ノジュラリン（nodularin）を産生する *Nodularia spumigena* があって，これらの毒素が選択的に肝障害を起こす原因となるため，環境汚染調査の対象になっている[50, 51]．特にミクロシスチンは環境由来の肝発癌プロモーターとしても注目されている．ツボカビ類を含む水生生物が示す藍藻や珪藻を分解する働きを溶藻性因子といって，日本各地の湖沼で測定されている．

　ストラミニピラ界に移された卵菌類には土壌中ばかりでなく，淡水中や海水中にも広く分布している

菌があり，白さび病菌（*Albugo*），アファノミセス菌（*Aphanomyces*），べと病菌（*Peronospora*），疫病菌（*Phytophthora*），ピシウム菌（*Pythium*）などは種々の農作物に病害を起こし，特にジャガイモの疫病菌が19世紀にアイルランドで大発生し，ヨーロッパの歴史を変えた史実は有名である．ピシウム菌は近年，水田転換畑の作物に発生し被害を出している．これらの卵菌類は圃場だけでなく，収穫後のポストハーベスト段階にも被害が及んでいるが（第5章参照），通常，食品菌類としては扱われないため，詳細は市場病害の図鑑[52, 53]，植物病原菌類の成書[54, 55]に譲りたい．

水産業では卵菌類のミズカビ目 *Saprolegnia* 属などによって引き起こされるニジマス，ヤマメなどサケ科魚類のミズカビ病の被害が多い．感染は卵，幼魚，成魚におよび，感染部位は綿毛状に菌が覆い，皮膚の崩壊から浸透圧調整が行えなくなり死亡する．その他にも，フシミズカビ目，ツユカビ目のカビ，分生子果不完全菌類の *Phoma* spp.，糸状不完全菌類の *Exophiala salmonis*, *E. pisciphila*, *Fusarium culmorum*, *F. oxysporum*, *F. solani*, *Fusarium* spp., *Ochroconis humicola* などによる魚病が報告されている[56, 57]．また養殖漁業が盛んになるにつれて，水生菌類とはいえない症例も見られるようになり，ティラピアではアスペルギルス症が発生している．またマイコトキシンに関しては，飼料中のアフラトキシンによるニジマスなどの被害が知られている．

最初に海中にカビが見出されたのは1846年であるが，純粋培養を伴った研究は1944年のBanghoornとLinderの報告が契機になり，これまでに約620種が海生菌として認められている[58-61]．その多くは沿岸域で流木や海藻を分解して生活する腐生菌であるが，海藻に寄生したり，微細藻類と共生しているようなものもある．海生菌は生長，生殖に塩分を必要とすること，海水中でも胞子が発芽すること，海水による分散に適した形態の胞子を持つものが多いことなどが特徴である．分類群別に見ると，接合菌類と担子菌類が極めてわずかで，子嚢菌類と糸状不完全菌類，酵母が中心であるが，その中で子嚢菌類は核菌類（ハロスフェリア目）と小房子嚢菌類が主体で不整子嚢菌類や盤菌類はわずかである．このように海生菌と陸生菌，淡水菌との間には大きな隔たりがあることから，ByrneとJones[62, 63]は海水を種々の濃度に希釈した海水培地を用い，両者の間での塩分濃度に対する胞子の発芽，生育，増殖などの生理学的な応答について比較した．その結果，陸生子嚢菌類の胞子の発芽，生育，増殖は塩分濃度が増加するにつれて阻害され，淡水の水生不完全菌類はさらに強い影響を受けるのに対して，海生菌類はすべて0～100％の範囲の海水培地で影響を受けないと報告している．日本沿岸の海生菌については椿，土倉，中桐らの研究があり，核菌類の *Ceriosporopsis*, *Corollospora*, *Halosphaeria*, *Leptosphaeria*, *Lignincola*, *Lindra*, 不完全菌類の *Varicosporina* などが報告されている．また，Nakagiri[64]，NakagiriとIto[65]は日本の海産紅藻に着生するスパチュロスポラ目子嚢菌類 *Hispidicarpomyces galaxauricola*, *Retrostium amphiroae* を新属新種として発見している．これらの菌は子嚢菌類の系統分化を考察する上で興味深い．

海洋の鞭毛菌類は海藻，海底の泥などから約30属が見出されている．日本ではアサクサノリの病害菌として重要な *Pythium* の研究があり，また同じ卵菌類のクサリフクロカビ（*Lagenidium*）などはエビ，カニなど甲殻類の幼生に感染しやすく，養殖場では糸状不完全菌類の *Fusarium* とともにその対策が問題になっている．日本海の深海からわが国で漁獲されるズワイガニの甲殻などに *Trichomaris invadens* という海生子嚢菌類が感染して発症するトリコマリス症（図1.18）も，被害海域が拡大している[56]．

水質汚濁と真菌との関係は，アメリカのCooke，日本の椿，鈴木，戸矢崎，松尾，桜井，上田らによって調査研究されている．Cookeは河川水のマイコフローラを調査した結果，真菌の出現種数は清浄域に比べて汚濁域が多いことを述べているが，日本でも同様な結果が認められている．このような出現種数の増加は河川水に有機物が増加し，これを栄養源としてカビが増殖したことが原因と考えられ，上田[66]は出現種数の多少が汚濁の指標となることを強調している．Cooke[67]の汚水環境調査から得られた真菌は217種に集大成されているが，その中での主要な菌と鈴木[68]が日本の食品工場廃水および一般家庭下水から検出した汚水域の菌とを比較したも

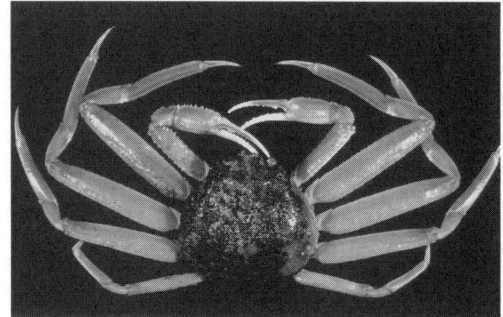

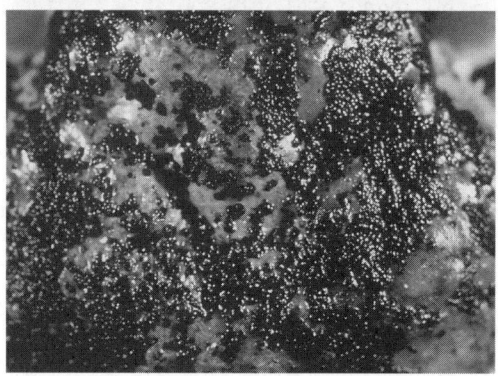

図1.18 トリコマリス症にかかったズワイガニ
（上：全景，下：黒色，粒状の子嚢殻が病原菌．甲羅の内部にまで菌が侵入する）

表1.6 工場廃水および一般家庭の下水から検出された主要な汚染真菌[67, 68]

菌 種	検出回数	
	アメリカ	日本
Geotrichum candidum	2 015	468
Exophiala castellanii	1 533	ND*
Paecilomyces lilacinus	1 411	137
Trichoderma viride	1 349	426
Cladosporium cladosporioides	1 142	116
Fusarium aquaeductuum	857	110
Aureobasidium pullulans	838	ND
Alternaria alternata	684	ND
Aspergillus niger	635	ND
Penicillium funiculosum	608	ND
Aspergillus fumigatus	548	ND
Fusarium oxysporum	529	304
Penicillium ochrochloron	517	ND
Rhodotorula mucilaginosa	505	ND
Candida krusei	480	364
Aspergillus versicolor	446	ND
Aspergillus flavus	405	ND
Mucor hiemalis	353	ND
Gliocladium roseum	340	102
Mucor circinelloides	332	782
Candida saitoana	331	ND
Exophiala jeanselmei	ND	150

＊ND：記録なし．

のを表1.6に示した．これを見ると汚水環境のカビ・酵母は日本とアメリカでほとんど共通であり，特に Geotrichum candidum が汚水に必ず出現する菌として注目される．日本での産業廃水中の Leptomitus lacteus はもちろん，Fusarium, Geotrichum, Mucor, Trichoderma などの存在はいずれの研究者も指摘しているところであるが，鈴木は特に Geotrichum が多い理由としてその生育条件におけるタンパク質やアミノ酸の要求性を挙げている．

海泥のような海域底質からも Acremonium, Alternaria, Aspergillus, Chaetomium, Cladosporium, Emericellopsis, Geotrichum, Mycelia Sterilia（無胞子不完全菌類），Paecilomyces, Penicillium, Rhizopus, Trichoderma が検出されているところから，陸上菌との共通性が伺えるが，上田[69]は長崎県の長崎湾海泥のマイコフローラを調査し，糞生菌として知られている Ascodesmis sphaerospora, A. macrospora が汚染海水域に分布していること，さらに大村湾において海泥の垂直方向のマイコフローラを調査したところ，出現菌数および出現種数が最も多かったのは表層であり，深層になるにしたがって両者とも急激に減少することを認めた．また特徴として不整子嚢菌類が多く，特に Dichotomomyces cejpii var. spinosus, Eupenicillium brefeldianum, E. java-nicum, Neosartorya glabra, Pseudeurotium zon-atum, Talaromyces flavus, T. trachyspermus, Westerdykella multispora は表層から深層まで分布していた．さらに，これらの菌種の分離株は実験室における低酸素条件下で生育することが確認され，生理学的性質と海泥環境での分布との間で明確な関連性が明らかになった．

海洋微生物として見逃せない存在に酵母類がある．北太平洋・ベーリング海域，三陸沖，日本南方海域・東シナ海の海水調査で，水深最高3 000 mまでの種々の深度からの採水801検体を対象にした調査では，信濃[70]により144株の酵母が得られている．外洋における海水からの酵母は意外に高率で，特に日本の南方海域・東シナ海の場合では検出率が

約30％にもなっている．海水から分離される酵母の中で最も多数を占めた菌は*Rhodotorula*属で全試料数の12.2％から分離されている．その他に，*Candida, Cryptococcus, Saccharomyces, Sporobolomyces*属の菌株が出現している．酵母の場合も，海洋由来株を用いた実験では食塩に対する抵抗域が広い特性を示している．また，低いpH値に対する生育阻害度は海洋由来株の方が大きく，陸由来株とは違いが見られる．海洋中の酵母の役割も有機物の分解者としての機能を果たしていると結論される．

1.4.3 植　　物

かつて真菌は下等植物とされていたように，植物とカビの関係は極めて密接なことが分かる．リター（落葉）分解菌，根圏の土壌菌，植物病原菌，菌根菌などカビと植物を巡って多くの生態的研究が行われている．すでに述べたように生態系における枯死した植物体の分解者としてカビ・キノコの役割を捉えることも意義があるが，第5章に見るように食品菌学ではカビによる農産物の変敗が大きい課題であるだけに，生きた植物との関係を考察することは大変重要である．

例えば，栽培植物に限らず植物の葉面についてカビの生態を観察すると，葉の生育段階によって着生しているミクロフローラが変化していることが認められる．一般的には若い葉にはカビの種類・菌数ともに少ないが，植物の生長とともに種数も菌数も増加して行き，葉が黄変する時期になると両者とも最大に達する．比較的早く葉面に定着する寄生菌は葉からの分泌物によってむしろ胞子の発芽が促進され，葉の細胞内に侵入するべく発芽管を伸ばし，菌糸を細胞と細胞の間隙に侵入させる．これに対して，植物側は侵入してくるカビに対抗して種々の防衛策を持っているが，植物の病害抵抗反応の一つとしてフィトアレキシン（phytoalexin）という低分子の抗菌性物質を生成・蓄積する．フィトアレキシンは植物が微生物に遭遇したときや機械的傷害を受けたとき，葉ばかりでなく野菜として利用する根茎，根，茎あるいは果実の組織でも生成されることがあり，黒斑病にかかったサツマイモに蓄積されるイポメアマロン（ipomeamarone）のようにそれが苦味の原因になったりする．条件的寄生菌や腐生性のカビでは葉面の分泌物のために生育が抑制されたり，死滅させられるため，葉の活性が衰える時期になって葉の表面に定着する．したがって，収穫期を迎えた農作物には絶対的寄生菌よりもむしろ条件的寄生菌や腐生菌が優先するマイコフローラが形成され，第5章に示すように一次汚染源になる．また，生きた植物や枯死した植物体上のカビの胞子や菌糸の一部が分散されて，農産物以外の食品に対しても二次汚染源になる．

日本における有用植物の病気の中で，真菌によるものは全体の約80％と圧倒的に多いという．植物病原菌の攻撃から免れるために強い抵抗力を備えるだけでなく，積極的に微生物との共生を図る植物もある．根を病気から守る働きをするVA菌根菌は大部分の農作物に共生可能である[71, 72]．植物体の地上部でも共生現象が認められ，エンドファイト（植物内生菌，endophyte）と呼ぶカビが植物の組織内から見出された[73, 74]．エンドファイトはもともとは1866年にde Baryによって植物の組織内に生息する生物全般に対して用いられたものであるが，現在では明らかな植物病原菌や菌根菌などの共生生物とは区別して，生きた植物の体内に共生的，または害を与えずに生息している真菌を植物内生菌（endophytic fungi）と定義している．

内生菌の研究は種々の樹木類，イネ科草本類などで行われており，クロサイワイタケ科の子嚢菌類が熱帯・亜熱帯の植物の主要な内生菌であること，イネ科植物からバッカクキン科の子嚢菌*Balansia*および*Epichloë*とそのアナモルフである*Acremonium*が検出されることなどの興味ある報告がある．Okaneら[73-76]は京都市でツツジ科植物の生葉の内生菌，沖縄県西表島・石垣島でオヒルギ（マングローブの1種）を含む亜熱帯植物の生葉の内生菌を調査し，これまで植物病原菌として知られてきた*Guignardia*（アナモルフ：*Phyllosticta*），*Colletotrichum, Phomopsis, Pestalotiopsis*などのカビが植物内生菌として生息していることを明らかにした．そして，*Colletotrichum*のような果実類の炭そ（疽）病菌が果樹園周辺の他の植物に内生菌として生活していて，それらが果実に対する一次感染源になり得るのではないかと示唆している．

マイコトキシンの立場からも，内生菌の存在が研

究されている[77-79]。イネ科植物に認められる内生菌は感染に伴って病原菌や病害虫に対する忌避効果を現すが，これは反面，内生菌に感染したイネ科牧草が家畜中毒を引き起こす原因となることを意味している．事実，アメリカやニュージーランドでトールフェスク（ウシノケグサ），メドーフェスク（ヒロハノウシノケグサ），ペレニアル・ライグラス（ホソムギ）などの牧草を与えたウシ，ヒツジ，ウマなどにライグラスうん（暈）倒症（ryegrass straggers）という家畜中毒が起こり，多大の被害がでた．原因は最初，Fusariumのカビが産生するブテノライド（butenolide）という報告が出されていたが，1980年代になってこれらのイネ科牧草に感染している内生菌 Neotyphodium coenophilum, N. lolii（Epichloëのアナモルフ）などが産生する麦角アルカロイドのエルゴバリン（ergovaline）やアルカロイドのロリトレム（lolitrems）が単離され，構造が明らかにされた．そして家畜中毒の原因はこれらのマイコトキシンの神経毒作用によることが報告されている．日本でも，1996年あたりから始まって，1997～1999年にかけてアメリカのオレゴンから輸入したライグラスによるウシ・ウマの中毒が12府県，29例発生した[80]．この中毒では，主な毒素として飼料に用いたわらからロリトレムBが972～3740 μg/kg，エルゴバリンが355～1300 μg/kgの範囲で検出されている．現在，エンドファイトを生物防除手段として活用しようとする試みがあり，家畜毒性がなく耐虫性のみを植物に付与するような内生菌の研究が進められている．

1.4.4 空　気

空気中に浮遊している真菌を空中真菌（airborne fungi）と呼ぶが，本来の生態の中心は土壌や動植物性の基質などであり，自然界では風や雨によって胞子や菌糸など菌体の一部が空中に飛散する．最近では，医療，電子機器産業，微生物（発酵）工業，医薬品・食品産業，園芸生産業などさまざまな分野で無塵，無菌化された環境，あるいは清浄化された空気中での作業が要求されるようになり，空中真菌も汚染物の一つとして重要視されている．空中真菌の多くは腐生菌または植物病原菌であるが，イネいもち病のように空気中を飛散する胞子数を測定することによって葉いもち病の発生を予察することができるなど，植物病理学の分野では重要な調査対象の一つになっている．1.4.1項でコムギ赤かび病菌（Fusarium graminearum）の生活環を述べたように，子嚢胞子の飛散が一次感染源となるために，Fusariumの胞子飛散についても西門らの研究をはじめ多くの報告がある[42,81]．野外での Gibberella zeae（アナモルフ：F. graminearum）の子嚢殻形成は4～5月に増加し，子嚢殻形成後1週間頃から胞子の飛散が始まる．飛散は夜間が主で，外側[81]の研究によると18時～翌朝8時までの間で，気温15℃以上，相対湿度80％以上の条件を同時に満たす時間が1時間ある場合に胞子の飛散する可能性が高い．飛散は降雨の度ごとに多くなる．この時期はコムギの開花成熟期で，穂の最も感染しやすい時期に相当する．6～7月には飛散数が減少するが，これは子嚢殻の胞子がほとんど出てしまったり，連続した雨のために流出してしまったものと見られている．8月から胞子飛散が再び始まり，9月後半にピークを迎える．10～11月になると胞子飛散も停止する．子嚢胞子は無風状態でも，空中含水量が高いときは多数放出される．4月のムギ作付地での子嚢胞子の飛散量測定からムギ類赤かび病の発生が予察できるという．Fusarium graminearumの分生子は粘液に包まれているため，乾燥状態では固着し，水滴を伴う風があった時にのみ離脱して飛散が起こる．イネばか苗病菌（Gibberella fujikuroi）の場合は，イネの出穂から収穫期にかけて子嚢胞子の飛散が夜間に行われ，降雨後は昼間でも飛散する．子嚢殻は出穂期の発病イネ茎の基部に見られ，飛散した子嚢胞子は葉の上から流されて葉鞘（ようしょう）に移行する．胞子は穀粒に侵入して感染籾や保菌籾になる．

空中浮遊菌は，また花粉などとともにアレルギー性疾患の抗原として医学的に研究されてきた．日常的にカビを取り扱うヒトやカビに接する機会の多いヒトは，空気中に大量に飛散したカビ胞子を吸引あるいは接触しやすい．繰り返し上気道や目の粘膜がカビに暴露されることによって起こるアレルギー性疾患は職業病の一つとされている（表1.7）[82,83]．

一般家庭でのアレルギー性疾患も増加し，主要真菌アレルゲンとしてCandida, Aspergillus, Alter-

1.4 真菌の生態

表 1.7 アレルギー性疾患と職業病

菌　種	汚　染　源	病　名
Aspergillus clavatus, A. fumigatus	カビの生えた麦芽	麦芽作業者肺
A. fumigatus	カビの生えた木材チップ	木材作業者肺
	カビの生えたミズゴケ	温室肺
A. niger	酵素製造	喘息
A. oryzae	醸造	喘息, 肺炎
Aureobasidium pullulans	カビの生えた浴槽	サウナ使用者肺
A. pullulans, Graphium spp., *Trichoderma* spp.	カビの生えたセコイア　メスギの木屑	セコイア症
Eurotium rubrum	カビの生えた干し草	農夫肺
Penicillium camemberti	チーズ製造	喘息, 作業者肺
P. casei, P. commune	カビの生えたチーズ	チーズ洗浄作業者肺
P. glabrum	カビの生えたコルク	コルク肺症
P. roqueforti	チーズ製造	喘息, 作業者肺

naria, Cladosporium, Penicillium の抗原が皮膚反応, ラジオアレルゴソルベントテスト (RAST) など日常臨床検査に供試されてきたが, これらの菌を用いた理由は *Candida* を除きいずれも屋外空中飛散真菌として頻度が高いためとされてきた[82-84]. 朝田, 松田らをはじめ戸外での空中真菌の調査については多数の報告があり, 比較的最近では石岡[85]の松江地方, Takahashi[86]の横浜市における調査があるが, こうした戸外の空中浮遊菌測定は試験方法によって左右されやすく, 特に培養による方法のみでは実際に空中を浮遊しているクロボキンやサビキンの胞子など担子菌については把握できないし, 植物病原としての子嚢菌類や不完全菌類についても不十分な結果しか得られない[83, 87]. 一方, スライドガラス法による測定はカビ胞子の同定が困難な場合があるので, 正確な測定には両者を併用することが望ましい. また, どの種類が優先菌であるかということについても, 調査場所が市街地か農村部であるか, 昼間の測定か夜間か, 晴天か雨天か, 季節による植生の違いなど様々な因子によって影響される.

最近の密閉性の高い居住環境下では室内環境中でのダニ, カビ, 化学物質などのアレルゲンが原因となる健康危害に対して疫学的な関心が高まり, 特に喘息, アトピー性皮膚炎などのアレルギー性疾患が社会的な課題となってきた[83, 84, 88-91]. カビによる喘息の場合, 空中に浮遊する胞子や菌糸片がアレルゲンとなり, これに対するIgE抗体をもつ患者の肺内で吸引されたアレルゲンが抗体と接触して激しいⅠ型反応 (即時型) を起こし, 組織の傷害に及ぶ.

日本でも, 石油ショックから省エネルギーのための新建材の使用と集合住宅 (鉄筋コンクリート建造物) の増加に伴いライフスタイルも激変し, 年間を通じての冷暖房と換気不足からくる結露の発生などが原因となって室内でのカビの被害も増加している. 室内浮遊菌の調査は, 従来では戸外と同様にポテト・デキストロース寒天培地 (PDA, A_W 0.998) のような一般真菌検出培地が使用されていた. その結果, *Acremonium, Alternaria, Arthrinium, Aspergillus, Aureobasidium, Cladosporium, Epicoccum, Fusarium, Mucor, Paecilomyces, Penicillium, Pestalotiopsis, Scopulariopsis*, 酵母類などが主として分離され, 屋外の培養による調査結果とさほど変わらないマイコフローラを示した. しかし, 1977年にオランダの Lustgraaf が好乾性菌分離培地 (64％スクロース添加麦芽エキス寒天培地, A_W 0.82) を用いてハウスダスト (室内塵) を調査した結果, *Eurotium herbariorum, E. amstelodami, Aspergillus restrictus* などが100％, *Penicillium* (*P. chrysogenum, P. brevicompactum* など) が97.4％, *Wallemia sebi* が89.5％, *Aspergillus versicolor* が10.5％の順で検出された. これらのカビの多くは A_W が低い培地でなければ十分な生育ができないため, 一般培地を用いた以前の調査ではほとんど検出されず, 1970年代まではカビアレルゲンとして評価されていなかった[88, 92, 93]. さらに好乾性カビの *Eurotium* などはハウスダスト中の皮膚の落屑にも生育して鱗屑を分解し, ハウスダスト中に生息し重要なアレルゲンとなるコナヒョウヒダニ, ヤケヒョ

ウヒダニの餌に変えていることも報告されている．

1980年代になって日本でも喘息患者の家庭内の室内環境について好乾性カビの調査[91]が進められ（図1.19)，ハウスダストから分離した*Wallemia sebi*，*Aspergillus restrictus*について坂本ら[94, 95]は抗原を作製し，小児喘息患者に対する皮膚反応，RASTを実施して，これらのカビが*Aspergillus fumigatus*に匹敵するアレルゲンとしての役割を有している可能性を示した．LiとKendrick[96]はカナダのオンタリオ州で呼吸器のアレルギー性疾患患者を含む15世帯について1年間以上にわたって毎月1回，室内と戸外の空中浮遊菌をスライドガラス法で調査し，両者を比較したところ，最も出現率の高かった*Cladosporium*は室内，戸外ともほとんど同じ出現率であったが，*Aspergillus*/*Penicillium*は戸外が2.8％の出現率であったのに対して室内は19.8％とはるかに高い出現率を示し，しかも戸外では季節変動がなく年間を通じて平均して出現したのに対して，室内の場合は4月，9月，1月の3回に及ぶピークを伴う季節変動が認められた．これらのことから室内には*Aspergillus*/*Penicillium*の胞子が浮遊する汚染源があると推論している．同じような季節的消長について，日本でも戸矢崎によってハウスダストの平均菌数が報告されている．日本では8月に最高の菌数となるが，外気温の低下に伴い漸減して11月に最小菌数になり，室内暖房の始まる12月から徐々に菌数が増加し，3～4月に再びピークになる2峰形のパターンになった[91]．これに対して戸外の空中菌の場合は，6月にピークがある1峰形が報告されている．ベルギーの調査では，一般家庭の敷き詰めカーペット，寝室のマットレスでのカビ汚染が特に高く，好乾性カビのピークは12～1月にあるのに対して非好乾性カビは年間を通じて平均的に検出されるという[97, 98]．

ハウスダスト以外にも呼吸器のアレルギー性疾患として，細菌におけるレジオネラ感染症のように居住建築物や建築物に付随する設備に増殖するカビや酵母も重要で[83]，わが国では*Trichosporon asahii*，*T. mucoides*などの酵母が原因となる夏型過敏性肺炎が特に注目されている[99]．建材のカビ，空中浮遊菌とマイコトキシンの関係も1990年代になって関心が持たれるようになり[89]，Nielsenら[100]は被害を受けた建材から分離したカビを壁紙の有無と合わせて石膏ボード，チップボード（新建材）に人工接種し，マイコトキシンの産生について調べている．結果として，*Chaetomium globosum*は供試した6株のすべてがケトグロボシン（chaetoglobosins）を産生し，*Alternaria* spp.もほとんどの菌株がアルタナリオール（alternariol）とそのモノメチルエーテルを産生した．また，人工的な接種でなく自然汚染として*C. globosum*，*Aspergillus versicolor*の生えた壁紙からはケトグロボシン，ステリグマトシスチン（sterigmatocystin）をそれぞれ検出している．

アメリカや北欧では，シックハウス（室内空気汚染）症候群として*Stachybotrys chartarum*の胞子（分生子）を大量に吸引することで発症するスタキボトリス症（stachybotryotoxicosis）が新たな問題になっている．1994年，アメリカのオハイオ州クリーブランドで多数の乳幼児に突然死を含む急性中毒性肺出血を特徴とする疾病が発生し，疫学調査の結果から患者の居住環境から検出された*S. chartarum*が原因と推定された[101-107]．この菌はセルラーゼ活性が非常に高く，雨漏りのあったコンクリート建築物では割れ目，天井，ベッド裏，排煙ダクトなどに湿度84％以上で生育し，また結露の発生した壁紙，石膏ボードなどの建材上にも繁殖し，出血性毒素を

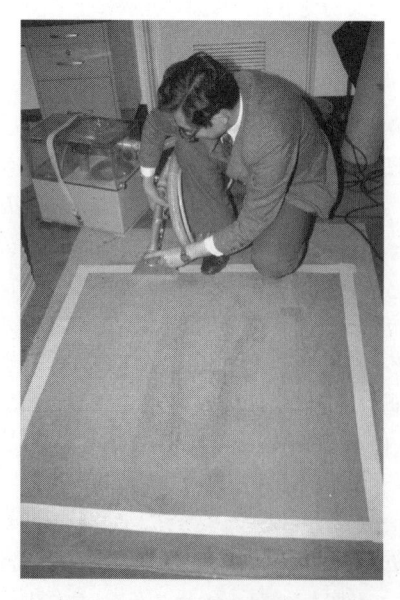

図 1.19　カーペットからハウスダスト（室内塵）の集塵

含む胞子が室内の空気を汚染するといわれている．空中に飛散する本菌の分布は全米での調査において広範囲に認められ，調査した戸外の空気試料の1％に対して室内空気試料では6％から検出されている[108]．危険因子として，かつて*Stachybotrys*が汚染した干し草飼料による家畜中毒で報告された環状トリコテセン系化合物サトラトキシン（satratoxins），ロリジン（roridins），ベルカリン（verrucarins），トリコテセン化合物トリコデルミン（trichodermin），トリコデルモール（trichodermol）などが疑われ，改めてクリーブランドの分離株についてトリコテセン産生性が検索された[101, 106]．しかし，*Stachybotrys*の二次代謝産物としてその他にもアトラノン（atranones），スタキボトリラクトン（stachybotrylactones）など数種類の物質が後に報告されているため，まだ特定できていない．原因菌についても，デンマークとアメリカの協同研究によりクリーブランド株と北欧の菌株との間で地域性は見られなかったものの，中毒の原因になった菌株が*S. chartarum*化学型A（アトラノン産生型），*S. chartarum*化学型M（環状トリコテセン産生型），*Stachybotrys* sp. Aの3種類に分かれることが明らかにされた[109]．さらに，テキサス州ヒューストンで発症した小児患者の肺から*S. chartarum*が分離され，クリーブランド株との溶血毒性の比較と合わせて溶血性毒素タンパク質のスタキリシン（stachylysin）が単離され，危険因子として検討中である[110, 111]．

1.5 真菌とヒトの生活

1.5.1 有用なカビ

古来から真菌は食品の製造に用いられてきたが，今日でも多くの発酵食品がカビや酵母を利用して造られている．特に私たちの生活に馴染み深いのはアルコール飲料やパンの製造に用いられる酵母の*Saccharomyces*である．最近は海洋酵母として新たに分離された*S. cerevisiae*がパン，日本酒，ワインなどの生産に優れた性能を発揮している．西洋ではアオカビ*Penicillium camemberti*, *P. roqueforti*を用いたチーズ，*P. nalgiovense*を用いたサラミソーセージなどの製造が知られているに過ぎないが，東洋ではカビを用いた発酵食品は極めて多く，特に日本における麹（コウジキン）の利用は国際的にポピュラーである．蒸米から種麹を造るためには*A. oryzae*, *A. sojae*, *A. tamarii*, *A. awamorii*などが用いられ，伝統的発酵食品である清酒，泡盛，味噌，醤油などの製造に重要な役割を果たしている．また，かつお節製造にはカビ付けとして*Eurotium repens*が用いられている．中国を中心に台湾，沖縄，韓国では*Monascus*属のカビから紅麹を造り，紅酒，コーリャン酒，紅乳腐，豆腐よう，赤飯，ちまきなどの醸造，着色，着香に広く利用してきた．インドネシアでは無塩大豆を発酵させて造るテンペの製造にクモノスカビ*Rhizopus oligosporus*，ピーナッツの圧搾ケーキを発酵させて造るオンチョムの製造に*Neurospora sitophila*, *N. intermedia*などの利用が知られているが，東南アジアから東アジアにかけての食文化には数多くの伝統的発酵食品を見ることができる．現在では，このような伝統食品の製造にとどまらず，バイオテクノロジーの分野で表1.8に示すように様々なカビの利用が実用化されている．

1.5.2 野生キノコと栽培キノコ

日本人は世界有数のキノコ好き民族といわれている．日本はキノコの発生に適した自然環境にあり，南北に長い地形のために野生のキノコが多数分布していて，その中の約300種ほどが食用になるといわれている．もともと北海道，東北地方，長野県などの本州中央部では伝統的に野生キノコの食習慣があったが，最近ではアウトドア志向で食用になる野生キノコに関心を示す人が北アメリカやヨーロッパと同様に増えている（図1.20）．しかし，野生キノコの中には食べられるものと一緒に毒キノコも生えているので，毎年秋になると毒キノコの誤食による食中毒事件が発生している．食品衛生では，キノコ中毒は山野草の中毒と合わせて植物性自然毒に分類している．『全国食中毒事件録』によると，2001年には36件171名（死者1名）のキノコ中毒が記録され，10年前の1991年の記録（28件121名，うち死者2名）とほとんど変わらず，いまだに後を絶たない．約50種といわれる毒キノコの中で，食中毒の原因になるものはクサウラベニタケ（*Rhodophyllus rhodo*-

表 1.8　食品・医薬品製造などへのカビの利用（伝統食品を除く）

	菌　種	生　産　物
食品関連分野		
有機酸発酵，核酸，酵素など	*Aspergillus niger* ほか *Penicillium citrinum*	クエン酸，グルコン酸，呈味性ヌクレオチド，（5´-ヌクレオチド，調味料）
	Rhizomucor pusillus, R. miehei	ムーコルレニン（凝乳酵素）
	Aspergillus oryzae, A. niger	プロテアーゼ，アミラーゼ，グルコアミラーゼ
	A. niger, Rhizopus sp., *Botrytis cinerea, Penicillium* spp.	ペクチナーゼ
	Trichoderma spp., *A. niger, Penicillium* spp.	セルラーゼ，ヘミセルラーゼ
	A. niger, Rhizomucor spp., *Penicillium roqueforti*	リパーゼ
食品加工原料	*Fusarium graminearum*, 酵母	食用タンパク（飼料にも使用）
食品添加物	*Monascus ruber* ほか	モナスカス色素
植物生長ホルモン	*Gibberella fujikuroi* (*Fusarium*)	ジベレリン酸（ブドウなど単為結実の誘起，開花促進）
医薬品・化粧品分野		
抗生物質	*Penicillium chrysogenum*	ペニシリン
	Acremonium chrysogenum, Emericellopsis salmosynnemata	セファロスポリン
	Penicillium griseofulvum	グリセオフルビン
	Aureobasidium pullulans	オーレオバシディン A（抗真菌剤）
	Coleophoma empetri	FK 463（抗真菌剤）
子宮収縮止血剤	*Claviceps purpurea*	麦角アルカロイド
ステロイド剤	*Rhizopus*, 糸状不完全菌類など	ステロイドの変換
免疫抑制剤	*Tolypocladium niveum*	シクロスポリン
	Penicillium brevicompactum	ミコフェノール酸
高脂血症用剤	*Penicillium citrinum*	プラバスタチン（メバロチン）
	Aspergillus terreus	メビノリン
抗悪性腫瘍剤	*Taxomyces andreanae*	タキソール（制癌剤）
化粧品	*Aspergillus oryzae*	コウジ酸
	Chaetomium gracile	デキストラナーゼ（菌垢除去）
	Humicola, Thermomyces など	リパーゼ（洗剤）

polius)，カキシメジ (*Tricholoma ustale*)，ツキヨタケ (*Lampteromyces japonicus*) などが多く，ドクヤマドリタケ (*Boletus* sp.)，コレラタケ (*Galerina fasciculata*) がこれに次ぐ[112]．事件数の多いものはいずれも食用となるものに外見が非常によく似ている．毒成分としては主にペプチド，アミノ酸，アミン，アルカロイドなどの含窒素化合物，テルペノイドなどが単離されているが，毒性の強さは軽い胃腸障害からアマニチン (amanitin) のように致命的なものまで様々であり（図1.21），なかにはシビレタケ (*Psilocybe venenata*) のように中枢神経麻痺が起こり，幻覚，精神錯乱になるものまである．幻覚成分のシロシビン（プシロシビン，psilocybin），シロシン (psilocin) は現在14属101種のキノコに含まれているといわれ，国内ではシビレタケ属，ヒカゲタケ属，ジンガサタケ属に分類される8種が知られている[113]．

シロシビンは生体内でアルカリホスファターゼの作用により加水分解されシロシンになる．その作用は脳内セロトニン（5-ヒドロキシトリプタミン，5HT）ニューロンの活動抑制，5HT受容体に対する直接興奮作用と推測されている．2002年，このようないわゆる"幻覚キノコ"に対しても麻薬に指定され，法的に所持が禁止されるようになった．

ヨーロッパにおけるマッシュルームと日本のシイタケ栽培はともに1600〜1650年に開始されたといわれるが，わが国の現在の主な品目はその他にフク

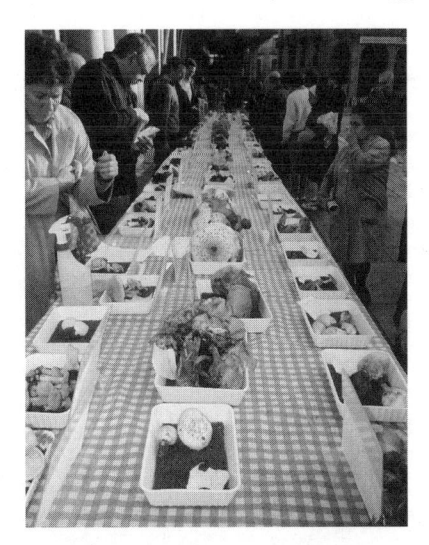

図 1.20 秋の楽しみ（キノコ同好会，スペイン・セゴビア）

ヨーロッパでもキノコの愛好家は多く，各自が自慢の採集品を持ち寄り，鑑定してもらう．

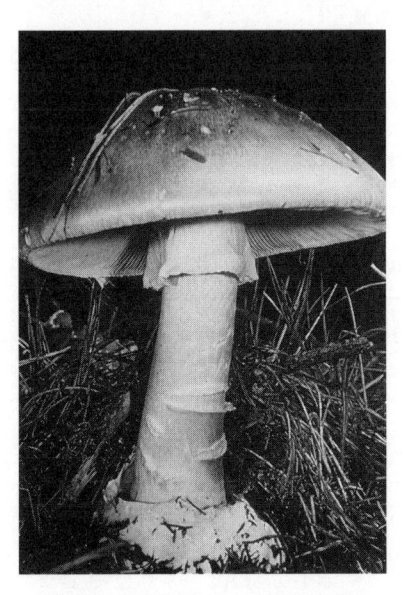

図 1.21 猛毒のタマゴテングタケ（*Amanita phalloides*）

合成促進物質，ヒトヨタケ抽出物の癌細胞抑制効果などが話題になっている[114]．

1.5.3 病原真菌

病原真菌の多くは自然界に生息しており，ヒトや動物の皮膚，肺，消化管など外界に接する器官を通じて侵入し病巣を形成する．カビによって起こる疾病のうち，大部分は真菌症（mycosis）およびアレルギー性疾患（1.4.4項参照）である．病原真菌として約100種ほどが知られていて，発症部位により表在性と深在性とに分けられる（表1.9）．

表在性真菌症は菌が皮膚の角質層，毛髪，爪に寄生するもので，皮膚真菌症（dermatomycosis），爪真菌症（onychomycosis）があり，これらとは特殊な部位として区別されているものに耳真菌症（otomycosis），角膜真菌症（keratomycosis）がある．皮膚糸状菌症（dermatophytosis）は表在性真菌症の代表的なもので，白癬菌（*Trichophyton*属），小胞子菌（*Microsporum*属），表皮菌（*Epidermophyton*属）に属する約30種が知られている．ヒトの白癬では*Trichophyton rubrum*, *T. mentagrophytes*が患者からの分離頻度が高く，しかも足白癬が圧倒的に多いという（表1.10，図1.22）．最近は，高齢化社会を迎えて爪白癬の患者も増加している．白癬患者から皮膚落屑などとともに散布された皮膚糸状菌は室内環境中で生存し，身近な物品を介して新たな宿主に感染し，発病することを繰り返している．病院，社員寮，共同浴場，老人用施設，スポーツ施設などの脱衣箱，脱衣場マット，サンダル，ハウスダストなどから白癬菌が検出されている[115, 116]．施設内での皮膚糸状菌症の集団感染，家庭内の複数感染例もあり，後者ではハウスダストから*T. rubrum*, *T. mentagrophytes*が高率に検出された[117]．また，格闘技の運動部員間で*T. tonsurans*による集団感染が注目されている．ペットブームにより全国的に多発している好獣性皮膚糸状菌による白癬としては，*Microsporum canis*, *Trichophyton verrucosum*, *T. mentagrophytes*が重要である．*Microsporum canis*はイヌ，ネコなどを宿主とし，これらの動物に接触機会の多い女性や小児に感染することが多い．ペット動物が感染源となったとき家族間発生の報告が多いのが特徴である[118]．

ロタケ，ヒラタケ，ナメコ，エノキタケ，マイタケ，ブナシメジ，タモギタケ，エリンギイ，ムキタケ，キクラゲ，ヤマブシタケなどで，1999年に国内で消費された食用キノコ類は年間約49万トンに達している．キノコの機能性についての研究も進み，シイタケの血中コレステロール低下作用因子エリタデニン（eritadenine），シイタケ，エノキタケ，マイタケの肝障害抑制効果，ヤマブシタケの神経成長因子

表 1.9 日本における主要な真菌症

	真菌症	原因菌	主な発症部位
表在性	皮膚糸状菌症	Trichophyton spp., Microsporum spp., Epidermophyton floccosum	皮膚
	カンジダ症	Candida albicans, Candida spp.	皮膚, 粘膜
	癜風（でんぷう）	Malassezia globosa, M. furfur	皮膚
	爪真菌症	Trichophyton, Candida, Fusarium, Scopulariopsis, Acremonium などの種	爪
	耳真菌症	Aspergillus terreus, A. niger, A. fumigatus, Scopulariopsis などの種	耳
	角膜真菌症	Fusarium solani, F. oxysporum, Candida, Alternaria, Paecilomyces, Pseudallescheria などの種	角膜
深在性	アスペルギルス症	Aspergillus fumigatus, Aspergillus spp.	気管支, 肺
	クリプトコックス症	Cryptococcus neoformans	脳, 髄膜, 皮膚, 肺, 肝・脾臓
	ムーコル症	Rhizopus, Absidia ほか数属の種	皮膚, 鼻腔, 血液, 脳, 肺, 消化管
	黒色真菌症, 黒色菌糸症	Fonsecaea pedrosoi, Exophiala spp., Phialophora, Phaeoacremonium, Cladophialophora などの数種, Hortaea werneckii	皮膚, 脳, 肝臓, リンパ管, 肺, 消化管
	スポロトリコーシス	Sporothrix schenckii	皮膚, リンパ管
	シュードアレシェリア症	Pseudallescheria boydii	皮膚, リンパ管, 肺, 髄膜, 心臓
	アルテルナリア症	Alternaria alternata	皮膚
	カンジダ症	Candida albicans ほか数種	気管支, 肺, 髄膜, 心臓, 尿路, 血液, 消化管

表 1.10 日本における主要皮膚糸状菌（白癬菌）[117]

菌　種	宿主（生態）	ヒトでの検出率（%）
Trichophyton rubrum（好人性）	ヒト	58.9〜83.8
T. mentagrophytes（好人性, 好獣性）	ヒト	12.9〜36.6
T. violaceum（好人性）	ヒト	まれ
T. tonsurans（好人性）	ヒト	まれ*
Microsporum ferrugineum（好人性）	ヒト	まれ
Epidermophyton floccosum（好人性）	ヒト	1.1〜3.1
Microsporum canis（好獣性）	イヌ, ネコ	0.5〜1.7
M. equinum（好獣性）	ウマ	まれ
Trichophyton verrucosum（好獣性）	ウシ	まれ
Microsporum gypseum（好土性）	土壌	0.05〜0.4

＊ 最近になって症例が急増している.

深在性真菌症は菌が皮膚や粘膜の真皮内または固有層内, 皮下組織内, 内臓などに寄生する場合をいう. 日本での深在性真菌症はほとんどが日和見感染（opportunistic infection）であり, もともとヒトの皮膚や粘膜に常在していた雑菌が宿主免疫不全に依存して発症するものである. 医療の高度化による臓器移植などや, 白血病, 再生不良性貧血, 腫瘍などに合併して発病することが多い. 酵母に起因するカンジダ症, クリプトコックス症を別にすると, アスペルギルス症（aspergillosis）, ムーコル症（mucormycosis）, 黒色真菌感染症（dematiaceous fungus infection）がわが国では症例数が多い[119]. アスペルギルス症は主として Aspergillus fumigatus, ときに A. flavus, A. niger, A. terreus などによって生じる疾患で, 呼吸器系（気管支, 気管支肺, 肺など）アスペルギルス症が多い（図 1.23）. 侵襲性アスペルギル

1.5 真菌とヒトの生活

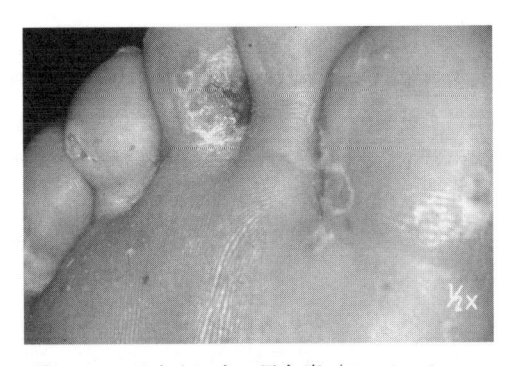

図 1.22 日本人に多い足白癬（*Trichophyton mentagrophytes*）

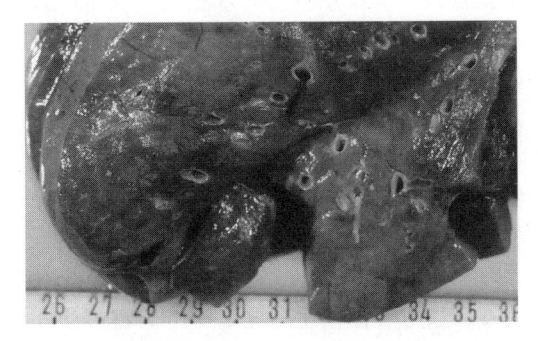

図 1.23 肺アスペルギルス症患者から切除した肺の病変

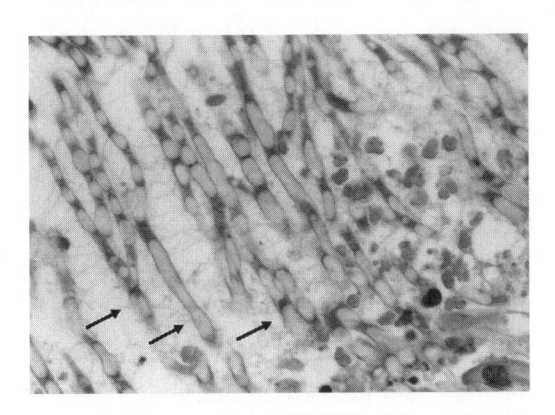

図 1.24 肺ムーコル症の病理組織像（矢印：血管壁を貫いている菌糸）

ス症では急速に肺全体に菌糸が広がり短期間に死亡する．ムーコル症は接合菌症の中で，*Rhizopus*, *Absidia*, *Rhizomucor*, *Cunninghamella*, *Mucor* などのケカビ目のカビにより発症する．気道からの胞子の吸入によって感染する場合と，消化管から食物とともに胞子と菌糸を摂取する場合，皮膚・粘膜の外傷から侵入する場合のほか，カテーテルからの感染も見られる．血中，リンパ液中でよく生育し（図

1.24），血栓の形成，あるいは血管壁の侵襲から血行性のために全身に転移する．黒色真菌感染症には黒色真菌症（クロモミコーシス，chromomycosis）と黒色菌糸症（phaeohyphomycosis）があるが，主要な原因菌は *Fonsecaea pedrosoi*（クロモミコーシス），*Exophiala* (*Wangiella*) *dermatitidis*, *E. jeanselmei*, *Phialophora verrucosa*, *Phaeoacremonium parasiticum*, *Cladophialophora* spp., *Hortaea werneckii* などである．軽い外傷などの傷口から侵入して発症し，慢性的に経過して，皮下，脳，リンパ節，諸臓器に病変を生じる．室内環境での黒色真菌の分布を疫学的に調査したところ，浴室の排水管汚泥から浴槽水まで *Exophiala* spp. が常在し，また加湿器の貯水タンクからも検出されている[120]．第6章（6.6節）に述べるように加工食品，飲料水，食品製造環境などからも分離される機会が多く，免疫機能の低下したヒトにとっては生活環境での黒色真菌についても関心を持つ必要がある[119, 121]．

本来，日本には分布していない真菌を原因として，海外の流行地でのみ発生している真菌症の患者がまれに日本国内で出ることがある．輸入真菌症といわれ，コクシジオイデス症（coccidioidomycosis, *Coccidioides immitis* による），ヒストプラスマ症（histoplasmosis, *Histoplasma capsulatum* による），パラコクシジオイデス症（paracoccidioidomycosis, *Paracoccidioides brasiliensis* による），ブラストミセス症（blastomycosis, *Blastomyces dermatitidis* による），マルネッフェイ型ペニシリウム症（penicilliosis marneffei, *Penicillium marneffei* による）などが該当する．いずれも感染力が強く，健常人にも重篤な深在性真菌症を引き起こすため，バイオハザードではコレラ菌並のレベル3に分類されている．これらの中で，流行地がアジアになっているのはマルネッフェイ型ペニシリウム症で，タイ，ベトナム北部山岳地帯，ベトナム国境に接する中国南部の住民，特にHIV感染者など細胞性免疫機能の低下しているヒトに猛威をふるっている[122, 123]．病原の *P. marneffei* は褐色〜青緑色のコロニーで，培地に赤色色素を溶出し（図1.25），二形性（1.2.1項参照）で，37℃培養では酵母型になる特徴を示す．自然ではタケネズミ（竹鼠）が保菌動物で，巣穴の周辺の土壌にも菌が認められる．気道から感染して発症し，肺に侵入

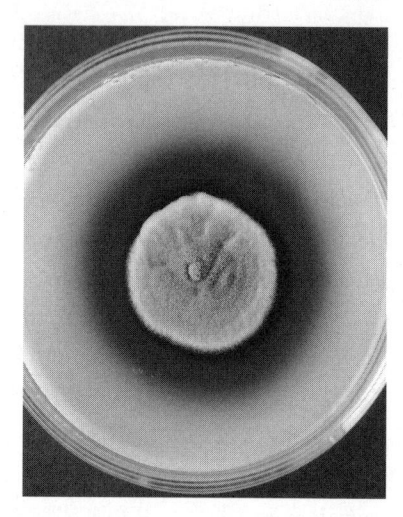

図 1.25 *Penicillium marneffei*（マルネッフェイ型ペニシリウム症菌）のコロニー（培地に赤い色素を溶出する）

すると，次に肝臓，脾臓，リンパ節などの細網内皮系の組織が冒され，全身に広がる．日本では，1995年に初例が報告されたが，今後の増加が予測されている[124, 125]．

1.5.4 生活用品の劣化

1965年，Hueckは生物劣化（biodeterioration）について「生物の生命力によって生じる好ましくない物質性状の変化」と定義した．微生物劣化もこの一つで，微生物による経済的に重要な材料の形態的な損傷，経済価値の消失を意味する[126]．微生物の中でもとりわけカビは生物劣化において重要な役割を演じている．私たちが日常使用している生活用品には，本書の主題である穀類，食品，飼料はもちろん，木材，紙，繊維，皮革，ゴム製品など動植物を加工して製造したものが多く，カビが生えやすい．こうした天然素材に限らず，合成医薬品，化粧品，金属材料，ガラス，プラスチック，合成繊維，合成洗剤，塗料，接着剤，燃料，電気機器などの工業製品にもカビは発生する．

微生物劣化には化学的に二つのタイプがある[127]．一つは化学的同化型で，食品のようにカビが栄養として，炭素源として，またはエネルギー源として物質（基質）を利用するもので，食品以外のものではセルロース，本，包装紙，木材，織物，皮革，炭水化物系燃料，切削油，接着剤など容易に微生物に利用され得るものがこの種の劣化を受ける．微生物は基質に広がるにつれて，基質を構成する素材を分解する酵素を分泌し，分解した後は栄養源として利用する．もう一つは化学的異化型といい，物質は生化学的な損害を受けるが，微生物自体は栄養として摂取することなしに発生する．多くの微生物は色素とか有機酸のような化合物を廃棄物として排泄する．その結果として物質が台無しになったり，損害をこうむる．例として，熱帯地域によく見られる光学製品のレンズの劣化を挙げると，レンズ面あるいはレンズの周囲にあるわずかな有機物のゴミ（塵）の上に発生したカビが表面を覆い，酸性の老廃物がレンズ面に損傷を与え，レンズを劣化させてしまう．この場合，レンズ自体は栄養源にならず，単にカビを物理的に支持するだけに過ぎない．このタイプの劣化は化学的同化型としばしば関連して起こり，その影響を区別し難いことが多い．容器包装のカビによる汚染も食品衛生の立場から問題になる．NarcisoとParish[128]は果汁用紙パックについて調べ，果汁未充填容器から主要菌として*Penicillium*，次いで*Aspergillus*からなる14属40種のカビと菌糸のみの菌株6株を分離し，一方，果汁充填容器の劣化した部分から10種のカビと菌糸のみの菌株3株を分離した．これらの両者から*Penicillium decumbens*, *P. oxalicum*, *P. spinulosum* が共通して検出されたため，劣化の原因になったカビは未充填容器の紙の繊維中に存在していたものがそのまま充填後に移行したものと推定した．さらに汚染経路については，容器素材の中にカビが最初から存在していたか，あるいは成型加工の段階で汚染したかを考察している．

Scholteら[93]によると，ボール紙や段ボールは微生物汚染が著しく，特に再生紙から製造された紙材料は100 cm^{2}当たり100 cfu以上のカビ数が検出されることもまれではないという．これに対して，ラップ，クラフト紙やアルミ箔（ラミネート加工）は当初の微生物汚染が低く，100 cm^{2}当たり約10 cfuの菌数に過ぎなかったが，保管や輸送中，またこれらの包材を延伸，成型や押し出し，切断などの加工をする間に汚染量は劇的に増加する．特に相対湿度が低いときは静電気の発生からゴミ（塵）を吸い付

表1.11 バイオレメディエーションの対象物質[127]

項　目	汚　染　物　質
石油系炭化水素	ガソリン（ベンゼン，トルエン，キシレン），原油，重油，ディーゼル燃料，ジェット燃料など
木材保存剤	ペンタクロロフェノール，クレオソートなど
難分解性有機塩素化合物	PCB，トリクロロエチレン，ダイオキシン類など
農　薬	DDT，2,4-Dなど
その他	トリニトロトルエンなど，重金属

けてしまう．傷みやすい食品の包装では，プラスチック，金属，ガラスなどの包材の清浄化は不可欠である．

　生分解（biodegradation）という用語はよく生物劣化と同じ意味に使われるが，正確には廃棄物の除去と再利用，または単に除去を目的として微生物の分解力を利用するような有益な分解について使用される．こうした変換の一つにリグニン-セルロース系の廃棄物からの微生物タンパクの生産などがあり，微生物の固体または液体発酵によって製造される．最近では，このような微生物の働きに対してバイオレメディエーション（bioremediation）という言葉がよく用いられている．バイオレメディエーションとは，微生物のもつ化学物質の分解能力を利用して，環境中に放出された有害な化学物質を無害な二酸化炭素，メタン，水，無機塩，バイオマスに変換する技術をいう[129]．特に難分解性の環境汚染物質を処理する技術として微生物の分解能が世界的に注目されていて，日本でも白色腐朽菌シワタケの1種（*Phanerochaete chrysosporium*）によるダイオキシン類の分解が話題になっている．因みにアメリカの環境保護庁（EPA）がバイオレメディエーションの対象としている汚染物質の例を表1.11に示した．しかしながら，微生物のレメディエーションを衛生上の有害問題として取り上げている場合もある[83]．

文　献

1) T. Cavalier-Smith：The Mycota VII. Systematics and Evolution Part A, D.J. McLaughlin *et al.* eds., p. 3, Springer, Berlin (2001)
2) P.M. Kirk *et al.* eds.：Dictionary of the Fungi, 9th Ed., p.1, CAB International, Wallingford (2001)
3) 八杉龍一他編：岩波生物学辞典，第4版, p. 1, 岩波書店（2000）
4) M.L. Berbee and J.W. Taylor：*Can. J. Bot.*, **71**, 1114 (1993)
5) M.L. Berbee and J.W. Taylor：The Mycota VII. Systematics and Evolution Part B, D.J. McLaughlin *et al.* eds., p. 229, Springer, Berlin (2001)
6) G.T. Cole and Y. Nozawa：Biology of Conidial Fungi, Vol. 1, G.T. Cole and B. Kendrick eds., p. 97, Academic Press, New York (1981)
7) 武丸恒雄：遺伝, **27** (9), 20 (1973)
8) 椿　啓介編著：不完全菌類図説―その採集から同定まで―, p. 1, アイピーシー（1998）
9) H.L. Barnett and B. B. Hunter：Illustrated Genera of Fungi Imperfecti, 4th Ed., p. 1, APS Press, St. Paul, Minn. (1998)
10) E. Kiffer and M. Morelet：The Deuteromycetes, Mitosporic Fungi, Classification and Generic Keys, p. 1, Science Publishers, Enfield, New Hampshire (2000)
11) 勝本　謙：菌学ラテン語と命名法, p. 1, 日本菌学会関東支部（1996）
12) 大橋広好訳：第15回国際植物科学会議，横浜，1993年8月-9月で採択された国際植物命名規約（東京規約）, p. 1, 津村研究所（1997）
13) W. Greuter *et al.*：International Code of Botanical Nomenclature (Saint Louis Code), p. 1, Koeltz Scientific Books, Koningstein (2000)
14) 清水　潮：食品微生物Ⅰ基礎編　食品微生物の科学, p. 1, 幸書房（2001）
15) D. A. A. Mossel and M. Ingram：*J. Appl. Bacteriol.*, **18**, 233 (1955)
16) 増井正幹他編：好塩微生物, p. 1, 医歯薬出版（1979）
17) 藤井建夫編：食品微生物Ⅱ制御編　食品の保全と微生物, p. 1, 幸書房（2001）
18) L. Sigler and J.W. Carmichael：*Can. J. Microbiol.*, **20**, 267 (1974)
19) G. Okada *et al.*：*Trans. Mycol. Soc. Japan*, **34**, 171 (1993)
20) K. Nagai *et al.*：*Mycoscience*, **36**, 247 (1996)
21) K. Nagai *et al.*：*Mycoscience*, **39**, 293 (1998)
22) 藤原喜久夫他：漬物の衛生, p. 1, 中央法規出版（1982）
23) H. J. Phaff *et al.*, 永井　進訳：酵母菌の生活, p. 1, 学会出版センター（1982）
24) 後藤昭二：防菌防黴誌, **27**, 803 (1999)

25) 宮尾茂雄：防菌防黴誌, **27**, 811 (1999)
26) 藤川 浩：防菌防黴誌, **28**, 207 (2000)
27) 藤川 浩：防菌防黴誌, **28**, 537 (2000)
28) M.K. Theodorou et al.：The Mycota VI. Human and Animal Relationships, D.H. Howard and J.D. Miller eds., p. 265, Springer, Berlin (1996)
29) J.H. Clarke and S.T. Hill：*Trans. Br. Mycol. Soc.*, **77**, 557 (1981)
30) J.I. Pitt and A.D. Hocking：Fungi and Food Spoilage, 2nd Ed., p. 1, Blackie Academic & Professional, London (1997). Rep. Aspen Publ., Gaithersburg, Maryland (1999)
31) E. Gibb and J.H. Walsh：*Trans. Br. Mycol. Soc.*, **74**, 111 (1980)
32) J.M. Wells and M. Uota：*Phytopathology*, **60**, 50 (1970)
33) R.P. Jones and P.F. Greenfield：*Enzyme Microbial Technol.*, **4**, 210 (1982)
34) R.M. Garcia-Gimeno et al.：*J. Food Sci.*, **67**, 1904 (2002)
35) J.A. Daniels et al.：*J. Food Protect.*, **48**, 532 (1985)
36) S.V. Newell：The Fungal Community, Its Organization and Role in the Ecosystem, 2nd Ed., G.C. Carroll and D.T. Wicklow eds., p. 521, Marcel Dekker, New York (1992)
37) D.L. Moorhead and J. F. Reynolds：The Fungal Community, Its Organization and Role in the Ecosystem, 2nd Ed., G.C. Carroll and D.T. Wicklow eds., p. 691, Marcel Dekker, New York (1992)
38) M.J. Carlile et al.：The Fungi, 2nd Ed., p. 1, Academic Press, San Diego (2001)
39) K.H. Domsch et al.：Compendium of Soil Fungi, Vols. 1, 2, p. 1, Academic Press, London (1980)
40) 渡辺恒雄：土壌糸状菌―培養株の検索と形態―, p. 1, ソフトサイエンス社 (1993)
41) T. Watanabe：Pictorial Atlas of Soil and Seed Fungi：Morphologies of Cultured Fungi and Key to Species, 2nd Ed., p. 1, CRC Press, Boca Raton, Florida (2002)
42) 斉藤英毅他：作物のフザリウム病, 松尾卓見他編, p. 77, 全国農村教育協会 (1980)
43) D.T. Wicklow：*Trans. Br. Mycol. Soc.*, **89**, 131 (1987)
44) D.T. Wicklow et al.：The Genus *Aspergillus*, From Taxonomy and Genetics to Industrial Application, K.A. Powell et al. eds., p. 93, Plenum Press, New York (1994)
45) 宇田川俊一, 野沢幸平：バイオサイエンスとインダストリー, **50**(1), 18 (1992)
46) D.T. Wicklow et al.：Proc. Intern. Sym. Mycotoxicology, '99, Mycotoxin Contamination：Health Risk and Prevention Project, *Mycotoxins Suppl.* '99, p. 267 (1999)

47) 河合賢一：子嚢菌類の産生する新規生理活性物質の研究, 平成7年度～平成8年度科学研究費補助金（基盤研究 (C)(2)）研究成果報告書, p. 1, 星薬科大学 (1997)
48) N.J. Dix and J. Webster：Fungal Ecology, p. 1, Chapman & Hall, London (1995)
49) 林 秀剛：バイオスフェア, No. 2, 3 (1992)
50) 白井 誠：マイコトキシン, **42**, 3 (1996)
51) 上野芳夫：マイコトキシン, **44**, 9 (1997)
52) A.L. Snowdon：A Colour Atlas of Post-Harvest Diseases & Disorders of Fruits & Vegetables, Vol. 1：General Introduction & Fruits, p. 1, Wolfe Scientific, London (1990). Rep. Manson (2002)
53) A.L. Snowdon：A Colour Atlas of Post-Harvest Diseases & Disorders of Fruits & Vegetables, Vol. 2：Vegetables, p. 1, Wolfe Scientific, London (1990). Rep. Manson (2002)
54) 小林享夫, 勝本 謙編著：植物病原菌類図説, p. 1, 全国農村教育協会 (1992)
55) 池上八郎他：新編植物病原菌類解説, p. 1, 養賢堂 (1996)
56) 畑井喜司雄：マイコトキシン, **24**, 5 (1986)
57) A.J. Chacko：Handbook of Applied Mycology, Vol. 2. Humans, Animals, and Insects, D.K. Arora et al. eds., p. 735, Marcel Dekker, New York (1991)
58) 椿 啓介：海洋微生物, 多賀信夫編, p. 65, 東京大学出版会 (1974)
59) 中桐 昭：日菌報, **36**, 115 (1995)
60) 中桐 昭：日菌報, **38**, 105 (1997)
61) K.D. Hyde and S.B. Plinting eds.：Marine Mycology, A Practical Approach, p. 1, Fungal Diversity Press, Hong Kong (2000)
62) P. Byrne and E.B.G. Jones：*Trans. Br. Mycol. Soc.*, **64**, 497 (1975)
63) P. Byrne and E.B.G. Jones：*Trans. Br. Mycol. Soc.*, **65**, 185 (1975)
64) A. Nakagiri：*Mycologia*, **85**, 638 (1993)
65) A. Nakagiri and T. Ito：*Mycologia*, **89**, 484 (1997)
66) 上田成一：日菌報, **21**, 495 (1980)
67) W.B. Cooke：Recent Advances in Aquatic Mycology, E.B.G. Jones ed., p. 389, Elek Science, London (1976)
68) 鈴木静夫：水の環境科学, p. 1, 内田老鶴圃 (1993)
69) 上田成一：防菌防黴誌, **14**, 633 (1986)
70) 信濃晴雄：防菌防黴誌, **28**, 333 (2000)
71) 小川 眞：土と微生物, **53**, 73 (1999)
72) C.W. Bacon and J. De Battista：Handbook of Applied Mycology, Vol. 1. Soil and Plants, D.K. Arora et al. eds., p. 231, Marcel Dekker, New York (1991)
73) 岡根 泉：防菌防黴誌, **26**, 403 (1998)

74) 岡根　泉：日菌報, **42**, 149（2001）
75) I. Okane *et al.*：*Can. J. Bot.*, **76**, 657（1998）
76) I. Okane *et al.*：*IFO Res. Commun.*, **20**, 41（2001）
77) 古賀博則：マイコトキシン, **41**, 5（1995）
78) T. Yoshihara：Proc. Intern. Sym. Mycotoxicology, '99, Mycotoxin Contamination：Health Risk and Prevention Project, *Mycotoxins Suppl.* '99, p. 126（1999）
79) H. Koga：Proc. Intern. Sym. Mycotoxicology, '99, Mycotoxin Contamination：Health Risk and Prevention Project, *Mycotoxins Suppl.* '99, p.131（1999）
80) S. Miyazaki：*Mycotoxins*, **53**, 57（2003）
81) 外側正之：防菌防黴誌, **30**, 341（2002）
82) Y. Al-Doory and J.F. Domson，田中健治，鳥居新平訳：かびアレルギー, p. 1, 学会出版センター（1988）
83) B. Flannigan *et al.*：Microorganisms in Home and Indoor Work Environments, p. 1, Taylor & Francis, London（2001）
84) 秋山一男：真菌誌, **41**, 149（2000）
85) 石岡　榮：真菌誌, **32**, 297（1991）
86) T. Takahashi：*Mycopathologia*, **139**, 23（1997）
87) A.H. Nikkels *et al.*：*Aerobiologia*, **12**, 107（1996）
88) 宇田川俊一：アレルギーの領域, **1**(5), 549（1994）
89) R.A. Samson *et al.* eds.：Health Implications of Fungi in Indoor Environments, p. 1, Elsevier, Amsterdam（1994）
90) 宮本昭正監修：家庭環境の整備に関する研究, 健康被害予防事業環境保健調査研究レポート, Vol. 2, p. 1, 公害研究被害補償予防協会（1996）
91) 戸矢崎紀紘：日菌報, **39**, 45（1998）
92) 戸矢崎紀紘, 宇田川俊一：日菌報, **39**, 103（1998）
93) R.P.M. Scholte *et al.*：Introduction to Food- and Airborne Fungi, 6th Ed., R.A. Samson *et al.* eds., p. 339, Centraalbureau voor Schimmelcultures, Utrecht（2000）
94) T. Sakamoto *et al.*：*Allergy Appl. Immunol.*, **90**, 368（1989）
95) 坂本龍雄他：アレルギー, **40**, 1320（1991）
96) D.-W. Li and B. Kendrick：*Mycologia*, **87**, 190（1993）
97) H. Beguin：*Aerobiologia*, **11**, 3（1995）
98) H. Beguin and N. Nolard：*Aerobiologia*, **12**, 113（1996）
99) 安藤正幸：真菌誌, **41**, 137（2000）
100) K.F. Nielsen *et al.*：*Mycopathologia*, **145**, 43（1999）
101) B.B. Jarvis *et al.*：*Appl. Environ. Microbiol.*, **64**, 3620（1998）
102) D.G. Dearborne *et al.*：*Env. Health Persp.*, **107**, S495-S499（1999）
103) S. Gravesen *et al.*：*Env. Health Persp.*, **107**, S505-S508（1999）
104) 上野芳夫, 杉浦義紹：マイコトキシン, **49**, 45（1999）
105) Y. Sugiura：*Mycotoxins*, **52**, 65（2002）
106) B.B. Jarvis：Mycotoxins and Food Safety, J.W. De Vries *et al.* eds., p. 43, Kluwer Academic/Plenum Publ., New York（2002）
107) E. Levetin *et al.*：*Inoculum, Suppl. Mycologia*, **53**(6), 1（2002）
108) B.G. Shelton *et al.*：*Appl. Environ. Microbiol.*, **68**, 1743（2002）
109) B. Andersen *et al.*：*Mycologia*, **94**, 392（2002）
110) S.J. Vesper *et al.*：*Appl. Environ. Microbiol.*, **66**, 2678（2000）
111) S.J. Vesper *et al.*：*Infect. Immun.*, **69**, 912（2001）
112) 山浦由郎：モダンメディア, **44**(10), 305（1993）
113) 関田節子：マイコトキシン研究会第52回学術講演会講演要旨集（特別講演2）, p. 3（2002）
114) 河岸洋和：食の科学, **10**(296), 4（2002）
115) 加藤卓朗：真菌誌, **35**, 403（1994）
116) 入交純也他：真菌誌, **42**(suppl. 1), 74（2001）
117) 杉本理恵他：真菌誌, **36**, 291（1995）
118) 服部尚子他：真菌誌, **41**(suppl. 1), 97（2000）
119) 宇田川俊一：マイコトキシン, **52**, 57（2002）
120) 西村和子：真菌誌, **35**, 385（1994）
121) 宇田川俊一：日食微誌, **13**, 151（1997）
122) T.S. Harrison and S.M. Levitz：The Mycota VI. Human and Animal Relationships, D.H. Howard and J.D. Miller eds., p. 125, Springer, Berlin（1996）
123) J. Fujio *et al.*：*Jpn. J. Med. Mycol.*, **40**, 103（1999）
124) 毛利　忍他：真菌誌, **39**(suppl. 1), 84（1998）
125) 国立感染症研究所：輸入真菌症診断ハンドブック, p. 1, 国立感染症研究所生物活性物質部第1室（2002）
126) 芝崎　勲：改訂微生物制御用語事典, p. 1, 文教出版（1995）
127) D.A. Allsopp and K. J. Seal：Introduction to Biodeterioration, p. 1, Edward Arnold, London（1986）
128) J.A. Narciso and M.E. Parish：*J. Food Sci.*, **62**, 1223（1997）
129) 岩本朋忠, 那須正夫：防菌防黴誌, **27**, 163（1999）

第2章　食品から検出される主要カビの形態

2.1　接　合　菌　類

Absidia 属（ユミケカビ）（図2.1）

　PDAでのコロニーは羊毛状，明灰色，生育早く，ペトリ皿全体に広がる．菌糸体は*Rhizopus*のようにほふく性で，基質と接した点に分岐が見られ仮根を生じる．胞子嚢柄は直生し，しばしば分岐する．円弧上に伸びたほふく枝の中間部から気中に突き出し，仮根を生じた節からは出ない．胞子嚢は西洋ナシ形，柱軸は半球形あるいは円錐状，破れた後は短い襟が残る．胞子嚢胞子は小型，1細胞，円形〜卵形，ほとんど滑面，無色または青黒色．接合胞子はほふく枝上に生じ，支持体からラセン状に生じた唐草型菌糸で包まれる．ヘテロタリック．約20種がある．

　検索のための文献：PittとHocking[1]，Samsonら[2]．

　[生態]　世界中に分布．土壌，穀類，ナッツ類，香辛料，食肉加工品，腐敗した果実・野菜などから検出．主要種は*A. corymbifera*．マイコトキシンは産生しない．

Mucor 属（ケカビ）（図2.2）

　PDAでのコロニーは綿毛状，白色〜灰色，生育早く，ペトリ皿全体に広がる．球形，大型，柱軸のある胞子嚢の中に1細胞，球形〜楕円形，滑面，無色の胞子嚢胞子ができる．胞子嚢柄は分岐するが，その基部には仮根が見られない．胞子嚢壁は破れやすい．接合胞子は暗色，球形，いぼ状，厚壁，最初は菌糸から出た短い枝（支持体）の端がやや膨れ，これが対応するもの同士，頂部で接着してH字状になり，やがて配偶子嚢として融合した後，生じる．多くの種がヘテロタリックのため，通常の培養では接合胞子は見られない．約50種がある．

　検索のための文献：三川[3]，小林ら[4]，PittとHocking[1]，Samsonら[2]．

　[生態]　世界中に分布．土壌，農産物，特に腐った果実・野菜，食肉，発酵食品から検出．主要種は*M. circinelloides, M. hiemalis, M. plumbeus, M. racemosus*．マイコトキシンは産生しない．

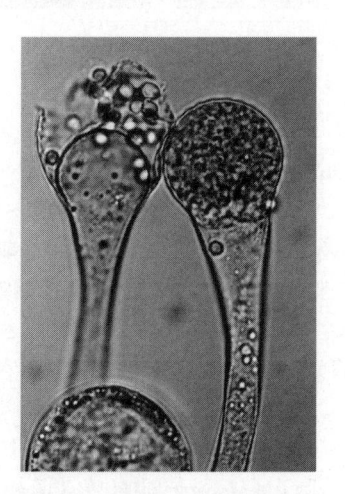

図 2.1　*Absidia corymbifera* の胞子嚢と胞子嚢胞子

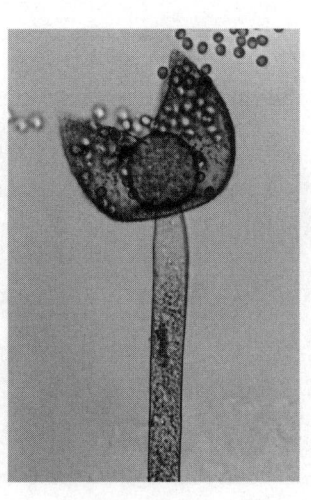

図 2.2　*Mucor* sp. の胞子嚢と胞子嚢胞子

[関連菌] *Rhizomucor* 属は本属によく似るが，貧弱ながら仮根を生じ，暗褐色の胞子嚢柄と亜球形，褐色の柱軸，小型，球形，1細胞，無色，滑面の胞子嚢胞子と高温性が特徴である．穀類，ナッツ類，食肉加工品などから検出される．マイコトキシンは産生しない．

Rhizopus 属（クモノスカビ）（図2.3）

PDAでのコロニーは初め灰白色，胞子嚢の形成により暗黒色，クモの巣状，生育早く，ペトリ皿全体に広がる．気生の菌糸体はアーチ状にほふく枝を出す．このほふく枝はイチゴのほふく枝のように基質上をはうが，所々で節となり仮根を基質中に下ろす．また，この節のところに3～5本の胞子嚢柄を着生し，気中に伸びる．胞子嚢柄の先端は膨らみ，球形の胞子嚢を付ける．胞子嚢は初め白色，のち青黒色になる．柱軸は幅広い半球形，胞子嚢胞子は1細胞，円形～卵形，角形，無色～青色，または褐色，表面は筋状，ときに刺状．接合胞子は暗褐色～黒色，球形，いぼ状，厚壁．ヘテロタリックの種が多い．約10種がある．

検索のための文献：小林[4]，PittとHocking[1]，Samsonら[2]．

[生態] 世界中に分布．土壌，穀類，ナッツ類，香辛料，食肉加工品，乳製品，発酵食品，腐敗した果実・野菜などから検出．主要種は *R. stolonifer*, *R. oryzae*．マイコトキシンは産生しない．

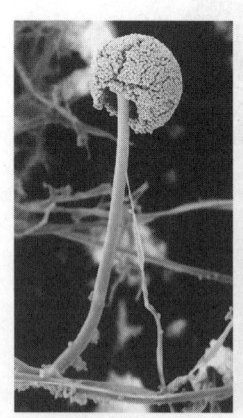

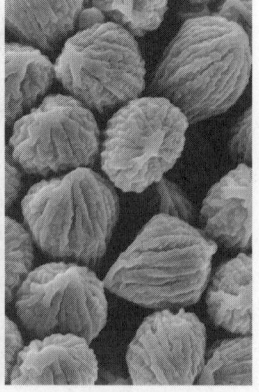

図2.3 *Rhizopus microsporus* の胞子嚢（左）と胞子嚢胞子（右）

Syncephalastrum 属（ハリサシカビモドキ）（図2.4）

PDAでのコロニーは白色，成熟とともに灰色になり，羊毛状，生育早く，ペトリ皿を覆う．胞子嚢柄は仮軸状に分岐し，胞子嚢を形成する．それぞれの頂部は円く膨らみ，胞子嚢柄と隔壁で区分される．頂部は放射状に5～10個の胞子連鎖が全面に多数生じ球塊となる．この胞子連鎖は最初円柱状の袋（分節胞子嚢）から始まる．分節胞子は1細胞，球形～卵形，淡褐色，わずかに粗面．ヘテロタリック．2種がある．

検索のための文献：PittとHocking[1]，Samsonら[2]．

[生態] 世界中に分布．土壌，穀類，ナッツ類，香辛料，食肉加工品，発酵食品などから検出．代表種は *S. racemosum*．マイコトキシンは産生しない．

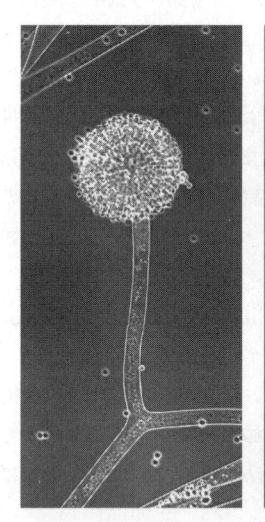

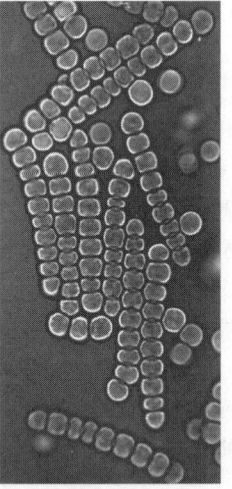

図2.4 *Syncephalastrum racemosum* の胞子嚢（左）と分節型の胞子嚢胞子（右）

Thamnidium 属（エダケカビ）（図2.5）

PDAでのコロニーは生育早く，白色～灰色，綿毛状．胞子嚢柄は直生，末端に大きな柱軸のあるケカビ様の胞子嚢を付ける．この柄から中程に単一あるいは輪生状の分岐を出し，この分岐はさらに二股に数回再分岐し，それぞれの小枝端に小型の胞子嚢を付ける．この小胞子嚢中には4～10個の胞子を含む．胞子嚢胞子は1細胞，卵形～楕円形，滑面，無色．接合胞子は *Mucor* と同様に気生菌糸上に裸生，暗色，球形，いぼ状，厚壁．ヘテロタリック．

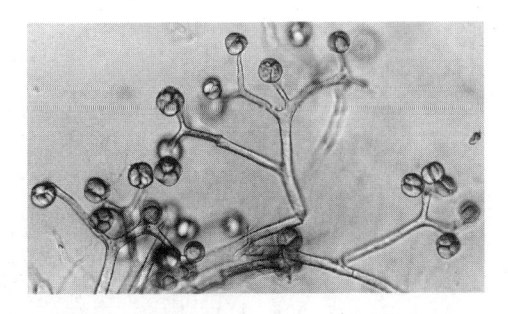

図 2.5　*Thamnidium elegans* の小胞子嚢

Thamnidium elegans　1種.

検索のための文献：Pitt と Hocking[1].

[生態] 世界中に分布. 好冷性（第6章参照）. 土壌, 動物の糞, 食肉（冷蔵肉のケバ立ちの原因となる）から検出. マイコトキシンは産生しない.

[関連菌] 食肉から分離される *Helicostylum* 属は本属に似た形態であるが, 小胞子嚢は唐草状に生じ, 西洋ナシ形となる点が相違する.

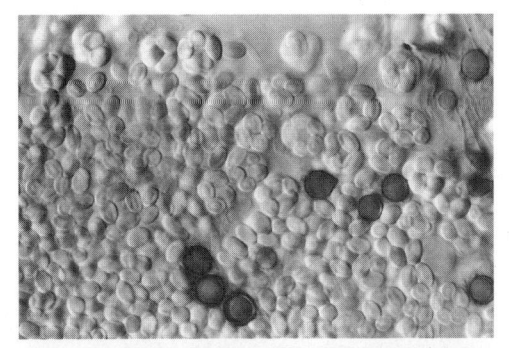

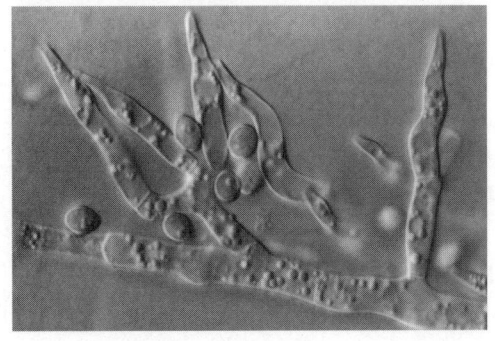

図 2.6　*Byssochlamys nivea* の子嚢, 子嚢胞子と厚膜胞子（暗色のもの）（上）および分生子形成細胞（下）

2.2　子嚢菌類

2.2.1　不整子嚢菌類

Byssochlamys 属（アナモルフ：***Paecilomyces***）（図2.6）

MEA, 30℃でのコロニーは生育早く, 白色〜クリーム色または黄褐色, 綿毛状または羊毛状〜縄状. 子嚢果は白色, 培地表面に発達した菌糸上に直接生じた子嚢の塊からなり, 散在または集合する. 子嚢果原基は膨らんだ造精器を造嚢器がラセン状に巻き付く. 子嚢を包む子嚢殻はできない. 子嚢は球形〜亜球形, 8胞子性, 成熟とともに膜は消失する. 子嚢胞子は1細胞, 無色〜淡黄色, 楕円形, 滑面, 厚壁. ホモタリック.

アナモルフの *Paecilomyces* は黄褐色〜オリーブ褐色, 不規則な輪生状のペニシリ（分生子形成細胞）を形成し, フィアライドは先細の長円筒形となる. 分生子は1細胞, 無色〜淡黄色, 円筒形または球形〜楕円形, 滑面. PDA, OA, 30〜37℃でもよく生育する. 4種がある.

検索のための文献：大谷[5], Hanlin[6], 宇田川と矢口[7].

[生態] 世界中の土壌に分布. 穀類, 果実, 果実加工品, その他の加工食品などから分離される. 耐熱性（第8章参照）であるが, 低酸素分圧, 高濃度の二酸化炭素（CO_2）環境下でも生育する[1]. マイコトキシンとしては, パツリンを産生する（第3, 4章参照）. 主要種は *B. fulva*（アナモルフ：*Paecilomyces fulvus*）, *B. nivea*（アナモルフ：*Paecilomyces niveus*）の2種で, *B. nivea* ではコロニーが白色になり, 厚膜胞子が形成される.

Emericella 属（アナモルフ：***Aspergillus***）（図2.7）

MEA, OAでのコロニーは生育かなり早く, 暗黄緑色の分生子がビロード状に発達し, その中に黄色〜シナモン色の閉子嚢殻が粒状に散在する. 閉子嚢殻は球形, 外側に多数の球形の厚壁細胞が取り巻く. 子嚢は球形, 8胞子性, 消失性. 子嚢胞子は赤紫色, 1細胞, レンズ形, 赤道面に2枚または4枚の隆起が帯状にでき, 球面は種によって滑面または様々な模様の突起ができる. ほとんどがホモタリック.

アナモルフは *Nidulantes* 亜属, *Nidulantes* 節（*Aspergillus nidulans* 群）に属し, 分生子頭は円筒形, 緑色. 分生子柄は短く, 褐色, 滑面, 半球形の頂嚢

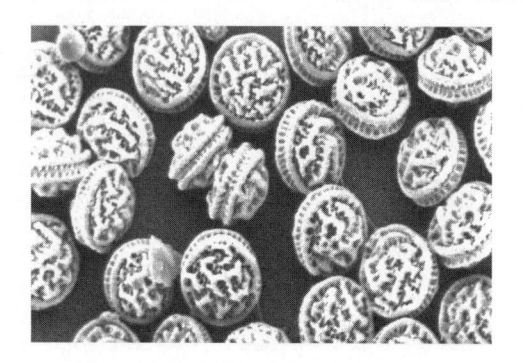

図 2.7　*Emericella rugulosa* の子嚢胞子

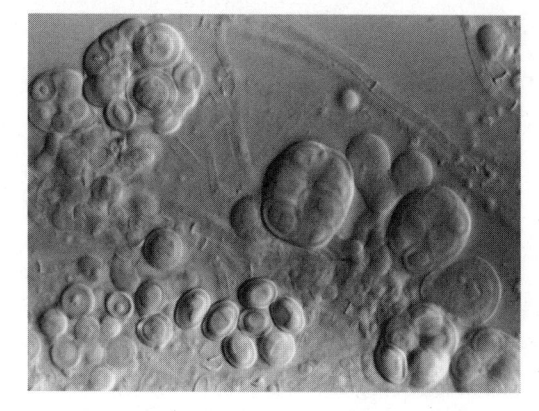

図 2.8　*Eremascus albus* の子嚢と子嚢胞子

上にアスペルジラ（分生子形成細胞）としてメトレとフィアライドを形成する．分生子は1細胞，緑色，球形，粗面．35種がある．

　検索のための文献：大谷[5]，堀江[8]，PittとHocking[1]，Hanlin[6]．

　[生態] 世界中に分布．土壌，穀類，マメ類，ナッツ類，香辛料などから検出される．

　主要種は *E. nidulans* で，耐熱性がある．マイコトキシンとして，ほとんどの種がステリグマトシスチンを産生する（第4, 5章参照）．まれではあるが，アフラトキシン産生も *E. astellata*, *E. venezuelensis* で報告されている．また，エメストリン，痙攣性マイコトキシンであるパスパリンなど数種類のインドロジテルペン化合物を産生する種もある．

Eremascus 属（図2.8）

　MEA40SまたはMY50Gでの生育は早く，白色のコロニーになる．14日間培養で成熟し，菌糸上に子嚢が直接単生する点で，*Byssochlamys* に類似しているが，アナモルフが見られない．菌糸は不規則に分岐し，有性生殖は隣り合う配偶細胞から出た接合枝の先端部の接合によって行われ，子嚢が形成される．接合枝はラセン状に絡み合うもの（*E. albus*）とラセン状に巻かないもの（*E. fertilis*）とがある．子嚢は球形〜楕円形，8胞子性．子嚢胞子は1細胞，無色，卵形〜楕円形，滑面．無性生殖器官として厚膜胞子を生じる．日本では未発見であるが，小林[9]によって紹介されている．2種がある．

　検索のための文献：PittとHocking[1]．

　[生態] ヨーロッパ，オーストラリアに分布．好乾性（第7章参照）．乾燥果実，ジャム，ショートケーキ，変敗マスタード，ミツバチ（蜜蜂）の巣から分離されている．マイコトキシンは産生しない．

Eupenicillium 属（アナモルフ：*Penicillium*）（図2.9）

　MEA，OAなどの培地で25℃，1〜3か月間培養すると成熟する．アナモルフはCYA，MEA，1〜2週間培養で形成するが，種によってはMY20, M40Yなどの好乾性培地がよいこともある．閉子嚢殻は樹枝状に分岐した菌糸から始まり，散在または集合し，最初は菌核状で固く（子座の状態），成熟するにしたがって柔らかになる．閉子嚢殻は球形〜やや不規則形，初め白色，後に淡黄色，黄褐色，オレンジ色，ときにやや灰色，厚壁細胞からなり，中心から徐々に成熟し，子嚢になる．子嚢は球形〜楕円形，8胞子性，単生〜短く連鎖，後に膜が消失する．子嚢胞子は1細胞，無色，レンズ形〜楕円形，ときに球形，しばしば赤道面に帯状隆起または環状の溝を生じ，レンズ面は滑面，粗面，網目，筋状など種によって異なり，多様である．ホモタリック．

　アナモルフは *Aspergilloides*, *Furcatum* および *Penicillium* 亜属に属し，単輪生，複輪生または三輪生のペニシリ（分生子形成細胞）を形成し，フィアライドはアンプル形，分生子は1細胞，球形〜楕円形，緑色になる．45種が知られている．

　検索のための文献：大谷[5]，高田[10]，Hanlin[6]，宇田川と矢口[7]．

　[生態] 世界中の土壌に分布．穀類などの農産物，加工食品から分離．*Eupenicillium* の耐熱性についてはSamsonらが報告している（第8章参照）．マイコトキシンとしてパツリン，シトレオビリジンを産

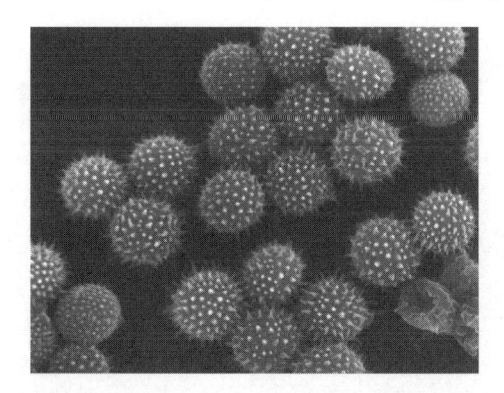

図 2.9　*Eupenicillium brefeldianum* の子嚢胞子

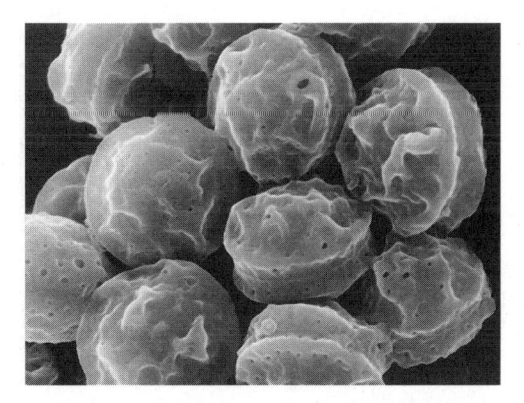

図 2.10　*Eurotium amstelodami* の子嚢胞子

生する種がある（第4, 8章参照）．主要種に*Eupenicillium brefeldianum*（アナモルフ：*Penicillium dodgei*），*E. cinnamopurpureum*（アナモルフ：*P. phoeniceum*），*E. hirayamae*（アナモルフ：*P. hirayamae*），*E. javanicum*（アナモルフ：*P. indonesiae*），*E. lapidosum*（アナモルフ：*P. lapidosum*），*E. ludwigii*（アナモルフ：*P. ludwigii*），*E. ochrosalmoneum*（アナモルフ：*P. ochrosalmoneum*），*E. shearii*（アナモルフ：*P. shearii*）などがある．

Eurotium 属（アナモルフ：**Aspergillus**）（図2.10）

MY20, M40Y, MY50Gなどの培地によく生育する．ラセン状の造嚢器が発達して黄色の閉子嚢殻になる．閉子嚢殻は緑色の分生子頭と黄色〜オレンジ赤色の菌糸に覆われ，球形，殻壁は薄く，膜質，1層の多角細胞からなる．子嚢は球形〜亜球形，8胞子性，膜は成熟したときに消失する．子嚢胞子は1細胞，無色〜淡色，レンズ形，滑面または粗面，多くの種が赤道面に環状の溝または帯状の隆起を生じる．ホモタリック．

アナモルフは*Aspergillus*亜属，*Aspergillus*節（*A. glaucus*群）に属し，分生子頭は灰緑色．分生子柄は滑面，ドーム形の頂嚢上にアスペルジラ（分生子形成細胞）としてフィアライドを形成する．分生子は1細胞，球形〜楕円形，滑面〜粗面．約20種がある．

検索のための文献：大谷[5]，鶴田[11]，Hanlin[6]，PittとHocking[1]，Samsonら[2]．

［生態］世界中に分布．すべての種が好乾性（第7章参照）．土壌，穀類，貯蔵食品，低水分加工食品，タバコ，茶，ハウスダスト，皮革，紙，繊維，工業製品，各種の日常生活用品，絵画，文化財などから検出．主要種として*Eurotium amstelodami*（アナモルフ：*Aspergillus vitis*），*E. chevalieri*（アナモルフ：*A. chevalieri*），*E. halophilicum*（アナモルフ：*A. halophilicus*），*E. herbariorum*（アナモルフ：*A. glaucus*），*E. intermedium*（アナモルフ：*A. intermedius*），*E. repens*（アナモルフ：*A. reptans*），*E. rubrum*（アナモルフ：*A. rubrobrunneus*）がある．いずれもマイコトキシンを産生しない．

*Eurotium*の子嚢胞子は，一般的なカビの分生子よりはやや強い耐熱性が報告されている[12-14]（第8章参照）．また，*E. repens*のアルコール耐性も報告されている[15]．一方，*E. amstelodami*の場合は，1%の酸素（O_2）環境下でも通常の50％の生育をする[1]．

Hamigera 属（アナモルフ：**Merimbla**または**Raperia**，**Penicillium**）（図2.11）

MEA, OA, 30℃でのコロニーは生育早く，7〜10日間培養で，ペトリ皿全体に薄く広がる．閉子嚢殻は淡黄色または白色，球形，緩くネット状になった菌糸からなり，明確な偽柔組織状の壁にならない．子嚢はかぎ状構造から単生，卵形，楕円形または幅広い棍棒形，8胞子性，成熟とともに膜は消失する．子嚢胞子は1細胞，淡黄色，幅広い楕円形，赤道面隆起はなく，表面は鱗片状の突起が全面を覆うか，縦に筋状の隆起が並ぶ．コロニー表面は分生子形成により褐色またはオリーブ色を帯び，閉子嚢殻の色と混じる．テレオモルフは*Talaromyces*に類似する（シノニムに扱う意見もある）．ホモタリック．

アナモルフは*Merimbla*（または*Raperia*）といい，

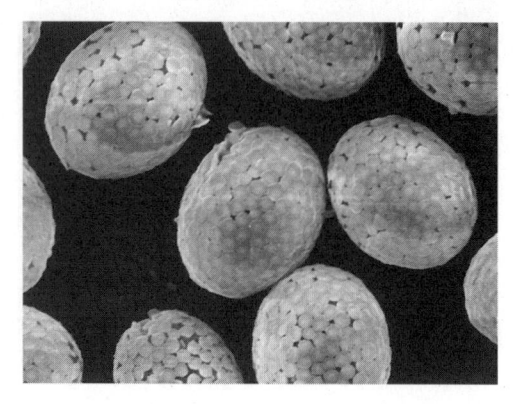

図 2.11 *Hamigera avellanea* の子嚢胞子

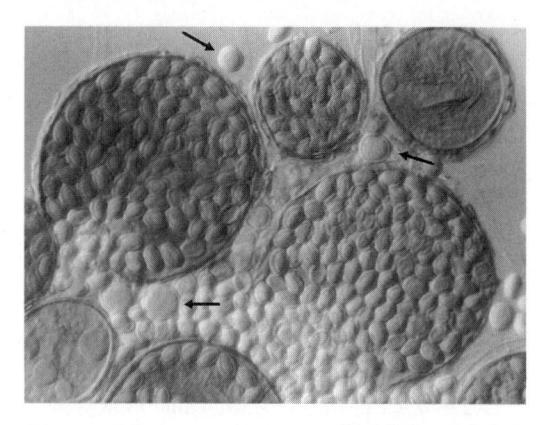

図 2.12 *Monascus purpureus* の閉子嚢殻，子嚢胞子と分生子（矢印）

Penicillium と *Aspergillus* の中間的形態で，分生子柄は大型，先端はいくぶん膨らみ，ペニシリ（分生子形成細胞）としてメトレとフィアライドを不規則な輪生に生じる．分生子は 1 細胞，無色〜淡褐色，卵形〜楕円形，滑面．3 種がある．

検索のための文献：大谷[5]，宇田川と矢口[7]．

[生態] 熱帯から亜熱帯に分布の中心があるが，温帯圏の土壌にも広く見られる．穀類，果実，飲料，乳製品，その他の加工食品から分離される．耐熱性については Samson ら，Volik と Pieckova の報告がある（第8章参照）．マイコトキシンは産生しない．代表種として，*H. avellanea*（アナモルフ：*M. ingelheimense*），*H. striata*（アナモルフ：*Penicillium lineatum*）がある．

Monascus* 属**（ベニコウジカビ）（アナモルフ：Basipetospora***）（図2.12）

PDA，25〜30℃でのコロニーは生育早く，しばしば赤〜ピンク色，黄色の色素を分泌し，白色の菌糸が薄く広がる．閉子嚢殻は有柄，球形，通常赤色〜褐色，ときに無色，殻壁は薄く菌糸状細胞からなり，1〜2層，半透明で内部が見える．子嚢は殻内に散在，球形，8胞子性とされるが，極めて初期に消失するため不明である．子嚢胞子は1細胞，無色〜黄色，楕円形〜卵形，または半月形，滑面，厚壁．ホモタリック．

アナモルフは小柄上に退行的に生じ連鎖する分生子で，*Basipetospora* 属に分類される．MY20，M40Y，MY50Gなどの好乾性培地にもよく生育する．8種がある．

検索のための文献：大谷[5]，Pitt と Hocking[1]，Hanlin[6]．

[生態] 世界中に分布．土壌，植物，穀類，穀類加工品，マメ類，香辛料，果実，乾燥果実，食肉，乳製品，ソース，マヨネーズ，ピクルス，加工食品，黒糖，蜂蜜，飼料，サイレージなどから分離されている．主要種として，*M. pilosus*，*M. purpureus*，*M. ruber*（アナモルフ：*Basipetospora rubra*）がある．*Monascus* の中では，1986年にオーストラリアでカビの生えたプルーンから分離した *M. eremophilus* が絶対好乾性カビに位置付けられている[16]．このカビはMY50G，MY60Gでよく生育するが，PDAのような一般の培地では全く生育しない．わが国では発見されていない．パンから分離された *M. ruber* についてアルコール系消毒剤に対する耐性が強いとの報告がある[15]．また，*M. purpureus*，*M. ruber* は菌株によりマイコトキシンのシトリニンを産生する（第4章参照）．

Neosartorya* 属**（アナモルフ：Aspergillus***）（図2.13）

MEA，OAでのコロニーは生育早く，25℃では閉子嚢殻を粒状によく形成し，白色〜クリーム色，ときに黄色，3週間以上の培養で成熟し，37℃では一般に分生子の形成がよく，7日間後には分生子頭が見られ，緑色になる（種によっては分生子の形成が悪い場合もある）．閉子嚢殻はコイル状に巻いた菌糸の原基から始まり，散在または集合し，球形，白色〜クリーム色，ときに黄色またはまれに赤色，殻壁は偽柔組織性，数層の扁平な細胞からなり，しばし

ば全体を菌糸が包む．子嚢は球形〜卵形，8胞子性，単生または短く連鎖，成熟とともに膜が消失する．子嚢胞子は1細胞，無色，レンズ形，赤道面に2本または4本の環状隆起を生じ，ときに球面全体に不規則な環状の隆起が見られることもある．胞子の壁面は種により，滑面，粗面，網目状，筋状など多様になる．一般的にはホモタリックであるが，ヘテロタリックな種もある．22種がある．

検索のための文献：大谷[5]，堀江[17]，宇田川と矢口[7]．

アナモルフのAspergillusは，Fumigati亜属（A. fumigatus群）で，分生子頭は青灰緑色〜暗緑色，円柱形．分生子柄は主に滑面，無色〜淡緑色，先端はフラスコ形の頂嚢になり，上半部にフィアライドが形成される．分生子は1細胞，淡緑色，球形〜楕円形，粗面またはわずかに粗面．

［生態］世界および日本全国の土壌に分布するが，黄色の閉子嚢殻を形成する種は，亜熱帯〜熱帯圏にのみ生息する．穀類など農産物，果実加工品，飲料，ハウスダストから分離される．また，ヒトの肺アスペルギルス症の原因菌としても知られている．Neosartoryaの耐熱性については9種について報告がある（第8章参照）．いずれの種も耐温性で40〜45℃でよく生育し，低酸素分圧，高濃度のCO_2環境下でも生息する[1,2,18]．また，多くの種がマイコトキシンとしてフミトレモルジン，ベルクロゲンなどを産生する（第4，8章参照）．食品から分離される主要種として，N. fennelliae（アナモルフ：A. fennelliae），N. fischeri（アナモルフ：A. fischerianus），N. glabra（アナモルフ：A. neoglaber），N. hiratsukae（アナモルフ：A. hiratsukae），N. primulina（アナモルフ：A. primulinus），N. pseudofischeri（アナモルフ：A. thermomutatus），N. quadricincta（アナモルフ：A. quadricingens），N. spinosa（アナモルフ：A. spinosus）がある．

Pseudogymnoascus属（アナモルフ：**Geomyces**）（図2.14）

OA，PCAでのコロニーは生育早く，羊毛状，薄い菌糸層の上に多数の閉子嚢殻を形成し，気生菌糸と分生子が混在，ピンク褐色〜褐色．裏面は淡ピンク色．閉子嚢殻はしばしば群生，球形〜亜球形，初め白色，後にピンク褐色または赤褐色，殻壁は菌糸の網目状構造からなり，中心の菌糸は厚壁，粗面，分岐・合着し，周縁は非分岐，滑壁，粗面の短い付属糸になる．子嚢は球形，8胞子性，消失性．子嚢胞子は1細胞，楕円形〜紡錘形，ピンク褐色〜褐色，黄褐色，滑面ときに網目状．分生子柄はやや不明瞭であるが直立し，不規則または輪生状に分岐，無色，隔壁があり，先端および側面に分生子を単生または連鎖する．分生子は1細胞，倒卵形，楕円形，くさ

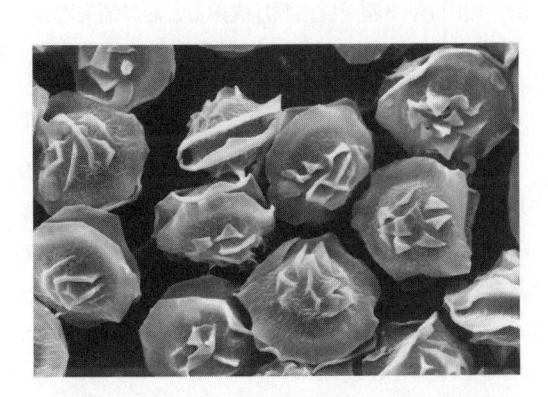

図2.13 *Neosartorya pseudofischeri* の子嚢胞子

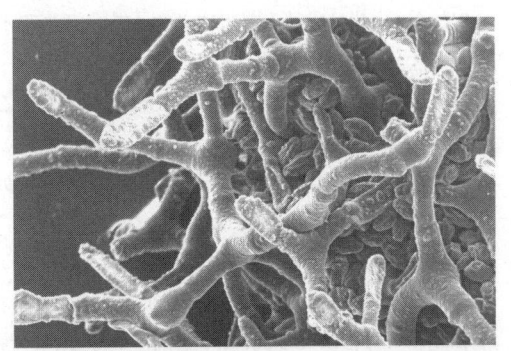

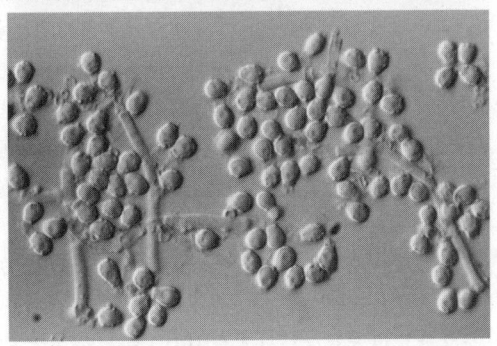

図2.14 *Pseudogymnoascus roseus* の閉子嚢殻（一部）と子嚢胞子（上），*Geomyces* アナモルフの分生子形成細胞（下）

び形, 無色, ときに淡黄色～淡緑色, 初め滑面, 薄壁, 後に粗面, 基部は裁断状になる. 中間生の分生子は樽形. 1種, 1変種.

検索のための文献：大谷[5], UdagawaとUchiyama[19].

[生態] 世界中に分布. 好冷性（第6章参照）. 土壌, 冷蔵食肉, 冷凍食品, キュービックアイスなどから検出. 代表種は P. roseus. アナモルフの Geomyces pannorum は種々の冷蔵・冷凍食品から検出される. マイコトキシンは産生しない.

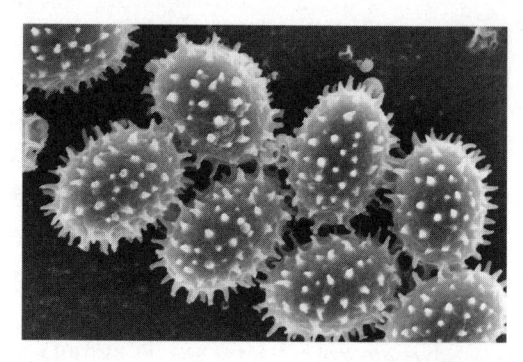

図 2.15 Talaromyces macrosporus の子嚢胞子

Talaromyces 属（アナモルフ：*Penicillium*, *Paecilomyces*, *Sagenomella*, *Geosmithia*）（図 2.15）

MEA, OA でのコロニーは一般に生育早く, 羊毛状, 黄色または白色, ときにオレンジ色などになる. また, 分生子形成部は緑色になる. 閉子嚢殻は黄色, クリーム色, ときに白色, オレンジ色, 赤色, 球形, 緩くネット状になった菌糸が子嚢を覆い, 散在または集合し, 明確な偽柔組織性の殻壁に発達しない. 子嚢果原基は多様, 種の同定上の特徴の一つとされる. 成熟は早く, 14～21日間で子嚢胞子ができる. 子嚢は球形～楕円形, ほとんどが連鎖状に生じ, 主に8胞子性, 膜は成熟とともに消失する. 子嚢胞子は1細胞, 無色～淡黄色, まれに淡赤色, 楕円形～球形, ときに赤道面に環状隆起または溝ができることもある. 胞子の壁面は滑面, 粗面, 刺状, いぼ状, 縦または斜めに筋状あるいは横にラセン状の隆起があるものなど種により多様である.

アナモルフは分子系統学的な研究に示されるように多元的であるが, 最も代表的なアナモルフは *Penicillium* で, *Biverticillium* 亜属に分類され, 複輪生のペニシリと矛先形のフィアライドを特徴とする. しかし, 分生子の形成が悪い種もあり, しばしば貧弱な単フィアライドが辛うじて観察されることもまれではない. CMA は分生子の形成と子嚢果原基の観察に適している. 38種, 3変種. 現在, 6節に細分されている[20].

検索のための文献：大谷[5], 高田[21], 宇田川と矢口[7].

[生態] 世界および日本全国の土壌に分布する. 穀類など農産物, 加工食品, ハウスダストなどに見られる. *Talaromyces trachyspermus* の耐熱性については, Enigl ら, Samson らの報告がある（第8章参照）. 一部の種は高温性で, 25℃から50℃以上まで生育する. ほとんどの種はマイコトキシンを産生しない. 食品から分離される主要種として, *T. bacillisporus*（アナモルフ：*Geosmithia swiftii*）, *T. flavus*（アナモルフ：*P. dangeardii*）, *T. helicus*（アナモルフ：*P. spirillum*）, *T. macrosporus*（アナモルフ：*P. macrosporum*）, *T. spectabilis*（アナモルフ：*Paecilomyces spectabilis*）, *T. stipitatus*（アナモルフ：*P. emmonsii*）, *T. trachyspermus*（アナモルフ：*P. lehmanii*）; *T. wortmannii*（アナモルフ：*P. kloeckeri*）などがある.

Thermoascus 属（アナモルフ：*Paecilomyces*）（図 2.16）

OA, 40～50℃でのコロニーは生育早く, 羊毛状から粒状になり, オレンジ黄色, ペトリ皿全体に広がる. 分生子は形成しても, 目立たない. 閉子嚢殻はオレンジ黄色～オレンジ赤色, 球形～不規則な形, 殻壁は偽柔組織性, 数層の細胞からなる. 子嚢は球形～楕円形, 8胞子性, 膜は成熟とともに消失する. 子嚢胞子は1細胞, 卵形～楕円形, 無色～微黄色, 刺面～滑面. 4種がある.

検索のための文献：大谷[5], 宇田川と矢口[7].

1997年に, Mouchacca[22] が *Paecilomyces* アナモルフのある *T. crustaceus* をタイプ種として新属 *Coonemeria* を提唱し, これまで *Thermoascus* 属に含まれていた3種をアナモルフのない *T. aurantiacus* から分けたが, 本書では一括して *Thermoascus* 属とした.

[生態] 世界および日本全国の土壌に分布する.

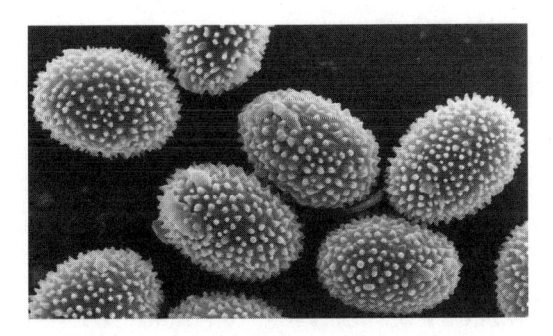

図 2.16 *Thermoascus crustaceus* の子嚢胞子

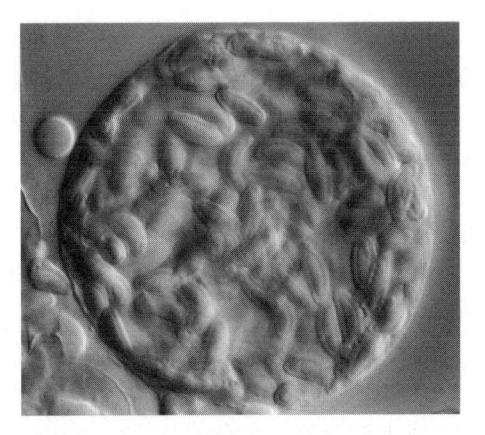

図 2.17 *Xeromyces bisporus* の閉子嚢殻と子嚢胞子

穀類[23]，果実，飲料，マッシュルーム菌床，発酵大豆粕，コーリャン酒の麹(こうじ)などから分離の記録がある．耐熱性[24]（第8章参照）．いずれも高温性で，最適生育温度は40〜50℃，最高生育温度は55℃，最低生育温度は20〜25℃．食品から分離される主要種としては，*T. aegyptiacus*（アナモルフ：*Paecilomyces aegyptiacus*），*T. aurantiacus*，*T. crustaceus*（アナモルフ：*P. crustaceus*）がある．マイコトキシンは産生しない．

Xeromyces 属（アナモルフ：***Fraseriella***）（図2.17）

MY50G，25℃，14日間培養でコロニーの直径15〜20 mm，白色，後に菌糸の所々に閉子嚢殻が形成され，クリーム色になる．閉子嚢殻は28〜42日間で成熟し，球形，無柄，淡黄色，殻壁は薄く，繊維状菌組織で1〜数層の菌糸からなる．子嚢は球形，2個の胞子を内生する．子嚢胞子は1細胞，無色，半月形〜楕円形，薄壁，滑面．アレウロ型，無色，球形〜西洋ナシ形，1〜3細胞，滑面の分生子も形成する．*Xeromyces bisporus* 1種．

検索のための文献：Udagawaら[25]，大谷[5]，PittとHocking[1]，Samsonら[2]．

［生態］日本，オーストラリア，ヨーロッパに分布．極めて好乾性（第7章参照）．生薬のカンゾウ（甘草），あめ，乾燥果実，黒糖，蜂蜜，その他の高糖度の食品から分離される．マイコトキシンは産生しない．*Xeromyces bisporus*の子嚢胞子は耐熱性がある[26]（第8章参照）．また，CO_2耐性も強く，95％ CO_2と1％O_2の環境下で生育する．しかし，一方ではMY50G培地，80％CO_2と20％O_2の条件下で生育しないという報告もある[1]．

2.2.2 核菌類

Chaetomium 属（ケタマカビ）（図2.18）

OA，PCAでのコロニーは生育かなり早く，羊毛状，主に暗オリーブ色，薄い菌糸層の上に粒状，暗色の子嚢殻を形成する．子嚢殻は散在，灰緑色，オリーブ色，褐色，黄緑色，ときに赤銅色，球形，卵形，長円形，フラスコ形，または樽形，頂毛と側毛に覆われ，成熟すると頂端の孔口から胞子塊を粘出する．殻壁は薄く膜質，頂毛は直線形，分岐形，弓形，波形，ラセン形，逆ねじれ形など種によって複雑多岐にわたる．子嚢は4〜8胞子性，棍棒形〜円筒形，消失性．子嚢胞子は最初無色，大部分は後に暗色，1細胞，レモン形，亜球形，卵形，紡錘形，

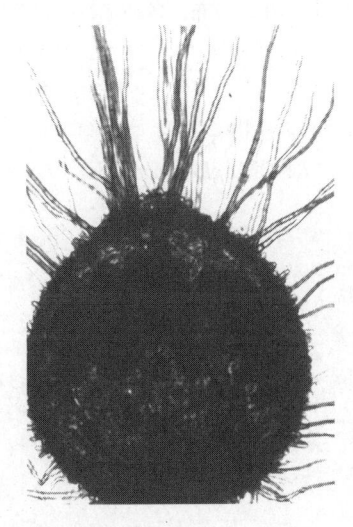

図 2.18 *Chaetomium virescens* の子嚢殻

まれに三角形〜四角形，発芽孔を一端または両端に形成する．アナモルフはほとんど見られないが，ときに*Scopulariopsis*あるいは*Botryotrichum*に属する分生子が形成される．約100種がある．

検索のための文献：大谷[27]，von Arxら[28]，Hanlin[29]．

[生態] 世界中に分布．土壌，繊維製品，穀類，マメ類，ナッツ類，香辛料などから検出される．セルロース分解力が強い．代表種は*C. globosum*．ステリグマトシスチン，*O*-メチルステリグマトシスチン，ケトミン，ケトグロボシン，ケトクロミンなどのマイコトキシンを産生する種がある（第4章参照）．

2.3 分生子果不完全菌類

Colletotrichum 属（炭そ（疽）病菌）（図2.19）

PDA，PCAでのコロニーは生育早く，綿毛状，白色，ピンク色または灰白色の菌糸が広がり，後に部分的に淡ピンク灰色〜ピンク黄色，平らな分生子層が菌糸中に形成される．裏面は淡灰色〜ピンク色．分生子層は不規則，フィアライドの密生した層からなる．分生子は単生，大型，楕円形〜円筒形，無色，1細胞，両端は丸い．テレオモルフは*Glomerella*属．40種．

検索のための文献：Snowdon[30, 31]，小林ら[4]，小林[32]．

[生態] 世界中に分布．各種植物に炭そ病を起こす（第5章参照）．リンゴ，ブドウ，アボカド，バナナ，パパイヤ，マンゴーなどの果実，野菜を含めて，470種類もの農産物に発生．マイコトキシンは産生しない．代表種は*C. gloeosporioides*（テレオモルフ：*Glomerella cingulata*）．佐藤ら[33]は，わが国におけるリンゴの炭そ病菌として，*C. gloeosporioides*以外に*C. acutatum*の存在を報告している．

Pestalotiopsis 属（ペスタロチア病菌）（図2.20）

PDA，PCAでのコロニーは生育早く，綿毛状，初め白色の菌糸が広がり，後に黒色，平らな分生子層が散生する．裏面は無色．分生子柄（アネライド）は密生した菌糸の分生子層中に形成される．分生子は紡錘形，5細胞，中央の3細胞は暗色，先端に2または2本以上の付属糸（毛）を生じる．テレオモルフは*Pestalosphaeria*属である．50種．

検索のための文献：Snowdon[30, 31]，小林ら[4]，PittとHocking[1]．

[生態] 世界中に広く分布するが，熱帯果実に被害が多い（第5章参照）．植物の葉を犯して茎枯れや枝枯れ性の病斑を起こす．農産物，特に果実，野菜，穀類，ナッツ類から検出．代表種は*P. psidii*（グアバの果実にかいよう（潰瘍）病を起こす）．マイコトキシンは産生しない．

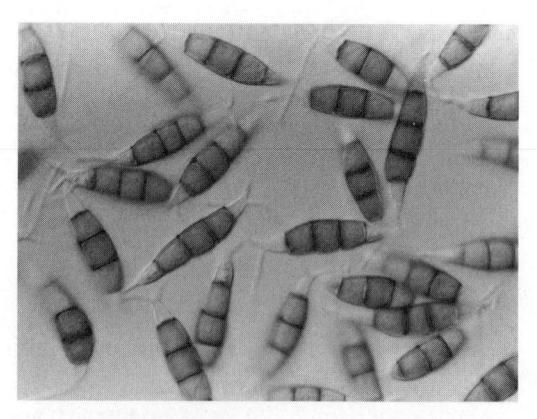

図2.20 *Pestalotiopsis* sp. の分生子

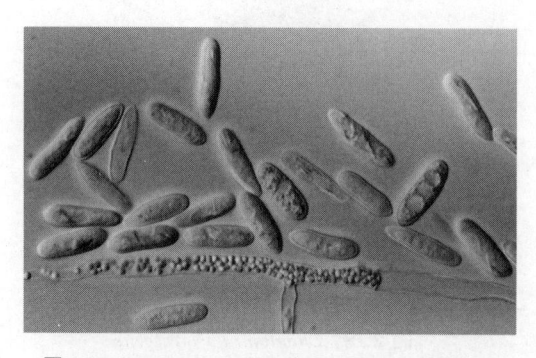

図2.19 *Colletotrichum gloeosporioides* の分生子

Phoma 属（斑点病菌）（図2.21）

OA，PCAでのコロニーは生育比較的早く，綿毛状，暗オリーブ緑色，気生菌糸に覆われた粒状の分生子殻を形成する．裏面は黒色．分生子殻は黒色，多少球形，しばしば頸部が伸び，1個以上の孔口ができる．殻壁は膜質，褐色，孔口の縁は黒色．分生子形成細胞は殻壁の内壁に不明瞭なくさび形のフィアライドとして生じる．分生子は1細胞，小型，円

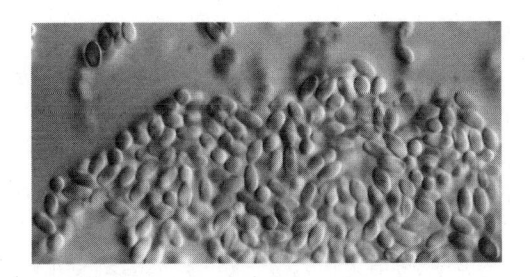

図 2.21 *Phoma glomerata* の分生子

筒形〜楕円形，無色，滑面，2個の油球が見られる．分生子は後に孔口から白色，黄色〜ピンク色の粘塊になって噴出する．テレオモルフは，小房子嚢菌類の *Leptosphaeria*, *Pleospora* 属．約40種．

検索のための文献：Snowdon[30, 31]，小林ら[4]，小林[34]，Samsonら[2]．

[生態] 世界中に広く分布．種々の植物の葉，茎，枝幹を犯して，斑点性または茎枯れ，枝枯れ，胴枯れ性の病気を起こす（第5章参照）．土壌，穀類，めん類，マメ類，ナッツ類，香辛料，生鮮果実・野菜，果実加工品，乳・乳製品，冷蔵・冷凍食品，各種の飲料から検出．主要種は *P. exigua*, *P. glomerata*, *P. herbarum*, *P. pomorum*, *P. terrestris* など．マイコトキシンは産生しない．

[関連菌] *Pyrenochaeta* 属は本属に類似するが，分生子殻の孔口周辺に剛毛があり，分生子柄が伸長して，その先端および中間の隔壁部にフィアライドができる特徴がある．

2.4 糸状不完全菌類

Acremonium 属 （図2.22）

PDA, PCAでのコロニーは生育比較的早く，白色〜淡ピンク色，最初粘質になるが，後に縄状の菌糸が発達．裏面は無色．多くは明瞭な分生子柄を欠く．分生子形成細胞はフィアライドとして栄養菌糸から，または縄状の菌糸束から直接単生，ときに短い分生子柄上に分枝として生じる．フィアライドは無色，先細となり，先端が擬頭状，または崩れやすい分生子の塊を形成する．分生子は短円筒形，卵形，1細胞，無色．約100種．

検索のための文献：徳増[35]，小林ら[4]，Pittと Hocking[1]，Samsonら[2]．

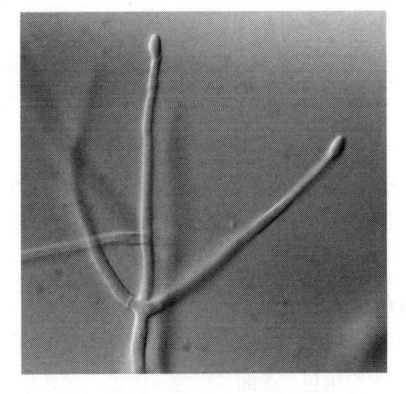

図 2.22 *Acremonium butyri* の分生子形成細胞と分生子

[生態] 世界中に広く分布．好湿性（第6章参照）．土壌，穀類，マメ類，ナッツ類，生鮮果実・野菜，乳・乳製品，飲料などから検出．主要種は *A. butyri*, *A. charticola*, *A. strictum* など．マイコトキシンは産生しない．

Alternaria 属 （図2.23）

PDA, PCAでのコロニーの生育はかなり早く，灰色〜オリーブ黒色，黒色の菌糸と分生子が発達する．分生子柄は直立，先端に縦横に隔壁のある（石垣状），西洋ナシ形〜楕円形，黒色の分生子が連鎖する．分生子形成はトレト型，連鎖はときに分岐し，新しい分生子はすでに形成された分生子の嘴状先端部にある孔を通ってできる．50種．

検索のための文献：Snowdon[30, 31]，小林ら[4]，遠山[36]，PittとHocking[1]，Samsonら[2]．

[生態] 世界中に分布．種々の植物の黒斑病菌（第5章参照）．穀類，マメ類，ナッツ類，香辛料，

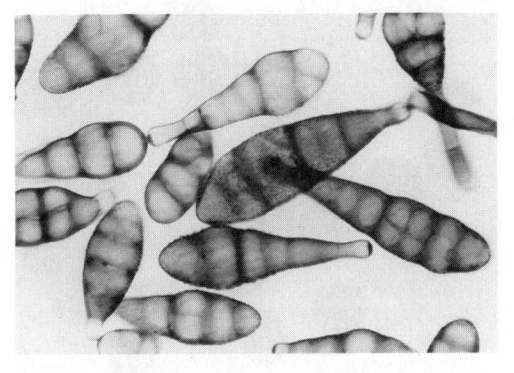

図 2.23 *Alternaria alternata* の分生子形成細胞と分生子

果実・野菜（かんきつ，トマト，ナス，リンゴ，バナナなど），冷凍食品から検出．代表種は A. alternata. マイコトキシンとして，テヌアゾン酸，アルタナリオール，アルタナリオールモノメチルエーテルなどを産生し，穀類，腐敗果実，リンゴ果汁での自然汚染も報告されている（第4章参照）．

Arthrinium 属 （図2.24）

PDA，PCAでのコロニーは生育早く，羊毛状，白色〜やや灰色．裏面は褐色〜黄色．ときに赤色色素を産生．分生子柄母細胞は亜球形，アンプル形，樽形，または幅広い棍棒形，分生子柄はこの母細胞から単生する．分生子柄は非分岐，しばしば細く，多少円柱状，普通無色であるが，厚い横隔壁は反射して光り，褐色〜暗褐色になる．伸長は基部でのみ行われる．分生子形成はバソジック型．分生子は側生，ときに端生，わずかな短柄上に形成し，1細胞，褐色〜暗褐色，主に滑面，扁平で無色の縁か発芽スリットを備える．約25種．

検索のための文献：Pitt と Hocking[1]，坪内ら[37]．

［生態］世界各地に分布．土壌，穀類，マメ類，ナッツ類，サトウキビ，リンゴ果汁，プリン，たれなどから検出．代表種は A. phaeospermum. マイコトキシンは産生しない．最近，パック詰めんつゆの膨張事故品から原因カビとして Arthrinium sp. が分離された．このカビは液体培養で顕著なガス産生能が確認され，大変珍しい事例として報告された[38]．

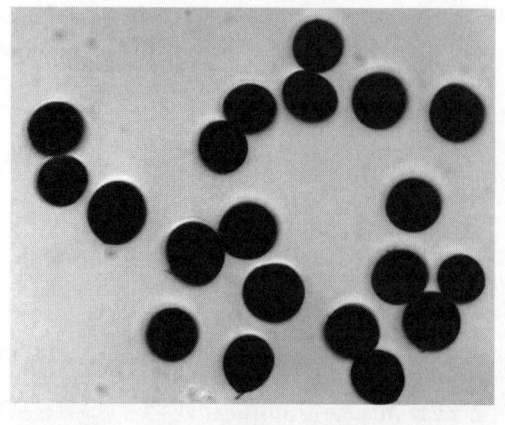

図 2.24 Arthrinium phaeospermum の分生子

Aspergillus 属 （コウジカビ）（図2.25）

CYA，MEAでのコロニーは一般に生育早く，分生子頭ができるにしたがってそれぞれの種に特有の色調になる．分生子柄は直立，無色またはやや褐色，滑面または粗面，上部は膨れて球形または楕円形の頂嚢になる．頂嚢の上部にフィアライド，またはメトレとフィアライド（アスペルジラ，分生子形成細胞）を生じ，1細胞，球形〜楕円形，滑面または粗面，無色または淡色の分生子を連鎖する．MY20，M40Yによく生育し，好乾性の強い種（Eurotium spp. の Aspergillus アナモルフ，A. penicillioides，A. restrictus など）もある（第7章参照）．約200種．主なテレオモルフは Eurotium，Neosartorya，Emericella の3属．Aspergillus 属は6亜属，18節に分けられている．

検索のための文献：宇田川[39]，小林ら[4]，Pitt と Hocking[1]，Samson ら[2]，Klich[40]．

［生態］世界中に広く分布．土壌，貯蔵菌類として各種の農産物，特に穀類，穀類加工品，マメ類，ナッツ類，香辛料など，常温流通の各種食品，低水分加工食品，糖分・塩分の高い食品から検出．容器包装，紙，工業製品，各種の日常生活用品，文化財，ハウスダスト，特に室内環境での増殖は喘息などのアレルギー性疾患と関係するといわれる[41,42]．以下のようなマイコトキシン産生菌がある[43]（第3，4章参照）．

Aspergillus flavus：CYAでのコロニーは生育早く，分生子の形成により黄緑色，後に暗黄緑色に変わる．多くの株が暗褐色〜黒色の菌核を形成する．裏面は無色〜鈍褐色またはオレンジ色．分生子頭は放射状〜円筒形．分生子柄は無色，粗面，長さ400〜800（〜2 500）μm，頂嚢は球形．アスペルジラはメトレとフィアライドからなるが，しばしばフィアライドのみのことがある．分生子は球形〜楕円形，直径3〜6（〜8）μm，滑面〜微粗面．生育温度範囲は12〜43℃，最適生育温度は33℃，生育限界水分活性値は A_W 0.98．10〜40％の菌株がアフラトキシンを産生する．

［関連菌］代表的なアフラトキシン産生菌として，他に A. parasiticus，A. nomius がある．Aspergillus flavus var. parvisclerotigenus[44] 以外の A. flavus の多くがアフラトキシンBグループのみを産生する

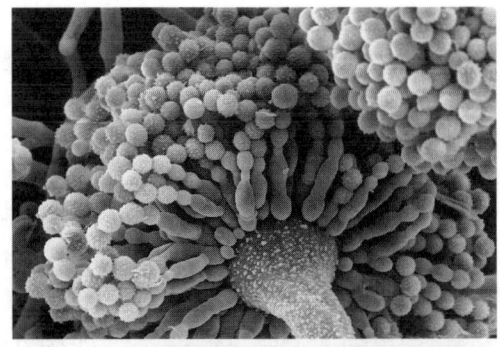

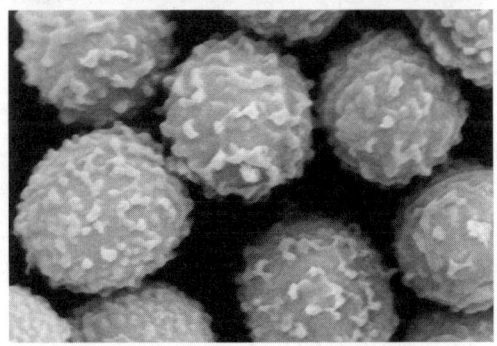

図 2.25 *Aspergillus flavus* の分生子形成細胞（アスペルジラム）（上）と分生子（下）

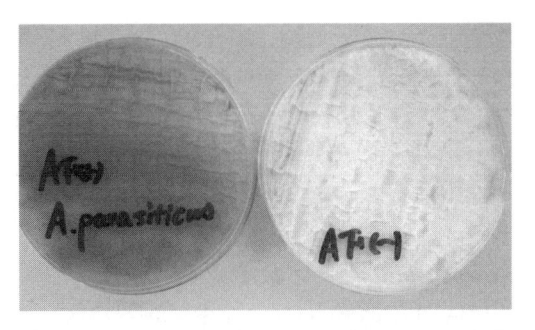

図 2.26 アンモニアによる *Aspergillus* のアフラトキシン産生性テスト（左：産生株，右：非産生株，産生株は培地の寒天部が赤変）

のに対して，これらの菌はアフラトキシンB，Gグループの両方を産生する．*Aspergillus parasiticus* は暗緑色のコロニーになり，分生子柄はわずかに粗面，フィアライドのみでメトレがない．菌核はほとんど形成しない．*Aspergillus nomius* は大型の菌核を形成する．ともに熱帯地域に広く分布し，*A. parasiticus* の菌株は70％以上がアフラトキシンを産生する．このほか，同じ *Flavi* 節（*A. flavus* グループ）の *A. caelatus*[45]，*A. pseudotamarii*[46]，*A. bombycis*[47]，*Versicolores* 節の *A. ochraceoroseus*[48] がアフラトキシン産生菌として報告されている．

[アフラトキシン産生性の簡易試験] Saito と Machida[49] は *A. flavus*，*A. parasiticus* などのテスト菌株をYES寒天平板培地に接種し，25℃，4～6日間培養後，ペトリ皿を倒置して，蓋の方にアンモニア水を少し注入すると，アフラトキシン産生菌のコロニー裏面の寒天が赤変することを認めた．アフラトキシンを産生しない菌株は発色しないので，この方法によりアフラトキシンの産生性を判定できる（図2.26）．

同様にアフラトキシン産生菌の検出法として，Fenteら[50,51] はYES寒天培地に0.3～3％メチル

β-シクロデキストリンを添加したものを平板にし，試験菌株を接種して，28℃，3日間培養後，コロニーを波長365 nmの紫外光下で調べる方法を報告した．この場合，アフラトキシン産生菌はコロニー周辺部に強い輝青色～青緑色の蛍光が観察されるという．

Aspergillus ochraceus：CYAでのコロニーは生育早く，分生子の形成により黄色～黄褐色になる．多くの菌株が表面に淡ピンク色～紫黒色，球形の菌核を形成する．裏面は黄色，緑褐色，赤紫色など．分生子頭は球形～放射状に分かれた円筒形．分生子柄は無色～淡褐色，粗面，長さ1～1.5 mm，頂嚢は球形，全面にメトレとフィアライドを生じる．分生子は球形～亜球形，直径2.5～3（～3.5）μm，滑面～微粗面．オクラトキシンを産生し，紫外光下で青緑色の蛍光を出す．

[関連菌] 同じ *Circumdati* 節（*A. ochraceus* グループ）の *A. auricomus*，*A. fresenii*，*A. melleus*，*A. sclerotiorum*，*Neopetromyces muricatus*（アナモルフ：*Aspergillus*）[52]，*Flavi* 節（*A. flavus* グループ）の *Petromyces alliaceus*（アナモルフ：*Aspergillus*），*Nigri* 節（*A. niger* グループ）の *A. awamorii*，*A. carbonarius*，*A. citricus*，*A. foetidus*，*A. fonsecaeus*，*A. niger*，*A. usamii* などが，オクラトキシン産生菌として報告されている[48,53-55]．

Aspergillus versicolor：CYAでのコロニーは生育早く，分生子が密生し，ビロード状，黄色，オレンジ黄色，黄緑色など菌糸層の色素の形成と分生子の量によって変化する．裏面はオレンジ黄色，ピンク色，赤色，赤紫色など，寒天層にも滲出する．分生子頭は半球形～放射状．分生子柄は無色，黄色また

はやや褐色，滑面，長さ300～500 μm，頂嚢は卵形～楕円形，小型のものではスプーン形，メトレとフィアライドを形成する．分生子は球形，刺状，直径2～3（～3.5）μm，ときに球形の厚壁細胞を形成することがある．ステリグマトシスチンを産生する．

Aureobasidium 属（図2.27）

PDA，PCAでのコロニーは生育かなり早く，滑らか，初めクリーム色，後に少なくとも部分的に黒色，黄色，ピンク色，粘質，酵母状になる．栄養菌糸は黒色～暗褐色，分生子柄は未分化．分生子は栄養菌糸上の短い突起から出芽状に生じ，1細胞，卵形～楕円形，無色，滑面，粘塊になる．古くなると，厚壁の菌糸が形成，部分的に分節型の分生子となる．7種．

検索のための文献：森永[56]，小林ら[4]，Pittと Hocking[1]，Samsonら[2]．

[生態] 世界中に分布．土壌，植物，穀類，穀類加工品，ナッツ類，生鮮果実・野菜（かんきつ，トマトなど），果実加工品，飲料，冷蔵肉，エビ，冷凍食品，パイ，乳製品など，広範囲の食品から検出．冷蔵庫内のドリップやドアのパッキング部分に発生，また醸造工場の壁面に繁殖し，空中浮遊菌として被害を与えたことがある．代表種は*A. pullulans*．マイコトキシンは産生しない．

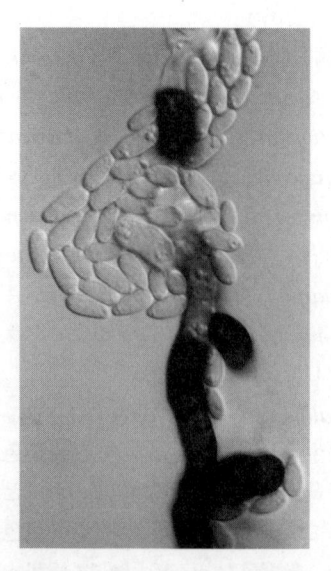

図 2.27 *Aureobasidium pullulans* の分生子形成細胞と分生子

Basipetospora 属（図2.28）

10％食塩添加PDAでのコロニーは生育かなり遅く，白色の薄い菌糸層になり，分生子を多量に形成する．分生子形成様式はアレウロ型であるが，逆行発生型といって分生子形成細胞が分生子を形成するたびに短くなっていく．分生子柄は単生で栄養菌糸に類似し，先端がやや膨らんで隔壁ができると同時に分生子になる．分生子は球形～西洋ナシ形，基部は裁断状，無色～淡褐色，1細胞，求基的な連鎖になる．*Monascus*属のアナモルフを含め，数種がある．

検索のための文献：椿と今井[57]，Pittと Hocking[1]．

[生態] 世界中に分布．*Monascus*と共通の分離源のほか，ワカメ，塩干し魚，佃煮，漬物，塩，藍玉などから検出．代表種は*B. halophila*（日本では，本種は*Scopulariopsis*属として記載されている）．マイコトキシンは産生しない．

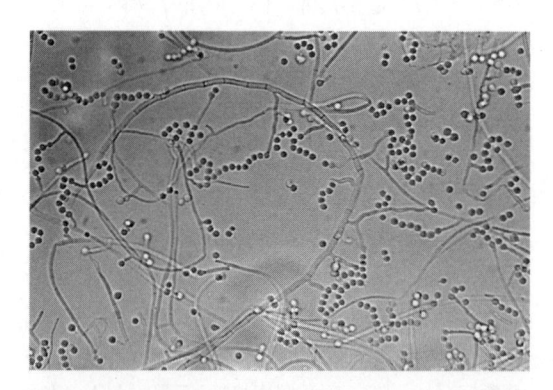

図 2.28 *Basipetospora halophila* の分生子形成細胞と分生子

Botrytis 属（灰色かび病菌）（図2.29）

PDA，PCAでのコロニーは生育早く，初め無色，後に明灰色～暗褐色，しばしば黒色，球形，硬く大きい菌核を形成する．分生子柄は直立，太く，褐色，上部が分岐し，先端はアンプル状に膨らみ，分生子を形成する小突起が表面にできる．分生子形成は，各突起上に同時に出芽し，ブドウの房状になる．分生子は1細胞，楕円形～倒卵形，または球形，無色～淡褐色，滑面，基部は小さく尖る．約50種．

検索のための文献：Snowdon[30,31]，小林ら[4]，PittとHocking[1]，Samsonら[2]．

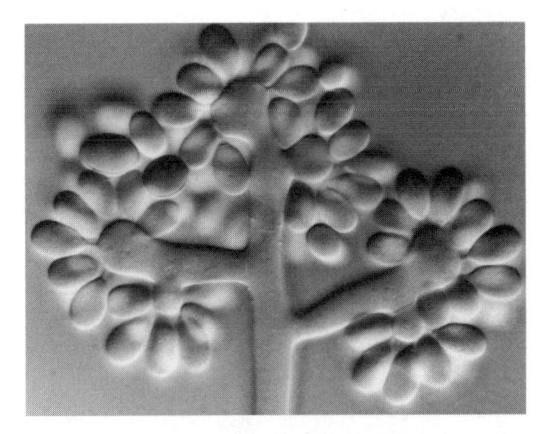

図 2.29 *Botrytis cinerea* の分生子形成細胞と分生子

[生態] 世界中に分布．各種の栽培植物に寄生し，灰色腐れカビといわれる．果実・野菜，果実加工品（果汁，干し柿など）から検出（第5章参照）．代表種は *B. cinerea*．マイコトキシンは産生しない．ブドウから貴腐(きふ)ワインを作るときに用いられる．

Chrysonilia 属（アカパンカビ）（図2.30）

PDA，OAでのコロニーは生育極めて早く，2日間でペトリ皿全体に広がる．綿毛状，初め白色，後に淡ピンク色～オレンジ色になる．分生子形成菌糸は多少上に向かって立ち上がり，滑面，隔壁があり，側枝がでて不規則に分岐し，分生子の連鎖になる．分生子は1細胞，無色，集塊はピンク色，滑面，形・大きさともに不規則で，球形，楕円形，やや円筒形など，粉状に分散する．テレオモルフは *Neurospora* 属．3種．

検索のための文献：PittとHocking[1]，Samsonら[2]．

[生態] 世界中に分布．土壌，特に焼け跡の土から分離される．貯蔵農産物，主に穀類，トウモロコシ，マメ類，ナッツ類などから検出．かつては，ご飯，パンなどの穀類加工品によく発生した．主要種は *C. sitophila*．マイコトキシンは産生しない．

Chrysosporium 属（図2.31）

MY50Gでのコロニーは生育やや遅く，白色～淡黄色，粉状．アレウロ型の分生子を栄養菌糸の先端または側部に沿って（ときに小柄の上に）形成する．分生子は1細胞，無色，亜球形，西洋ナシ形，または棍棒形，滑面～粗面，基部は裁断状，単生または2～3個が連鎖し，間に空の細胞を挟むこともある．約40種があるが，食品から分離される種は少ない．

検索のための文献：PittとHocking[1]，Skou[58]，宇田川と戸矢崎[59]．

[生態] 世界中に分布．土壌，動物の糞，腐敗植物，食品などから検出．食品の変質に関与する種はいずれも好乾性で（第7章参照），*C. farinicola*，*C. medium* var. *spissescens*（＝*C. inops*）がチョコレート，ゼリー，ココナッツ，香辛料，乾燥果実，蜂蜜，デンプンなどから分離されている．ときに *C. farinicola* のテレオモルフとして *Bettsia alvei* の子嚢果形成を見ることがある．

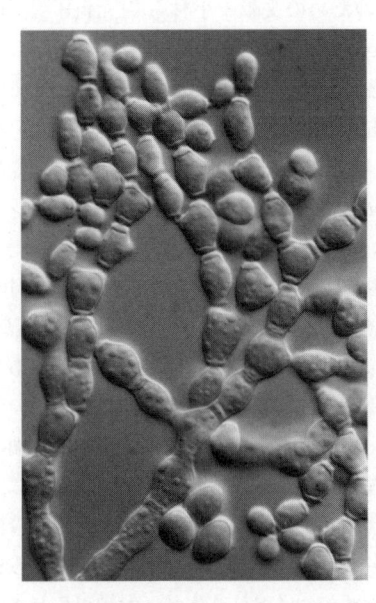

図 2.30 *Chrysonilia sitophila* の分生子形成細胞と分生子

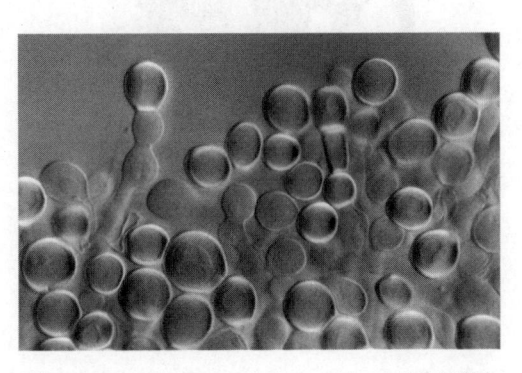

図 2.31 *Chrysosporium farinicola* の分生子形成細胞と分生子

Cladosporium 属（図2.32）

　PDA，PCAでのコロニーは生育比較的遅く，暗緑色～オリーブ黒色．裏面は黒色．暗色，滑面，直立した分生子柄の先端が出芽して樹状に分岐し，長い連鎖になる．分生子形成は出芽型．分生子は1～2細胞，淡褐色～暗褐色，楕円形～レモン形，滑面または粗面．最も若い分生子は連鎖の先端になる．わずかなショックで連鎖が壊れ，中間の枝状の部分（ラモ型分生子）も含めて，ばらばらになる．約60種．

　検索のための文献：小林ら[4]，PittとHocking[1]，Samsonら[2]．

　[生態] 世界中に分布．各種の植物に寄生し，斑点性の病気を起こす．土壌，穀類，穀類加工品，マメ類，ナッツ類，香辛料，果実・野菜，乳製品，冷蔵肉，その他の冷蔵・冷凍加工品，各種の飲料などから検出（第5，6章参照）．空中浮遊菌として30～40％（PDA培地での検査）を占める．代表種は *C. cladosporioides*，*C. herbarum*，*C. sphaerospermum*．マイコトキシンは産生しない．

Curvularia 属（図2.33）

　PDA，PCAのコロニーは生育早く，羊毛状，褐色～灰色，後に黒色．裏面は灰色～青黒色．菌糸は分岐し，隔壁があり，無色～褐色，滑面～粗面．ときに黒色の分生子子座を形成する．分生子柄は単生または群生，気生菌糸上か分生子子座上に端生ないし側生，ときに分岐し，屈曲したり結節状，隔壁があり，褐色になる．分生子は端生，側生，または輪生，分生子柄壁の孔を通じて形成（トレト型），直線状または屈曲し，幅広い紡錘形，楕円形，倒卵形，棍棒形，西洋ナシ形など，基部は丸くなり，はっきりした突出部（へそ）があることが多く，3個以上の横隔壁があり，中央細胞はおおむねより大きく濃暗色，滑面～粗面．35種．

　検索のための文献：小林ら[4]，津田[60]，PittとHocking[1]．

　[生態] 世界中に分布．植物病原として斑点性または葉枯れ性の病気を起こす．土壌，穀類，マメ類，ナッツ類，果実・野菜などから検出．代表種は *C. lunata*，*C. geniculata* など．マイコトキシンは産生しない．

　[関連菌] 植物病原菌として，特にイネ科の植物に発生するカビに，*Bipolaris*，*Drechslera* 属がある．*Bipolaris* の種は，紡錘形，暗色，横隔壁があり多細胞，厚壁の分生子が，少しずつ伸びる暗色の分生子柄に沿って孔から形成される．分生子は両端の細胞を通じてのみ発芽する．*Drechslera* の場合は，円筒形～長倒棍棒形，ほとんど湾曲せず，やや着色～暗色，横隔壁があり多細胞，いずれの細胞からも発芽する．ともに，イネに寄生し，穀類からときに検出する．いずれもマイコトキシンは産生しない．

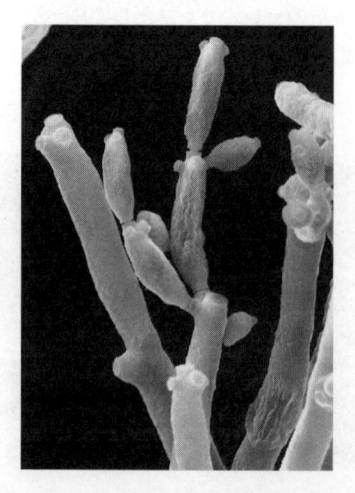

図 **2.32** *Cladosporium cladosporioides* の分生子形成細胞と分生子

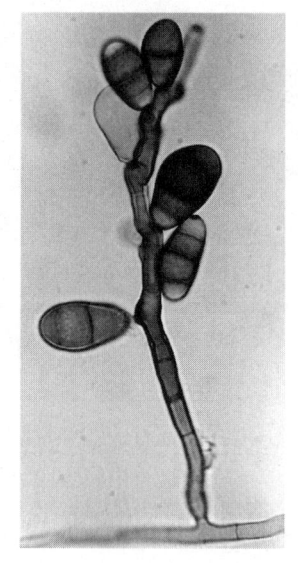

図 **2.33** *Curvularia lunata* の分生子形成細胞と分生子

Epicoccum 属（図2.34）

PDA, PCAでのコロニーは生育早く，ピンク色，赤色，黄色，褐色など．分生子子座を形成した部分は濡れた暗色になる．分生子柄は極めて短く，分生子子座上に形成するか，栄養菌糸から密生する．分生子は菌糸上に直接生じ，分生子柄を欠くときもある．分生子形成はアレウロ型．分生子は初め滑面，隔壁なく，後に縦横に多隔壁になり，成熟時はいぼ状の突起を生じ，暗褐色，球形〜亜球形．2種．

検索のための文献：小林ら[4]，PittとHocking[1]，Samsonら[2]．

[生態]世界中に分布．植物体，土壌，穀類，マメ類，ナッツ類，味噌，煮干し，鶏卵，果実，野菜，生肉，食肉加工品などから検出．代表種は*E. nigrum*．マイコトキシンは産生しない．

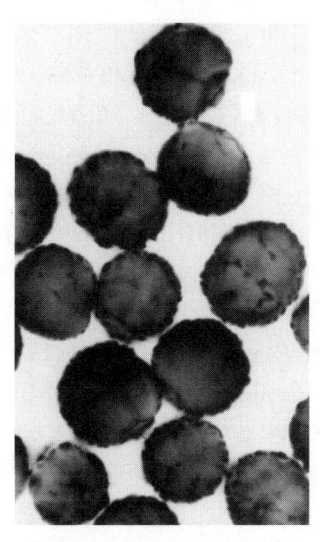

図2.34 *Epicoccum nigrum*の分生子

Exophiala 属（図2.35）

PDA, PCAでのコロニーは生育遅く，最初湿った酵母状になることが多い．古くなると柔毛状になり，オリーブ色〜灰黒色．分生子柄はほとんど発達せず，菌糸から直接円筒形〜フラスコ形の分生子形成細胞（環紋型）ができる．先端は細まり，1細胞，無色，楕円形〜円筒形，滑面の分生子を形成し，粘塊になる．一方，分生子から酵母状に出芽して新しい分生子になることもある．約12種．

検索のための文献：岩津[61]，Hoogら[62]．

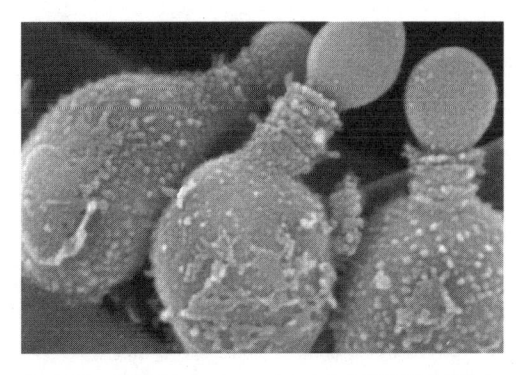

図2.35 *Exophiala jeanselmei* の分生子形成細胞と分生子

[生態]世界中に分布．土壌，河川，室内環境，豆腐，ゆでめん，ゆでスパゲティ，サンドイッチ，冷蔵・冷凍食品，各種の飲料から検出（第6章参照）．主要種は*E. dermatitidis*（本種は*Wangiella*属に扱うこともある），*E. jeanselmei*, *E. moniliae*, *E. pisciphila*．マイコトキシンは産生しない．

Fusarium 属（フザリウム病菌）（図2.36）

PDA, PCAでのコロニーは極めて生育早く，薄く広がり，綿毛状，白色〜クリーム色，ピンク色，赤色など．分生子柄は無色，滑面，短く，しばしば分生子子座となり，スライム状の大型分生子の粘塊ができる．フィアライドは細長い円筒形で先端にカラレットが見られ，分生子を内生する．種によってはポリフィアライドになることもある．大型分生子は3個以上の横隔壁があり，多細胞，紡錘形，鎌形または三日月形，無色，滑面，頂端はしばしば嘴状に細まり，基部は基脚細胞になる．小型分生子は1〜2細胞，卵形〜長円形または涙形など多様，無色，滑面または粗面，種により形成される．大型分生子の形成には，カーネーション葉寒天培地（CLA）[63]を用い，照明下での培養が必要になることが多い．約50種（現在，再検討中の種があってさらに増加が見込まれる）．

検索のための文献：松尾ら[64]，Nelsonら[65]，小林ら[4]，PittとHocking[1]，Samsonら[2]，青木[66]，Summerellら[67]．

[生態]世界中に分布するが，種によって分布が地域的な場合もある．ムギの赤かび病菌を含む各種の栽培植物の病原菌（第5章参照），土壌，穀類（特にムギ，トウモロコシ），マメ類，ナッツ類，香辛料，

果実・野菜（ナス，キュウリ，カボチャ，オクラ，ジャガイモ，サツマイモ，ビート，キャッサバ，メロン，スイカ，リンゴ，ナシ，かんきつ類，イチジク，バナナ，パパイヤ，グアバ），もやし，飲料などから検出．以下のようなマイコトキシン産生菌がある[68]（第3，4章参照）．

Fusarium graminearum（ムギ赤かび病菌）：PSAでのコロニーは生育早く，羊毛状，灰黄色，ピンク色〜ワイン色（紫赤色），後に褐色を帯びる．裏面は紫赤色．分生子柄は短く，ときに集まって分生子子座を作る．フィアライドは単生または分岐した分生子柄先端に生じる．大型分生子は鎌形〜新月形，3〜7隔壁，24〜40×2.5〜4 µm（3〜4隔壁），48〜50×3〜3.5 µm（5〜7隔壁），基脚細胞は柄足状，頂端細胞は細長く伸びる．厚膜胞子をまれに形成．小型分生子は形成しない．テレオモルフは*Gibberella zeae*，黒点状の子嚢殻として宿主の麦粒上にのみ見られる．日本全国に分布し，ムギ，コメから検出．トリコテセン類（ニバレノール，デオキシニバレノール），ゼアラレノンなどのマイコトキシンを産生する．

［関連菌］*Fusarium kyushuense*[69]，*F. poae*，*F. crookwellense*[70]などによるトリコテセン汚染もわが国では発生している．

Fusarium proliferatum：PSAでのコロニーは生育かなり早く，羊毛状，白色，淡ピンク色または灰紫色．裏面は明色〜灰（暗）紫色．ときに黒色の菌核を形成．分生子柄は初め非分岐，後に分岐してモノフィアライドまたはポリフィアライドになる．大型分生子はまれに形成し，3〜5隔壁，やや鎌形〜直線状，30〜46×3.5〜4 µm（3隔壁），47〜58×3.5〜4.5 µm（5隔壁）．小型分生子は通常1細胞，気中菌糸中に多数生じ，長連鎖または擬頭状，基部の平らな棍棒形，7〜9×2〜3 µm，または西洋ナシ形，7〜11×4.5〜7.5 µm．厚膜胞子は形成しない．テレオモルフは不明．熱帯・亜熱帯地域に多く，日本では南西諸島から本州まで広く土壌中に分布する．コメ，ムギ，トウモロコシ，その他の穀類から検出．フモニシン，モニリフォルミン，ボーベリシン，フザプロリフェリンを産生する．

Fusarium verticillioides（トウモロコシ赤かび病菌）：PSAでのコロニーは生育かなり早く，羊毛状〜粉状，ピンク色，淡クリーム色，ライラック色など，まれに分生子子座ができる．小型分生子は長い連鎖または擬頭状になり，1細胞，棍棒形，4.5〜19×1.5〜4.5 µm，集まるとバラ色〜ベージュ色になる．大型分生子は長い紡錘形，3〜7隔壁，30〜46×2.5〜3.5 µm（3隔壁），47〜58×3〜3.5 µm（5隔壁），基脚細胞は柄足状，頂端細胞は長くカーブする．本種はこれまで*Fusarium moniliforme*とされていた菌の一部で，テレオモルフは*Gibberella moniliformis*．子嚢殻は自然環境下で宿主上にのみ形成され，黒点状．トウモロコシから検出．フモニシン，モニリフォルミンを産生する．

［関連菌］*Fusarium moniliforme*はイネばか苗病菌（*Gibberella fujikuroi*）のアナモルフとして，日本全国に知られてきたが，現在では*G. fujikuroi*のアナモルフは*F. fujikuroi*に改められている[71]．

*Geosmithia*属 （図2.37）

MEA，PDAでのコロニーは生育早く，縄状，白色，褐色，灰色，灰紫色など種によって様々になるがほとんど緑色にならない．分生子柄をはじめペニシリを構成する諸要素（ラミ，メトレ，フィアライド）はいずれも明瞭な粗面になり，フィアライド先端部は細長く円筒状．分生子は1細胞，円筒形，滑面．本属は*Penicillium*属から分離，独立したもの[72]で，*T. bacillisporus*など*Talaromyces*の一部の種と*Chromocleista malachitea*のアナモルフも含まれる．10種．

検索のための文献：PittとHocking[1]．

［生態］土壌菌として世界中に分布．食品，マ

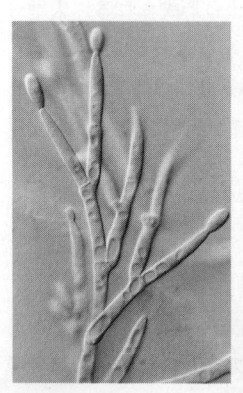

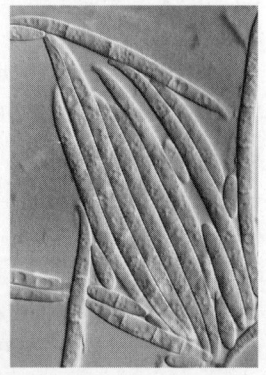

図2.36 *Fusarium fujikuroi*の分生子形成細胞（左）と分生子（右）

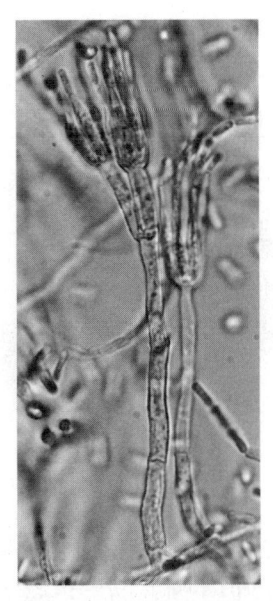

図 2.37 *Geosmithia swiftii* の分生子形成細胞と分生子

ッシュルーム菌床，堆肥，植物性廃棄物から分離されている．食品から分離された主要種として，*G. argillacea*, *G. swiftii*（*T. bacillisporus* のアナモルフ）がある（第8章参照）．

Geotrichum 属（図2.38）

PDA, PCAでのコロニーは生育早く，表面は滑らか，酵母状，白色．分生子柄はなく，栄養菌糸の分節化から同時に分断されて分生子となる．分生子は円筒形，樽形，または楕円形，無色，滑面，両端は裁断状，形成初期は長い連鎖になるが，成熟につれて大部分1細胞ずつに分離する．23種．

検索のための文献：小林ら[4]，PittとHocking[1]，Samsonら[2]．

[生態] 世界中に分布．土壌，河川，穀類，マメ類，生鮮果実・野菜（メロン，スイカ，モモ，プラム，かんきつ類，トマト，キュウリ，ニンジン，タマネギ，オクラ，ジャガイモ），果汁，冷蔵・冷凍食品，乳製品，飲料などから検出（第5, 6章参照）．代表種は*G. candidum*．汚水環境に見られ，アメリカでは衛生管理の指標菌となっている．マイコトキシンは産生しない．

Lecythophora 属（図2.39）

PDA, PCAでのコロニーは生育比較的遅く，ピンク～サーモン色，最初酵母状，滑らか，後に黒色味を帯びる．裏面はピンク色～黄色．菌糸上に直接短い円筒形～フラスコ形のフィアライド（分生子形成細胞）が単生し，分生子柄は形成しない．フィアライドはしばしば小突起に短縮する．カラレットは不明瞭．分生子は1細胞，無色，滑面，楕円形，円筒形，ソーセージ形，薄壁．種によっては厚膜胞子を形成する．3種．

検索のための文献：岩津[61]，Samsonら[2]（*Phialophora*として）．

[生態] 日本，オーストラリア，ヨーロッパ，アフリカなどに分布．土壌，乳製品，食パン，豆腐，冷蔵・冷凍食品，飲料などから検出（第6章参照）．代表種は*L. hoffmannii*．マイコトキシンは産生しない．

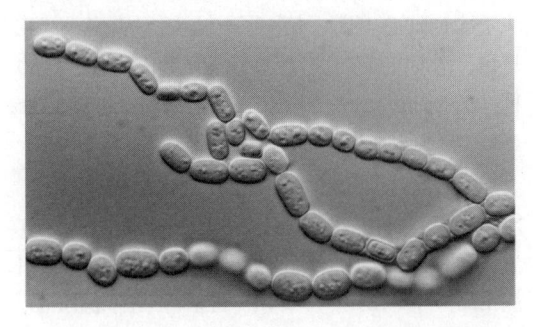

図 2.38 *Geotrichum candidum* の分節型分生子

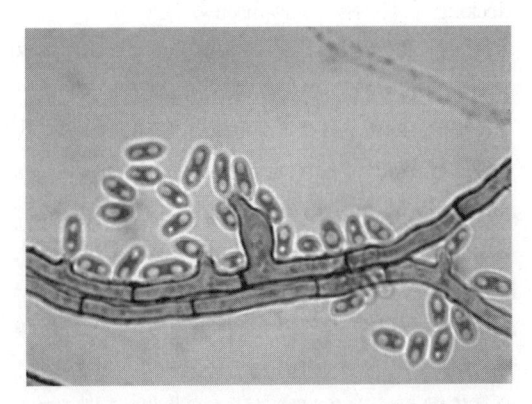

図 2.39 *Lecythophora hoffmannii* の分生子形成細胞と分生子

Moniliella 属（図2.40）

PDA, PCA, MEAでのコロニーは生育やや遅く，滑面，中心部は羊毛状，白色，クリーム色または菌

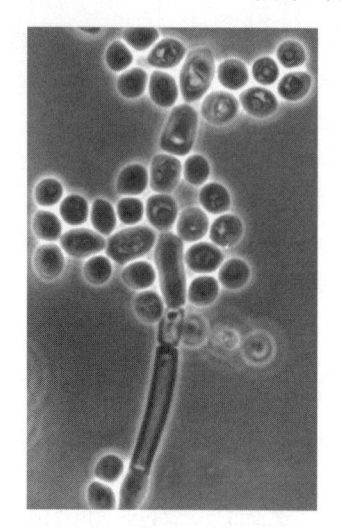

図 2.40　*Moniliella acetoabutens* の
分生子形成細胞と分生子

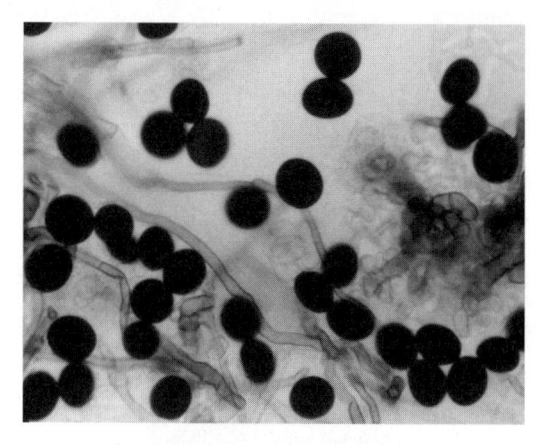

図 2.41　*Nigrospora oryzae* の分生子

種により灰褐色になる．菌糸は無色，通常先端から次第に分生子連鎖に変わり，しばしば隔壁直下から側枝が分岐し，成熟すると基部に隔壁を生じる．菌糸の下部は分解してばらばらになるが，各細胞には先端付近に分離痕がよく見られる．分生子形成細胞は頂生〜中間生，円筒形，無色，しばしばラモ型分生子に変わる．出芽型分生子は求頂的に生じ，頂生〜側生，紡錘形，円筒形，土星形または楕円形，ときに1隔壁を生じ，無色〜褐色，連鎖は非分岐〜分岐，先端の分生子は丸くなる．3種，1変種．

検索のための文献：粟生ら[73]，粟生[74]，Pitt と Hocking[1]，坪内ら[75]，Samson ら[2]．

[生態] 世界中に分布．ミルク，クリーム，バター，チーズ，マーガリン，食パン，ブランデーケーキ，梅酒，蜂蜜，タバコから検出（第6章参照）．代表種は *M. suaveolens* var. *suaveolens*, *M. suaveolens* var. *nigra*, *M. acetoabutens*（暗色の丸い厚膜胞子を形成）．*Moniliella suaveolens* var. *nigra* はアルコール耐性が報告されている[75, 76]．*Moniliella acetoabutens* は耐酸性，4%以上の酢酸中で生育し，酢酸を利用，フルーツソース，マヨネーズ，ピクルス，サラダドレッシング，食酢などから検出[1, 2, 73]．マイコトキシンは産生しない．

Nigrospora 属（図2.41）

PDA，PCAでのコロニーは生育早く，羊毛状，菌糸はクリーム色，淡オレンジ色〜灰色．裏面は淡灰オレンジ色〜青灰色．菌糸は無色，後に多少着色する．分生子柄は不明瞭．分生子は栄養菌糸にほぼ直角に生じる短い小柄上に形成される．小柄は基部で幅広く，分生子のつく部分に向かって細まる．分生子形成はアレウロ型．分生子は単生，1細胞，黒色，滑面，扁平，卵形〜亜球形．6種．

検索のための文献：小林ら[4]，Pitt と Hocking[1]，福原[77]．

[生態] 世界中に分布．土壌，植物体，穀類，マメ類，トウモロコシ，サトウキビ，香辛料，健康食品，リンゴなどから検出．代表種は *N. oryzae*, *N. sphaerica*．マイコトキシンは産生しない．

Paecilomyces 属（図2.42）

PDA，MEAでコロニーの生育は早く，粉状，黄褐色〜オリーブ褐色．分生子柄は直立，無色，滑壁，先端は密着した輪生状に数回分岐し，各分岐の先端部にフィアライドを輪生または単生する．フィアライドの基部は円筒形，先端に向かって先細になり，長円筒形の頸部から分生子を連鎖状に形成する．分生子は1細胞，卵形，楕円形〜紡錘形，無色〜淡黄褐色，滑面．種により厚膜胞子を形成する．約50種．*Byssochlamys*, *Talaromyces*, *Thermoascus* などのアナモルフとして知られている．

検索のための文献：高田[78]，Pitt と Hocking[1]，Samson ら[2]．

[生態] 土壌菌として世界中に分布．穀類，穀類加工品，マメ類，ナッツ類，香辛料，食肉加工品，乳製品，乾燥果実，食用油脂などから検出．生育温

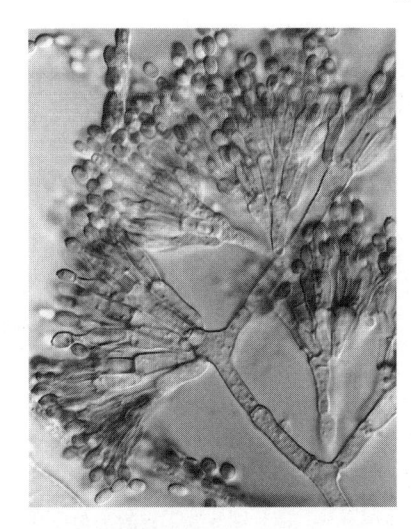

図 2.42 *Paecilomyces variotii* の分生子形成細胞と分生子

度範囲が広く,厚壁化した菌糸と厚膜胞子を多量に形成する菌株は耐熱性が強く,97℃の加熱でも生残するという[2](第8章参照).マイコトキシンとしてパツリンを産生する種がある(第3,4章参照).食品から分離される主要種として,*P. crustaceus*(*Thermoascus crustaceus* のアナモルフ),*P. fulvus*(*Byssochlamys fulva* のアナモルフ),*P. lilacinus*,*P. niveus*(*Byssochlamys nivea* のアナモルフ),*P. spectabilis*(*Talaromyces spectabilis* のアナモルフ),*P. variotii* などがある.

Penicillium 属 (アオカビ)(図2.43)

CYA,MEAでコロニーの生育は通常かなり早く,ビロード状,羊毛状,縄状,束状など,初め白色,次第に緻密な菌糸層から分生子柄がブラシ状に伸びて,ほとんどが黄緑色,青緑色,灰緑色などに変わる.分生子柄は単生または束状,先端はブラシ状のペニシリ(分生子形成細胞)になる.ペニシリは単輪生,複輪生,多輪生など種によって異なり,ラミ,メトレに分岐する.フィアライドはアンプル形のものと矛先形(基部は円筒形)のものとがある.分生子は1細胞,球形,楕円形,ときに円筒形,無色〜淡緑色,滑面〜粗面,長い円柱状〜散開状の連鎖になる.種によって子嚢果や菌核を形成するものもある.約300種.テレオモルフは *Eupenicillium*,*Talaromyces* の2属.*Penicillium* 属は4亜属,10節,21系に分けられる.

検索のための文献:宇田川[79],小林[4],Pitt と Hocking[1],Samson ら[2],Pitt[80].

[生態] 世界中に分布.土壌,圃場菌類として生鮮果実・野菜など,貯蔵菌類として穀類などの農産物,各種の食品原材料,加工食品,特に低温流通・保管の食品に発生する(第6章参照).大部分の種は中湿性であるが,*Eupenicillium cinnamopurpureum*(アナモルフ:*P. pusillum*,*P. phoeniceum*),*P. brevicompactum*,*P. flavigenum* など多少好乾性を示す種がある(第7章参照).また,*P. oblatum*,*P. sabulosum* の2種は耐熱性を示し,加熱加工食品(特にベビーフード,ゆでめん,ゆでスパゲティ),果汁,茶系飲料から検出される(第8章参照).以下のようなマイコトキシン産生菌がある[81](第3,4章参照).

Penicillium citrinum(シトリナム黄変米菌):CYAでの生育は比較的遅く,ビロード状,青灰緑色.裏面はレモン色,後に褐色になる.分生子柄は無色,滑面,長さ100〜300 μm,先端は複輪生のペニシリになり,メトレとフィアライドを開きぎみに生じる.分生子は球形〜亜球形,滑面,直径2.5〜3 μm.シトリニンを産生し,紫外光下でコロニーの裏面が強い黄色の蛍光を発する.

[関連菌] 黄変米菌 *P. citreonigrum* はCYAでのコロニーは生育遅く,ビロード状,灰緑色.裏面は明黄色(光に当たると退色する).分生子柄は無色,短く,滑面,ときに分岐するが,ペニシリの主体は単輪生,フィアライドのみを形成する.分生子は球形,2〜3 μm,無色,滑面〜わずかに粗面.マイコトキシンとしてシトレオビリジンを産生する.イスランジア黄変米菌 *P. islandicum* はCYAでのコロニーは生育やや遅く,縄状,暗緑色に黄色,オレンジ色,赤色などの色素をもった菌糸が絡んで,全体はやや赤みが強くなる.裏面はオレンジ赤色.分生子柄は無色,滑面,比較的短く,先端は複輪生のペニシリになる.メトレとフィアライドは密着し,フィアライドは矛先形(ペン先形)で円筒形の基部と細く尖った先端部からなる.分生子は楕円形〜亜球形,長さ3〜3.5 μm,無色,滑面.マイコトキシンとしてルテオスカイリン,シクロクロロチンなどを産生.

Penicillium expansum(リンゴ青かび病菌):CYAでのコロニーは生育早く,束状,鈍緑色〜青緑色.

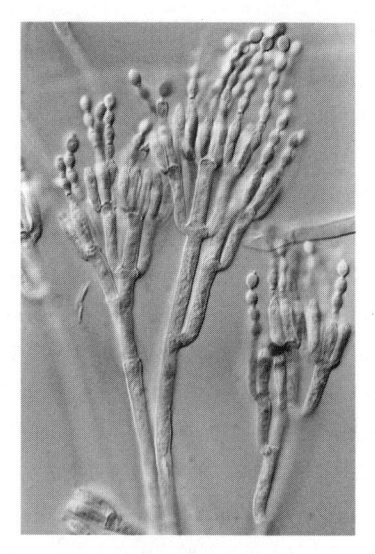

図 2.43　*Penicillium expansum* の分生子形成細胞（ペニシリ）と分生子

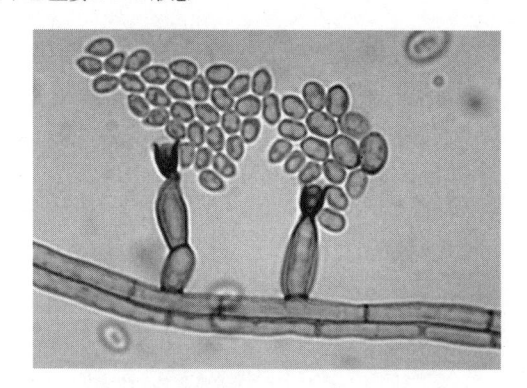

図 2.44　*Phialophora verrucosa* の分生子形成細胞と分生子

裏面は褐色～オレンジ褐色．分生子柄は単生～束状，無色，滑面，長さ200～500 μm，先端は三輪生の密着したペニシリになり，ラミ，メトレ，フィアライドを形成．分生子は楕円形，長さ3～3.5 μm，無色，滑面．リンゴなど果実類を腐敗させ，マイコトキシンとしてパツリンを産生する．

Penicillium verrucosum：CYAでのコロニーは生育遅く，束状，青緑色～灰緑色，後に暗緑色．裏面は黄色～褐色．分生子柄は無色，粗面，長さ200～500 μm，先端は三輪生～四輪生，ときに複輪生のペニシリになり，ラミ，メトレ，フィアライドを生じる．分生子は球形，直径2.5～3.5 μm，無色，滑面．シトリニンとオクラトキシンを複合的に産生．なお，最近オクラトキシンのみを産生し，シトリニンを産生しない *P. verrucosum* を化学分類学的に別種 *P. nordicum* とする提議がなされている[82]．いずれも低温での生育が特徴で，ムギ類などの穀類，穀類加工品，マメ類，ナッツ類，香辛料，タマネギ，食肉加工品，乳製品（チーズ）などに発生する．

Phialophora 属（図2.44）

PDA, PCAでのコロニーは生育遅く，オリーブ黒色～褐色，湿った酵母状から次第に気生菌糸が形成され，ビロード状になる．裏面は暗褐色～黒色．分生子柄は短いか，全くできない．フィアライド（分生子形成細胞）はしばしば栄養菌糸から直生，通常短く，円筒形～膨らんだフラスコ形，単生～群生，まれにペニシリ（*Penicillium* の分生子形成細胞）のように輪生状になる．分生子は1細胞，球形～卵形，無色～淡色，滑面，フィアライドの先端にあるカップ状のカラレットに内生し，順次形成されて粘塊状に集まる．約50種．

検索のための文献：岩津[61]，小林ら[3]，Samsonら[2]．

[生態] 世界中に分布．土壌，穀類，穀類加工品，豆腐，食用キノコ，果実，冷凍食品，各種の飲料などから検出（第6章参照）．主要種は *P. fastigiata*, *P. richardsiae*, *P. verrucosa*.

Pithomyces 属（図2.45）

PDA, PCAでのコロニーは生育かなり早く，白色，後に暗灰色．菌糸は無色～褐色，滑面または粗面．分生子柄は不明瞭，短い無色の柄が菌糸に対してほぼ直角に側生する．分生子形成はアレウロ型，各分生子柄の先端部から単生．分生子は亜球形，卵形，倒卵形，棍棒形，長円形，西洋ナシ形など，淡褐色～暗褐色，多くは粗面，ときに滑面，8個までの横隔壁または種により縦隔壁もでき石垣状になる．15種．

検索のための文献：宇田川ら[83]．

[生態] 世界中に分布．土壌，植物体，穀類，マメ類，トウモロコシなどの飼料，果実から検出．代表種は *P. chartarum*．マイコトキシンとしてヒツジなどの家畜に被害を起こしたスポリデスミンを産生する．

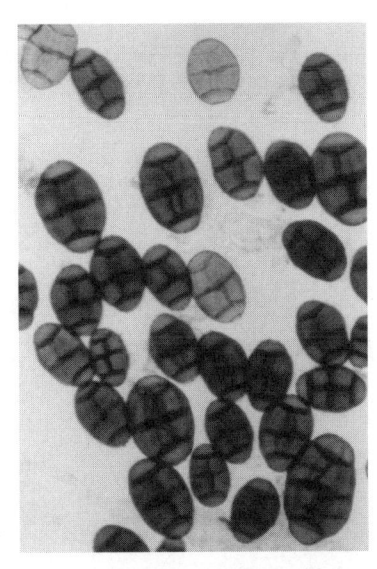

図 2.45　*Pithomyces chartarum* の分生子

Scopulariopsis 属（図2.46）

PDA，PCAでのコロニーは生育中程度，粉状〜縄状，黄褐色，白色，または灰黒色．分生子柄は直立，非分岐〜数回分岐して，先端に円筒形の分生子形成細胞（アネライド）を群生する．アネライドはやや先細になり，先端には環紋状の分生子形成痕が見られる．分生子は1細胞，球形〜卵形，西洋ナシ形，粗面（ときに滑面），先端は丸く，基部は裁断状，連鎖する．テレオモルフは*Microascus*属[84]．20種．

　検索のための文献：大谷[5]，PittとHocking[1]，Samsonら[2]．

［生態］世界中に分布．土壌，穀類，マメ類，香辛料，食肉加工品，乳製品などから検出．代表種は*S. brevicaulis*, *S. candida*, *S. fusca*．マイコトキシンは産生しない．

Stachybotrys 属（図2.47）

PDA，PCAでのコロニーは生育比較的遅く，薄く広がり，黒色〜黒緑色．裏面は無色〜暗褐色．分生子柄はほぼ直生，隔壁があり，初め無色，滑面，後にオリーブ色，粗面となる種もある．特に上部が着色する傾向がある．フィアライド（分生子形成細胞）は分生子柄の先端に3〜7本を輪生し，アンプル形，無色またはオリーブ色になる．分生子は1細胞，球形，卵形，長楕円形，またはレモン形，暗オリーブ灰色〜無色，粗面〜いぼ状，光沢のある黒色の粘塊になる．約25種．

　検索のための文献：安藤[85]，Samsonら[2]．

［生態］世界中に分布．土壌，室内環境，穀類，マメ類，ナッツ類，その他の農産物から検出．セルロース分解力が強い．代表種は*S. chartarum*．環状トリコテセン系マイコトキシンのサトラトキシンを産生する（第4章参照）．*Stachybotrys chartarum*はシックハウス症候群の原因菌としても注目されてい

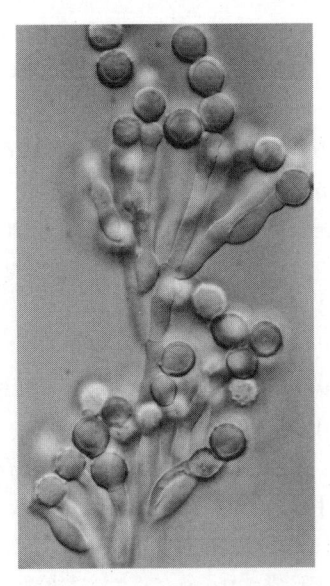

図 2.46　*Scopulariopsis brevicaulis* の分生子形成細胞と分生子

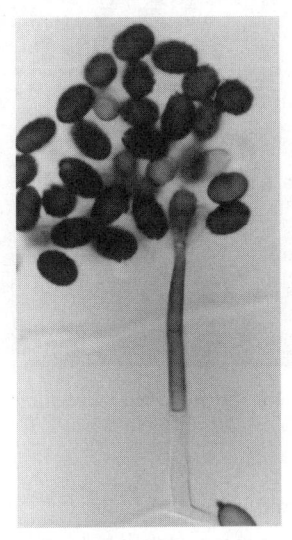

図 2.47　*Stachybotrys chartarum* の分生子形成細胞と分生子

る（第1章参照）．

Trichoderma 属（図2.48）

PDA，PCAでのコロニーは生育早く，綿毛状，白色の気生菌糸が発達し，後に黄緑色〜暗緑色の分生子を形成する．分生子柄は直立，単生または束生，繰り返し分岐してピラミッド状になる．側枝は主軸に対して広角にでることが多く，分岐はやや不規則ながら輪生する．最先端は散開状にフラスコ形のフィアライド（分生子形成細胞）が形成され，多くは輪生する．分生子は1細胞，亜球形，卵形，楕円形，緑色，滑面または粗面，フィアライド先端に擬頭状の粘塊になる．34種．

検索のための文献：小林ら[4]，奥田[86]，PittとHocking[1]，Samsonら[2]．

[生態] 世界中に分布．土壌，木材，繊維，穀類，マメ類，ナッツ類，果実・野菜，食用キノコ（害菌として）から検出．セルロース分解力が強い．主要種は *T. hamatum*, *T. harzianum*, *T. koningii*, *T. viride*．トリコテセン系マイコトキシン（第4章参照）のトリコデルミン，イソシアニド類のトリコビリジンなどの毒性代謝産物を産生する．

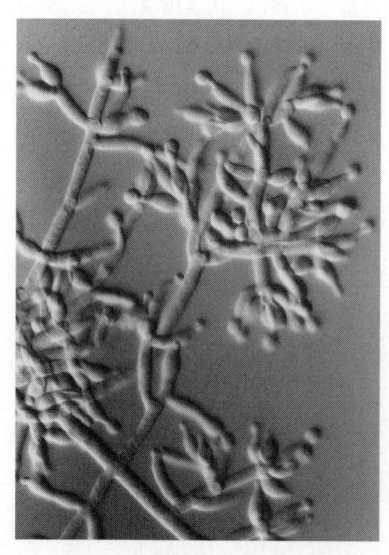

図 **2.48** *Trichoderma harzianum* の分生子形成細胞と分生子

Trichosporonoides 属（図2.49）

PDAでのコロニーは生育遅く，酵母状，滑らかないし脳状，初めクリーム色，後にオリーブ褐色になる．裏面は肌状，ところどころ褐色になる．出芽型分生子はほぼ無色，後に褐色，亜球形〜楕円形，先端生〜側生，求頂的に連鎖．分節型分生子はMY30培地で形成，ほぼ無色，円筒形，長く連鎖する．タイプ種の *T. oedocephalis* では同時形成の出芽型分生子の形成が特徴の一つになっているが，*T. nigrescens* をはじめ他の種ではこの型の分生子は見られない．5種．

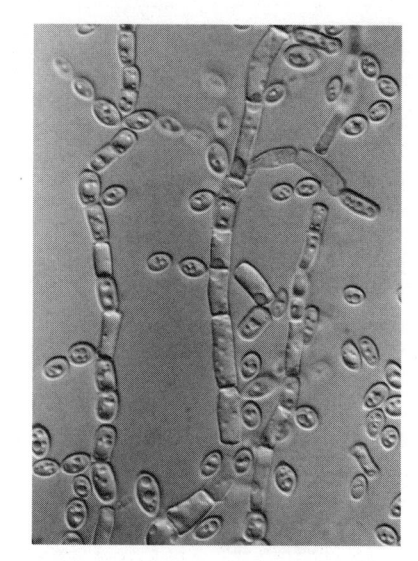

図 **2.49** *Trichosporonoides nigrescens* の分生子形成細胞と分生子

検索のための文献：Inglisら[87]，坪内と加藤[88]．

[生態] 日本，カナダ，アメリカ，オランダ，オーストラリア，ニュージーランド，インドに分布．ミツバチ（蜜蜂）の巣，ハキリバチ（葉切蜂）の貯蔵物，ギー（発酵乳），マーガリン，ジャム，パン，菓子から検出．食品から分離される種は *T. spathulata*, *T. madida*, *T. nigrescens* などで，この中で *T. nigrescens* は好乾性（第7章参照），アルコールを資化し，アルコール保存剤に耐性を示した[88]．マイコトキシンは産生しない．

Trichothecium 属（ばら色かび病菌）（図2.50）

PDA，PCAでのコロニーは生育早く，粉状，サーモン色．裏面は同色または褐色．分生子柄はほぼ直生，単生または群生，分岐はほとんどなく，無色，やや粗面，先端部は左右交互に突出膨大して求基的に分生子が形成され，ジグザグ状に連鎖する．分生子形成細胞は分生子が形成されるごとに短縮（逆行

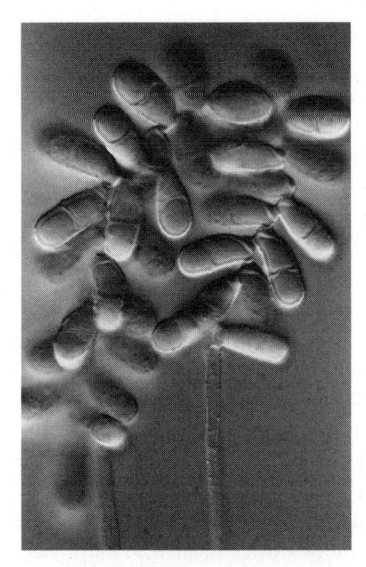

図 2.50 *Trichothecium roseum* の
分生子形成細胞と分生子

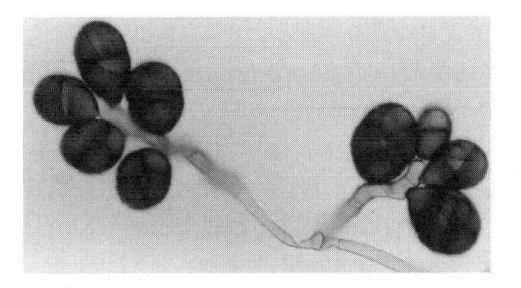

図 2.51 *Ulocladium botrytis* の分生子形成細胞と
分生子

発生型) する. 分生子は初め1細胞, 後に1隔壁を横に生じて2細胞になり, 楕円形～西洋ナシ形, 無色, 厚壁, 滑面～わずかに粗面, 基部は斜め裁断状になる. 5種.

検索のための文献：小林ら[4], Pitt と Hocking[1], Samson ら[2].

[生態] 世界中に分布. 土壌, 穀類, マメ類, 生鮮野菜・果実 (トマト, メロン, ナス, ジャガイモ, スイカ, リンゴ, アボカド, ナシ, プラム, バナナ, かんきつなどの腐敗菌) から検出 (第5章参照). 代表種は *T. roseum*. トリコテセン系マイコトキシンのトリコテシンを産生し, メロン, トマトでの自然汚染が報告されている[89, 90] (第4章参照).

[関連菌] Tanakaら[91]は, 長野産エノキタケの桃色かび立枯病菌 (*Spicellum roseum*) の分離株について, 8-デオキシトリコテシンの産生を報告している.

Ulocladium 属 (図2.51)

PDA, PCAでのコロニーは生育早く, 羊毛状, 暗オリーブ色～黒色. 裏面は青黒色. 分生子柄は暗色, 栄養菌糸から分枝として生じ, 単生, ときに分岐, 隔壁があり, 先端はあまり膨らまない. 分生子形成はトレト型. 分生子は大部分が卵形, 暗色, 縦横に隔壁ができ石垣状, 普通主要な中間隔壁部にくびれがなく, 単生または分生子柄上に同時に群生, 頂生, 先端部直下から分生子柄の新しい伸長が起こり, 分生子は側面に移動する. 分生子柄はさらに仮軸状に伸び, 曲折し, 分生子を継続的に頂生して行く. 15種.

検索のための文献：Pitt と Hocking[1], Samsonら[2].

[生態] ヨーロッパ, アフリカ, 北アメリカ, 南アジア, 中央アジア, 日本に分布. 土壌, 植物体, 穀類, マメ類, トウモロコシ, ピーナッツ, ナッツ類, メロンなどから検出. 代表種は *U. botrytis*. マイコトキシンは産生しない.

Wallemia 属 (図2.52)

MY50Gでコロニーの生育は遅く, 最初はやや光沢のあるチョコレート色の小点になるが, 分生子柄が群生し, 次第に粉状, 黒褐色になる. 分生子形成様式は特殊で, 菌糸状の分生子柄先端にフィアライド様のカラレットを生じ, 円筒形の分生子形成細胞が次々に連続して伸長する. 一つの分生子形成細胞に3隔壁ができ, 4個の分節型分生子に分かれる.

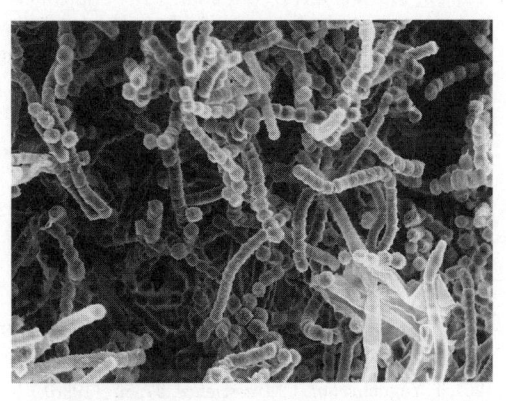

図 2.52 *Wallemia sebi* の分生子形成細胞と分生子

分生子は1細胞，成熟とともに丸くなり，微小ないぼ状突起ができ，無色〜褐色，連鎖する．*Wallemia sebi* 1種．

検索のための文献：椿と今井[57]，PittとHocking[1]，Samsonら[2]．

[生態] 世界中に分布．好乾性（第7章参照）．土壌，穀類，貯蔵農産物，甘味菓子，ジャム，マーマレード，佃煮など低水分加工食品，飼料，ハウスダストから検出．特に，室内環境での増殖は喘息などのアレルギー性疾患と関係するといわれている[40, 41]．マイコトキシンは産生しない．

文　献

1) J.I. Pitt and A.D. Hocking：Fungi and Food Spoilage, 2nd Ed., p. 1, Blackie Academic & Professional, London (1997). Rep. Aspen Publ., Gaithersburg, Maryland (1999)
2) R.A. Samson *et al.* eds.：Introduction to Food- and Airborne Fungi, 6th Ed., p. 1, Centraalbureau voor Schimmelcultures, Utrecht (2000)
3) 三川　隆：防菌防黴誌, **19**, 193 (1991)
4) 小林享夫，勝本　謙編：植物病原菌類図説, p. 1, 全国農村教育協会 (1992)
5) 大谷吉雄：日本菌類誌, 第3巻　子のう菌類, 第2号　ホネタケ目，ユーロチウム目，ハチノスカビ目，ミクロアスクス目，オフィオストマキン目，ツチダンゴキン目，ウドンコキン目, p. 1, 養賢堂 (1988)
6) R.T. Hanlin：Illustrated Genera of Ascomycetes, Vol. II, p. 1, APS Press, St. Paul, Minn. (1998)
7) 宇田川俊一，矢口貴志：ソフト・ドリンク技術資料, **135** (3), 75 (2001)
8) 堀江義一：防菌防黴誌, **20**, 281 (1992)
9) 小林義雄：長尾研究所菌類研究報告, **6**, 59 (1959)
10) 高田正樹：防菌防黴誌, **20**, 419 (1992)
11) 鶴田　理：防菌防黴誌, **20**, 385 (1992)
12) J.I. Pitt and J.H.B. Christian：*Appl. Microbiol.*, **20**, 682 (1970)
13) D.F. Splittstoesser *et al.*：*J. Food Sci.*, **54**, 683 (1989)
14) 坪内春夫他：日食微誌, **16**, 231 (1999)
15) K. Bundgaard-Nielsen and P.V. Nielsen：*J. Food Protect.*, **59**, 268 (1996)
16) A.D. Hocking and J.I. Pitt：*Mycologia*, **80**, 82 (1988)
17) 堀江義一：防菌防黴誌, **20**, 27 (1992)
18) P.V. Nielsen *et al.*：*J. Food Sci.*, **54**, 679 (1989)
19) S. Udagawa and S. Uchiyama：*Mycoscience*, **40**, 277 (1999)
20) T. Yaguchi *et al.*：*Mycoscience*, **37**, 55 (1996)
21) 高田正樹：防菌防黴誌, **20**, 651 (1992)
22) J. Mouchacca：*Cryptog., Mycol.*, **18**, 19 (1997)
23) 椿　啓介，鶴田　理：日菌報, **17**, 387 (1977)
24) A.D. King *et al.*：*Appl. Microbiol.*, **18**, 166 (1969)
25) S. Udagawa *et al.*：*Trans. Mycol. Soc. Japan*, **27**, 305 (1986)
26) H. Dallyn and J.R. Everton：*J. Food Technol.*, **4**, 399 (1969)
27) 大谷吉雄：日本菌類誌，第3巻　子のう菌類，第3号　ソルダリア目，ディアポルテ目, p. 1, 養賢堂 (1995)
28) J.A. von Arx *et al.*：*Nova Hedwigia, Beih.*, **84**, 1 (1986)
29) R.T. Hanlin：Illustrated Genera of Ascomycetes, p. 1, APS Press, St. Paul, Minn. (1990)
30) A.L. Snowdon：A Colour Atlas of Post-Harvest Diseases & Disorders of Fruits & Vegetables, Vol. 1：General Introduction & Fruits, p. 1, Wolfe Scientific, London (1990). Rep. Manson (2002)
31) A.L. Snowdon：A Colour Atlas of Post-Harvest Diseases & Disorders of Fruits & Vegetables, Vol. 2：Vegetables, p. 1, Wolfe Scientific, London (1991). Rep. Manson (2002)
32) 小林享夫：防菌防黴誌, **21**, 215 (1993)
33) 佐藤豊三他：日菌報, **39**, 35 (1998)
34) 小林享夫：防菌防黴誌, **22**, 757 (1994)
35) 徳増征二：防菌防黴誌, **19**, 151 (1991)
36) 遠山　明：防菌防黴誌, **21**, 107 (1993)
37) 坪内春夫他：名古屋市衛研報, No. 34, 57 (1988)
38) 柏木さやか他：日本菌学会第47回大会講演要旨集, p. 36, (2003)
39) 宇田川俊一：防菌防黴誌, **19**, 489 (1991)
40) M.A. Klich：Identification of common *Aspergillus* species, p. 1, Centraalbureau voor Schimmelcultures, Utrecht (2002)
41) 戸矢崎紀紘，宇田川俊一：日菌報, **38**, 133 (1997)
42) 宇田川俊一：日食微誌, **13**, 151 (1997)
43) A.D. Hocking：Food Microbiology：Fundamentals and Frontiers, 2nd Ed., M.P. Doyle *et al.* eds., p. 451, ASM Press, Washington, D.C. (2001)
44) M. Saito and O. Tsuruta：*Proc. Jpn. Assoc. Mycotoxicol.*, **37**, 31 (1993)
45) B.W. Horn：*Mycotaxon*, **61**, 185 (1997)
46) Y. Ito *et al.*：*Mycol. Res.*, **105**, 233 (2001)
47) S.W. Peterson *et al.*：*Mycologia*, **93**, 689 (2001)
48) M.O. Moss：*Mycologist*, **16**, 116 (2002)
49) M. Saito and S. Machida：*Mycoscience*, **40**, 205 (1999)
50) C. A. Fente *et al.*：*Appl. Environ. Microbiol.*, **67**, 4858 (2001)
51) J. Jaimez *et al.*：*J. Food Protect.*, **66**, 311 (2003)
52) J.C. Frisvad and R.A. Samson：*Stud. Mycol.*, **45**, 201 (2000)
53) M.L. Abarca *et al.*：*J. Food Protect.*, **64**, 903 (2001)

54) F. Accensi et al.: *Antonie van Leeuw.*, **79**, 365 (2001)
55) E. Schuster et al.: *Appl. Microbiol. Biotechnol.*, **59**, 426 (2002)
56) 森永 力：防菌防黴誌, **18**, 295 (1990)
57) 椿 啓介, 今井百里江子：好塩微生物, 増井正幹他編, p. 60, 医歯薬出版 (1979)
58) J.P. Skou: *Mycotaxon*, **43**, 237 (1992)
59) 宇田川俊一, 戸矢崎紀紘：日食微誌, **17**, 163 (2000)
60) 津田盛也：防菌防黴誌, **20**, 437 (1992)
61) 岩津都希雄：防菌防黴誌, **20**, 217 (1992)
62) G. S. de Hoog et al.: Atlas of Clinical Fungi, 2nd Ed., p. 1, Centraalbureau voor Schimmelcultures, Utrecht (2000)
63) 外側正之：日菌報, **33**, 385 (1992)
64) 松尾卓見他編：作物のフザリウム病, p. 1, 全国農村教育協会 (1980)
65) P.E. Nelson et al.: *Fusarium* Species: An Illustrated Manual for Identification, p. 1, The Pennsylvania State University Press, University Park, Penn. (1983)
66) 青木孝之：日菌報, **41**, 19 (2000)
67) B.A. Summerell et al. eds.: *Fusarium*. Paul E. Nelson Memorial Symposium, p. 1, APS Press, St. Paul, Minn. (2001)
68) L.B. Bullerman: Food Microbiology: Fundamentals and Frontiers, 2nd Ed., M.P. Doyle et al. eds., p. 481, ASM Press, Washington, D.C. (2001)
69) T. Aoki and K. O' Donnell: *Mycoscience*, **39**, 1 (1998)
70) Y. Sugiura et al.: *Appl. Environ. Microbiol.*, **59**, 3334 (1993)
71) H.I. Nirenberg and K. O' Donnell: *Mycologia*, **90**, 434 (1998)
72) J.I. Pitt: *Can. J. Bot.*, **57**, 2021 (1979)
73) 粟生武良他：食衛誌, **12**, 26 (1971)
74) 粟生武良：防菌防黴誌, **20**, 381 (1992)
75) 坪内春夫他：日食微誌, **14**, 29 (1997)
76) 内藤茂三他：日食微誌, **17**, 181 (2000)
77) 福原美恵子：日菌報, **42**, 17 (2001)
78) 高田正樹：防菌防黴誌, **18**, 351 (1990)
79) 宇田川俊一：防菌防黴誌, **19**, 657 (1991)
80) J.I. Pitt: A laboratory guide to common *Penicillium* species, 3rd Ed., p. 1, Food Science Australia, North Ryde (2000)
81) J.I. Pitt: Food Microbiology: Fundamentals and Frontiers, 2nd Ed., M.P. Doyle et al. eds., p. 467, ASM Press, Washington, D.C. (2001)
82) T.O. Larsen et al.: *Appl. Environ. Microbiol.*, **67**, 3630 (2001)
83) 宇田川俊一他：菌類図鑑 (下), p. 965, 講談社サイエンティフィク (1978)
84) S.P. Abbott and L. Sigler: *Mycologia*, **93**, 1211 (2001)
85) 安藤勝彦：防菌防黴誌, **19**, 597 (1991)
86) 奥田 徹：防菌防黴誌, **20**, 157 (1992)
87) D.G. Inglis and L. Sigler: *Mycologia*, **84**, 555 (1992)
88) 坪内春夫, 加藤陽康：日食微誌, **19**, 1 (2002)
89) 北川幹也他：日本食品衛生学会第71回学術講演会要旨集, p. 50 (1996)
90) 島田邦夫他：日本食品微生物学会第24回学術総会講演要旨集, p. 76 (2003)
91) K. Tanaka et al.: *Mycotoxins*, **51**, 71 (2001)

第3章 食品汚染カビによる健康リスク

3.1 食品の安全性に対する取り組み

3.1.1 HACCPシステムの確立

1990年代は食品を取り巻く国際環境が大きく変化した10年間であった．1995年に世界貿易機関（WTO）が設立されると同時に，WTO協定が発効し，食品の国際流通に則した食品の安全性に関する国際基準がFAOとWHOの合同で設立された食品規格委員会（Codex Alimentarius Commission, 略称：コーデックス委員会）[1, 2]からコーデックスとして提案され，日本でも食品の安全性を巡ってさまざまな課題が取り上げられた．こうした中で，HACCPシステムが食品の微生物制御に採用され，化学物質の安全性評価で進められたリスクアナリシス（リスクアセスメント，リスクマネジメント，リスクコミュニケーション）という考え方が今日では微生物を対象として確立されつつある状況になっている．

HACCPシステム（Hazard Analysis and Critical Control Point System）は危害分析（HA）と重要管理点監視（CCP）の二つの部分から成っている．このシステムは，1960年代にアメリカで開始されたアポロ計画における宇宙食の安全性を保証する目的で，アメリカ航空宇宙局（NASA）が中心になって開発されたものである．その後，1973年になってFDA（アメリカ合衆国食品医薬品局）が低酸性缶詰食品のGMP（適正製造基準）にこのシステムを採用した．

一方，わが国では厚生省が1979年（昭和54年）に食中毒の予防対策を目的として，弁当・そうざいの製造上，施設・設備における衛生管理の規範を策定した．衛生規範は漬物，洋生菓子，セントラルキッチン／カミサリー・システム，生めん類と相次いで通知が出されたが，いずれもガイドラインという性格のもので，GMPのような法的強制力をもつものではなかった．

1980年代になって，国際微生物学会連合（IUMS）の下部組織の一つである国際食品微生物規格委員会（ICMSF）は，食品の国際貿易における微生物学的な安全性と品質の向上を目的に，HACCPシステムを委員会として取り上げた．そして，1988年にはWHOに対して国際基準にHACCPシステムの導入を勧告し，翌年これを実施するための指針として"HACCP in Microbiological Safety and Quality"（日本語訳：食品の安全・品質確保のためのHACCP）[3]を出版した．このようにして，HACCPシステムが国際的に高い関心を持たれるようになったのは1990年代に入ってからで，1993年にはコーデックス委員会によってHACCPの原則が策定され，このシステムが世界各国共通の衛生管理手法として認知されることになった．

サルモネラ，カンピロバクターなどによる大規模食中毒の多発，出血性病原大腸菌，リステリアなどの新規食品媒介感染症の出現に対応するためには，HACCPシステムの確立が最も効果的であるとの見地から，わが国も1995年（平成7年）に食品衛生法の改定に伴い，総合衛生管理製造過程承認制度としてHACCPシステムによる衛生管理を導入した．現在までに，乳・乳製品，食肉製品，容器包装詰加圧加熱殺菌食品（レトルト食品），魚肉練り製品，清涼飲料水を対象に施設の承認が進められている．

3.1.2 HACCPシステムとカビ汚染

HACCPは7原則，12手順からなり，次のように要約される．

① 食品の生育，収穫，生鮮原材料および各種材料，製造・加工，輸送・配送，販売，調理および最終消費に至るあらゆる段階で発生する恐れのある危

害（例えば微生物汚染）を調査分析して評価し，制御するための防止対策を明確にすること（HA），

② 危害を除去または発生の可能性を最小限に抑えるために，管理すべき場所，手順，作業段階において重要管理事項を定めること（CCPの設定），

③ CCPが適正に管理されていることを確認するための管理基準と計画的にCCPの管理状態を常時モニタリングするシステムを確立すること，

④ システムが有効に機能しているかどうかの検証方法の設定，うまく機能しないとき（逸脱）の改善措置，記録保管および文書化規定の設定．

以上により，HACCPは製品の製造工程全般を通じて一層の安全性確保を図る方式である．具体的には，このようなHACCPを踏まえて，各製品ごとにフローダイアグラム（製造工程一覧図）を作成し，モニタリングのポイントを定め，微生物制御状態を反映できるような検査などを行うものである．欧米では，農作物の生産と収穫に際してのカビ発生の制御とマイコトキシン（カビ毒，mycotoxins）の汚染防止にHACCPシステムの導入が図られている（図3.1）．HACCPはfrom farm to tableといわれるように，原材料段階から家庭の食卓までの各段階でのモニタリングが本来の姿である．わが国でも，いよいよこれから農場段階でのHACCPが策定されてくるものと思われる．原材料の入手に関しては，分析証明書（COA）またはHACCP順守保証書（COC）の提出が要求されるようになってくるであろう．

3.2 消費段階におけるカビ汚染事故

3.2.1 食品クレームの実態

1994年（平成6年），わが国でもPL法（製造物責任法）が制定された．PLとはProduct Liabilityの略で，「製造物責任」，つまり消費者が製造物の欠陥によって受けた被害について，製造者側の責任を問うという考え方のことである．ここでいう「製造物」とは，「製造または加工された動産」と規定されたもので，農林水産物などの加工されていないものは対象にならないが，加工食品はその対象になる．もちろん，農林水産物が対象にならないからといって，全くPL法と無関係とはいえない．消費者からの苦

穀　類	危　　害	CCPの重要度
栽　培	圃場カビの侵入	
収　穫	圃場カビによる汚染，機械的損傷，虫害	CCP 2
乾　燥	圃場カビの増殖，虫害	CCP 1
清浄化		
保　管	カビフローラの変遷，虫害	CCP 1
輸　送	貯蔵カビによる汚染，虫害	CCP 2
貯　蔵	貯蔵カビによる汚染，虫害	CCP 1
検　査		CCP 2
出　荷		

図 3.1　穀類の生産工程とHACCPの例
CCP 1：危害を確実に防除できる方法・手段・措置
CCP 2：危害を減少することはできるが，確実に防除するまでには至らない方法・手段・措置

情事例として，キムチ漬に白いカビがあったという検体が持ち込まれた．調べたところ，分離されたカビは植物病原菌としてよく知られている*Sclerotinia sclerotiorum*（菌核病菌）であった（図3.2）．明らかに原材料のハクサイ（白菜）に付いていたものが，そのまま最終製品まで来てしまったと考えられた．この場合，原因は加工以前のところに，すなわち原料の野菜にも責任の一端はあるという結論になる．いずれにしても，1995年のPL法施行によって食品関係の製品事故についても，製造責任が厳しく問われるようになった．

アメリカにおける食品，食品包装のPL事故の例を見ると，異物に関するPL訴訟も多くみられるが，わが国でも2000年夏に発生した大規模食中毒事件を契機として消費者の異物混入に対する関心が高まり，自治体に届けられる苦情事例が非常に多くなってきた．最近6年間（平成8～13年度），東京都の保

3.2 消費段階におけるカビ汚染事故

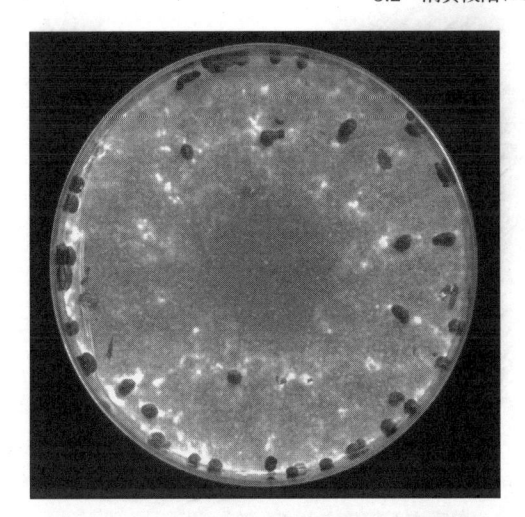

図3.2 ハクサイの漬物から分離された菌核病菌 (*Sclerotinia sclerotiorum*) の培養コロニー (黒色の菌核が形成されている)

健所に届けられた食品の苦情の内容を見ると，異物混入は全体の約20～30％を占めている（表3.1）[4]．この中で，直接カビの発生した事例は4～5％にすぎないが，異物混入のほか，腐敗・変敗，異味・異臭，変色，変質，有症などの項目にもカビが関係するので，決して少数とはいえない．因みに2000年6月の集団食中毒事件以後，6月26日から12月31日までにニュースに報じられた異物などの事例67件の中で，自主回収したものが100社260品目に及んだ．日本生活協同組合連合会に消費者から寄せられた異物混入クレームの1999～2001年の間の実態においても，腐敗カビの項目は第2位で異物汚れの次に多く，総数5 310件と異味・異臭の件数4 638件を上回っている[5]．

カビの発生やマイコトキシンの検出についての行政対応は食品衛生法第4条違反の疑いとして原因を究明するため，専門的な視点での調査と，必要に応じての検査が適用される．その結果，カビが発生したりマイコトキシン汚染の認められた食品が大量に製造され，広域に流通し，健康被害を引き起こす恐れがあるものについては，違反と認定し，回収等の措置がとられている．

カビを原因とするPL事故を防ぐためには，特に次のような対応が必要と考えられる．

① 事故処理の要点

・カビの同定：原因と思われるカビを属レベルで同定する．もし，*Aspergillus*，*Fusarium*，*Penicillium* に分類されたときは，さらに種のレベルまで同定を進める．種によっては，マイコトキシン産生菌かどうかの判定ができる．同定結果によって *Aspergillus flavus* のようなアフラトキシン（aflatoxins, AF）産生の可能性の高い菌に分類された場合は，検体のAF汚染が予測されるので，AFの分析に移す．

・カビの病原性：37℃での生育をチェックする．37℃で生育しなければ，病原性についてはほとんど問題がない．もし，37℃で生育した場合は，種まで同定して病原真菌かどうか確認する．

・追跡可能性（traceability）：原材料，製造，流通，消費の各段階のどこに問題があったか，原因菌の生育特性から追跡できる場合がある．

・バイオフィルムの発生：一定の菌が同時に多数検出されたり，繰り返し検出されるときは，どこかにそのカビの巣窟が予測されるので，軽視せず同定されたカビについて追跡調査を徹底する．

② 製品回収プログラム

表3.1 東京都健康局食品監視課が処理した平成8～13年度食品の苦情実態[4]

苦情内容	平成8年	平成9年	平成10年	平成11年	平成12年	平成13年
総件数	2 974	2 669	2 871	2 888	5 390	3 923
主な構成比（％）						
異物混入	21.5	20.6	19.7	18.0	29.7	22.2
腐敗・変敗	3.7	3.6	4.5	2.9	3.2	3.3
カビの発生	4.8	3.9	3.8	4.5	5.2	3.6
異味・異臭	8.7	9.6	11.8	9.7	9.7	9.7
変色	1.6	1.9	1.8	1.8	1.8	1.6
変質	1.2	1.0	1.4	1.4	1.7	1.5
有症	29.3	24.7	25.5	29.1	24.9	26.6

- ・製品回収の実行
- ・行政への通知と情報の提供
- ・公共への警告（ニュース発表）
- ・製品回収の通知
- ・販売の記録
- ・製品の帳じり合わせ
- ・返品の管理
- ・製品回収の有効性の検証

③ 予防対策

- ・苦情ファイル：過去の苦情，事故事例のチェック
- ・食品の保管，流通の経路での安全性のチェック
- ・原材料（特に輸入品）の安全性のチェックと原材料の選別システムの確立
- ・環境モニタリング：食品や包装材料製造工程における二次汚染防止技術のチェック
- ・製品検査の徹底，チェック項目の明確化
- ・消費（賞味）期限設定について安全面からのチェック
- ・記録の保管・整理と活用，製品回収プログラムの開発
- ・輸送・販売段階での衛生管理に対する適切な指示，消費者に対する情報の開示

3.2.2 カ ビ 臭

日常生活でカビ臭いという表現がよく使われるように，*Aspergillus*，*Penicillium*など食品の上に発生するカビの多くは生育とともに揮発性物質を産生する．ただし，カビの産生する揮発性物質をフレーバーとしてとらえるか，悪臭（オフ・フレーバー）と見なすか，その判断は非常にデリケートな面がある．例えば，チーズのフレーバーの一部はカビの産生する揮発性物質であるが，チーズを口にするときは気にならない．同じカビがもし別の食品に生えてチーズ臭を出せば異臭と受け止められる．日本人が好むマツタケ臭にしても外国人は芳香とは思わず，テルペン臭として忌避されている．

わが国で，カビ臭を研究対象として扱った契機は上水（水道水）の異臭からと思われる．この場合，原因微生物はカビよりも，むしろ藍藻類や放線菌といわれ，結果として2-メチルイソボルネオール（2-methylisoborneol, 2-MIB），ジオスミン（geosmin）

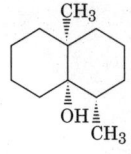

図3.3 カビ臭の化学構造

が検出されている（図3.3）．同様に食品のカビ臭についても，カビが原因とは限らず，細菌，放線菌，酵母などによる事例もしばしば報告されている．特にシンナー臭といわれる事例では，酵母の*Debaryomyces hansenii*や*Pichia anomala*を原因とするスチレンの生成が報告されている[6, 7]．

カビ臭は必ずしも1種類の物質ではなく，アルコール，ケトン，エステル，テルペン，その他の炭化水素などの組み合わせによって，それぞれのカビの特徴的な臭いが構成されている．最近では，ガスクロマトグラフィー/質量分析計（GC-MS）を用いた高感度分析が進歩し，極めて多種類の揮発性物質が確認されている[8]．因みに，チーズのカビとしてよく知られている*Penicillium camemberti*と*P. caseifulvum*の産生する揮発性物質をクリームを基質とした培地での培養から調べると，培養日数5～10日間で両種からカビ臭としてそれぞれ30種類の成分が検出されている[9]．一方，LarsenとFrisvad[10, 11]は*Penicillium* 47種についてCYA，MEA，YES培地を用いて揮発性代謝産物を検索し，カビ臭・土臭の特性とこれらの分類との関係を明らかにしている．その中で，食品の変敗に関わるスチレン（stylene），2-MIB，ジオスミンなどの異臭原因物質を産生し得る数種の*Penicillium*の分類を明確にしている（表3.2）．ジオスミンの産生はまた，リンゴ青かび病菌*P. expansum*生育の特異的な指標として使えるのではないかともいわれている[12]．濱田ら[13]も，*Penicillium* 4種6株と*Aspergillus niger*をOA，PDA培地で培養し，2-MIB，ジオスミンの産生，同じくMYA，Mueller-Hinton寒天培地（オクソイド製），メチオニン添加PDA培地で培養してメチルメルカプタン（メタンチオール），硫化メチル，二硫化メチルの産生を認めている．なお，*A. niger*から二硫化メチルの産生についてはBörjessonら[14]の報告にも見られる．

表3.2 カビ臭の原因となる揮発性物質を産生する *Penicillium*[10]

菌　名	スチレン	2-MIB	ジオスミン
P. aethiopicum			+
P. camemberti	+	+	
P. clavigerum	+		+
P. commune		+	
P. coprophilum	+		
P. crustosum	+	+	+
P. decumbens	+		
P. discolor		+	+
P. echinulatum			+
P. expansum			+
P. formosanum			+
P. freii	+		
P. glabrum	+		
P. hirsutum var. *venetum*		+	
P. italicum	+		
P. nalgiovense	+		
P. panamense	+		
P. polonicum		+	
P. purpurogenum	+		
P. roqueforti var. *roqueforti*			+
P. solitum		+	
P. tricolor	+		
P. vulpinum		+	

以上はいずれも培地上でのカビ臭産生を調べた結果であるが，揮発性物質の産生は培地の炭素源，窒素源，ミネラル，pHにより，また培養温度，培養期間，水分活性などの条件にも影響を受ける．培地での培養と実際の食品上でのカビ臭産生とは必ずしも一致するものではないが，カビ臭の原因を追究するためには培地での検証も必要となってくる．

貯蔵農産物の品質に関連して，変色粒とカビ臭のモニタリングが重視されたのは穀類である．ポーランドのKaminski一派は，コムギやトウモロコシのひき割を培地にして，種々のカビを培養しパンや穀類のカビ臭を調査している[15]．彼らは*Aspergillus niger*, *A. ochraceus*, *A. oryzae*, *A. parasiticus*, *Penicillium chrysogenum*, *P. citrinum*, *P. funiculosum*, *P. raistrickii*, *P. viridicatum*, *Alternaria*, *Acremonium*, *Fusarium*などのカビがコムギのひき割培地に培養したときに産生する揮発性物質として次の化合物を分離している．3-メチル-1-ブタノール（3-methyl-1-butanol），3-オクタノン（3-octanone），3-オクタノール（3-octanol），1-オクテン-3-オール（1-octen-3-ol），1-オクタノール（1-octanol），2-オクテン-1-オール（2-octen-1-ol）．これらのものは全体の揮発性物質の67～97％を占めるが，最も代表的な物質は1-オクテン-3-オールで，*P. roqueforti*, *A. niger*の生えたパンから分離され[16]，そのしきい値（いき値）は水の中で0.001 mg/Lでキノコ臭を感じるといわれている．このような揮発性C_8脂肪族化合物はパン以外にオオムギ，ココナッツからも検出されている[17]．これに対して，モニタリングのための揮発性物質としてSinhaら[18]は，3-メチル-1-ブタノール，1-オクテン-3-オール，3-オクタノンの3種類を挙げている．これらの物質は*Alternaria alternata*, *Eurotium repens*, *Aspergillus versicolor*, *Penicillium* spp.による加害と相関し，特にオクタノール，オクタノンは穀類のカビによる変質に関係が深いとしている．斉藤ら[19]は穀類，土壌から分離した*Aspergillus terreus*, *Penicillium aurantiogriseum*, *P. pusillum*など6種類のカビを培養して産生される揮発性物質の同定を行い，カビ臭として1-オクテン-3-オール，3-オクタノンを主要な成分と報告している．一方，Admekら[8]の研究では，2-メチルフラン（2-methylfuran），2-メチルプロパノール（2-methylpropanol），3-メチル-1-ブタノールが*Eurotium amstelodami*, *Aspergillus flavus*, *Penicillium aurantiogriseum*, *Fusarium culmorum*などのカビがコムギに生えたときの最も重要な揮発性物質となっている．Börjessonら[20]はコムギ粒を用いての培養実験から，特に3-メチル-1-ブタノールなどは，まだカビの生育が目に見える以前から検出されるので，カビによる潜在的な変質を発見する上で指標になるという．また，*Penicillium*による揮発性物質の産生は，同じカビによるエルゴステロール形成や二酸化炭素産生とよく相関したという[21,22]．

Olssonら[23]は，穀類中にもともとない揮発性物質の測定によって，マイコトキシン汚染を察知する指標に応用しようと試みた．すなわち，オオムギ試料中にオクラトキシン（OTA）が5μg/kg以下の量が含まれるときは，アルデヒド類（ノナナール，2-ヘキサナール）とアルコール類（1-ペンテン-3-オール，1-オクタノール）が高濃度に検出されるのに対して，OTAが5μg/kg以上になるとケトン類（2-ヘ

キサノン，3-オクタノン）の濃度が高くなるという．また，デオキシニバレノール（DON）の汚染はペンタン，メチルピラジン，3-ペンタノン，3-オクテン-2-オール，イソオクチル酢酸などの検出で知ることができる．表3.3にカビを生育させた穀類から同定された揮発性化合物をまとめた[24]．

食品の成分自体ではないものがカビによって変換され異臭の原因になった例もある．わが国では，市販の切り餅に含まれた離型油の成分，ココナッツ（ヤシ）油が基質となり，餅に生えた*Penicillium corylophilum*が異臭を産生し，苦情の原因になったという事例があった[25, 26]．離型油はつき上がった餅を個別に切るカッターに餅との剥がれをよくするために用いられた．ココナッツ油は*Penicillium*のほかにも，*Eurotium*, *Aspergillus*, *Aureobasidium*, *Cladosporium*などのカビによって分解され，トリグリセドから脂肪酸メチルケトン類（2-ノナノン（2-nonanone）など）が揮発性物質として産生される[15, 26]．外国では，ソルビン酸使用マーガリンに*Paecilomyces variotii*, *Eurotium herbariorum*, *Penicillium brevicompactum*, *Trichoderma* sp. が生えたため，ソルビン酸カリウムがカビによって脱カルボキシル化され，*t*-1,3-ペンタジエン（*t*-1,3-pentadiene）という強いケロシン臭を持った揮発性物質が発生したという報告がある[17, 27]．

ワインのカビ臭はカビの生えたコルク栓が原因とされ，被害は製品の2〜7%，年間100億ドルにもなるといわれている．主な異臭物質として2,4,6-トリクロロアニソール（2,4,6-trichloroanisole, 2,4,6-TCA）が報告されているが，これはコルク栓に含まれる2,4,6-トリクロロフェノール（2,4,6-trichlorophenol, 2,4,6-TCP）がカビによって*O*-メチル化されて生成したものと考えられている．Alvarez-Rodriguezら[28]はコルク栓から分離したカビ14種について2,4,6-TCPを加えたコルク栓に接種した後，2,4,6-TCAの発生を調べた結果，*Acremonium*, *Chrysonilia*, *Cladosporium*, *Fusarium*, *Paecilomyces*, *Penicillium*（*P. chrysogenum*, *P. citreonigrum*, *P. purpurogenum*）, *Trichoderma*, *Verticillium*などに分類される11種に変換能を認めている．

わが国でもカビ臭の一つとして2,4,6-TCAが問題になったのは1970年代からで，包装用の木材，段ボール箱などの紙製包材に防カビ用として使用されるTCPがその発生源と考えられている．そしてTCPから発生したTCAが食品に移行するメカニズムとその防止対策が報告されている[29]．

表 3.3 カビを生育させた穀類から同定された揮発性化合物[24]

揮発性化合物*	臭いの特徴（記載のあるもの）
アルコール類	
エタノール	
ブタノール	
○2-メチルプロパノール	焼け焦げ臭
1-ペンタノール	
2-メチル-1-ブタノール	
○3-メチル-1-ブタノール	アセトン臭
○1-オクタノール	洗剤臭
○3-オクタノール	肝油臭
○1-オクテン-3-オール	生キノコ臭，マツタケ臭
○2-オクテン-1-オール	薬品臭または油臭
○1,5-オクタジエン-3-オール	土臭，ゼラニウム臭
カルボニル類	
アセトアルデヒド	
2-ペンタノン	
2-ヘキサノン	
ヘキサナール	
オクタナール	
○3-オクタノン	土臭，ケトン臭，キノコ臭
ノナナール	
2-メチルアセトフェノン	
炭化水素類	
ジメチルベンゼン	
トリメチルヘキセン	
2,4-ジメチルヘキサン	
2,3,5-トリメチルヘキサン	
スチレン	
その他の化合物	
酢酸エチル	
○2-メチルフラン	煙臭
2-(1-ペンチル)-フラン	
2-(2-フリル)-ペンタノール	
○2-エチル-5-メチルフェノール	樟脳臭，カビ臭，土臭
3-メチルアニソール	
モノテルペン類	
○2-エチルイソボルネオール	カビ臭
ダマセノン	

* ○：カビ臭として重要なもの．

3.3 マイコトキシンによる健康リスク

3.3.1 マイコトキシンとは

マイコトキシンはカビの産生する二次代謝産物の中で，ヒトや家畜に発癌性，変異原性，腎・肝障害性などの毒性を示す化学物質の総称である．また，マイコトキシンによる食中毒を真菌中毒症（mycotoxicosis）という．かつて，わが国でも食料難の時代に赤カビの生えた食物を食べて細菌性食中毒のような急性胃腸炎になったこともあったが，1970年代以後はこのような事件も全く見られなくなった．最近，異物混入の中で，カビの発生が見られたとき，マイコトキシン汚染の有無についての問い合わせが多くなっている．専門家の目から見ると，食品の上にマイコトキシン産生菌が発生したとしても，必ずしも毒素の汚染が認められるとはいえない．その食品の成分や保管の条件など環境因子をよく考えて判断しなければならない．有症事故の中には，ときにカビの生えた食物を誤って食べ，体調の異常を訴えることはあっても，一時的なものであり，その原因もマイコトキシンに帰せられるものではない．むしろ，マイコトキシンによって引き起こされる健康影響の特徴は，その慢性毒性にあって，特にアフラトキシン（AF）に代表されるように，内分泌かく乱物質（環境ホルモン）として社会的に問題になっているダイオキシン類に匹敵するほど強力な発癌性を示すものがある[30]．つまり，生活習慣病の予防に対する潜在的なリスクが極めて大きいのである．

元来，マイコトキシン汚染は環境汚染化学物質と同様に化学分析によって初めて検知できるものなので，食品上に生えているカビがマイコトキシンを産生しているかどうかは消費者の目によって判断できるものではない．しかも，AFの例に見るように加工食品の原材料や家畜の飼料にAF産生菌が増殖して毒素を産生しても，一度加工されたり，家畜に与えられて畜産食品になってしまえば，カビの生存とは全く無関係な形でマイコトキシン汚染の危害がもたらされることになる．発癌性物質が少数しか分かっていなかった時代は，環境から発癌性物質を排除することが癌予防の基本であった．しかし，科学が進歩してマイコトキシン以外にも環境中に多数の発癌性物質の存在が確認されるにしたがって，発癌性物質を一律に排除するという方針が非現実的なものとなってきた．AFについていえば，地球上の熱帯・亜熱帯地域にある農耕地土壌に*Aspergillus flavus, A. parasiticus* などのAF産生菌が分布していることが調査の結果から明らかにされていて，プレハーベスト（収穫前）の段階からトウモロコシやピーナッツなどの農作物に感染してAF産生が始まることも実証されている．アメリカではバイオテクノロジーの技術をもって環境中のAF産生菌防除を目的に，農作物へのAF産生菌抵抗性遺伝子の導入や，農耕地でのAF非産生菌への置換（生物競合）などの試みが研究されている[31]．しかし，このような最新の技術を駆使しても環境からのマイコトキシン産生菌の根絶は容易ではない．

3.3.2 毒　　性

マイコトキシンの潜在的なリスクを未然に防ぐため，また顕在化したとき的確に対応するために，有害性あるいは危険性の影響評価が必要となってきた．この結果によって規制や基準の国際的なハーモニゼーション（harmonization）がコーデックス委員会で議題となり検討されている[32]．マイコトキシンの毒性は動物試験の結果から，次のように表わされる．

（1）LD_{50}：LD_{50} は50％ lethal dose の略であり，急性毒性試験における50％の実験動物が死に至る投与量で，例えば50 mg/kg体重（動物の体重1 kg当たり50 mg）などと表わす．マイコトキシンは食物などを介しての暴露であるため，原則として毒性試験は経口投与で行われ，一部経口投与が困難な化合物は皮下または腹腔内投与が適用されている．主要なマイコトキシンの急性毒性を表3.4に示す[33]．

（2）NOEL（no-observed effect level）：最大無作用量．慢性毒性試験において，実験動物にマイコトキシンをある一定期間与えたとき，有害な影響を示さない量を表わし，例えば50 μg/kg体重/日（1日当たりの体重1 kg当たり50 μg）などと表わす．有害な影響を示さない量というのは，マイコトキシンを投与した動物群と投与しない動物群との間で統計的に

表3.4 主なマイコトキシンの急性毒性[33]

マイコトキシン	動物（種類，性，生後／体重）	投与法	LD_{50}
アフラトキシンB_1	ラット　雄　21日	経口	5.5 mg/kg
	ラット　雌　21日	経口	7.4 mg/kg
	ラット　雌　150 g	経口	17.9 mg/kg
	イヌ　雄・雌　成犬	経口	約0.5 mg/kg
	ハムスター　雄　30日	経口	10.2 mg/kg
アフラトキシンB_2	アヒル（雛）　—　1日　50 g	経口	84.4 µg/雛
アフラトキシンG_1	アヒル（雛）　雄・雌　1日	経口	0.79 mg/kg
アフラトキシンG_2	アヒル（雛）　雄・雌　1日	経口	172.5 µg/雛
アフラトキシンM_1	アヒル（雛）　雄・雌　1日	経口	16.6 µg/雛
シトレオビリジン	ddy系マウス　雄　—	経口	29.0 mg/kg
シトリニン	ラット　—　—	経口	50.0 mg/kg
シクロピアゾン酸	ラット　雄　—	経口	36.0 mg/kg
	ラット　雌　—	経口	63.0 mg/kg
オクラトキシンA	ラット　—　離乳後	経口	22.0 mg/kg
パツリン	マウス　雄　—	経口	29.0～46.0 mg/kg
ペニトレムA	マウス　—　—	腹腔内	1.05 mg/kg
PRトキシン	ラット　—　離乳後	経口	115.0 mg/kg
ロックフォルチンA	マウス　—　—	腹腔内	340.0 mg/kg
ルブラトキシンB	マウス　—　—	腹腔内	120.0 mg/kg
ステリグマトシスチン	ラット　雄　—	経口	166.0 mg/kg
	ラット　雌　—	経口	120.0 mg/kg
トリコテセン類			
デオキシニバレノール	ddy系マウス　雄　—	経口	46.0 mg/kg
		腹腔内	70.0 mg/kg
	ddy系マウス　雌　—	腹腔内	76.7 mg/kg
ジアセトキシスシルペノール	ラット　雄・雌　—	経口	7.3 mg/kg
フザレノン-X	ddy系マウス　雄　—	腹腔内	3.3 mg/kg
ニバレノール	マウス　—　—	経口	39.0 mg/kg
		腹腔内	5.2 mg/kg
T-2トキシン	ラット　雄・雌　21日	腹腔内	3.0 mg/kg
	ddy系マウス　雄・雌　—	腹腔内	5.2 mg/kg
フミトレモルジンA	マウス　—　—	経口	5.0 mg/kg
フモニシンB_1	鶏胚		18.73 µg/卵
ゼアラレノン	ラット　—　—	経口	>4 000.0 mg/kg
ベルクロゲン	マウス　雌　20 g	腹腔内	2.4 mg/kg
	マウス　雌　20 g	経口	126.7 mg/kg

有意の差がない量のことである．TDI (tolerable daily intake) の算定に当たり，無毒性量 (NOAEL, no-observed adverse effect level)，有害影響の見られる最小毒性量 (LOAEL, lowest-observed adverse effect level) をNOELの代わりに用いることもある．

(3) TDI：耐容1日摂取量を意味する．汚染された食品を長期にわたり摂取したとき健康影響が懸念されるマイコトキシンについて，その量まではヒトの一生涯摂取し続けても健康に対する有害な影響はないと判断される1日当たりの摂取量である．NOEL (µg/kg/日) をヒトへの不確定係数（安全係数ともいい，ヒトと動物の感受性の差を考慮して10で除し，ヒトの個体差を考慮してさらに10で除す．係数としてはその積，すなわち100）で除したもので，NOELの1/100の値となる（ただし，不確定係数は毒性学的エンドポイントの重篤性などを考慮して100以上に変動することがある）．なお，TWI (tolerable weekly intake) として耐容1週間摂取量が用いられる場合もある．

3.3.3 発癌性

AFの急性中毒症は最近マレーシアの中国系住民

表 3.5 マイコトキシンと発癌性・変異原性

マイコトキシン	動　物	投与量*	期　間	癌の種類	変異原性 (Ames テスト) S-9 (−)	変異原性 (Ames テスト) S-9 (+)	腎ミクロソーム
アフラトキシンB_1	ラット (フィッシャー系)	1 μg/kg	78～105 週	肝癌	−	+	
	マウス (新生仔)	2 μg×1回 (腹腔内)	52 週	肝癌			
	ニジマス	2 μg/kg	6～12か月	肝癌			
	サル	0.4 mg/kg/週	2～5 年	肝癌			
アフラトキシンG_1	ラット (フィッシャー系)	100 μg×14回	19～68 週	肝癌	−	+	
アフラトキシンM_1	ラット (フィッシャー系)	25 μg×40回	96 週	肝癌	−	+	
ステリグマトシスチン	マウス	5 μg/kg	58 週	肝癌	+	+	
	ラット (フィッシャー系)	1 μg/kg	40 週	肝癌			
	ラット (ウイスター系)	0.15～2.25 mg/日	52 週	肝癌			
パツリン	ラット (ウイスター系)	0.2 mg×2回/週 (皮下)	58 週	肉腫	−	−	
ペニシリン酸	ラット	0.1 mg×2回/週 (皮下)	94～106 週	肉腫	−	−	
オクラトキシンA	マウス	40 μg/kg	45 週	肝癌, 胃癌	−	−	+
ルテオスカイリン	マウス (dd Ni 系)	50～500 μg/日	226 日	肝癌	−	−	
	マウス (DDD 系)	160 μg/日	192 日	肝癌			
フモニシンB_1	ラット	3.75 mg/kg/日	20か月	肝癌			

* 特に記入していないものは, 経口投与.

に発生した[34]とはいえ, まれである. 多くのマイコトキシンは, 微量で長期間にわたって取り込まれる可能性がある. したがって, その癌原性の有無はマイコトキシンの評価を左右する. 特にAFによる発癌については, 生体中での作用メカニズムも詳細に研究されている. 要約すると, AFB_1は肝ミクロソームの薬物代謝酵素システム (mixed-function monooxygenase) により代謝され, そしてエポキシ化を受け, この反応中間体のDNAへの結合が遺伝情報の転写の破壊と異常細胞の増殖を招き, 変異原性または発癌性へと導く. AFはまた組織中で電子伝達系に作用することによって, 酸素の取り込みとさまざまな酵素の働きを阻害し, その結果としてATPの生成を減少させる. 表3.5はマイコトキシンの発癌性・変異原性について報告された実験結果をまとめたものである. この中で, AFとオクラトキシンA (ochratoxin A, OTA) については近年, ヒトの暴露を直接に証明する尿中や母乳中のマイコトキシン・マイコトキシン関連物質 (生体内の代謝産物) の分析法が開発され[35], 疫学的調査に導入されている. 1965年に設置された国際癌研究機関 (International Agency for Research on Cancer, IARC) は, 1968年にAFの暴露と肝癌の発生との因果関係について研究を開始した. IARCはこれまでに行われた疫学研究に基づき, 表3.6のようにマイコトキシンの癌原性について評価を発表している[30].

3.3.4 リスクアセスメントと暴露量の分析

最近急速に関心が高まっているマイコトキシンのリスクアセスメントについては, FAO/WHO合同食品添加物専門家委員会 (Joint FAO/WHO Expert Committee on Food Additives, JECFA) が取り組んでいるが[36-39], 2002年現在, まだマイコトキシン全体についての数値は示されていない. 2001年に開催された第56回特別部会では, AFM_1, OTA, デオキシニバレノール (deoxynivalenol, DON), T-2トキシン/HT-2トキシン, フモニシン (fumonisins) が対象となり, 疫学調査と毒性試験のデータを基礎としたリスクアセスメントが討論された. 現在までの状況についてみると, 次のようである.

アフラトキシン

1997年に, JECFAがAFについての毒性学的評価を行い, B型肝炎ウイルス感染者については1 ng/kg体重/日の摂取で1年間に10万人当たり

表 3.6 マイコトキシンに対する IARC 評価の要約[30]

マイコトキシン	発癌性の検証* ヒト	発癌性の検証* 動物	総合評価
アフラトキシン（自然汚染の場合の混合物）	S	S	1
アフラトキシン B_1	S	S	
アフラトキシン B_2		L	
アフラトキシン G_1		S	
アフラトキシン G_2		I	
アフラトキシン M_1	I	S	2B
オクラトキシン A	I	S	2B
ペニシリン酸	ND	L	3
シトリニン	ND	L	3
シクロクロロチン	ND	I	3
グリセオフルビン	ND	S	2B
ルテオスカイリン	ND	L	3
パツリン	ND	I	3
ルグロシン	ND	I	3
ステリグマトシスチン	ND	S	2B
毒素（*F. graminearum, F. culmorum, F. crookwellense*）	I		3
ゼアラレノン	ND	L	
ニバレノール		I	
フザレノン-X		I	
デオキシニバレノール		I	
毒素（*F. sporotrichioides*）	ND		3
T-2 トキシン		L	
毒素（*F. verticillioides*）	I	S	2B
フモニシン B_1		L	
フモニシン B_2		I	
フザリン C		L	

* I：不十分な証拠，L：部分的な証拠，S：十分な証拠，ND：十分なデータなし．

0.3 人の肝癌発生率が，同じく非感染者については 0.01 人の肝癌発生率が推定された．しかしながら，数値としての TDI はまだ提示されていない．

オクラトキシン

1991 年に，ブタの腎毒性を対象に 2 年間の研究結果から，北欧ワーキンググループが暫定 TDI (provisional または temporary TDI) を 5 ng/kg 体重/日とした．1996 年に，JECFA はラットの腎癌から NOEL を 21 μg/kg 体重/日，不確定係数を 1 500 とし，暫定 TWI 値を 0.1 μg/kg 体重/週（TDI に換算すると，14 ng/kg 体重/日に相当）と算定した．また，カナダでは 1.5～5.7 ng/kg 体重/日を暫定 TDI としている[40]．OTA に関するリスクアセスメントはトランスヨーロッパの課題として EU 各国でプロジェクトに取り上げ[41-46]，穀類，マメ類，ベビーフード，ワイン，ビール，果汁，コーヒー，ココア，香辛料，乾燥果実，食肉加工品，母乳などを対象に分析し，その結果から現時点では，いずれの場合も摂取量の合計が 5 ng/kg 体重/日を越えることはないと報告している．さらに，2002 年にデンマーク，フィンランド，フランス，ドイツ，ギリシャ，アイルランド，イタリア，ノルウェー，ポルトガル，スペイン，スウェーデン，オランダ，イギリスなど EU 13 か国は，これらの食品について未発表データを含む OTA のモニタリング結果から，各国別，食品別に TDI を算定し，これらの食品のリスクアセスメントを発表している[47]．

パツリン

1996 年に，JECFA はラットでの毒性試験の結果から，暫定 TDI を 0.4 μg/kg 体重/日とした．パツリン (patulin) に関するリスクアセスメントはイタリア，スウェーデンから報告され[48, 49]，パツリン汚染リンゴ果汁からの摂取は暫定 TDI 以下であると結論されているが，リンゴ果汁は乳幼児の離乳食と

合わせて小児が摂取する機会が多いので，安全性を高める必要があることを強調している．2002年，オーストリア，ベルギー，フランス，ドイツ，イタリア，ノルウェー，ポルトガル，スペイン，スウェーデン，イギリスのEU 10か国が共同でリンゴ，リンゴ加工品，果汁など7 277検体を対象にしたパツリン汚染のモニタリングを実施し，その結果からリスクアセスメントを発表した[50]．集められたデータは国によっては，必ずしも十分とはいえないが，暫定TDI以下であるとしている．

トリコテセン類

北欧ワーキンググループがT-2トキシン，DONについて分析し，毒性発現については免疫不全や胃腸障害，体重減少，またT-2トキシンについては発癌への影響についても観察している．そして，トリコテセン類の毒性は他のマイコトキシンと同様にタンパク質合成阻害も重要な作用発現と見ている．T-2トキシンはマウスの長期試験から発癌を根拠にして，T-2/HT-2トキシンの合計で200 ng/kg体重/日を，またDONについてはマウスの長期試験からNOELを求め，1 μg/kg体重/日をそれぞれ暫定TDIとした．わが国で自然汚染の機会が多いニバレノール（nivalenol, NIV）については，Ueno[51]によるとLOAELは6 ng/kgと算定され，これに不確定係数を1 000として，暫定TDIは6 μg/kg体重/日が妥当ではないかという．JECFAは2001年の部会でトリコテセン類について初めてリスクアセスメントを提示し，T-2/HT-2トキシンについて0.06 μg/kg体重/日（不確定係数500），DONについて1 μg/kg体重/日を暫定TDIとして提示した[39]．

オランダでは[50]，Iversonらのマウスを用いた慢性毒性試験から得たDONのNOAELに基づいてDONの暫定TDI 1.1 μg/kg体重/日を導入し，これを基礎にして国民が摂取するコムギ中のDON濃度の最大値をコムギ1 kg当たり129 μgと算出した．実際に，1998～2000年の間にオランダ国内で消費したコムギを主体とする食品584検体について，DONを分析してモニタリングデータとしたところ，調査期間のコムギのDON平均濃度は446 μg/kgとなり，暫定TDIから計算された濃度をかなり上回ることが明らかにされた．

わが国でも，JECFAの設定したDONの暫定TDI（1 μg/kg体重/日）を基準とした場合，ムギのDON汚染濃度を以下の仮定の下に算定すると表3.7のように示された[53]．

① わが国では，コムギ以外に主食としてコメの摂取量が大きいため，コムギ以外のDON摂取に関わる食品としてコメを取り上げる．
② コムギ類摂取量全国平均（国民栄養調査による）＝89.8 g/ヒト/日．
③ コメ摂取量全国平均（国民栄養調査による）＝158.9 g/ヒト/日．
④ ヒト体重＝50 kg．
⑤ 小麦粉への加工によるDON減衰率＝30または50％．

以上は平成14年（2002年）5月にコムギ玄麦のDON汚染に対する規制を導入するに当たっての根拠として発表されたものである．

その後，コムギ玄麦中のDONの暫定許容基準値が設定されたことを受けて，厚生労働省ではさらに「小麦等のデオキシニバレノールに係る規格基準設

表3.7 JECFAが設定した暫定TDI（1 μg/kg体重/日）を充たす日本でのムギ，コメにおけるDON汚染レベル[53]

	加工による減衰率(%)	小麦粉汚染レベル*	玄麦汚染レベル*
コムギのみが汚染されているとした場合	30	557	795
	50	557	1 110
コメがコムギの15/39の濃度で汚染されているとした場合	30	331	473
	50	331	662
コメがコムギと同濃度で汚染されているとした場合	30	201	287
	50	201	402

＊ μg/kg (ppb)．

定のための緊急調査研究」（平成14年度厚生労働科学特別研究）[54]を実施して，全国規模でのコムギ・小麦粉におけるDON，NIVの汚染実態，製粉および調理工程におけるDONの減衰，国産玄米中のDON，NIVの汚染実態などについてのデータを集計し（第4章参照），改めてDONの暫定TDI（1 μg/kg体重/日）について検証を行った．算定の根拠になったデータとその過程は次のようである．

① コメにおけるDON，NIV汚染の寄与
・平成13・14年の国産玄米の汚染実態からDONとNIVの平均汚染値をそれぞれ2.64 μg/kg，2.37 μg/kgとした．
・白米に搗精したときのDONとNIVの残存率をそれぞれ36％と44％とした．
・コメの平均摂取量を1人当たり160.4 g/日とした（平成12年国民栄養調査による）．これによって，1日当たりのDONとNIVの各摂取量はDON 0.152 μg，NIV 0.167 μgとなる．
・日本人の平均体重＝52.6 kgとしたとき，体重1 kg当たりの摂取量はDON 0.0029 μg/日，NIV 0.0032 μg/日となる．
・1～6歳の小児については，コメの平均摂取量を1人当たり86.0 g/日とし（平成12年国民栄養調査による），体重＝15.9 kgとしたとき，体重1 kg当たりの摂取量はDON 0.0052 μg，NIV 0.0056 μgとなる．

② コムギにおけるDON汚染
・平成14年度厚生労働科学特別研究による国産コムギの全国調査からDONとNIVの平均汚染値をそれぞれ160 μg/kg，59 μg/kg（試料数199，最高値：DON 2100 μg/kg，NIV 640 μg/kg）とし，また輸入コムギについて農林水産省の輸入穀物検査資料からDON汚染の実態を平均汚染値60 μg/kg（試料数178，最高値680 μg/kg）とした．
・農林水産省の平成9年資料からコムギの国内供給量（国内品54万トン，輸入品456万トン）を考慮して，コムギ中のDONの加重平均濃度を71 μg/kgとした．

③ コムギからのDON推定1日摂取量
・コムギの平均摂取量を1人当たり94.3 g/日，1～6歳の小児の平均摂取量を1人当たり64.1 g/日とした（平成12年国民栄養調査による）．
・日本人の平均体重＝52.6 kg，1～6歳の小児の平均体重＝15.9 kgとしたとき，1人当たりの摂取量はDON 6.70 μg/日，1～6歳の小児の1人当たりの摂取量はDON 4.55 μg/日となる．

④ JECFAにより設定されたDONの暫定TDI（1 μg/kg体重/日）に基づく，玄麦，小麦粉のDON濃度推定
・玄麦を小麦粉に加工したときのDONの残存率を44.6％とし，さらに平成12年国民栄養調査「食品別栄養素等摂取量」によって，めん類（生めん，ゆでめん，乾めん，マカロニ，即席めん）の摂取割合としてコムギ類の46.8％，パン類（パン，菓子パン）の摂取割合としてコムギ類の45.6％，それぞれのDON残存率として小麦粉の28.9％および97.1％を適用した．
・その他の前提は①～③を適用した．
・DONの暫定TDI（1 μg/kg体重/日）を招来す

表3.8 暫定TDIを与える玄麦および小麦粉のDON濃度[54]

米汚染（平均値）の寄与	年齢	小麦摂取量（g/日）	米摂取量（g/日）	日本人体重（kg）	めん・パン類のDON減衰を考慮しない場合		めん・パン類のDON減衰を考慮した場合	
					玄麦中DON濃度（μg/kg）	小麦粉中DON濃度（μg/kg）	玄麦中DON濃度（μg/kg）	小麦粉中DON濃度（μg/kg）
なし	全年齢平均	94.3		52.6	1 251	558	1 913	853
	1～6歳平均	64.1		15.9	556	248	850	380
あり	全年齢平均	94.3	160.4	52.6	1 247	556	1 908	851
	1～6歳平均	64.1	86.0	15.9	554	247	846	378

玄麦中DON濃度（μg/g）＝（1人当たり1日摂取耐容量（μg））/（小麦摂取量）×（小麦粉残存率）×｛（めん類の占める割合）×（めん類中DON残存率）＋（パン類の占める割合）×（パン類DON残存率）＋（その他の占める割合）×（その他DON残存率[*]）｝
[*]：1とした．

る玄麦中または小麦粉中のDON濃度を求めると，表3.8のように示される．

以上の結果を踏まえて，玄麦のDON濃度が許容基準値（1.1 mg/kg）を越えた検体が総数226検体の中で6検体のみに認められ，2.0 mg/kgを越える検体は，輸入玄麦のデータを含めてもさらに少なかったことから，製粉や調理工程での減衰率も考慮すると，成人については現在の時点で健康影響を懸念すべき暴露状態にはないと結論づけられている[54]．同様に小児においても現在問題となる実態ではないが，感受性が比較的高いとされている乳児についてはコーデックス食品添加物汚染物質部会（Codex Committee on Food Additives and Contaminants, CCFAC）において乳児用食品（ベビーフード）に対して許容基準値が検討されつつあることから，わが国でもこうした食品の汚染実態を調査する必要があるとしている．

NIVについては毒性影響のデータがまだ不十分で，JECFAにおける評価が行われていないこともあり，暫定TDIも設定されていない．玄麦のNIV濃度は全国平均でDON濃度の1/3程度であり，その最高濃度についてもDONの1/3よりも低いことが認められている．しかし，全試料の41.2％からDONが検出されたのに対して，NIVも35.0％から検出されたことから継続的な検討が今後の課題とされている．

フモニシン

スイス，オランダ，南アフリカ，アメリカ，カナダでリスクアセスメントが進められ[55-60]，2001年にJECFAは2 μg/kg体重/日を暫定TDIとして提示している．

ゼアラレノン

1999年，JECFAは0.5 μg/kg体重/日をゼアラレノン（zearalenone, ZEN）の暫定TDIとして提示している．一方，北欧諸国ではKuiper-Goodmanらの報告から0.1 μg/kg体重/日を暫定TDIとして認めている[61]．

2001年，スウェーデンでは食品600試料を対象に主要マイコトキシンを分析し，AF，OTA，パツリン，トリコテセン類（T-2に換算）の1日摂取量を算定して，これらの数値に基づき国民のマイコトキシンに対するリスクアセスメントを報告している[57]．結論として，スウェーデンでは現在のところ総合的には問題がないが，ナッツ類にAFの高濃度汚染が見られたためにその制御を図ること，穀類でのトリコテセン汚染の許容基準値の設定が必要であることを指摘している．

以上のように，毒性情報に基づく暫定TDIが提示されつつある中で，より信頼のおける暴露分析を確立するためには，食品中のマイコトキシン汚染分析と合わせて食品の摂取量の正確な把握が必要で，わが国を初め各国間の一層の協力が望まれる．

3.4 食品におけるマイコトキシンの規制

AFの発見を契機として，世界各国でマイコトキシンの研究が進み，それに伴って消費者の健康保護のために，食品中のマイコトキシンの規制が設定されるようになった．現在，世界の少なくとも78か国で食品および家畜飼料中のマイコトキシンについて規制措置がとられている[32, 62-64]．マイコトキシンの許容基準値を確立するためには，次のような要件が考慮されている．

・毒性学的なデータの有効性：リスクアセスメントの基本的な要素である．
・調査分析データの有効性：リスクアセスメントの基本的な要素である．
・サンプリングの妥当性：対象とする生産品のロット中でマイコトキシンの濃度が均等でないとすれば，試験検体のサンプリング方法は重要である．
・分析法の有効性：規制を実施する上で，正確な同定能力が要求される．
・他の国における規制状況：二国間貿易の上で，生産品の輸出国と輸入国相互の規制の違いが，問題として発生する．
・十分な生産品の供給：適切な価格の範囲内で生産品が確保できるかどうかが，前提となる．

規制には，政府によって法的に強制力のあるもの（legal regulation level）と，法的には強制力のない，特定の機関によるガイドライン（guideline regulation level）・提案（proposed level）とがある．規制の対象

とされるマイコトキシンから見ると，1) ヒトの食品中のAFB$_1$，B$_2$，G$_1$，G$_2$，2) ヒトの食品中のAFM$_1$，3) 家畜飼料中のAF，4) 他のマイコトキシンに分けられる．

最近の調査によると，AFB$_1$のみの規制が世界の14か国，すべてのAF，AFB$_1$，B$_2$，G$_1$，G$_2$の4種類またはB$_1$以外のAFなど複数のAF規制がとられている国が54か国およびEUとなっている．許容基準値は，AF総量での規制が0〜50 μg/kg，AFの4種類での規制はほとんどが20 μg/kg，AFB$_1$の規制はほとんどが5μg/kgになっている．EUの規制では，穀類，ピーナッツを対象に2μg/kg，香辛料などを対象に5μg/kgを設定している[65]．また，AFM$_1$についても乳中の許容基準値が23か国とEUなどで定められている．特に，AFM$_1$によって汚染された乳・乳製品は乳幼児に対するリスクが大きいため，低いレベル（0.01〜0.05 μg/kg）での規制が設定されている国が多い．これは乳幼児が毎日乳・乳製品を主に摂取し，体重も少なく，また感受性も恐らく高いものと考えられているためである．この点に関して，日本国内で生産されている牛乳を対象にAFM$_1$汚染実態調査が2001年に行われた．結論として，わが国の現状はこの基準値を越えていないことが報告された[66]．2001年7月，第24回CCFACで牛乳中のAFM$_1$規制が議題になり，最大レベルを0.5μg/kg以下にする原案が採択されたが，EU諸国[65]は0.05 μg/kgを主張して保留となった．その後，2002年7月の委員会で乳・乳製品中のAFM$_1$について0.5μg/kgが最終規格案（ステップ8）となり，採択が見込まれている．

わが国ではAFの汚染に関して1971年に厚生省通達[67]が出され，薄層クロマトグラフィーによる公定検査法（環食128号）を提示し，全食品を対象に10μg/kg（公定法からの換算）という規制がとられている．これによってAFが検出された場合は，食品衛生法第4条2号違反になる．その後の分析技術の進歩により，AOACI（AOAC インターナショナル）の公定分析法（Official Methods of Analysis）[68]では固相抽出-高速液体クロマトグラフィー（HPLC）法，イムノアフィニティーカラム（IAC）-HPLC法，酵素結合抗体免疫定量（ELISA）法などが収載されているが，最近の『衛生試験法・注解2000』[69]にはHPLC法以外は加えられていない．HPLC法はng/gとsub-ng/gレベルで確立され，実際の対象食品別では，IAC-HPLC法によりピーナッツバター，ピスタチオ，パプリカでAFB$_1$ 0.9 ng/g，ベビーフードでAFB$_1$ 0.1 ng/gが検出できるとしている．一方，環食128号法についても，クロロホルムやベンゼンなどの有害有機溶媒の使用を避け，スピードを上げるために改良法が検討され，多機能カラムによるクリーンアップと蛍光検出HPLC法による新しいAF分析法が確立され，厚生労働省医薬局食品保健部監視安全課長通知として定められている．許容基準値の見直し（AF総量やAFM$_1$を対象にする）とともに試験法の改定も今後の課題といえよう．

マイコトキシンの規制は食品のみならず，家畜の飼料についても行われている．マイコトキシンに汚染された飼料を家畜に投与すると，家畜が中毒を起こし病気になるばかりでなく，マイコトキシンが動物組織に移行して，ヒトがマイコトキシンを摂取し

表3.9 アフラトキシン以外の主なマイコトキシンの食品での規制状況

マイコトキシン	国の数	範囲（μg/kg）	主な対象食品など
オクラトキシン[*1]	5	5〜50	全食品，穀類，マメ類，果実・果汁，コーヒー豆，ブタ腎臓，幼児食
パツリン[*2]	12	30〜50	全食品，ベリー，果実，果汁（特にリンゴ）
T-2トキシン	1	1 000	トウモロコシ（製品）
デオキシニバレノール[*2]	3	500〜2 000	コムギ，コムギ加工品，ライムギ，トウモロコシ（製品）
フモニシン（FB$_1$+FB$_2$+FB$_3$）	1	2 000〜4 000	トウモロコシ，トウモロコシ製品
ゼアラレノン	10	60〜200	全食品，穀類，穀類加工品，油脂，ナッツなど

*1 EUでは，オクラトキシンAについては5μg/kg，パツリンについては25または50μgを許容基準値とする国が多い．

*2 EUでは，小麦粉を対象に750μg/kg，穀類原材料・製品を対象に500μg/kgを勧告．

た家畜由来の食品を食べると，結果的にマイコトキシンを摂取したことになるからである．わが国ではマイコトキシンについて，家畜試料に含まれ得る有害物質として飼料安全法により規制が行われている．ただし，現状では規格基準として飼料中の含有許容値の設定はされていない．2002年現在，AFB$_1$，DON，ZENについては通知により飼料中の暫定許容基準が定められている[70]．AFB$_1$については，乳用牛用・哺乳期子豚用・幼雛用・ブロイラー前期用各配合飼料は10 µg/kg，その他の牛用・豚用・鶏用・ウズラ用の各配合飼料は20 µg/kg未満と規制されている．DONについては3か月以上の牛用飼料は4 mg/kg，それ以外の家畜飼料は1 mg/kg，ZENについては家畜飼料中1 mg/kgとそれぞれ基準値が定められている．

AF以外のマイコトキシンとして食品における規制の対象になっているものは，パツリン，OTA，DON，ZEN，T-2トキシン，ケトミン(chetomin)，

表3.10 主なマイコトキシン産生カビおよびその障害と汚染例

マイコトキシン	主な産生菌*	主な障害	汚染が報告された食品
アフラトキシン (B_1, B_2, G_1, G_2, M_1)	A. flavus, A. parasiticus, A. nomius	肝癌，肝障害，出血（腸管，腎臓）	ピーナッツ，ピーナッツ加工品，ナッツ類，穀類，ソバ，トウモロコシ，穀類加工品，マメ類，マメ類加工品，ハトムギ，キャッサバ，ゴマ，コプラミール，香辛料，生コーヒー豆，油脂原料，牛乳，ナチュラルチーズ
シトレオビリジン	P. citreonigrum, Eupenicillium ochrosalmoneum	上向性麻痺，痙攣	コメ，トウモロコシ
シトリニン	P. citrinum, P. verrucosum, Monascus spp.	腎障害（尿細管の壊死）	コメ，ムギ，穀類加工品，トウモロコシ，食肉，チーズ
ルテオスカイリン，シクロクロロチン	P. islandicum	肝癌，肝障害	コメ
オクラトキシンA	A. ochraceus, A. niger, A. carbonarius, Petromyces alliaceus, P. verrucosum	腎癌，腎障害（尿細管の壊死），肝障害，腸炎，催奇形性	ムギ，トウモロコシ，穀類加工品，マメ類，ピーナッツ，香辛料，生コーヒー豆，ココア，食肉，食肉加工品，チーズ，ワイン，その他の飲料
パツリン	A. clavatus, P. expansum, P. griseofulvum, Byssochlamys spp.	浮腫（脳，肺），出血，毛細管障害，痙攣，運動神経麻痺，肉腫	リンゴ，リンゴ果汁，その他の果実・果汁，食肉，食肉加工品
ペニシリン酸	A. ochraceus, P. aurantiogriseum, Aspergillus spp., Penicillium spp.	肝障害，腎障害，血管拡張，肉腫，出血	コメ，ムギ，トウモロコシ
ステリグマトシスチン	A. versicolor, Emericella spp., Chaetomium virescens	肝癌，肝障害	コメ，ムギ，トウモロコシ，生コーヒー豆，チーズ
トリコテセン類	F. acuminatum, F. crookwellense, F. culmorum, F. equiseti, F. graminearum, F. kyushuense, F. poae, F. sambucinum, F. sporotrichioides, F. tricinctum, F. venenatum	消化器系障害（嘔吐，下痢），出血，浮腫，皮膚炎，血液障害	コメ，ムギ，トウモロコシ，ソバ，穀類加工品，マメ類，マメ類加工品，ハトムギ，ハトムギ加工品，ゴマ，麦芽，麦茶，ベビーフード，焼菓子，メロン，トマト
ゼアラレノン	F. crookwellense, F. culmorum, F. equiseti, F. graminearum, F. incarnatum, F. lateritium	エストロゲン様作用，精巣萎縮，卵巣萎縮，乳房腺肥大，流産	ムギ，ムギ類加工品，トウモロコシ，トウモロコシ加工品，ハトムギ
フモニシン (B_1, B_2 など)	G. fujikuroi, F. nygamai, F. proliferatum, F. subglutinans, F. verticillioides	白質脳軟化症，肺浮腫，肝障害，肝癌	トウモロコシ，トウモロコシ加工品

* A：Aspergillus, F：Fusarium, G：Gibberella, P：Penicillium.

スタキボトリオトキシン（stachybotryotoxin），ホモプシン（phomopsin），麦角（ergot），フモニシン（fumonisins）である．この中で，主なものについて表3.9に示す．EU諸国では，自国生産品に対する規制マイコトキシンとして，OTAとパツリンを重視している[65)]．対象食品としては，OTAが穀類，穀類加工品，干しブドウ，ブドウ果汁，コーヒー，ココア，ワイン，ビール，香辛料，パツリンがリンゴ果汁および他の飲料の原料となるリンゴ果汁である．2002年，EUは玄米，ソバを含む穀類を対象に5 μg/kg，穀類加工品を対象に3 μg/kg，干しブドウを対象に10 μg/kgの規制値を示している．一方，コーデックス委員会では穀類に対するOTA許容基準値を5 μg/kg以下，リンゴ果汁に対するパツリン許容基準値を50 μg/kg以下とする提案が検討され，2002年3月にロッテルダムで開催された第34回のCCFACで，コムギ，オオムギ，ライムギおよびその加工品におけるOTAの基準値を5 μg/kgとすることにステップ8で合意され，コーデックス総会に上げられることになった．パツリンに関しては，基準値を25 μg/kgとする案との間で意見が対立し，条件付きで50 μg/kgをステップ8とすることが合意された．2003年6月30日～7月7日，ローマで開催された第26回コーデックス総会でOTAの基準値についてはステップ6に戻し，さらに検討を加えることになった．パツリンについては50 μg/kgが採択された．同じく，第26回総会でリンゴ果汁およびリンゴ果汁を原材料とする飲料のパツリン汚染防止および低減のための行動規範が正式に採択された．このほか，OTA，ZEN，フモニシンおよびトリコテセンに関する付表を含む穀類中のマイコトキシン汚染防止のための規範案が，それぞれステップ5にかけられている．

わが国では，2001年のJECFAによるDONのリスクアセスメントを受けて，玄麦を対象とする暫定許容基準値1 100 μg/kg（1.1 ppm）をガイドラインとして2002年（平成14年）に設定した[71, 72)]．

また，2002年12月，厚生労働省薬事・食品衛生審議会食品衛生分科会食品規格・毒性合同部会が開催され，リンゴ果汁に関わるパツリンについての規格基準の設定が審議された[73)]．その結果，リンゴ果汁および清涼飲料水の原料用リンゴ果汁に含まれるパツリンを50 μg/L（50 ppb）以下とするという許容基準値が告示されることになった．

3.5 貯蔵農産物でのマイコトキシン産生条件

多くのマイコトキシンは貯蔵農産物上で産生される（第4，5章参照）．輸入食品はもちろん，国内市販食品でのマイコトキシン自然汚染事例（表3.10）を見ても，そのほとんどは海外で生産された原材料を用いて加工されたものである．農作物の栽培は今日でも旱魃や冷害など不順な気象に左右される面が大きい[74)]から，栽培時での危害発生もあり，収穫から一時的な保管に至るまでの期間中のカビの増殖と，それによる変敗・マイコトキシン汚染の可能性がHACCPにおいて重要な危害とされている（3.1.2項，図3.1参照）．コムギでの効果的なCCPとしては，収穫直後の多量な水分から水分含量が約13 %（A_W

表3.11 貯蔵カビの生育に対する各種農産物（%）の水分量の限界[75)]

貯蔵カビ*	トウモロコシ，コメ，ムギ，ソルガム	ダイズ	ピーナッツ，ヒマワリ種子，コプラ
Eurotium halophilicum	13.5～14.5	12.0～12.5	9.0～10.0
Aspergillus restrictus, *Wallemia sebi*, *Eurotium herbariorum*	14.0～14.5	12.5～13.0	8.0～ 9.0
Aspergillus candidus, *A. ochraceus*	15.0～15.5	14.5～15.0	10.0～11.0
Aspergillus flavus	18.0～18.5	17.0～17.5	11.0～12.0
Penicillium spp.	16.5～19.0	16.0～18.5	11.0～13.0

＊ 農産物の収穫後（ポストハーベスト）の貯蔵段階で侵入するカビの総称．

3.5 貯蔵農産物でのマイコトキシン産生条件

表 3.12 主要マイコトキシン産生菌の生育と毒素の産生条件

マイコトキシン	産生菌	生育条件	毒素産生条件
アフラトキシン	A. flavus	温度：6-8-42-45℃ 最適温度：32～33℃ pH：2.1～11.2 最適pH：3.5～8.0 最低 A_W：0.78～0.80	温度：12～40℃ 最適温度：25～30℃ pH：3.5～8.0 最適pH：6.0 最低 A_W：0.82
	A. parasiticus	温度と最適温度： 　A. flavusと同じ pH：2.4～10.5 最適pH：A. flavusと同じ 最低 A_W：0.82	温度と最適温度： 　A. flavusと同じ pHと最適pH： 　A. flavusと同じ 最低 A_W：0.87 最適 A_W：0.99～0.95
オクラトキシン	A. ochraceus	温度：8～37℃ 最適温度：24～37℃ pH：3.0～10.0 最低 A_W：0.77	温度：12～37℃ 最適温度：31℃ pH：不明 最低 A_W：0.83～0.87
	P. verrucosum	温度：(−2) 0～31℃ 最適温度：20～23℃ pH：2.1～10.0 最適pH：6.0～7.0 最低 A_W：0.80	最低温度：4℃ 最適温度：20℃ 最適 pH：5.6 最低 A_W：0.86 最適 A_W：0.92
パツリン	P. expansum	温度：−3～35℃ 最適温度：25℃ 最適pH：4.4～7.5 最低 A_W：0.82	温度：0～25℃ 最適温度：25℃ pH：3.2～3.8（リンゴ） 最低 A_W：0.95
シトリニン	P. citrinum	温度：5～37℃ 最適温度：26～30℃ pH：2.0～10.0 最適pH：5.0～7.0 最低 A_W：0.78～0.84	温度：15～30℃ 最適温度：30℃ pH：不明 最低 A_W：0.81 最適 A_W：0.92
トリコテセン類 （タイプB）	F. graminearum	最適温度：24～26℃ pH：2.4～9.5 最適pH：6.7～7.2 最低 A_W：0.90	すべて生育条件と同じ
トリコテセン類 （タイプA）	F. sporotrichioides	温度：−2～35℃ 最適温度：22.5～27.5℃ 最低 A_W：0.88	最適温度：20℃ 最適 A_W：0.99
フモニシン	F. verticillioides	温度：2-5～37.5℃ 最適温度：22.5～27.5℃ 最低 A_W：0.87	最適温度：20℃ 最低 A_W：0.92

* A：Aspergillus, P：Penicillium, F：Fusarium.

0.70以下）になるまでの迅速な機械乾燥と，一時的な保管・貯蔵中の水分含量を11～12%に保つための乾燥した低温下での換気管理が求められている[3]．バラ積み貯蔵で特に注意する点は局部的な A_W の上昇であって，水分が増加することはコムギの代謝率を増大させ，貯蔵カビの生育を許す結果になる（第5章参照）．貯蔵カビに対する安全な水分量というのは，表3.11のように農産物の種類によっても，また対象とするカビの菌種によっても異なるものである．コメのように乾燥に伴う食味の変化を考慮しなければならない食料では，温度を13～15℃に設定した低温倉庫内に貯蔵することによって，相対湿度を73～75%（水分量15%以上）に高めて管理することが可能になり，乾燥しすぎによる品質低

下を心配することなくカビの加害を防止できる（第5章参照）．低温貯蔵は微生物による変質防止だけでなく，害虫の加害も防止でき，酵素作用による成分の劣化も抑制できる．

ピーナッツや黒コショウのように熱帯・亜熱帯の高温多湿の気象条件下で栽培される農産物は，特に*Aspergillus flavus*などによるAF汚染が重要な危害となっている．これらに対する効果的なCCPは，コムギの場合と同じく収穫直後の乾燥であるが，ピーナッツ，ナッツ類，香辛料の場合は栽培地での約5〜7日間の天日乾燥によって行われる．このような自然乾燥は日数が掛かる上に，収穫物を土間にそのまま広げるので土砂や土埃(つちぼこり)が多量に混入しやすい．虫食い粒や収穫に際して出来た機械的な傷口から土壌カビが侵入し，急速にマイコトキシンを産生する危険性が高い．

カビの生育には基質（食品）とともに酸素，温度，湿度（水分活性），pH，競合する微生物など様々な環境要因が複雑に絡み，一方マイコトキシンもカビの生育に相関して産生される．主なマイコトキシンについて産生カビの生育と毒素産生の条件を比較すると表3.12のように，両者がよく一致する場合と必ずしも一致しない場合とがある．また，同じマイコトキシンでも菌種によって産生条件に大きな違いが見られる場合がある．

温度はカビの生育とマイコトキシン産生に大きな影響を与える．一般に*Fusarium*，*Penicillium*は低温でも毒素を産生するが，*Aspergillus*によるAF産生は10℃以下では起こらない．ただ，5℃と25℃を12時間おきに繰り返すとAF産生が高まるというデータがあるので，低温保管中の昇温には十分警戒しなければならない．*Byssochlamys*や*Penicillium expansum*などの例外はあるけれども[76]，二酸化炭素が15％以上になると一般的に*Aspergillus*，*Penicillium*の生育は抑制される．低酸素濃度（0.5〜2％）もまたカビの生育と毒素産生を抑制する（第9章参照）．さらに，食品の種類は温度や水分活性など重要な環境因子を度外視しても毒素産生に大きな影響を及ぼす．一般に，炭水化物系食品では多量の毒素を産生するが，同じ菌種でも脂肪性食品やタンパク性食品では産生力が低下することが多い．

文　献

1) 山田友紀子：食衛誌，**43**，J-217（2002）
2) 山田友紀子：食衛誌，**43**，J-249（2002）
3) 河端俊治，春田三佐夫監訳：食品の安全・品質確保のためのHACCP，p.1，中央法規出版（1993）
4) 東京都健康局食品医薬品安全部食品監視課編：食品衛生関係苦情処理集計表，p.1，東京都（1998-2003）
5) 佐藤邦裕：ジャパンフードサイエンス，No.3，25（2002）
6) K. Shimada et al.：*Appl. Environ. Microbiol.*, **58**, 1577（1992）
7) 諸角 聖：食品と微生物，**9**，113（1992）
8) P. Adamek et al.：Modern Methods in Food Mycology, R.A. Samson et al. eds., p.327, Elsevier, Amsterdam（1992）
9) T.O. Larsen：*Int. Dairy J.*, **8**, 883（1998）
10) T.O. Larsen and J.C. Frisvad：*Mycol. Res.*, **99**, 1153（1995）
11) T.O. Larsen：Chemical Fungal Taxonomy, J.C. Frisvad et al. eds., p.263, Marcel Dekker, New York（1998）
12) J.P. Mattheis and R.G. Roberts：*Appl. Environ. Microbiol.*, **58**, 3170（1992）
13) 濱田信夫他：生活衛生，**43**，135（1999）
14) T.S. Börjesson et al.：*J. Agr. Food Chem.*, **41**, 2104（1993）
15) J.L. Kinderlerer：*J. Appl. Bact. Symp. Suppl.*, **1989**, 133S.
16) N.D. Harris et al.：*J. Food Protect.*, **49**, 964（1986）
17) J. Kinderlerer and P.V. Hatton：*Food Addit. Contam.*, **7**, 657（1990）
18) R.N. Sinha et al.：*Mycopathologia*, **101**, 53（1988）
19) 斉藤道彦他：食品総合研報，No.34，67（1979）
20) T. Börjesson et al.：*Cereal Chem.*, **66**, 300（1989）
21) T. Börjesson et al.：*Appl. Environ. Microbiol.*, **56**, 3705（1990）
22) T. Börjesson et al.：*Appl. Environ. Microbiol.*, **58**, 2599（1992）
23) J. Olsson et al.：*Int. J. Food Microbiol.*, **72**, 203（2002）
24) 鶴田 理：植物保護の事典，本間保男他編，p.226，朝倉書店（1997）
25) H. Fujikawa et al.：*J. Food Hyg. Soc. Japan*, **42**, 7（2001）
26) H. Fujikawa et al.：*J. Food Hyg. Soc. Japan*, **43**, 160（2002）
27) M.B. Liewen and E.H. Marth：*J. Food Protect.*, **48**, 364（1985）
28) M.L. Alvarez-Rodriguez et al.：*Appl. Environ. Microbiol.*, **68**, 5860（2002）
29) 但馬良一他：*FFI*ジャーナル，**172**，21（1997）
30) M. Castegnaro and C.P. Wild：*Natural Toxins*, **3**, 327（1995）

31) D. Bhatnagar et al.：*Inform*, **6** (3), 262（1995）
32) H. P. van Egmond：Mycotoxins and Food Safety, J. W. De Vries et al. eds., p. 257, Kluwer Academic/Plenum Publ., New York（2002）
33) J. L. Richard et al.：Mycotoxins Economic and Health Risks. Task force report No. 116, p. 91, Council Agr. Sci., Technol., Ames, Iowa（1989）
34) M. S. Lye et al.：*Am. J. Trop. Med. Hyg.*, **53**, 67（1995）
35) 上野芳夫, 川村 理：衛生化学, **39**, 173（1993）
36) 芳澤宅實：マイコトキシン, **51**, 127（2001）
37) S. H. Henry et al.：Mycotoxins and Food Safety, J.W. De Vries et al. eds., p. 229, Kluwer Academic/Plenum Publ., New York（2002）
38) R. Walker：Mycotoxins and Food Safety, J.W. De Vries et al. eds., p. 249, Kluwer Academic/Plenum Publ., New York（2002）
39) 熊谷 進：*Mycotoxins*, **53**, 149（2003）
40) T. Kuiper-Goodman：*Food Addit. Contam.*, **13**, suppl., 53（1996）
41) K. Jørgensen et al.：*Food Addit. Contam.*, **13**, 95（1996）
42) B. Zimmerli and R. Dick：*Food Addit. Contam.*, **13**, 655（1996）
43) G.v.d. Stegen et al.：*Food Addit. Contam.*, **14**, 211（1997）
44) K. Jørgensen：*Food Addit. Contam.*, **15**, 550（1998）
45) H. Otteneder and P. Majerus：*Food Addit. Contam.*, **18**, 431（2001）
46) B. Beretta et al.：*Food Addit. Contam.*, **19**, 70（2002）
47) European Commission：Reports on tasks for scientific cooperation, Task 3. 2. 7, Assessment of dietary intake of ochratoxin A by the population of EU Member States, Jan. 2002, p. 1, Directorate-General Health and Consumer Protection, Office for Official Publication of the European Communities, Luxembourg（2002）
48) B. Beretta et al.：*Food Addit. Contam.*, **17**, 399（2000）
49) A. Thuvander et al.：*Food Addit. Contam.*, **18**, 696（2001）
50) European Commission：Reports on tasks for scientific cooperation, Task 3. 2. 8, Assessment of dietary intake of patulin by the population of EU Member States, Mar. 2002, p. 1, Directorate-General Health and Consumer Protection, Office for Official Publications of the European Communities, Luxembourg（2002）
51) Y. Ueno：*Mycotoxins*, **53**, 33（2003）
52) M. N. Pieters et al.：Mycotoxins and Food Safety, J. W. De Vries et al. eds., p. 235, Kluwer Academic/Plenum Publ., New York（2002）
53) 熊谷 進他：平成13年度厚生科学特別研究事業総括・分担報告書, p. 1（2002）
54) 熊谷 進他：平成14年度厚生労働科学特別研究事業総括研究報告書, p. 1（2003）
55) O. Zoller et al.：*Mitt. Gebiete Lebensm. Hyg.*, **85**, 81（1994）
56) W.C. A. Gelderblom et al.：*Adv. Exp. Med. Biol.*, **392**, 279（1996）
57) T. Kuiper-Goodman et al.：*Adv. Exp. Med. Biol.*, **392**, 369（1996）
58) S.H. Humphreys et al.：*Toxicologist*, **36**, 170（1997）
59) W. F. O. Marasas：*Cereal Res. Comm.*, **25**, 399（1997）
60) M. de Nijs et al.：*J. Food Protect.*, **61**, 879（1998）
61) M. O. Moss：*Mycologist*, **16**, 158（2002）
62) H. P. van Egmond and W.H. Dekker：Worldwide Regulations for Mycotoxins 1995. A Compendium, Food and Nutrition Paper 64, FAO, Rome（1997）
63) 田中健治：マイコトキシン, **43**, 9（1996）
64) H.P. van Egmond：Introduction to Food-and Airborne Fungi, 6th Ed., R.A. Samson et al. eds., p. 332, Centraalbureau voor Schimmelcultures, Utrecht（2000）
65) M. O. Moss：*Mycologist*, **16**, 116（2002）
66) 中島正博他：日本食品衛生学会第84回学術講演会講演要旨集, p. 67（2002）
67) 厚生省通知環食第128号, 食品衛生研究, **21**, 564（1971）
68) AOAC International：Official Methods of Analysis of AOAC International, 17th Ed., W. Horwitz ed., Chap. 49. Natural Toxins, p. 1, AOAC International, Gaithersburg, Maryland（2000）
69) 日本薬学会編：衛生試験法・注解2000, 2.2.3 カビ毒, p. 253, 金原出版（2000）
70) 山野淳一：マイコトキシン, **53**, 53（2003）
71) S. Kumagai and T. Tanaka：*Mycotoxins*, **53**, 73（2003）
72) 小西良子：食衛誌, **44**, J-6（2003）
73) 厚生労働省医薬局食品保健部基準課：食品衛生研究, **53**(2), 90（2003）
74) 一戸正勝：マイコトキシン, **53**, 5（2003）
75) C. M. Christensen：Food and Beverage Mycology, 2nd Ed., L.R. Beuchat ed., p. 211, Van Nostrand Reinhold, New York（1987）
76) N. Paster et al.：*Food Addit. Contam.*, **12**, 51（1995）

第4章 食品におけるマイコトキシン汚染[*]

4.1 *Aspergillus* トキシン

4.1.1 アフラトキシン（aflatoxins）

アフラトキシン（AF）が世界的に注目され，大規模な研究・調査が行われるようになった契機は，1960年にイギリスで発生したシチメンチョウの雛が大量に肝障害で中毒死した事件である．調査の結果，飼料に用いたブラジル産ピーナッツに生えていた*Aspergillus flavus*の産生する毒素が原因と分かり，カビの学名に因んでaflatoxinと命名された．AFの主要な産生菌は，*Aspergillus flavus*, *A. parasiticus*, *A. nomius*である（第2章参照）[1]．しかし，これらの菌種でも系統によってAF産生性は様々であり，*A. flavus*の菌株の10〜30％が，*A. parasiticus*の菌株の70〜90％がAF産生性を示すといわれている．また，一般に*A. flavus*ではB_1，B_2を，一方*A. parasiticus*, *A. nomius*, 小型の菌核を形成する*A. flavus* var. *parvisclerotigenus*の系統ではB_1，B_2のほかG_1, G_2を産生する菌株が多いとされている．いずれも温帯〜熱帯地方に広く分布し，種々の食品から分離される．以上の菌種以外では，*Aspergillus bombycis*[2], *A. caelatus*[3], *A. ochraceoroseus*[4], *A. pseudotamarii*[5], *A. taiensis*, *Emericella astellata*, *E. venezuelensis*[4]などに同定された菌株にもAF産生能が報告されているが，まれな例または食品以外の由来株となっている．最近では，PCR法によってAF産生菌を検出する手段も報告されている[6]．

化学，毒性，疫学

現在，化学構造が明らかにされているAFとして10数種類があるが，食品上で検出される主なものはB_1, B_2, G_1, G_2である．それぞれ紫外光（UV）下で蛍光を発し，Bグループはブルー，Gグループはグリーンに見えるためにB，Gと名付けられた（図4.1）．構造は図4.2に示すようにビスジヒドロフラン環を有する点が特徴で，無色の結晶，B_1のmp 268〜269℃からも分かるように熱には極めて安定で，油を使用した加熱調理でも分解されない[7]．

AFは図4.3のように生体内で代謝されて，それぞれが特徴的な健康障害に結び付く．まず，動物に食物とともに摂取されたとき，生体内で水酸化体に代謝され，M_1, M_2, P_1などに転換されて尿中に排泄される．哺乳動物の場合は，乳中にもM_1, M_2などが排泄される．乳牛がAFを含む飼料を摂取したときも，牛乳中にM_1, M_2が排泄される．また，AFが他の微生物などにより分解されて生じる物質にアフラトキシコール（aflatoxicol）があり，トウモロコシから検出されたとの報告がある[8]．

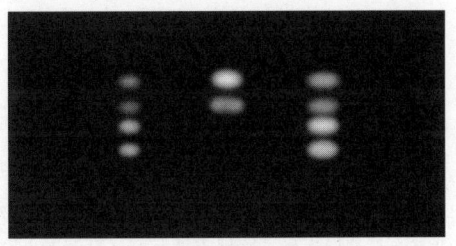

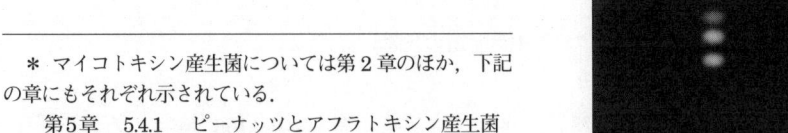

図4.1 アフラトキシンの薄層クロマトグラム
（右：標準品，中央：B群のみの試料，左：B, G群を検出した試料）
蛍光スポット：上から下にB_1, B_2, G_1, G_2
（Bはブルー，Gはグリーン）

---

[*] マイコトキシン産生菌については第2章のほか，下記の章にもそれぞれ示されている．
第5章　5.4.1　ピーナッツとアフラトキシン産生菌
　　　　5.4.2　ナッツ類とアフラトキシン産生菌
　　　　5.5.4　香辛料とマイコトキシン産生菌
第6章　6.2.3　食肉とマイコトキシン産生菌
　　　　6.3.4　チーズ汚染カビのマイコトキシン産生
第8章　8.5.4　耐熱性カビによるマイコトキシン産生

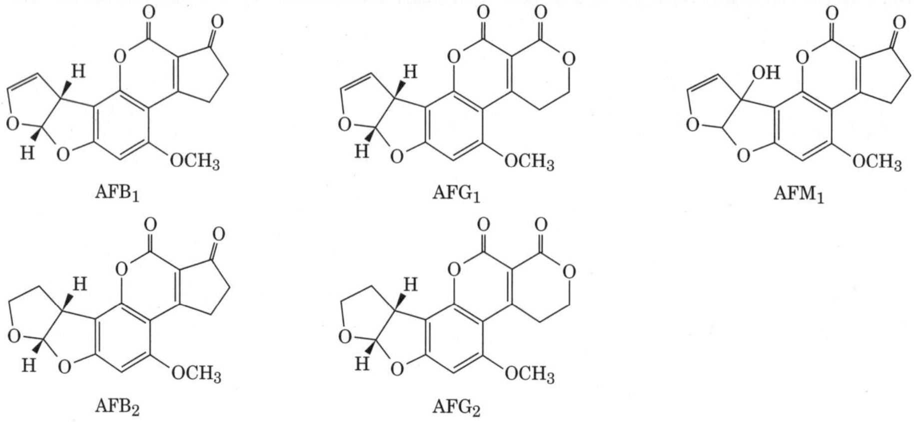

図4.2 主なアフラトキシン（AF）の化学構造

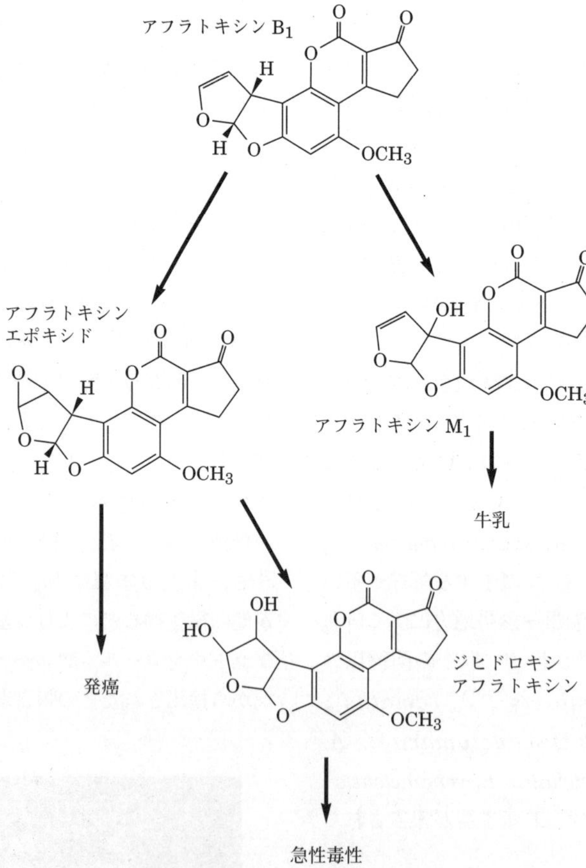

図4.3 アフラトキシンB_1の代謝

AFの急性毒性では，肝細胞の壊死，胆管増殖，腎障害などが起こり，慢性毒性としては強力な発癌性，変異原性，催奇形性も見られる．急性毒性は$B_1＝M_1＞G_1＞B_2＞M_2＞G_2$の順で，最も強いB_1での$LD_{50}＝7.2$ mg/kg（ラット雄，経口），17.9 mg/kg（ラット雌，経口），9.0 mg/kg（マウス，経口），0.81 mg/kg（ニジマス，経口）となっている．ラットでの発癌性試験では，連日15 μg/kgのAFB_1経口投与で68〜82週後に，また投与量を1 μg/kgのレベルに下げても78〜105週で発癌が認められてい

る．ニジマスでは，最低0.1 μg/kgの投与でも20か月後に10％のものに肝腫瘍が発生している．

AFの肝炎による急性中毒事件が台湾，インド，ケニア，マレーシア[9]から報告されているほか，最近では疫学調査がナイジェリア，ネパール，中国，台湾などで実施され，肝癌多発地域の住民や肝疾患患者の尿，血清中のAFB$_1$とその関連化合物が分析されている[10]．また，このようなAFの暴露とB型肝炎ウイルスの感染が肝癌の発生とどのような因果関係にあるかを追究している．

食品への汚染

世界各国でのモニタリングから，多くの食料・飼料を対象にAF産生菌が分離され，農産物の場合ではまだ畑で栽培されている段階からAF産生菌が侵入するという生態学的研究も報告されている[11]．特にピーナッツ，ナッツ類，トウモロコシ，綿実ではカビの侵入，生育と収穫後のAF産生の面で危険度が高く（図4.4），事実これらの農産物を収穫した後は，できるだけ早期に乾燥処理し，カビの増殖を防止する必要がある．以上のほか，熱帯農産物を中心に穀類（ソバを含む），雑豆，ハトムギ，キャッサバ，香辛料，ココナッツ，コプラ，生コーヒー豆，乾燥果実，ナチュラルチーズ（AFM$_1$）などにAFの自然汚染が報告されている．

分析法は薄層クロマトグラフィー（TLC），高速液体クロマトグラフィー（HPLC），イムノアフィニティーカラム（IAC）クリーンアップ-HPLC法，酵素免疫測定（ELISA）法などの方法があり，ピーナッツ，ピーナッツ加工品，ピスタチオ，カカオ豆，ココナッツ，コプラ・コプラミール，トウモロコシ，綿実，パプリカ，コーヒー豆，卵，レバー，ミルク，チーズなどを対象にして設定されている[12-15]．また，検体の前処理用にAFs，AFM$_1$用のIACが市販されている[14]．

わが国でのAF汚染は，1970年に輸入ピーナッツミールについての調査からAFを検出したのをきっかけに，市販ピーナッツバターにもAF汚染が発見された．これを受け厚生省は通達（1971年環食第128号）[16]によってAF汚染食品の規制処置をとるようになった（第3章参照）．1972年以後，輸入ピーナッツについてはマイコトキシン検査協会がAF検査を行っている．協会の1994～2000年の検査結果[17]によると，ピーナッツの輸出国は大粒種が中国，アメリカ，小粒種が中国，アメリカ，南アフリカ，インド，パラグアイ，ベトナム，アルゼンチン，オーストラリア，スーダンなどで，両者を合わせて年平均約42 000トンが輸入され，1994～1998年までの5年間のAF検出率は大粒種がAFB$_1$ 10 μg/kg未満のもの0.1％（以上は0％），小粒種が10 μg/kg以上のもの0.6％，10 μg/kg未満のもの0.7％となっている．ところが，1999，2000年の2年間では，いずれもAF検出率が高くなり，大粒種はAFB$_1$ 10 μg/kg以上が2.2％，10 μg/kg未満のものが3.6％，小粒種は10 μg/kg以上が3.5％，10 μg/kg未満のものが4.7％になった．これは，1999年から検査法が厳しくなり，1 kgの検体を粉砕後，試料50 gを分析するように改正されたためとされている．協会は1989年からナッツ類についてもAF検査を開始し，イラン産ピスタチオについて，1995年10月から2000年9月までの5年間の検査結果を最近報告している[18]．ピスタチオはイラン，アメリカ，ドイツ，中国，トルコなどから輸入しているが，かつて輸入量の80％を占めていたイラン産がAF汚染事故の影響で1999年には42％に減少してしまった．世界各国からの輸入総量も減少し，3 300トンになっているという．この5年間の記録を見ると，AF検出率は21.7～51.4％の範囲で，AFB$_1$が10 μg/kg以上のものは14.8～30.9％，最もAF汚染の高かった（AF検出率51.4％）年は1997年であった．この年はイランで天候不順により品質の悪いものが生産されたといわれている．なお，このときのピスタチオの

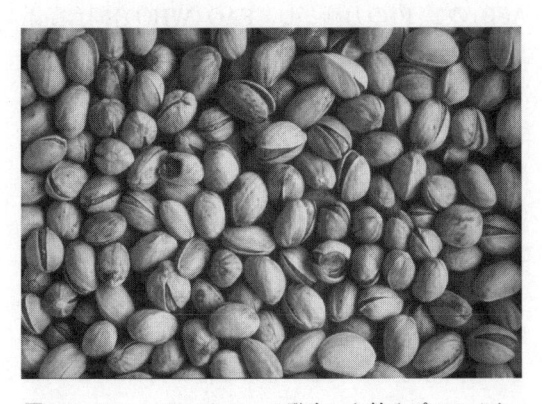

図4.4　*Aspergillus flavus*の発生した輸入ピスタチオ

AF汚染については東京都の市販品検査にも記録されている[19]．

また，厚生労働省の輸入港における検疫所の検査においても事例記録があり，最近のものでは1997年に名古屋検疫所でハトムギについて，1998年に横浜検疫所で輸入米，ピスタチオについてそれぞれ発表されている．ハトムギでは228件中，AFの検出されたものが21件（9.2％），10 μg/kgを超えたものが19件（8.3％）であった[20]．輸入米では1993～1997年の4年間に1 215件を検査したところ，1997年にタイから輸入したウルチ玄米1件にAF汚染が発見され，またこの検体からはAF産生性 *Aspergillus flavus* 菌株も分離された[21]．コメについては，これまでにも中国南部やマレーシアのサラワク州産試料でAF汚染が認められていたため，輸入米でもAF汚染のリスクが示唆されていた．ピスタチオでは，1996年にイラン産の検体を217件，アメリカ産を20件，合計237件を検査した結果，イラン産の38件（16％）にAFを検出している[22]．厚生労働省の報告によると，1999～2001年の3年間に検査したイラン産ピスタチオ390件の中でAFB$_1$許容基準値を超えたものが69件（違反率17.7％）あり，2002年も6月までに38件を検査した結果，基準値の31倍と69倍の違反が合計2件あったため警戒を強めているという．

一方，市販食品を対象にしたAF汚染の実態調査が東京都から報告されている．1991～1996年に都内で市販されていた食品・食品原料の2 047件についてAF汚染の調査を行った結果，ピーナッツ，ピスタチオ，ハトムギ，ゴマ，トウガラシ，パプリカ，ナツメグ，白コショウ，混合香辛料，黒砂糖などからAFB$_1$を痕跡量から128 μg/kgまでの範囲で検出している[23]．この中で，10 μg/kgを超えた検体は，ピーナッツ2件，ピスタチオ2件，トウガラシ1件の5件であった．これらの結果を，同じ東京都が調査した1982～1990年の結果と比較してAF汚染の推移を見ると，1980年代と1990年代の実態の変化が浮き彫りになってくる[24]．すなわち，ソバのAF汚染は1982～1985年間に認められ，1985年には46％の検出率を示したが，1985年以後は検出されなくなり，現在に至っている．この変化は，1985年からAF汚染のリスクが高かった南アメリカ産の輸入を中止したことによると見られている．香辛料についても，大きな変化が認められている．1992年までは白コショウ検体中のAF汚染率は30％以上もあったが，現在ではほとんど検出されなくなった．ナツメグについても，1985～1990年には80％以上の検体からAFを検出し，しばしば規制の対象になっていたのが，その後は約50％まで減少し，またAFB$_1$が10 μg/kgを超えた検体は発見されていない．例えば，Nakajima[25]の最近の報告によると，香辛料257検体中の47検体（18.3％）からAFB$_1$が検出され，その汚染レベルは0.002～8.7 μg/kgであった．品目別では，果実類において高頻度（25.7％）でAFが認められ，なかでもナツメグ，パプリカから比較的高濃度のAF（7.7 μg/kg，3.2 μg/kg）が検出されている．一方，種実類，葉類，根茎類などの香辛料では汚染も低頻度でしかも汚染量も極めて低かった．乳製品については，許容基準値以下であったとはいえ，1982年には全件数の34％からAFM$_1$が検出されていたのが，1985年以後は全く検出されなくなっている．これは家畜飼料に対するEU諸国のAF規制が厳しくなった結果と捉えられている．

また，最近行われた実態調査[26, 27]によると，全国から集めた市販国産牛乳208検体についての分析結果から，供試した市販牛乳のほとんどすべての検体からAFM$_1$が検出されたが，その汚染量は平均0.009 μg/kgと，2002年にコーデックス委員会で採択された乳・乳製品に対するAFM$_1$許容基準値0.5 μg/kgの1/10以下であった．この結果から，わが国における飲用牛乳のAF汚染レベルではヒトへの影響はないと判定された．因みにAFM$_1$の発癌性をAFB$_1$の1/10の力価とし，FAO/WHO合同食品添加物専門家委員会（JECFA）によるリスクアセスメントにしたがって，日本人の牛乳平均摂取量114.4 g/人/日，平均体重50 kg，B型肝炎ウイルス陽性率1％として，牛乳のAFM$_1$の平均汚染量0.009 μg/kgから得られる推定では，肝癌発生率2.65人/年/10^{11}人と算出された．これは肝癌発生のリスクを年間10万人に1人と考えれば，極めて低い数値である．

以上のように，食品および食品原材料のAF汚染実態の推移を見ると，1990年代に入って輸入農産

物からのAF汚染を減らす取り組みは，確かに成果を挙げていると考えられる．

4.1.2 ステリグマトシスチン（sterigmatocystin）

構造的にAFに極めて類似し（図4.5），淡黄色針状結晶，mp 248℃，紫外光下でオレンジ色の蛍光を発し，肝毒性，発癌性もAFに匹敵する．ただ，体内への吸収の点でAFに及ばず，したがって急性毒性もAFの1/10程度，発癌力もAFB_1の1/150と推定される．ラットに対する急性毒性はLD_{50}＝120～166 mg/kg(経口)，60～65 mg/kg(腹腔内)，肝および腎障害を起こす．経口投与による発癌試験については，ラットを用い，52週にわたり0.15～2.25 mg/日量の投与で123週以内に肝癌が発生し，また皮下注射では24週にわたり週2回0.5 mg量の投与で65週以内に半数のラットに肉腫が発生している．

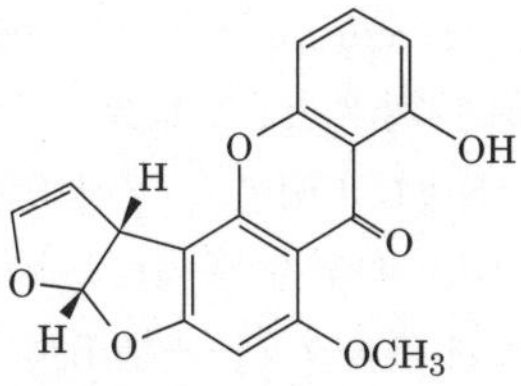

図**4.5** ステリグマトシスチン（ST）の化学構造

産生菌は*Aspergillus versicolor*（第2章参照），*Emericella* spp., *Chaetomium* spp. などであるが，特に*A. versicolor*は世界中に広く分布し，日本各地の環境や種々の食品からも分離されているので[28]，食品衛生上のリスクはかなり高いものと推定される．オオムギ，コムギを対象に分析法が設定されている[12, 13]．オランダでチーズでの自然汚染が知られている（第6章参照）ほか，日本でも自然汚染例が穀類などで報告されているが[29, 30]，長期貯蔵された玄米などの2例にすぎず，市販流通中の食品についての事故は知られていない．

4.2 *Penicillium* トキシン

4.2.1 パツリン（patulin）

最初抗生物質として発見され，*Aspergillus clavatus*, *A. terreus*, *Eupenicillium lapidosum*, *Penicillium expansum*, *P. griseofulvum*（＝*P. patulum*），*P. roqueforti*, *P. vulpinum*, *Byssochlamys fulva*, *B. nivea*など数種類のカビによって産生される（第2章参照）．わが国では1954年に，神戸市で飼料として与えたカビの生えたビール滓(かす)麦芽根による乳牛のへい死事件が発生し，*P. griseofulvum*の産生したパツリンが原因であったと報告されている[31]．パツリン産生菌についてもPCR法による検出手段が報告されている[6]．

化学，毒性

無色の平板状結晶，mp 111℃，図4.6のようにラクトンを有するピロン化合物で，マウスに対する急性毒性はLD_{50}＝35 mg/kg(経口)，ラットではLD_{50}＝15 mg/kg(経口)，実験動物での病理所見は脳の水腫，肺の出血，肝・脾・腎臓における毛細血管損傷が認められる．培養細胞での変異原性も報告されていて[32]，AF，オクラトキシンに比べてヒトの癌原性物質として重要ではないとしても，規制対象となっている（第3章参照）．

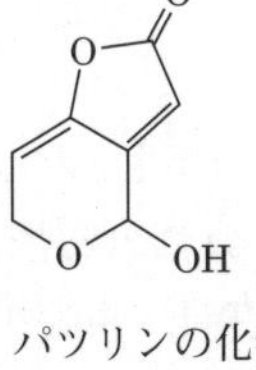

図**4.6** パツリンの化学構造

食品への汚染

パツリンはリンゴ青かび病菌である*P. expansum*が大量に産生することから，リンゴ果汁やリンゴを原料とした加工品でのパツリン汚染を制御することが強く要望されている（図4.7）．分析法は，リンゴ果汁を対象に設定されている[12]．イギリスでは，1998年の調査リンゴ果汁300検体中の2.5%に当た

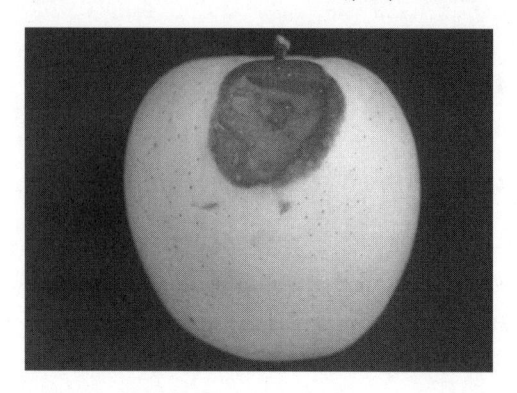

図4.7 *Penicillium expansum* によるリンゴの腐敗

る5試料に許容基準値の50 μg/L以上の汚染が認められ（最高値171 μg/L）[33]，特に最近有機農法による食品の消費が多くなってきたこともあって，良質のリンゴ原料を用いた果汁の製造によりパツリン汚染量の低減に取り組んでいる．また，*P. expansum* はリンゴ果実の中の内腔に生育するので表面にカビが見えなくてもよく調べる必要があり（選果），リンゴの貯蔵は低温・低酸素環境に保管し，果汁に加工する前はできるだけ室温におく時間を減らすなどの対策が重要であるとしている．2002年に発表されたEU 10か国のモニタリング結果では，許容基準値を超えた品目はリンゴ，リンゴ果汁（特に濃縮品），ベビーフード，リンゴ酒，干しリンゴ，西洋ナシ果汁，ブドウ液（ワイン原料）などであった[34]．リンゴ，リンゴ加工品以外では，ブドウ，ナシ，モモ，ミカン，レモン，マルメロ，ブルーベリー，クロスグリ，チェリー，トマトなどの果汁・果実加工品，ムギ類，トウモロコシからもパツリン汚染が報告されている[34-39]．パツリンはまた，ブドウから分離した *P. roqueforti* により産生されるとの報告がある[40]．

わが国では，東京都の報告によると，1996～2001年度のリンゴ果汁，市販リンゴ加工品など234検体についてパツリン汚染の実態調査を行った結果，52検体（22%）からパツリンが5～670 μg/kgの範囲で検出されている[41, 42]．特に原料果汁では36検体中の26検体（72%）に汚染が認められたという．

実際に食品や飼料から多数のパツリン産生性のカビが認められていても意外にパツリン汚染が少ない理由としては，食品中に含まれるメチオニン，*p*-アミノ安息香酸，アスパラギンなど種々の成分がパツリン産生に対し抑制的に作用するためではないかと考えられている．注目すべきもう一つの点は，パツリン産生が極めて低温（産生温度条件：0～25℃）でも起こり得ることである[43]．パツリンは不安定な構造とはいえ，リンゴ果汁のような弱酸性条件では安定であり[4]，また熱にかなり安定で，果汁を150℃で加熱しても，わずかな時間では20%以上の分解は起こらない[44]．アルコール発酵ではパツリンが破壊されるため，リンゴ酒では汚染が見られない[45, 46]．リンゴ果汁中のパツリン除去については，活性炭処理をはじめリンゴ病果の選別など種々の方法が検討されている[47]．また，パツリンがリンゴの固形物と結合している場合には，ろ過や遠心分離も有効な手段である[48]．

リンゴ果汁および清涼飲料水の原料用リンゴ果汁に対するパツリンの規制については第3章に示した．

4.2.2 黄変米毒

わが国での *Penicillium* トキシンの研究は，食品衛生学上，黄変米事件として記録されているが，歴史的には日本および東南アジアの米食圏において多発した脚気衝心の発生原因の一つとして，榊（1891）がカビ米のエタノール抽出画分に，実験動物に対して痙攣や麻痺を引き起こす物質の存在を明らかにしたことに始まる．カビ米（第5章参照）の研究は三宅らによって継承され，1937年にアオカビの汚染によって黄変した台湾産米から分離した *Penicillium toxicarium* を材料に，化学・毒性学的研究が進められた．第二次世界大戦で研究は一時中断したが，戦後この研究は再開され，新たに黄変した米から分離した *Penicillium citreonigrum*（= *P. citreo-viride*，第2章参照）を用いた人工カビ米からエタノール抽出により粗毒素を得，浦口らは実験動物に対する毒性を調べ，中枢神経に作用し運動麻痺を起こす成分があることを推定した．毒素の化学的研究は平田らによって行われ，1964年に化学構造を決定し，シトレオビリジン（citreoviridin）（図4.8）と命名した[31, 49]．シトレオビリジンは黄色結晶，mp 107～111℃，α-ピロン，ポリエン，ヒドロフランからなり，マウスに対する急性毒性は $LD_{50} = 29$ mg/kg（経口），症状は嘔吐，痙攣，呼

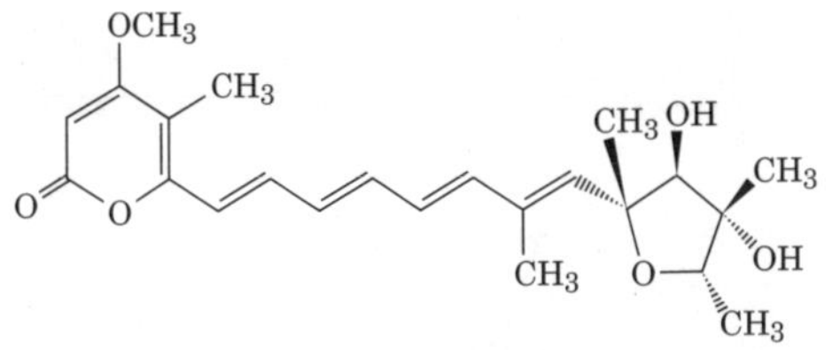

図4.8　シトレオビリジンの化学構造

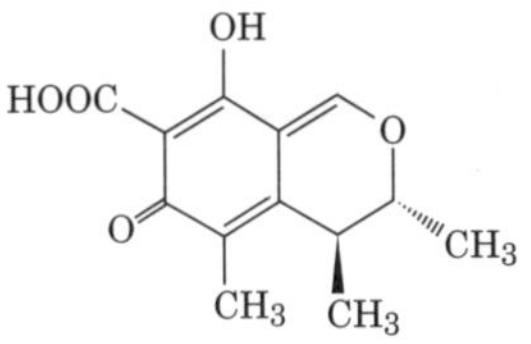

図4.10　シトリニンの化学構造

吸障害，上行性脊髄麻痺である．シトレオビリジンの自然汚染に関しては，その後アメリカで *Eupenicillium ochrosalmoneum* の発生したトウモロコシでも報告されている[50, 51]．

第二次世界大戦後，農林省食糧研究所（現・独立行政法人　食品総合研究所）の角田は，1948年にエジプトから輸入したコメの中から新規の黄変米菌を発見し，*Penicillium islandicum*（第2章参照）と同定し動物実験を行った結果，この菌の人工カビ米を投与したラットに強い肝機能障害，肝硬変を起こすことを報告した[31, 52]．さらに，この菌を用いた毒性学的研究が浦口，上野，斉藤，榎本らによって，また化学的研究が柴田ら，辰野ら，丸茂によってそれぞれ行われ，主要な毒成分としてルテオスカイリン (luteoskyrin) とシクロクロロチン (cyclochlorotine)（＝イスランジトキシン）の2種類の化合物が特定され，それぞれ化学構造が決定された（図4.9）[31, 49]．

ルテオスカイリンは黄色色素で，環の一部が還元を受けたアントラキノンの2分子が重なったビスアントラキノン誘導体で，柱状晶，mp 287℃（分解），雄マウスに対する急性毒性は$LD_{50} = 221$ mg/kg

（経口），肝小葉中心性の細胞壊死と脂肪変性を起こす．発癌試験では雄マウスに対し，150～500 μg/日の投与によって発癌が認められ，最小発癌日数は216日であった．シクロクロロチンは塩素を含む環状ペプチドで，無色針状結晶，mp 251℃（分解），雄マウスに対する急性毒性が$LD_{50} = 6.55$ mg/kg（経口），肝の充血，肝小葉周辺部に空胞変性を生じ，壊死する．慢性毒性はマウスに対し40～60 μg/日量の投与によって226日後に約20％の動物に腺腫が認められている．

その間に，1952年タイおよびビルマから輸入したコメに黄変米が発見され，その原因菌が *Penicillium citrinum*（第2章参照）であること，腎毒性を示した成分が抗生物質としてすでに化学構造が明らかにされていたシトリニン (citrinin)（図4.10）と一致したことが報告された[31]．シトリニンの産生菌には20種以上のカビがあるが，重要なものは *P. citrinum* のほか，*P. verrucosum*，*P. expansum*（第2章参照）である．シトリニンはレモン黄色の針状晶，mp 172℃，長波長の紫外光下で強い輝黄色の蛍光を発するフェノール化合物で，ラットに対する急性毒性は$LD_{50} = 50$ mg/kg（経口），症状はネフローゼ（尿細管変性）を起こし，腎臓に

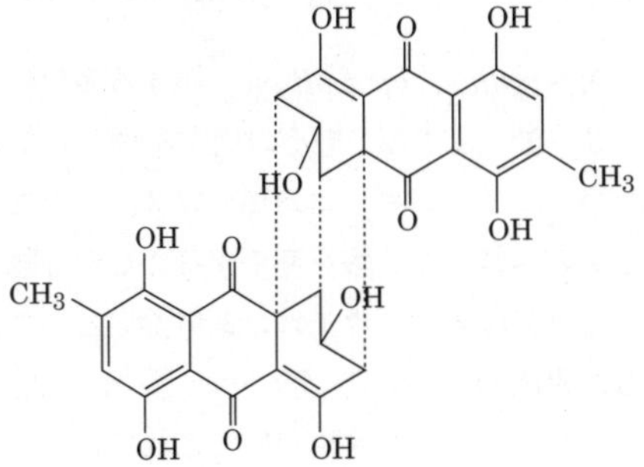

ルテオスカイリン

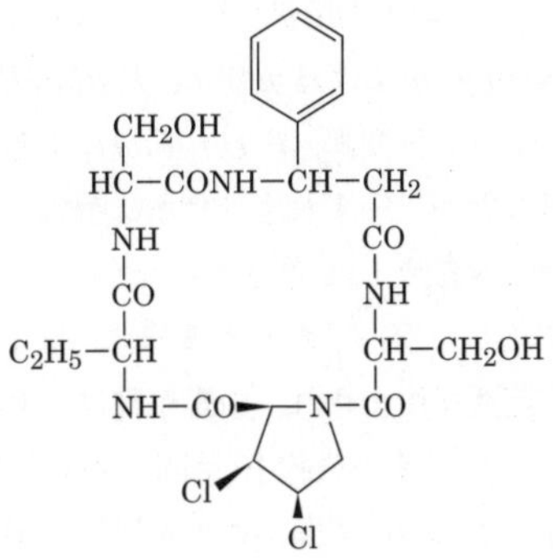

シクロクロロチン

図4.9　ルテオスカイリンとシクロクロロチンの化学構造

おける水の再吸収を阻害する．また，発癌プロモーターとしても知られている．シトリニンの毒性はそれほど強いものではないが，*P. verrucosum*，*P. expansum* などではシトリニンと同時にオクラトキシン A（OTA），パツリンなどのマイコトキシンを産生する場合があり，特にその構造の一部に共通性のある OTA との共存によって重篤な腎機能障害を主とした症状になり，バルカン腎炎（4.2.4 オクラトキシンの項参照）と呼ばれてきたバルカン半島を中心に人畜に多発した中毒症の実体とみなされ，また尿道癌との関係も注目されている[53]．*Penicillium expansum* によるシトリニン産生に関して，ブドウから分離した *P. expansum* の菌株を YES 培地を用いて試験したところ，供試した全株について産生が認められたが，ブドウ果汁培地では供試した 51 株中の 1 株が産生したに過ぎなかった[39]．このことは，リンゴおよびブドウ果汁中でのシトリニン汚染が認められなかったこと[54]とよく一致している．一方，チーズでは *P. citrinum*，*P. expansum* について接種培養実験を行った結果，両者とも 4℃では産生しなかったが，20℃では多量のシトリニン産生が認められ，チーズの種類によっては YES 培地よりも産生量が多かった[55]．チーズ表面のカビ汚染部分を除いても 33％量のシトリニンがチーズ中に残留し，またチーズを長期保管してもシトリニンは安定であったことから，これらのカビのチーズにおけるリスクを警戒する必要性が示唆されている．

シトリニンの食品への汚染は，コメのほか，ムギ，トウモロコシ，穀類加工品，ピーナッツ，香辛料，チーズ，ブタの臓器に見られ，ムギ類では 70～80 000 μg/kg の汚染量が記録されている．*Penicillium citreonigrum* による黄変米，*P. islandicum* によるイスランジア黄変米，*P. citrinum* によるシトリナム黄変米などが，いずれも主食用に輸入した外国産米における事故として発見されたために 1953 年に社会問題化したが，これらの変質米（図 4.11）は直ちに国内流通を中止され，中毒事件は未然に防止された．そして，その後約 10 年間にわたり輸入米や政府の保管米について菌学検査が厚生省国立衛生試験所（現・厚生労働省 国立医薬品食品衛生研究所）と農林省食品総合研究所（現・独立行政法人 食品総

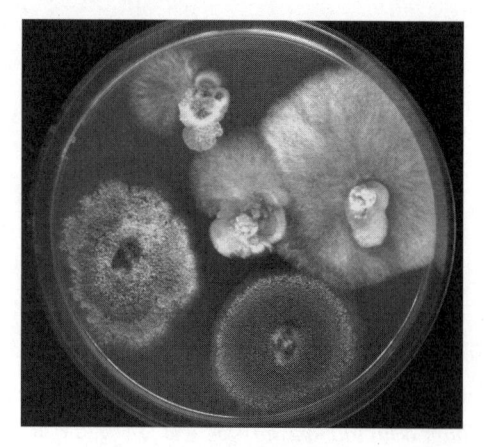

図 4.11 貯蔵中のコメに発生した *Aspergillus flavus*（左）と *Penicillium islandicum*（中央，イスランジア黄変米菌）

合研究所）において実施され，主食の安全性が確保された．

最近，ベニコウジカビ *Monascus purpureus*，*M. ruber* についてシトリニン産生性が報告され，ベニコウジ色素の安全性が問題化した[56]．ベニコウジ色素は *Monascus* の培養液から得られるアンカフラビン類およびモナスコルブリン類を主成分とする赤色色素で，『第七版食品添加物公定書』に収載されている．公定書には，シトリニンをベニコウジ色素の不純物として限度（200 μg/kg 以下）が定められている．市販ベニコウジ色素を分析した結果が 2001 年に報告されたが，いずれも公定書の限度以下であった[57]．また対策としての非産生株の選抜とともに，液内培養による製造段階での培養液にオクタン酸のような脂肪酸またはメチルケトン類を添加することによって，シトリニン産生を防止する手法も研究されている[58]．

4.2.3　ペニシリン酸（penicillic acid）

Aspergillus，*Penicillium* に属する多数の種がペニシリン酸（図 4.12）をその代謝産物としている．エンバク，オオムギ，コムギ，コメ，トウモロコシなどからペニシリン酸を産生するカビが分離され，アメリカではカビトウモロコシ中毒症として家畜が死んだ原因の一つにルブラトキシン B（rubratoxin B）とともにペニシリン酸が報告されている．ソーセージなどの製造に用いられる *Penicillium* もペニシリン酸の産生能があるが，幸いに製品へのマイコトキ

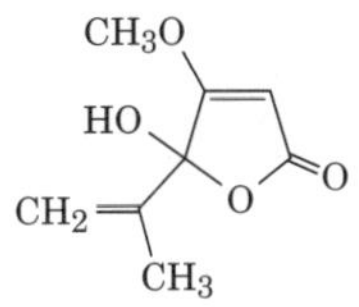

図4.12 ペニシリン酸の化学構造

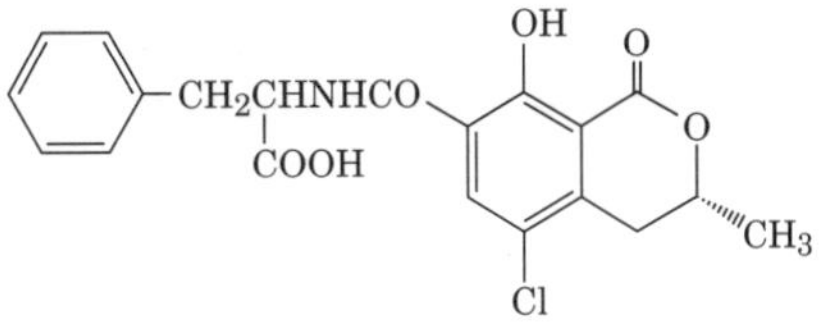

図4.13 オクラトキシンA（OTA）の化学構造

シン汚染は認められていない[59]（第6章参照）．

4.2.4 オクラトキシン（ochratoxins）

オクラトキシンは南アフリカで穀物から分離したカビの毒性を検索中，*Aspergillus ochraceus* に属する分離株の毒性代謝産物として1965年に発見された．産生菌としては，*A. ochraceus* グループ（= *Circumdati* 節）に属する *A. auricomus*, *A. fresenii* (= *A. sulphureus*), *A. melleus*, *A. ochraceus*, *A. sclerotiorum*, *A. flavus* グループ（= *Flavi* 節）に属する *Petromyces alliaceus*（アナモルフ：*A. alliaceus*），*A. wentii* グループ（= *Wentii* 節）に属する *A. wentii* などが知られていたが[60]，その後に *Neopetromyces muricatus*（アナモルフ：*A. muricatus*）[61] や *A. niger* グループ（= *Nigri* 節）に属する *A. awamorii*, *A. carbonarius*, *A. citricus*, *A. foetidus*, *A. fonsecaeus*, *A. niger*, *A. usamii* などが産生菌として注目されるようになった[4, 62-64]．しかし，最も重要な産生菌は *A. ochraceus*, *A. carbonarius* のほか，穀類ばかりでなく，食肉や乳製品からも分離される *Penicillium verrucosum* である（第2章参照）．後者の場合は，オクラトキシンとシトリニンを低温条件で同時に産生する（第3章，表3.12参照）ことで，低温に保管した食品上でも2種類のマイコトキシンが複合的に汚染を起こし，相乗的にヒトや動物に対し腎毒性を示すことが指摘されている．なお，第2章に記したように，オクラトキシンのみを産生してシトリニンを産生しない *P. verrucosum* 菌株について，化学分類学的に新種として *P. nordicum* とする提案が出されている[65]．オクラトキシン産生菌についてもPCR法によって検出する手段が報告されている[6]．

化学，毒性，疫学

オクラトキシンには塩素を含むジヒドロイソクマリンとフェニルアラニンが結合したオクラトキシンA（OTA），OTAの脱塩素体のB（OTB），それぞれのメチルエステル体，エチルエステル体（OTAのエチルエステル体をCという），関連化合物としてイソクマリンカルボン酸（オクラトキシンα）とその脱塩素体（オクラトキシンβ），4-ヒドロキシOTA，10-ヒドロキシOTAなどがあるが，食品から検出される代表的なものはOTA（図4.13）である．OTAは無色針状結晶，mp 169℃（キシレンから結晶）またはmp 90℃（ベンゼンから結晶），紫外光下で青緑色の蛍光を発する．熱には比較的安定で，生コーヒー豆を200℃近くの温度で10～20分間焙煎しても，加熱によりコーヒー豆中のOTAが消失したのは最高でも12％に過ぎなかったという[66]．

OTAはアヒル雛，ラット，ニワトリ，仔ヒツジ，ブタなどに対し毒性を示す．ラットに対する急性毒性はAFB_1の約1/3であり，肝臓と腎臓に対し障害を起こす．1978年，KanisawaとSuzuki[67-69]はddy系雄マウスを用いた発癌試験を行い，OTAによる腎癌・肝癌発生とAFB_1やシトリニンとの複合投与による発癌性への影響などを報告している．マウスでの発癌性は，その後$B6C3F_1$系の雄・雌マウスを用いた2年間の動物実験で確認されている[70]．OTAの毒性学的特徴は多様で，マウス，ラット，ハムスターなどに対して催奇形性のあることが明らかにされ，免疫毒性，神経毒性，遺伝毒性も疑われている．したがって，コーデックス委員会でもOTAの潜在的な遺伝毒性と発癌性のメカニズムについての解明に強い関心を示している．食品に対するOTAの規制については第3章に示した．

カナダ西部や北欧，中欧の冷涼な気候下にある農地では，*Penicillium verrucosum* が発生したオオムギ，コムギ，トウモロコシ，マメ類などの穀類や家畜飼料にOTAの汚染が認められ，汚染飼料を介してOTAは家畜の組織，血液に残留し，結果的に家

畜やそれを食料としたヒトに腎障害を引き起こすことが次第に明らかにされた．1950年代に報告されたブルガリア，ルーマニア，セルビア，クロアチア，ボスニア，ヘルツゴビナ，スロベニア，マセドニアの旧ユーゴスラビア地域などのバルカン諸国におけるヒトの腎炎（バルカン腎炎，Balkan endemic nephropathy, BEN）も1972年にKroghらにより穀類，飼料，家畜の臓器の分析からOTAとの関連が指摘され，さらにブルガリア，旧ユーゴスラビアのBEN多発地域で収穫された穀類からOTAが検出されたことによって，家畜飼料からの食物連鎖による汚染食肉の摂取と合わせてOTAが発症の原因の一つと考えられるに至っている[53, 70-74]．また，BENと尿路系の癌（urinary tract tumours, UTT）との密接な関連性も指摘されている[53, 75]．

一方，OTAは北欧でのブタ腎炎の主原因物質としても注目されている．Frisvad[76]によると，ブタの腎炎が発生した農場から集めた廃棄飼料（オオムギ）から *P. verrucosum* が高率に分離されたこととOTAの汚染，およびブタの臓器からのOTAの検出によって因果関係を実証できたとしている．

1994年，EU諸国ではOTAのヒトへの暴露調査を委員会（Scientific Cooperation on Questions relating in Food, SCOOP）のプロジェクトとして採択した[77]．その背景には，バルカン諸国以外でもOTAがデンマーク，ドイツ，イタリア，スウェーデン，ノルウェー，イギリス，カナダ，日本でヒトの母乳，血液（血漿，血清レベル），尿などから検出されていることによる．最近の報告例から見ると，母乳に関して80名の女性を対象にしたノルウェーの調査結果では，17検体（21％）から0.01～0.182 µg/Lの範囲でOTAが検出されている[78]．血液に関しては，ドイツで血清927検体の65.5％に110～200 µg/L，22.1％に210～500 µg/Lの範囲でOTAが検出されている[79]．わが国では，1992～1996年に東京で調査した184名の血漿検体から1994年の38％を別にして，85％の検体がOTA陽性になり，平均値は0.068 µg/Lを示した[80]．血漿中のレベルはヨーロッパ，カナダ[81-83]に比して低いものであったが，OTAの暴露は日本でも高率に認められている．2002年，EU 12か国の共同作業によるOTAのリスクアセスメントが発表された際に，ヒトの血液，尿などについて調査した6か国からのデータが示され，2 712検体から0.01～5.58 µg/L（全検体平均0.34 µg/L）のOTAが検出されている[84]．また，母乳324検体については，0.01～2.35 µg/L（全検体平均0.09 µg/L）のOTAが検出されている．

食品への汚染

ヒトに対する影響については未知の面もあるが，OTAの食品汚染は次の点から注目される．① 家畜に対する毒性が強い，② 耐熱性が強く，加熱による分解が困難，③ 産生菌の *P. verrucosum* は10℃以下の低温でも生育し，しばしばシトリニンも同時に産生する．OTAの自然汚染例は北アメリカ，ヨーロッパを中心に世界的に報告され，穀類，穀類加工品，ベビーフード，菓子類，マメ類，生コーヒー豆，コーヒー，ココア，茶，生肉，食肉加工品，牛乳，チーズ，果汁，ワイン，酢，ビール，乾燥果実，香辛料など多くの食品に汚染が見られている．OTAの分析法としてはAOACI（AOACインターナショナル，AOAC International）の公定分析法（Official Method of Analysis）[12] に，オオムギあるいは生コーヒー豆を対象としたセライトカラムクリーンアップ-TLC法，トウモロコシ，オオムギを対象としたIACクリーンアップ-HPLC法[85, 86]が収載されている．『衛生試験法・注解2000』[13]には，穀類およびコーヒー豆とこれらの加工品を対象としたジエチルアミノプロピルシリル化シリカゲルカラムクリーンアップ-HPLC法が収載されている．また，OTA用のELISA法キット，検体の前処理用のIACも市販されている[14]．

穀類・穀類加工品のOTA汚染については，カナダ，EU諸国でのモニタリングが相次いで報告されている．1986～1992年の7年間に及ぶデンマークでの調査では，ライムギが最もOTAの汚染が頻繁で，汚染レベルも高かった[87]．同じく1992～1999年のデンマークにおける調査[88]でも，ライムギの方がコムギよりも汚染濃度が高かったが，1995年に設定されたEUの5 µg/kgの許容基準値を超えた検体は全検体の2％に止まり，ライムギ試料で3.2％，コムギ試料で0.5％であった．イギリスでの1997年の調査では，コムギ，オオムギ，エンバクの農家貯蔵試料306検体の21％にOTAが検出され，

オオムギでは0.69 μg/kg, コムギでは0.29 μg/kg, エンバクでは0.15 μg/kgがそれぞれの平均汚染値であった[89]. 穀類のOTA汚染防止は2003年8月までのプロジェクトとして, イギリスではHACCPへのアプローチが計画され, 素早いモニタリングシステムの確立が目標になっている. 因みに, 1995～1999年のEUでの穀類におけるOTA汚染の実態を見ると, 汚染量は平均値でライムギが0.60 μg/kg, コムギが0.27 μg/kg, トウモロコシが0.25 μg/kg, オオムギが0.24 μg/kg, コメが0.22 μg/kg, エンバクが0.20 μg/kgの順になっている. また, 2002年のEUのOTA汚染リスクアセスメントでは, OTA検出率がライムギ53％, エンバク30％, コムギ28％, オオムギ24％, ミレット24％, トウモロコシ13％の順になっていて, ライムギでのOTA汚染は量, 頻度とも最高であると報告されている[84].

ポーランドでは, 1997年, 1998年産ライムギ, コムギ, オオムギについて, 農薬と化学肥料を使用した在来型の農場と生態保全型（無農薬有機栽培）の農場との比較調査が行われている[90,91]. 1997年と1998年の結果の間には違いが見られたが, 1997年の生態保全型農場の試料からはOTA汚染が頻繁に認められ, 特にライムギでは在来型の6倍以上であった. 1998年の場合は, ライムギ, オオムギではOTA汚染の発生に差がほとんどなかったのに対して, コムギでは在来型の農場で検体の48％に汚染が検出され, 汚染量は0.6～1 024 μg/kgの範囲になった. 一方, 生態保全型農場のコムギ試料ではOTA汚染は23％であり, 汚染量も0.8～1.6 μg/kg（平均1.2 μg/kg）と低かった. いずれの場合も, OTA汚染の原因となったカビとしてPenicilliumの系統が汚染試料の90％以上から分離され, Aspergillusが分離された試料は極めてわずかであった. イタリアでは, 穀類をベースにして製造したベビーフードからもOTA汚染が報告されている[92].

アジアでは韓国の穀類についてOTA汚染の実態調査が行われ, オオムギではAF, フモニシンとともにOTAが12％の検体から平均値で9 μg/kg検出されている[93]. わが国では, これまでコメからOTA汚染が散発的に報告されているが, 憂慮される状況には至っていない. その中の一つ, 北海道産米での事例は7年間も長期保管されたもので, シトリニンとの複合汚染として発見され, 原因となった菌もPenicillium viridicatum（＝P. verrucosum）と同定されている[30].

低温貯蔵中の肉, 乳製品にP. verrucosumが発生しOTA汚染を招いたこともあるが, オクラトキシンに汚染された穀類を家畜の飼料としたときは, アフラトキシンの場合と同様に摂取した家畜の体内にオクラトキシンが一時的に残留, 移行して, 畜産物への二次汚染が起こる. これまでの調査では牛乳への汚染[81,94]もあったが, 豚肉や食鳥（ニワトリ, アヒル, ガチョウ, シチメンチョウなど）, 臓器・食肉加工品（ソーセージ, ハム, ベーコン, パテなど）へのOTA汚染が見られ[95-98], 特にブタの場合はOTAに対する感受性が強く, 豚肉17％, 腎臓44％, 肝臓17％の割合でOTAが検出され, 豚肉76検体でのOTA汚染は平均0.11 μg/kg, 豚肉とその加工品58検体でのOTA汚染は平均0.14 μg/kgと報告されている[96,97]. 食肉製品への加工工程でのOTAの減少はわずかであり, ハムのOTA汚染の最高レベルは0.50～2.00 μg/kg程度, また腎臓や血漿を加えて製造した加工品では汚染レベルがさらに高くなり, ソーセージで1.7～3.4 μg/kg, 自家製パテで1.8 μg/kgがそれぞれOTA汚染の最高値として記録されている.

穀類以外のOTA汚染食品で特にEU諸国が注目しているものが飲料である. なかでも, コーヒーとワインは1日当たりの摂取量が多いということで, 多国間プロジェクト[84]にも大きく取り上げられている.

1995年, イギリスで市販コーヒーを調査した結果, 総数100検体中64検体のインスタントコーヒーからOTAを0.1～8 μg/kgの範囲, 17検体の焙煎した粉末コーヒーから0.2～2.1 μg/kgの範囲で検出している[99]. 一方, EU諸国の市場で集めたコーヒー製品633検体を共同プロジェクトとして分析した結果では, わずか4検体（すべてインスタント）に10 μg/kg以上のOTA汚染が認められたのみであった[100]. ドイツでの1995～1999年の調査では, 総数613検体を分析して生コーヒー豆での汚染が0.4 μg/kg, 焙煎コーヒーで0.6 μg/kg, インスタントコーヒーで0.7 μg/kg, カフェインレス焙煎コーヒーで0.4 μg/kg（いずれも平均値）であった[101].

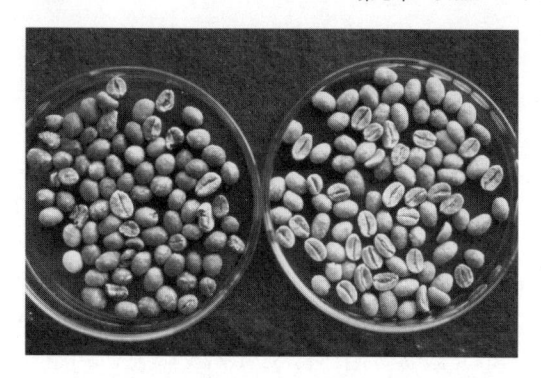

図4.14 *Aspergillus ochraceus* と *Aspergillus niger* の発生した生コーヒー豆（左：カビの生えた事故品、右：正常品）

このほかにも，コーヒー豆，焙煎したコーヒー，インスタントコーヒーなどを対象としたOTA汚染と焙煎による減耗の報告は多い[95, 102-107]．EU 6 か国のモニタリングデータをまとめた2002年のリスクアセスメント[84]では，生コーヒー豆1 704検体の36％，焙煎コーヒー豆1 184検体の46％からOTAが検出され，全検体平均の汚染レベルはそれぞれ1 620 µg/kg，0.724 µg/kgであった．焙煎後の検体の方が検出率が高くなっていることは，原材料の生コーヒー豆でのサンプリングに改善の必要があることを示しているという．

わが国での生コーヒー豆のOTA汚染（図4.14）は坪内らによって研究され[66, 108, 109]，産生菌は *A. ochraceus* が主であり，OTAは生コーヒー豆について22検体中の4検体に9.9～46 µg/kgの範囲で，また市販の焙煎コーヒー試料68検体の中の5検体について3.2～17.0 µg/kgの範囲で検出されている．

Nakajimaら[110]はIACを応用した分析法で，輸入コーヒー豆のAFB$_1$とOTAの汚染を調査し，それぞれ32％と30％の検出率でこれらのマイコトキシンの汚染を報告している．Nakajima[25]の最近の報告では，生コーヒー豆121検体中の50検体（41.3％）から0.07～72.68 µg/kgのOTAを，また焙煎コーヒー豆26検体中の4検体（15.4％）から0.10～8.91 µg/kgのOTAを検出している．彼らはまたコーヒー豆のマイコトキシン汚染対策として，焙煎によるAF，OTA分解は限界があることから，ハンドピックによる選別の効果を検討し，不良豆でのAFB$_1$，OTA汚染レベルと選別の有効性を報告している[25, 66]．

コーヒーは中南米，アフリカ，東南アジアの亜熱帯～熱帯地域で栽培されているが，アフラトキシンやオクラトキシンの汚染が発生する背景には，こうした栽培地での *Aspergillus flavus* や *A. ochraceus* の地理的分布に原因がある．したがって，これまで寒冷地の穀類に発生する *Penicillium verrucosum* をOTAの汚染が認められた生コーヒー豆から分離したことはない．ただ，生コーヒー豆には *A. niger* もしばしば発生することがあり，Joostenら[63]は同じグループの *A. carbonarius* がコーヒー豆のOTA汚染の原因菌と考えられる事例を示している．事実，BucheliとTaniwaki[111]の文献調査では，コーヒーの原料である生コーヒー豆とコーヒーの実では *A. ochraceus* と *A. carbonarius* が最重要なOTA産生菌であり，収穫後から果実の処理，選別，輸送，貯蔵に至るまでの過程で，OTA汚染に関しては，特に果実の乾燥工程での最初の3～5日間がカビの生育およびOTA産生にとって十分な量の水分であり，ポストハーベスト（収穫後）でのGAPが重要であることを指摘している．

ワインのOTA汚染は，1998年にわが国でもUeno[112]が他の飲料とともに報告しているが（表4.1），EU諸国での調査結果が最近多数発表されている．フランスでは，地中海諸国産の赤ワイン31検体のすべてにOTAが0.5～3.4 µg/Lの範囲で検出されている[113]．同時に行われたワイン酢の調査でも量は少なかったが，供試した15検体のすべてにOTAの汚染が認められている．イタリアワインの場合は，OTA汚染に地域差があって，特に南イタリア産のものが汚染度が高いと報告されている[114]．すなわち，1995～1997年産の赤ワイン96検体，白ワイン15検体を分析した結果，最高3.856 µg/LのOTA汚染が発見され，赤ワインの90検体から平均0.419 µg/L，白ワインの8検体から平均0.736 µg/LのOTAが検出され，白ワインの方が汚染量が多かった．イタリア人のワイン摂取量は1人当たり年間58 L（1日換算 159 mL），成人の59.4％が飲用しているといわれるが，白ワインの消費量は赤ワインに比べて低いのでOTA汚染の影響は少ないと考察している．一方，ドイツのOttenederとMajerus[115]は，1996～1999年の間に報告された596検体のワイン調査と，1997～1999年に追加調査した300検体以上のワイン試料につい

表 4.1 各種飲料・調味料におけるオクラトキシン汚染調査[112]

品　目	総検体数	陽性検体数	オクラトキシン汚染量 (ng/L)	
			平均値	最大量
コーヒー*				
缶	10	9	28	133
インスタント	12	12	18	63
レギュラー	10	0	—	—
赤ワイン				
イタリア産	5	5	47	59
フランス産	7	7	77	245
他の外国産	11	0	—	—
国　産	13	3	4	15
白ワイン	5	1	6	6
ロゼワイン	5	3	24	37
ブレンドワイン	7	2	4	4
国産ビール	14	10	10	31
輸入ビール	6	3	14	32
ブドウ果汁(赤)	9	2	6	6
ブドウ果汁(白)	3	0	—	—
醤　油	5	5	7	27

＊コーヒー飲料1カップ（20gコーヒー/140mL）に対して計測.

てのOTA汚染実態をまとめた．この結果では，供試した世界のワイン全試料の48％，420検体にOTAが検出され，その内訳を見ると赤ワインは54％，305検体で，白ワインの25％，60検体，ロゼワインの40％，55検体の汚染を上回った．この中で，EU産のワインのみを取り出して生産地別に解析したところ，ヨーロッパの北部と南部の地域差が見られ，赤ワインでは北部で生産された供試試料の12％にOTAの汚染が認められたのに対して，南部で生産された試料ではOTA検出が供試検体の95％に達した．

スペイン北部地方のワインについて，1997年と1998年産のそれぞれ20検体を調査したところ，天候不良が原因となったため，特に1997年産の成績が悪く，供試検体の85％に0.05 µg/L以上（最高値0.316 µg/L）のOTA汚染が認められた[116]．一方，1998年産ではOTA汚染は15％に止まり，最高値も0.193 µg/Lであった．また，ワイン中でのOTA安定性を試験した結果，少なくとも1年間の貯蔵では減少しないことを報告している．

モロッコのワインでもOTA汚染が調査されている．Filaliら[117]によると，ワイン30検体のすべてにOTAが検出され，その範囲は0.028〜3.24 µg/L，平均0.65 µg/Lであった．同時に行った果汁14検体については，わずかに1検体から1.16 µg/LのOTAが認められたに過ぎなかった．スイスからもテーブルワイン，ブドウ果汁中のOTA調査とその汚染に対するリスクアセスメントが報告されている[118]．南アフリカおよびイタリアで市販されているワインのOTA自然汚染調査[119]では，南アフリカ産の24検体すべてからOTAが検出されたが，EUの許容基準値0.5 µg/kgを超えるものはなかったという．

ワインの産地別では，前出のOttenederとMajerusが解析しているが，市販果汁についての結果を見ると，イタリアおよびフランス産の赤ブドウ果汁8検体から<0.003〜0.311 µg/L，スイス・イタリア・フランス産の白ブドウ果汁から<0.003〜0.005 µg/Lの範囲でOTAが検出されている．Majerusら[120]が22か国産のワイン281試料について分析したところ，40％にOTAが検出され，ロゼおよび赤ワインが汚染率が高く，また同時に調べたワイン酢の50％とブドウ果汁91試料の85％にもOTA汚染が認められている．さらに，2002年に発表されたEUのOTA汚染リスクアセスメント[83]では，10か国，1 470検体のワインでOTA検出率59％，汚染レベルは0.01〜1.29 µg/kg（全検体平均0.357 µg/kg）となっている．このうち，北欧の検体は835点で検出率50.3％，汚染レベルの平均は

0.181 μg/kgであるのに対して南欧の検体は625点で検出率72.3％，汚染レベルの平均は0.636 μg/kgとなっていて，南欧での汚染が特に深刻であった．

ブドウ果実におけるOTA産生菌の調査は，最近フランス，イタリア，アルゼンチンなどで行われた（第5章参照）．その結果，1998年まではA. ochraceus, P. verrucosumが産生菌として注目されていたにもかかわらず，その実態はA. carbonariusなどA. nigerグループ（Nigri節）であることが明らかにされた．特にフランスの報告[121]では，ワイン用果実試料から分離したA. carbonariusの全菌株にOTA産生性が認められ，同時に同じ果実から製造したブドウ液試料中のOTAを分析したところ，供試ブドウ液の73％に＜0.01～0.461 μg/LのOTAが検出され，OTA産生菌とOTA汚染の間に明確な相関性を示していた．

赤ワイン中のOTA除去法について種々の吸着剤を検討した結果では，カゼインカリウムと活性炭の性能が最も優れていた[122]．カゼインカリウムの場合，150 g/hLの使用で赤ワイン中のOTAの82％まで除去されたという．以上のようにブドウとワインでのOTA汚染はトランス ヨーロッパの課題であり，予防措置としてはブドウ貯蔵中のカビの制御が必要であるとされている．

ビールもまた，原材料のオオムギから持ち込まれるオクラトキシンの汚染が憂慮される飲料である．調査の結果では，ほとんどのビールにOTA汚染が認められたものの（EUでのリスクアセスメントでは496検体中の39％にOTA検出[84]），汚染のレベルは低く，1994年以後の報告ではその平均値が最大でも0.1 μg/Lであった[96, 123, 124]．わが国では，Ueno[112]（表4.1参照）とNakajimaら[125]が輸入品および国産品についてOTA汚染の調査を行っている．Nakajimaらの場合，輸入・国産を合わせて116検体を分析し，107検体（92％）にOTAを検出しているが，平均値で見ると輸入ビールで0.01 μg/L，国産品で0.0125 μg/Lと両者の差はほとんどなく，国産品でも原料の麦芽はほとんど輸入しているために違いが認められなかったのではないかと考察している．同時に調べたAFの汚染調査では，11％の検体にAF汚染が見られたが，AF総量として0.0005～0.083 μg/Lの範囲であった．

その他，乾燥果実，茶，ココア，香辛料などの農産加工食品[84, 126-128]にもOTAの汚染が報告されている中で，リスクの高いものとして干しブドウなどの乾燥果実が問題になっている．MacDonaldら[126]によれば，1998年に実施したイギリスでの市販食品実態調査で，干しブドウのカラント20検体中の19点，サルタナ20検体中の17点，レーズン17検体中の17点にOTAを検出し，全体の陽性率が88％を示したことと，最高値として53.6 μg/kgが記録されたことは特に注目されたという．因みに，2002年に発表されたEU 12か国によるOTAのリスクアセスメントの算定でTDIに対する食品別の影響率は，穀類50％，ワイン13％，コーヒー10％，香辛料8％，その他（主に果汁）6％，ビール5％，ココア4％，乾燥果実3％，食肉加工品1％となっている．

青果物（第5章参照），ワイン用ブドウ果実と同様に，カラント，レーズン，サルタナなどの干しブドウについてもOTA産生菌が調べられ，スペインで市販飼料を供試した結果，50検体中の49検体から黒色Aspergillusが検出されている[129]．汚染率はA. nigerが検体の48％，A. carbonariusが58％であったが，OTA産生性は逆転してA. carbonariusが供試した菌株の96.7％に見られたのに対して，A. nigerは供試菌株のわずか0.6％に止まった．カリフォルニア産ナッツ類，干しイチジクのOTA汚染源を追及したBaymanら[130]の調査によると，ナッツ果樹園土壌，ナッツ類，干しイチジクなどの試料から最も普通に分離されたA. ochraceus（検出率57％），A. melleus（検出率24％）ではOTA産生が認められず，むしろ検出率10％であったPetromyces alliaceus（アナモルフ：A. alliaceus）の分離株すべてにOTA産生性（培地mL当たり30 μgまで）が示された．この結果から，カリフォルニアで時折OTA自然汚染が発見される干しイチジクの場合は産生菌としてP. alliaceusが重要視されている．

4.3 *Fusarium* トキシン

4.3.1 トリコテセン類（trichothecenes）

*Fusarium graminearum*によるムギ類赤かび病は

わが国では古くから発生が認められ，1902年（明治35年）には学術書に記載されている．本病はイネ，オオムギ，コムギ，エンバク，ライムギ，トウモロコシ，ダイズ，イネ科牧草などに発生し，多犯性である[131]．ムギ類赤かび病の発生源はイネの刈り株，圃場の周辺に積んだ稲わら，ムギの桿（麦わら）などについている子嚢殻で，一次伝染源になっている．ムギ類では土壌伝染による苗立枯れも起こすが，出穂期以降には主に穂が侵され，ときには桿，葉鞘，葉も侵される．穂では開花後7～10日頃から病徴が現れ，特に多雨，多湿の場合は急速に病斑が拡大し，赤褐色～紫褐色になる．古い被害穂上には，ときにテレオモルフ（子嚢殻）が形成され，小黒点状になる（図4.15）．赤変したムギによる真菌中毒症は日本，中国，インド，北アメリカ，ヨーロッパなど世界各地で発生し，特にロシア（シベリア），ウラル，ウクライナにおいて，1930～1940年代にカビの生えたエンバクを摂取したヒトに嘔吐，下痢，皮膚炎症，白血球減少などを伴った食中毒が蔓延し多数の死者を出した中毒症は食中毒性無白血球症（alimentary toxic aleukia, ATA症）と呼ばれた．このATA症の原因菌は *Fusarium sporotrichioides*, *F. poae* とされている[132, 133]．

わが国では，1940～1960年に赤カビの汚染したムギ（めん類やパンなどに加工して），コメを喫食したヒトの急性食中毒が北海道，東北地方をはじめ全国的に多発した．いずれも腹痛，嘔吐，下痢，悪心，悪寒，頭痛などを主症状とした．原因菌の *F. graminearum* について角田・鶴田，諸岡・中野・芳澤，辰野・上野，斉藤・榎本・大坪らにより菌学・化学・毒性学的研究が開始されたが，*F. graminearum* の分離株は毒素の産生が不安定であったため，1963年に角田らが熊本産のコムギから分離した *Fusarium* の有毒株（*Fusarium nivale* Fn-2，後に *F. kyushuense* O'Donnell et T. Aoki と再同定された[134]）を使用して毒成分の検索を進めた．毒素は1966～1969年に相次いでニバレノール（nivalenol, NIV），4-アセチルニバレノール（4-ANIV）（=フザレノンX, FX）として単離され，化学構造が決定された（図4.16）[49]．一方，アメリカでは1968年にカビの生えたトウモロコシによる乳牛の中毒死（カビトウモロコシ中毒症）の原因である

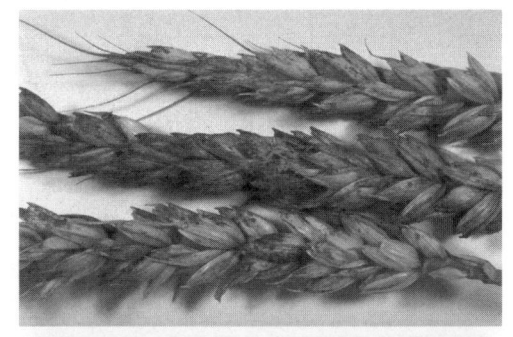

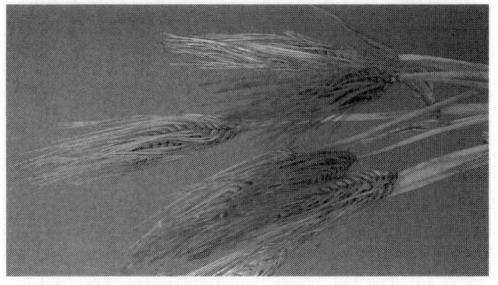

図4.15 赤かび病菌に侵されたムギの穂（上）と正常な穂（下）

Fusarium から毒素としてT-2トキシン（図4.16）が報告された．その後，1973年になり自然罹病オオムギから諸岡・芳澤によりデオキシニバレノール（deoxynivalenol, DON）（図4.16）が単離され，その構造が明らかとなった[49]．このDONはアメリカでカビトウモロコシ中毒症の一原因として別途に発見されたボミトキシン（vomitoxin）と同一物質であることが後に判明した．これらの *Fusarium* トキシンはトリコテセン骨格（12，13位にエポキシ環，9，10位に二重結合のある4環構造）をもつセスキテルペンの1種で，今日ではトリコテセン系マイコトキシンと総称されている．

産生菌は，タイプAのトリコテセン産生 *Fusarium* として *F. acuminatum* ssp. *armenianum*（テレオモルフ：*Gibberella acuminata*），*F. bactridioides*（=*F. sambucinum*），*F. incarnatum*（=*F. semitectum*），*F. sporotrichioides*, *F. venenatum*，タイプBのトリコテセン産生 *Fusarium* として *F. crookwellense*（=*F. cerealis*），*F. culmorum*, *F. graminearum*（テレオモルフ：*Gibberella zeae*），*F. pseudograminearum*，タイプA・Bのトリコテセン産生 *Fusarium* として *F. equiseti*（テレオモルフ：*Gibberella pulicaris*），*F. kyushuense*[135]，*F. poae* が知

	タイプ A				タイプ B		
		R_1	R_2			R_1	R_2
T-2トキシン		OAc	$COOCH_2CH(CH_3)_2$	ニバレノール		OH	OH
HT-2トキシン		OH	$COOCH_2CH(CH_3)_2$	4-アセチルニバレノール		OAc	OH
ジアセトキシスシルペノール		OAc	H	ジアセチルニバレノール		OAc	OAc
ネオソラニオール		OAc	OH	デオキシニバレノール		H	OH

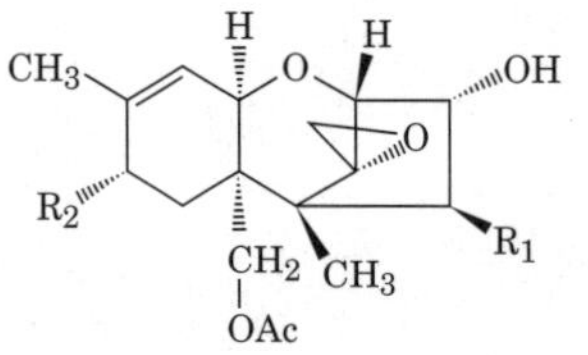

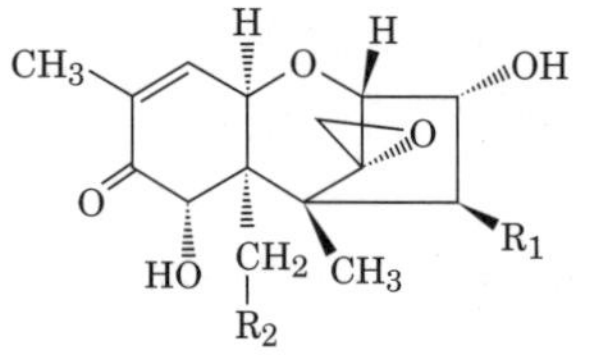

図4.16 主なトリコテセン類の化学構造

られている（第2章参照）．トリコテセン産生菌についてもPCR法によって検出する手段が報告されている[6, 136, 137]．

化学，毒性，疫学

1988年のレポートによると，天然物として分離・同定されたトリコテセン系化合物は148種類といわれ，トリコテセン系マイコトキシンとして*Fusarium*以外の菌類の代謝産物を含めると約50種類近くがあって，化学構造の違いから4種類のタイプに分類されている．すなわち，トリコテセン骨格を基本とするタイプA，トリコテセン骨格の8位にカルボニル基のあるタイプB，7，8位にもう一つのエポキシドのあるタイプC，大環状になっているタイプDである．しかし，これらの中で食品から自然汚染の形で検出される代表的なトリコテセンはAタイプのジアセトキシスシルペノール（diacetoxyscirpenol, DAS：mp 161～162℃），T-2トキシン（mp 151～152℃），HT-2トキシンとそれらのアセチル体，BタイプのDON（mp 151～153℃），NIV（mp 222～223℃），4-ANIV，3-アセチルデオキシニバレノール（3-acetyldeoxynivalenol, 3-ADON），15-アセチルデオキシニバレノール（15-ADON），その他の少数のアセチル体（3,4-DANIV，3,15-DADONなど）にすぎない．ロシアで発生したATA症は，T-2トキシンが原因ではなかったかと推定されている．アメリカではT-2トキシン，DONが最も代表的であるとされているが，わが国ではNIV，DONが中心である．ただし，自然汚染ではそれぞれが単独で汚染することはなく，いくつかの同族体が複合的に生じ，またゼアラレノンも共存することが多い．

トリコテセン系マイコトキシンの毒性の特徴は，悪心，嘔吐，下痢，出血，皮膚粘膜刺激，白血球減少，再生不良性貧血などの諸症状で，細胞毒性が強く動物組織中の細胞分裂の著しい骨髄，胸腺，腸管上皮細胞などに核崩壊を含む細胞障害を起こし，動物細胞内でのタンパク合成を阻害する．ヒト，ウシ，ウマ，ブタ，イヌ，ウサギ，ラット，マウス，アヒル雛，ニジマスなど広範な動物に中毒を起こす．主要なトリコテセン類についての急性毒性，細胞毒性を表4.2に示す[135, 138]．ATA症のほか，*Fusarium*による穀類汚染が原因として疑われた地方病にカシン・ベック病，パン酩酊症などがある．しかし，いずれも原因不明のままとなっている．中国，インドでも，*Fusarium*の発生した穀物の摂取による大規模な食中毒事件が記録されている[132, 133]．中国の場合は，DONによるものと思われ，食後5～30分間に悪心，嘔吐，腹痛，頭痛を伴う下痢，発熱，悪寒，咽頭の刺激などの症状が認められている．インドのカシミール地方での場合は，食後15分～1時間のうちに腹痛，咽頭の刺激，嘔吐，出血，顔面の発疹，悪心，消化管のガスによる膨満などが起こり，原因食品のムギからDON，ADON，NIV，T-2トキシンが検出されている．わが国でのヒトの赤かび中毒はいずれも回復して，死者が出るなどの大事に至らなかった[31]．原因は恐らくNIV，DONなどの穀類汚染と考えられる．

このようなトリコテセンの造血系および消化器系組織の障害に関連して，T-2トキシン，NIVなどが

表 4.2 主なトリコテセン類の急性毒性と細胞毒性[135, 138]

毒素	マウスに対するLD$_{50}$ mg/kg体重（経口）	細胞毒性IC$_{50}$ ng/mL，細胞系		
		HL-60	Molt-4	P388
T-2	5.2	2	2	1
DAS	28.0	5	2	2
NIV	4.1	60	70	60
4-ANIV	3.4	50	50	30
DON	70.0	130	120	70
3-ADON	34.0	—	—	—
15-ADON	340	—	—	—

増殖活性の高い細胞を多く含む組織（リンパ造血系組織，腸陰窩上皮，表皮，胎児組織など）でアポトーシスを誘導し細胞死を引き起こすことが，マウス，ラットなどの実験動物や種々の培養細胞を用いた実験系で明らかにされている[139-144]．一方，トリコテセンの免疫毒性の影響として，消化管などの粘膜における免疫学的反応が発症要因と考えられるものにIgA（免疫グロブリンA）腎症様の変化を起こす腎障害があり，NIV，DONなどの経口投与によるマウスで腎毒性が観察されている[145, 146]．

ムギやトウモロコシのトリコテセン汚染は，冷温・多湿な異常気象に連動して発生することが多く，1990年代にもアメリカで大きな被害を与えている[147, 148]．特に，*F. sporotrichioides* の場合は極めて低温（−2℃）でも生育し，ロシア，北欧，カナダ，アメリカ北部，日本（北海道）などで越冬期の穀類上にも検出され，寒冷地でのT-2トキシン汚染の原因となっている．わが国では，*Fusarium* の発生した農産物を廃棄することによって，その後ヒトおよび家畜の食中毒は防止されているが，今日でも国内産ムギなどに自然汚染が発見されるところから，トリコテセン類はアフラトキシンとともに最も警戒すべきマイコトキシンの一つといえよう．

食品への汚染

世界各国から収集した穀物についての分析結果では，T-2トキシン汚染は北欧産に多く，カナダ，アメリカ，中国などではDON汚染が普遍的に見られ，ポーランドなど中欧ではNIV，DONの汚染が多いとされている[10]．しかし，1998年にフィンランドで異常気象となった際に収穫されたライムギなど穀類68検体の分析結果では，*F. culmorum* によると考えられるDON汚染が54点（79.4％）に5～11 µg/kgの範囲で検出され，その他のトリコテセンとしてはNIV，HT-2トキシンがわずかに見られたに過ぎなかった[149]．一方，最近の報告によると，ポーランドにおける1997年産エンバク99検体の調査ではHT-2トキシンが最も多く検出され，検出率24％，汚染量平均21 µg/kg，またT-2トキシンとDASがそれぞれ検出率15％および12％，汚染量平均60 µg/kgと23 µg/kgを示したという[150]．小麦粉を対象にしたドイツ南西部での調査でもDON汚染が最も多く，次いでNIV，ZENの汚染が認められている[151]．

このようにトリコテセン汚染において穀類の生産地による違いが見られるのは，産生菌である *Fusarium* の地理的分布の差によるものではないかといわれている[152]．カナダでのトリコテセン産生菌の分布は，西部産コムギでDON，15-ADON産生性の *F. graminearum*，DON，3-ADON産生性の *F. culmorum* が報告されている[153]．ヨーロッパにおける *Fusarium* トキシン産生菌の分布については，トウモロコシの赤かび病，ムギ類など小型穀類の赤かび病の発生と合わせて詳しく報告されている[154, 155]．トウモロコシでは，DON，ZENの汚染原因になる *F. graminearum* が最も広く多発している．これに対して，NIV，4-NIVの産生菌 *F. crookwellense*，T-2トキシン，DASの産生菌 *F. poae*，*F. sporotrichioides* による赤かび病は散発的である．一方，トウモロコシの紅色かび病（この病名は日本では記録されていない）は原因となるフモニシン産生 *F. verticillioides* が広く分布する上に，南部では *F. proliferatum* も汚染要因になっている．コムギなどの小型穀類では，同じDON，NIV，ZENの汚染でも南部は *F. graminearum*，北部では *F. culmorum* が主産生菌になっている．さらに発生率は低いが，*F. poae*，*F. crookwellense*，*F. equiseti*，*F. sporotrichioides* などがトリコテセン産生菌として重視されている．この中で，*F. sporotrichioides*，*F. poae* などは散発的なT-2トキシン，HT-2トキシン，DASなどの汚染に関与している．

日本国内のトリコテセン汚染についても，コムギ，オオムギでのNIV，DON，DONのアセチル体など

の構成について地域的な違いがあることが報告されている．YoshizawaとJin[156]によると，DONは北日本での汚染の主要トキシン，NIVは中日本での汚染の主要トキシンであるのに対して，南日本ではNIV，DONがほぼ等分またはわずかにDON＞NIVというパターンで汚染が見られるという．さらに3-ADONはDONとともにすべての地域に分布するのに対し，15-ADONは北日本にのみ分布することも認めている．一方，これを菌の側から見ると，これまで国産ムギ類のNIV，DON汚染は主として*F. graminearum*（テレオモルフ：*Gibberella zeae*）が全国的な産生菌と思われてきた．ところが，北海道産の赤カビ罹病コムギからNIV産生菌として*F. poae*，*F. crookwellense*が分離され，かつ北海道に分布する*F. graminearum*が産生するのはDONのみであったことから，北日本産ムギ類のトリコテセン自然汚染が他の地域とは産生菌で異なることが明らかになった[157-159]．

以前から植物病原としての*Fusarium*菌では，同一種の中でもしばしば地域的な分布の違いが見られるとの指摘があったが，*F. graminearum*についてBurgessら[160]は土壌病原としてオーストラリアに分布する菌がこれまでの*F. graminearum*（グループ2）と違う部分があることから，グループ1として別の系統であると主張した．グループ1の菌は培養上でテレオモルフである*Gibberella*の子嚢殻を容易に形成しないこと，ムギ類での病徴が地際部の腐れ，または裾腐れを起こすなどの点に違いが見られた．グループ1，2ともにDONやゼアラレノンを産生するが，グループ1がオーストラリアのほか，アメリカ太平洋岸，アフリカなどに分布するのに対して，グループ2は日本，中国をはじめアメリカ中部，ヨーロッパなど北半球温帯域に広く分布することが知られていた．最近になって，AokiとO'Donnell[161]はグループ1の菌について形態とDNAの塩基配列のデータから検討し，新種*F. pseudograminearum*を提案した．さらに別種としないまでも，*G. zeae*（*F. graminearum*）と*F. culmorum*にそれぞれ化学型（ケモタイプ，chemotype）があることも報告されている．すなわち，Sugiuraら[162]は*G. zeae*にNIV型（NIV，4-ANIV，少量のDON産生）とDON型（DONと3-ADON，15-ADONの両方または片方を産生）の化学型の存在を，フランスのBakanら[163]は*F. culmorum*にNIV型とDON型の存在を認めている．しかし，フランスの場合このような化学型とコムギの栽培品種や地理的な分布とは無関係であるとしている．穀類のトリコテセン類汚染に関しては，産生菌についてもまだまだ複雑な問題が介在しているようである．

トリコテセン類の分析としてはAOACIの公定分析法[12]に，コムギを対象としたTLCとガスクロマトグラフィー（GC）によるDONの分析法が収載されている．『衛生試験法・注解2000』[13]には，穀類，種実類，トウモロコシを対象としたTLC，GC/MS法によるNIV，4-ANIV，DON，DAS，T-2トキシンの分析法が収載されている．また，DON，T-2トキシンに対してはELISA法キットと検体の前処理用IACが市販されている[14]．第3章に示したように，わが国では2002年5月にコムギ（玄麦）に含有するDONの暫定基準値が設定された．また，これに伴いDON試験法（平成15年7月17日付食安発第0717001号）が規定された[164]．この試験法は多機能カラムを用いた前処理法とHPLC法を組み合わせたもので，その有用性についても検討されている[165]．一方，DONのスクリーニング法としてELISA法も示された（平成15年4月18日付食糧庁計画課流通部消費改善課長通知15食糧116号）．

アメリカでは，朝食用シリアル，クッキー，クラッカー，コーンシロップ，ポップコーンなど，そのまま食用とする最終製品についてもDON汚染量がしばしばガイドライン（1.0 μg/g）を超えている場合があり，法的規制に向けて注目されている．また，トリコテセン類はAF，フモニシン，ゼアラレノンなどとの複合汚染も多数報告されている[166]．

わが国では，1980年代を中心に穀類に関して国産・輸入品ともトリコテセン類の汚染調査が行われている．1990年代には，国内産ムギ類についての自然汚染が全国的に調査され[156, 167]，産生菌の分布から，トリコテセン系マイコトキシンのNIV，DONと，ゼアラレノンの3種類が対象となった．1989～1994年の6年間で，国内産コムギ151検体，オオムギ94検体を調べた結果では，NIV陽性が178点（72.7％），DON陽性が153点（62.4％），NIV・DON陽性が144点（58.8％）であった．汚染

量の平均を見ると，コムギの場合はNIVが136 μg/kg，DONが162 μg/kg，オオムギの場合はNIVが218 μg/kg，DONが270 μg/kgで，いずれもオオムギの方が高い数値を示した．

2001年の国内産・輸入コムギ56試料を調査した結果では[168]，DON汚染が国内産36検体中33検体（92％）に認められ，その平均濃度は388 μg/kg（濃度範囲0～2 248 μg/kg）で，4検体が暫定基準値（1 100 μg/kg）を超えていた．同様に輸入コムギ20検体では75％の検体にDON汚染が認められ，その平均濃度は100 μg/kg（濃度範囲0～740 μg/kg）であった．また，NIV汚染も国内産試料の94％，輸入試料の45％に，それぞれ平均濃度8.2 μg/kg，1.3 μg/kgと低レベルであったが検出されている．

上述したように2002年に，DONの暫定基準値（1 100 μg/kg）が設定されたことを受けて，田中ら[162]は平成14年度厚生労働科学特別研究により国産コムギDON汚染実態について全国調査を実施した．この調査では，全国を4地域（Ⅰ：北海道・東北，Ⅱ：関東・北陸，Ⅲ：東海・近畿・中国，Ⅳ：四国・九州）に分けて199検体のコムギを収集し，DONとNIVについて分析した．その結果，国産コムギの全国平均はDONについて160 μg/kg，NIVについて59 μg/kgとなった．最高値はDONが2 100 μg/kg，NIVが640 μg/kg，DONとNIVの合計が暫定基準値を超えた試料は11検体，またDONのみで暫定基準値を超えたものは6検体であった．また，地域別でのDON汚染実態はⅣ＞Ⅰ＞Ⅱ＞Ⅲの順になり，四国・九州地域が平均値480 μg/kgと最も高く，次いで北海道・東北地域が平均値120 μg/kgであった．一方，NIV汚染はⅣ＞Ⅲ＞Ⅱ＞Ⅰの順になり，四国・九州地域の平均値180 μg/kgが最も高かった．同様に農林水産省が実施した輸入コムギ178検体についてのDONを対象にした分析では，平均値が60 μg/kg，最高値が680 μg/kgであった．

わが国では1950年代にコメの赤かび病による食中毒事件が発生したこともあり[133]，コムギのDON暫定基準値設定に当たって，国内産米のDON，NIVの汚染量がムギのDON汚染に加算されることが憂慮された．そのために，農林水産省が収集した平成13・14年度国内産玄米124試料について緊急にDONとNIVの汚染実態を調査した[165]．そして，分析した試料中の4検体にDON（4.6～40.7 μg/kg，平均21.8 μg/kg），15検体にNIV（2.0～17.4 μg/kg，平均5.0 μg/kg）が検出され，DONとNIVの同時汚染が1検体に認められたという成績が得られた（コメでのDON，NIV分析の検出限界は2.0 μg/kgであったことから，第3章3.3.4項の暴露量算出に当たっては，非検出検体についても一律に汚染濃度を2.0 μg/kgと仮定して平均汚染濃度をDON 2.64 μg/kg，NIV 2.37 μg/kgに調整した）．また，汚染された玄米を精米した後の白米について残存量を調べたところ，玄米中のDONおよびNIVの約40％が精白米に残存し，米ぬかには残りの60％が移行するという結果になった．玄米におけるDON，NIV汚染の地域差はコムギのように全国を4地域に分けた場合，DON汚染は北海道・東北地域に，NIV汚染は主に北海道・東北地域と関東・北陸地域に多く見られ，コムギの地域差とは異なる傾向がうかがわれた．

一方，市販食品を対象にした調査では[169,170]，コムギとその加工品12検体，オオムギとその加工品12検体の中でDON陽性が13点（54.2％），最高値はコムギの場合が210 μg/kg，オオムギの場合が1 210 μg/kg，NIV陽性が6点（25％），最高値はコムギで70 μg/kg，オオムギで430 μg/kgを示し，そのほかに麦芽，エンバクなどにもNIV，DON汚染が認められている．コムギの加工品，トウモロコシの加工品（ポップコーン，コーングリッツ，コーンミール，コーン缶詰，ジャイアントコーンなど）からもDONの検出が報告されている．

トリコテセン類は，製パン工程や加熱調理にも安定で分解率は非常に低い[165,169-176]．上村[170,173]によると，AF，NIV，DON，ゼアラレノンともに調理に用いられる100～200℃程度の加熱では分解されず，調理でもスパゲティで調理前のDON量が半減したのが最高で，ほとんどの場合が80～90％以上そのまま残っていた．

2002年，コムギ（玄麦）のDON，NIV汚染実態調査と並行して製粉および調理工程におけるDON濃度の減衰についての検討も行われた[165]．DON汚染コムギを使用した製粉工程は，DON濃度50 μg/kgと20 μg/kgの2種類の玄麦を検体として実験したが，減衰率は高濃度汚染検体が約60％，低濃度

汚染検体が50％になった．この数値は国内外で報告されている減衰率55〜69％程度が最も多いということとほぼ一致している．調理によるDON減衰率の測定については，パン，蒸しパン，うどんのそれぞれについて実験した．製パンによる減衰率は0.1〜6.0％ほどで，これまでの諸報告と同様に小麦粉中のDONのほとんどがパンに移行すると見なされた．また，蒸しパンに加工した場合の減衰率は18〜25％であった．最も効果的な減衰が認められたのは，うどん調理時の場合で，DONの減衰率は茹でる前のうどんの汚染量の72％程度に達した．このような結果になった理由としては，DONが水溶性であるために，蒸す過程で湯気が接触することにより時間とともに水に溶け出たり，茹でる過程ではゆで汁中に滲出したものと推測されている．

4.3.2 フモニシン（fumonisins）

フモニシン[177, 178]はトウモロコシの赤かび病菌 *Fusarium verticillioides*（＝*F. moniliforme*，テレオモルフ：*Gibberella moniliformis*）が産生するマイコトキシンで，南アフリカでウマの白質脳軟化症（LEM症，leukoencephalomalacia）との関連で研究され，原因物質としてフモニシンB_1, B_2（FB_1, FB_2）が発見された．フモニシンはブタにも肺水腫を引き起こす．1991年にラットでの長期動物実験から肝癌の発症が証明され，さらに南アフリカや中国におけるヒトの喉頭癌発症と食品のFB_1汚染との関連性が疑われている[132]．

フモニシン産生菌は最初*F. moniliforme*とされていたが，その後菌学的に再検討され[132, 179-181]，*F. moniliforme*は*F. verticillioides*と*F. thapsinum*（テレオモルフ：*Gibberella thapsina*）に分けられた．イネばか苗病菌の種名も，長らく*F. moniliforme*（テレオモルフ：*Gibberella fujikuroi*）とされてきたが[131]，現在では*F. fujikuroi*の学名が*G. fujikuroi*のアナモルフとして提案され，*F. verticillioides*と区別されている．このほか，*F. acutatum*, *F. anthophilum*, *F. bagoniae*, *F. dlaminii*, *F. globosum*, *F. napiforme*, *F. nygamai*（テレオモルフ：*G. nygamai*），*F. phyllophilum*, *F. proliferatum*（テレオモルフ：*G. intermedia*），*F. pseudocircinatum*, *F. sacchari*, *F. subglutinans*（テレオモルフ：*G. subglutinans*）がフモニシンを産生する[179, 182-184]．また，培養で微量のフモニシンを産生するものとして，*F. andiyazi*, *F. pseudonygamai*があり，その他にも確認を要するものが数種ある[185]．この中で，わが国に分布している産生菌は*F. fujikuroi*, *F. globosum*, *F. proliferatum*, *F. subglutinans*の4種が確実で，イネばか苗病菌*F. fujikuroi*がイネの病害として全国的に分布しているほか，もともと熱帯圏に分布する*F. globosum*が最近沖縄産のコムギ稈から分離された[186]．*Fusarium proliferatum*もイネ，コムギ，土壌から広く分離され[186, 187]，かつては*F. moniliforme*として同定されてきたイネ由来の数菌株が本菌と再同定されている．フモニシン産生菌についても，PCR法によって検出する手段が検討されている[6]．*Fusarium verticillioides*, *F. proliferatum*の2種はフモニシン産生菌として代表的な菌（第2章参照）で，トウモロコシに寄生するが，寒冷な栽培地では少なく，暖地で異常気象で乾燥した年によく発生し，侵入は*F. graminearum*よりも遅れて成熟後期に広がり，穂中の種実

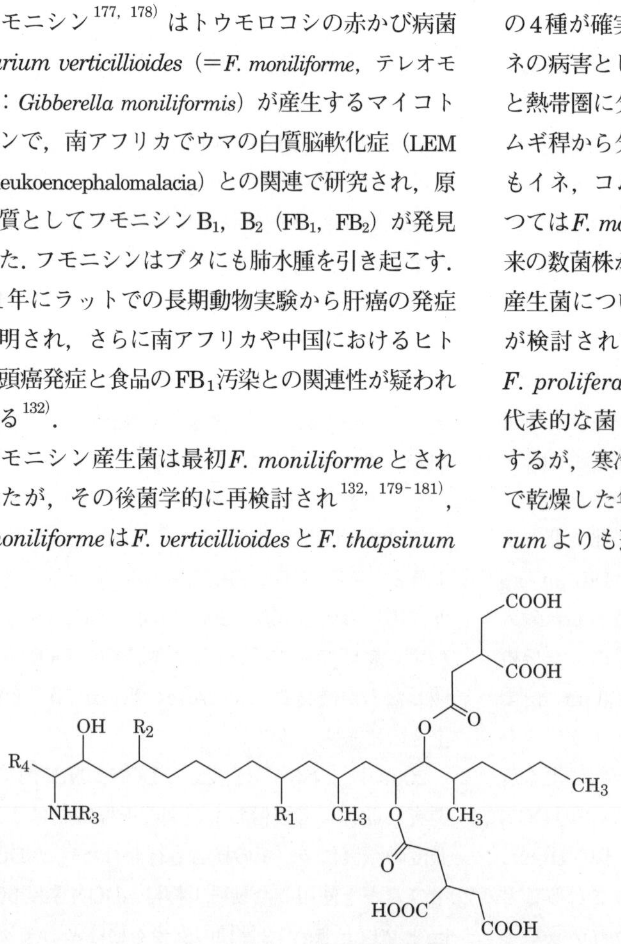

	R_1	R_2	R_3	R_4
FA_1	OH	OH	$COCH_3$	CH_3
FA_2	H	OH	$COCH_3$	CH_3
FB_1	OH	OH	H	CH_3
FB_2	H	OH	H	CH_3
FB_3	OH	H	H	CH_3
FB_4	H	H	H	CH_3
FC_1	OH	OH	H	H
FC_2	H	OH	H	H
FC_3	OH	H	H	H

図4.17 主なフモニシン類の化学構造

を腐らせる．発生は害虫の被害とも関連している．また，フモニシンの産生は嫌気的条件下でも増進するという[182]．ブラジルでの研究によると，収穫後に水分11％に乾燥して種子貯蔵室（22℃）に12か月間保管したトウモロコシについてフモニシンを分析したところ，収穫後の濃度とほとんど変化が見られず，収穫時の乾燥がフモニシン汚染に関して重要であることが明らかにされた[188]．

化学，毒性，疫学[189-191]

フモニシン類の基本構造はC-20の長鎖ポリヒドロキシルアルキルアミンに2分子のプロパン-1, 2, 3-トリカルボン酸が結合したもので，FA，FB，FC，FPグループに分けられ，少なくとも17種類が報告されているが，自然汚染で最も量の多い化合物はBグループであり，FB_1，FB_2が中心である（図4.17）．一方，FA_1とFA_2はそれぞれFB_1とFB_2のN-アセチル体であり，毒性はない．FC_1，FC_3，FC_4はFB_1，FB_3，FB_4のC-1メチル基のないものである．FBの基本構造がスフィンゴシンに類似していることから，培養細胞で作用機構が解析され，スフィンゴ脂質生合成を阻害することが明らかにされた[191, 192]．FB_1は白色，吸湿性，不定形の粉末で，mp 103～105℃，鶏胚での急性毒性は$LD_{50}=18.73$ μg/卵である[193]．FB_1の毒性は，マウス，ラット，ウサギ，ブタ，ウマでの肝毒性，マウス，ラット，ウサギ，ブタ，ヒツジで見られる腎毒性で，腎毒性はラット，ウサギでは肝毒性の場合よりも低い投与量で発症する．齧歯類での癌原性は種差，系統差，性差があり，ラット，マウスの長期飼育試験では，肝癌・腎癌の発症が報告されている[194-196]．最近の報告では，雄ラットを用いた2年間の実験で，FB_1 0.8～1.6 mg/kg体重/日の投与で肝癌の発症，FB_1 2.2～6.6 mg/kg体重/日の投与で腎癌の発症をそれぞれ認めている．雌ラットや雄マウスでは発癌が起こらない．

南アフリカなどのウマのLEM発症地区では，平均7～72 mg/kgのFB_1，2～13 mg/kgのFB_2がトウモロコシから検出されている．ヒトでの急性中毒の記録は確認できないが，主食としてトウモロコシを摂っている南アフリカの食道癌多発地域のTranskei地区，中国の江蘇省海門県とその他の食道癌・肝癌発生地域でのトウモロコシ試料についてフモニシン汚染が分析され，低発生地域の検体と比較して汚染率が明らかに高いことから，リスク因子としての可能性が報告されている[197-202]．ヒトの国別フモニシン平均暴露量は，アルゼンチン0.2，カナダ0.02，オランダ0.06および1.0，スイス0.03，イギリス0.03，アメリカ0.08 μg/kg体重/日と算定されている[189, 196]．地域別では，最低のヨーロッパから最高のアフリカまで，0.2～2.4 μg/kg体重/日の範囲になっている．

食品への汚染

フモニシンの分析としてはAOACIの公定分析法[12]に，トウモロコシを対象とした強陰イオン交換体カラム（SAX）クリーンアップ-HPLC法，トウモロコシおよびコーンフレークを対象としたIACクリーンアップ-HPLC法[203]，トウモロコシを対象としたELISA法が収載されている．また，『衛生試験法・注解2000』[13]には，穀類，マメ類，種実類，トウモロコシおよびそれらの加工品を対象としたSAXクリーンアップ-HPLC法が収載されている．また，ELISA法キットと検体の前処理用IACも市販されている[14]．

トウモロコシとその加工品，関連食品（粉，ふすま，胚芽，グルテン，繊維，ペースト，コーングリッツ，コーン缶詰，冷凍コーン，コーンスープ，ビスケット，シリアル，パン，コーンフレーク，ポップコーン，スナックなど）についてのフモニシン自然汚染が世界的に調査[204]され，その結果が2000年にまとめられた[189]．汚染率は世界全体で5 211検体中の60％となり，ラテンアメリカ85％，オセアニア82％，アフリカ77％，北アメリカ63％，ヨーロッパ53％，アジア52％の順になった．品目別では，最も高いものがトウモロコシ飼料で82％，次にトウモロコシ粉加工品73％，トウモロコシ粒52％，その他のトウモロコシ食品40％の順序になっている．2000年以後にも，イギリス，アメリカ，デンマーク，ブラジル，韓国，アルゼンチンからフモニシン汚染が報告されている[188, 205-209]．アメリカの場合，国内産食用トウモロコシ100検体の71％にFB_1の汚染が認められ，レベルは43～1 642 μg/kgであった．

また，市販のトウモロコシ加工食品では，34検体の65％にFB$_1$の汚染が認められ，レベルは28〜2 679 μg/kgであった．デンマークの市場調査では，トウモロコシ加工品70検体の37％にFB$_1$，21％にFB$_2$の汚染が認められ，汚染量はFB$_1$が1〜1 000 μg/kg，FB$_2$が4〜250 μg/kgであった．韓国での調査では，市販トウモロコシ加工品でのフモニシン汚染が報告されている．トウモロコシ関連以外の食品でのフモニシン汚染は，コメ，オオムギ，アスパラガス，ビール，紅茶，ハーブ類についての報告がある[210-214]．最近注目された事例として，*F. proliferatum*がアスパラガス，ニンニクに寄生してFB$_1$を産生することがドイツから報告された[215]．特にアスパラガスに関しては，2000年に圃場から採取した10検体中の9検体に36.4〜4 513.7 μg/kgの範囲でフモニシンの自然汚染が認められた．*Fusarium proliferatum*が各地の土壌中に広く分布する点を考慮すると，今後もこのような汚染が発生する可能性の高いことを示唆している．

わが国では，コメ，ムギからのフモニシン産生菌の分離はあるが[186]，自然汚染として直接食品から検出された事例は輸入トウモロコシの加工食品が主対象であり，1988〜1992年に集めたコーングリッツ17検体中で，FB$_1$が14点（82.4％，汚染量0.2〜2.6 μg/kg），FB$_2$が5点（29.4％，汚染量0.3〜2.8 μg/kg）の検出が見られている[216]．同時に調べたコーンスナック，コーンスープ，スイートコーンではフモニシンの汚染が見られなかったという．フモニシンに関しては，恐らく輸入農産物のリスクの方が国産品よりも高いものと推測される．輸入品の汚染事故の一つとして，紫トウモロコシ色素（既存添加物）からフモニシンが検出されたことがあり，原料からの持ち込みが原因と考えられた．

フモニシンもまた，他のマイコトキシンとの複合汚染があり，ブラジル産のトウモロコシではAF，ゼアラレノンとの複合汚染[217]，韓国での調査ではトウモロコシ加工品でAFとの複合汚染[93]が報告されている．FB$_1$は光，熱に安定であり，加工・調理での減少は期待できない[218, 219]．

4.3.3　ゼアラレノン（zearalenone）

*Fusarium*の汚染飼料からアメリカでエストロゲン様中毒症が家畜に蔓延し，原因物質としてゼアラレノン（ZEN）[220]が単離された．ZENはステロイド骨格を持たないが，マウス，ラット，モルモット，幼若ブタなどに子宮外陰部肥大を起こし，ZENの汚染したトウモロコシ飼料によってブタの過エストロゲン症による散発性の死亡事故が発生している．家畜の事故としては，アメリカ以外にもイタリア，ニュージーランドでブタ，ヒツジ，ウシでの記録がある．しかし，ZENの毒性は一過性で致死性も低いところから，現在では家畜の生育増進剤として関連化合物のゼラノール（α-ゼアララノール，α-zearalanol）が合成され，そのために自然汚染のZENとともに内分泌かく乱物質（環境ホルモン）としてヒトの健康や動物の生理機能に影響を与える可能性が危惧されている[220, 221]．ZENの命名が*Gibberella zeae*から由来したように，*Fusarium graminearum*（テレオモルフ：*G. zeae*）が最初に家畜事故の原因菌として研究された．ZENは*Fusarium*マイコトキシンの中で，デオキシニバレノール（DON）に次いで汚染率が高い．産生菌も*F. graminearum*のほか，*F. crookwellense*，*F. culmorum*，*F. equiseti*，*F. incarnatum*（＝*F. semitectum*），*F. pseudograminearum*などがあり，トウモロコシを中心にコムギ，ライムギ，エンバク，コメ，飼料作物などの収穫期に多雨，冷夏といった気象異常が重なると*Fusarium*が穀粒に侵入してZENが産生され，

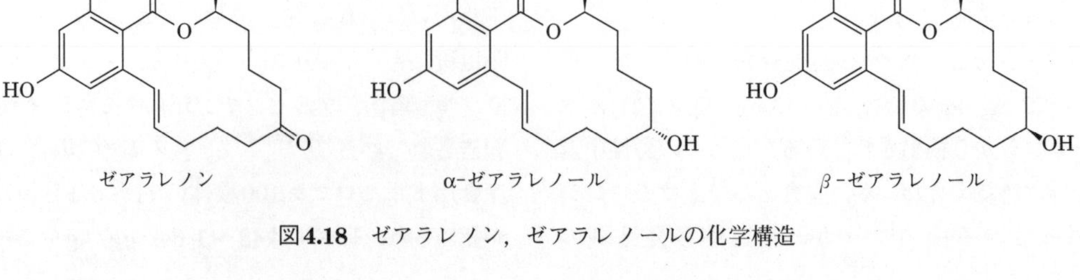

ゼアラレノン　　　　α-ゼアラレノール　　　　β-ゼアラレノール

図4.18　ゼアラレノン，ゼアラレノールの化学構造

DON, ニバレノールとの複合汚染もしばしば報告されている. わが国でのZEN産生菌は, *F. crookwellense*, *F. culmorum*, *F. graminearum*の3種 (第2章参照) が主要なものと考えられている[159, 222, 223].

化学, 毒性, 疫学[220, 224]

ZENは図4.18に示す構造の大環状ラクトン化合物で, 白色結晶, mp 164～165℃, 淡青色の蛍光を発する. ZENの誘導体には, ZENが摂取された後に生体の肝臓中で還元酵素による代謝を受けラクトンC-6′のケト基が還元されて出来た2種類の立体異性体, α-ゼアラレノール (zearalenol, ZEL) とβ-ゼアラレノールがあるが, 自然汚染では*trans*-α-ZELのみが認められている. ZENは加熱に対して安定で, 150℃, 45分の処理でもほとんど分解しない[170]. また, 自然汚染トウモロコシ粉を材料とした試験で水分, pH, 加熱の影響について調べた結果からも, ZENがトリコテセン類と同等の安定性を示したと報告されている[176].

ZENのヒトの健康に対する影響は非常に評価し難い. マウス, ラットを用いた急性毒性試験では, 20 000 mg/kg体重の投与量でも毒性を示さない. ZEN, ZELは動物の子宮の細胞質に存在するエストロゲン受容体タンパク質と結合して活性化する[225]. 雌のマウスに対して1 mg/kgを経口投与すると, 子宮は腫大する. 細胞毒性試験, 染色体異常誘発試験, 催奇形性試験のいずれにも陽性を示す[226]. ZENの汚染飼料により, ウシ, ブタなどの家畜に子宮肥大, 乳腺肥大, 外陰膣炎などを引き起こし, 流産, 不妊, 死産あるいは出産仔の奇形の原因になる.

ZENの暴露については, 北欧, カナダ, アメリカ, 韓国での報告があり, 北欧諸国では国民の摂取穀類の汚染量からヒト暴露量を0.01～0.02 μg/kg体重/日と算定している[220]. また, カナダ, アメリカの場合もほぼこれに近い数値が示されている. 韓国でもオオムギ加工品, トウモロコシとその加工品からZENが検出されたが, 汚染量は今のところ問題ないとしている[227]. ZENの暴露とヒトの疾病との関係は推察の域を出ないが, ZEN, ZELの自然汚染率が高いことはホルモン作用の強さとともに内分泌かく乱物質として重視される[228]. しかし, 環境中での内分泌かく乱物質の全量に対して占める割合については明確にされていない. ZENの食品に対する規制については第3章に示した.

食品への汚染

ZENの分析としてはAOACIの公定分析法[12]に, トウモロコシを対象としたシリカゲルカラムクリーンアップ-TLC法および液-液分配クリーンアップ-HPLC法, トウモロコシ, コムギ, 飼料を対象としたELISA法が収載されている.『衛生試験法・注解2000』[13]には, 穀類, マメ類, 種実類, トウモロコシとそれらの加工品を対象としたフロリジルカラムクリーンアップ-GC/MS法およびHPLC法が収載されている. また, ZENに対してはELISA法キットと検体の前処理用IACが市販されている[14].

農産物におけるZEN汚染の実態は世界各国で調査されているが[220], 飼料トウモロコシ以外にも直接ヒトが食用とする穀類, 穀類加工品, マメ類, ピーナッツ, 香辛料, 食肉, 牛乳, 乳製品, バナナ, ビールなどからZEN汚染が報告されている. わが国では, 1980年代に多くの調査があるが, 1990年以後の報告では国内産コムギ17検体中の4点 (24%) に平均677 μg/kg, オオムギ17検体中の7点 (41%) に平均4 158 μg/kgのZENが検出された事例[156]と, オオムギ18検体中の13点 (72%) に平均24 μg/kg, ハトムギ12検体中の8点 (67%) に平均39 μg/kgのZENが検出された事例[229]がある. 一方, 市販食品の汚染実態調査では, ハトムギで15検体中の6点 (40%, 最高値260 μg/kg), マメ類とその加工品 (あんなど) で30検体中の14点 (46.7%, 最高値840 μg/kg), ゴマで5検体中の1点 (80 μg/kg) にZENが検出されている[170]. その他, 1980年代には小麦粉, 押し麦などの穀類加工品, ポップコーン, ジャイアントコーン, コーンミールなどのトウモロコシ加工品からもZENが検出されていた. また, Nakajima[25]は輸入および国産ビールの94検体中, 3点からZEN, 29点からβ-ZELを検出している.

ZENとトリコテセン類, フモニシンとの複合汚染は, 同じ*Fusarium*の産生するマイコトキシンであるから当然起こり得るし多数の報告があるが, トウモロコシではAFとの複合汚染も発生している[205, 217, 230, 231]. しかしながら, ZENに関しては

マイコトキシンというよりも，カビ由来のエストロゲンというべきかも知れない[224]．

4.4 その他のマイコトキシン

トリコテセン系マイコトキシンの産生菌には，*Fusarium* 以外にも *Cylindrocarpon*，*Myrothecium*，*Stachybotrys*，*Trichoderma*，*Trichothecium*，*Verticimonosporium* などに属する糸状不完全菌類がある．これらの菌によって産生されるトリコテセンはロリジン（roridins），サトラトキシン（satratoxins），トリコデルミン（trichodermin），トリコテシン（trichothecin），ベルカリン（verrucarins）などと呼ばれているが，なかでもトマト，メロン果実を腐敗させるばら色かび病菌 *Trichothecium roseum* の発生が推定原因となってトリコテシンの自然汚染事故が大阪府から報告されている[232]．すなわち，メロンの味覚異常の苦情品が持ち込まれ，調査の結果，苦味物質としてトリコテシンが検出された．同様な事例が2002年9月に兵庫県で発生した．市販トマトを喫食した消費者から保健所に異常な苦味を感じたとして持ち込まれた検体をGC/MSで分析したところ，食べ残したトマトから大量のトリコテシンが検出され，続いて発生していたカビが *T. roseum* と同定されたために，苦味の原因はこの菌が産生したマイコトキシンであると断定された[233]．このカビはナス，ジャガイモ，スイカ，かんきつ，リンゴ，ナシ，アボカド，パパイヤ，バナナ，マメ類などにも腐敗を起こすので注意する必要がある．生鮮野菜・果実のリスク因子として，ニンジンに発生する *Alternaria* によるアルタナリア毒素の汚染もEUでモニタリングの対象に取り上げられている．*Alternaria alternata* などは，穀類のほか各種の果実・野菜に発生し，コムギ，イチゴ，ブドウ，リンゴ，ブルーベリー，リンゴ果汁，トマト加工品などでアルタナリオール（alternariol），アルタナリオールメチルエーテル（alternariol methyl ether），テヌアゾン酸（tenuazonic acid）などの毒素の自然汚染，または産生の可能性が報告されている[234-238]．

マイコトキシンとして報告されているカビの有毒二次代謝産物は多数あるが，実際に食品および家畜飼料に自然汚染の形で検出され，ヒトおよび家畜健康危害に関与する物質（狭義のマイコトキシン）は限られている．食品・飼料での自然汚染の例があるか，あるいは可能性のあるマイコトキシンとしては，アフラトレム（aflatrem），ボーベリシン（beauvericin），ビソクラミン酸（byssochlamic acid），ビソトキシン（byssotoxin A），ケトクロミン（chaetochromin），ケトグロボシン（chaetoglobosins），ケトシン（chetocins），ケトミン（chetomin），ケトラシン（chetracin），シクロピアゾン酸（cyclopiazonic acid），デュークロキシン（duclauxin），エメストリン（emestrin），フミトレモルジン（fumitremorgins），フザプロリフェリン（fusaproliferin），グリオトキシン（gliotoxin），グリセオフルビン（griseofulvin），イソフミガクラビン（isofumigaclavines），マルフォルミン（malformins），モニリフォルミン（moniliformin），ミコフェノール酸（mycophenolic acid），パスパリン（paspaline），ペニトレム（penitrems），ホモプシン（phomopsin），PRトキシン，ロックフォルチン（roquefortines），ルブラトキシン（rubratoxin B），ルグロシン（rugulosin），セカロン酸（secalonic acid D），スポリデスミン（sporidesmins），トリコビリジン（trichoviridin），トリプトキバリン（tryptoquivalines），ベルクロゲン（verruculogen），ビオメレイン（viomellein），ビリジトキシン（viriditoxin），ウォルトマニン（wortmannin），ザントメグニン（xanthomegnin）などがあげられ[239, 240]，今後の課題となることが予測される．

文　　献

1) D. M. Wilson *et al.*: Mycotoxins and Food Safety, J. W. DeVries *et al.* eds., p. 3, Kluwer Academic/Plenum Publ., New York（2002）
2) S. W. Peterson *et al.*: *Mycologia*, **93**, 689（2001）
3) B. W. Horn: *Mycotaxon*, **61**, 185（1997）
4) M. O. Moss: *Mycologist*, **16**, 116（2002）
5) Y. Ito *et al.*: *Mycol. Res.*, **105**, 233（2001）
6) S. G. Edwards *et al.*: *Mycol. Res.*, **106**, 1005（2002）
7) 田端節子他：食衛誌，**33**, 150（1992）
8) 斉藤和夫他：食衛誌，**25**, 241（1984）
9) M. S. Lye *et al.*: *Am. J. Trop. Med. Hyg.*, **53**, 67（1995）
10) 上野芳夫, 川村　理：衛生化学，**39**, 173（1993）
11) U. L. Diener *et al.* ed.: Aflatoxin and *Aspergillus Flavus* in Corn, p. 1, Dept. Res. Inform., Alabama Agric. Exp. Sta., Auburn Univ., Alabama（1983）

文　献

12) AOAC International : Official Methods of Analysis of AOAC International, 17th Ed., W. Horwitz ed., Chap. 49. Natural Toxins, p. 1, AOAC International, Gaithersburg, Maryland (2000)
13) 日本薬学会編：衛生試験法・注解 2000, p. 253-266, 金原出版 (2000)
14) 中島正博：食衛誌, **42**, J-1 (2001)
15) S. Dragacci et al. : *J. AOAC Intern.*, **84**, 437 (2001)
16) 厚生省通知環食第 128 号, 食品衛生研究, **21**, 564 (1971)
17) 岡野清志他：*Mycotoxins*, **53**, 25 (2003)
18) 岡野清志：*Mycotoxins*, **51**, 83 (2001)
19) 田端節子：*Mycotoxins*, **51**, 87 (2001)
20) 戸枦保正：食衛誌, **40**, J-393 (1999)
21) 山中祥子他：食衛誌, **39**, J-281 (1998)
22) 馬場大輔：食衛誌, **39**, J-333 (1998)
23) S. Tabata et al. : *J. Food Hyg. Soc. Japan*, **39**, 444 (1998)
24) S. Tabata : *Mycotoxins*, **47**, 9 (1998)
25) M. Nakajima : *Mycotoxins*, **53**, 43 (2003)
26) 田端節子他：マイコトキシン研究会第 53 回学術講演会講演要旨集（一般講演 2）, p. 18 (2002)
27) 中島正博他：日本食品衛生学会第 84 回学術講演会講演要旨集, p. 67 (2002)
28) 鶴田　理：マイコトキシン, **12**, 8 (1980)
29) 真鍋　勝, 鶴田　理：日菌報, **16**, 399 (1975)
30) 杉本貞三他：食衛誌, **18**, 176 (1977)
31) 宇田川俊一, 鶴田　理：かびと食物, p. 1, 医歯薬出版 (1975)
32) I. Alves et al. : *Mutagenesis*, **15**, 229 (2000)
33) Ministry of Agriculture, Fisheries and Food, 1998 (UK) : Survey of Apple Juice for Patulin, No. 173, p. 1 (1999)
34) European Commission : Reports on tasks for scientific cooperation. Task 3. 2. 8, Assessment of dietary intake of patulin by the population of EU Member States, Mar. 2002, p. 1, Directorate-General Health and Consumer Protection, Office for Official Publications of the European Communities, Luxembourg (2002)
35) K. Burda : *J. Food Protect.*, **55**, 796 (1992)
36) N. Paster et al. : *Food Addit. Contam.*, **12**, 51 (1995)
37) T. O. Larsen et al. : *Food Addit. Contam.*, **15**, 671 (1998)
38) B. Beretta et al. : *Food Addit. Contam.*, **17**, 399 (2000)
39) L. Abrunhosa et al. : *Lett. Appl. Microbiol.*, **32**, 240 (2001)
40) J. Harwig et al. : *Can. Inst. Food Sci. Technol. J.*, **11**, 149 (1978)
41) 田端節子他：日本食品衛生学会第 76 回学術講演会講演要旨集, p. 70 (1998)
42) 田端節子他：日本食品衛生学会第 84 回学術講演会講演要旨集, p. 69 (2002)
43) J. L. McCallum et al. : *J. Food Protect.*, **65**, 1937 (2002)
44) M. A. Harrison : *J. Food Safety*, **9**, 147 (1989)
45) E. E. Stinson et al. : *Appl. Environ. Microbiol.*, **36**, 620 (1978)
46) M. O. Moss and M. T. Long : *Food Addit. Contam.*, **19**, 387 (2002)
47) N. L. Leggott et al. : *Food Addit. Contam.*, **18**, 825 (2001)
48) J. Bissessur et al. : *J. Food Protect.*, **64**, 1216 (2001)
49) 角田　廣他：マイコトキシン図説, p. 1, 地人書館 (1979)
50) D. T. Wicklow and R. J. Cole : *Mycologia*, **76**, 959 (1984)
51) D. T. Wicklow et al. : *Appl. Environ. Microbiol.*, **54**, 1096 (1988)
52) 角田　廣：食糧研究所報告, **8**, 4 (1953)
53) A. Pfohl-Leszkowicz et al. : *Food Addit. Contam.*, **19**, 282 (2002)
54) P. M. Scott et al. : *J. Agric. Food Chem.*, **25**, 434 (1977)
55) J. D. Bailly et al. : *J. Food Protect.*, **65**, 1317 (2002)
56) 佐藤恭子他：日食化誌, **5**, 64 (1998)
57) 鈴木公美他：日本食品衛生学会第 81 回学術講演会講演要旨集, p. 16 (2001)
58) H. Hajjaj et al. : *Appl. Environ. Microbiol.*, **66**, 1120 (2000)
59) 宇田川俊一：肉の科学, **31**(2), 209 (1990)
60) J. Varga et al. : *Appl. Environ. Microbiol.*, **62**, 4461 (1996)
61) J. C. Frisvad and R. A. Samson : *Stud. Mycol.*, **45**, 201 (2000)
62) M. L. Abarca et al. : *J. Food Protect.*, **64**, 903 (2001)
63) H. M. L. J. Joosten et al. : *Int. J. Food Microbiol.*, **65**, 39 (2001)
64) E. Schuster et al. : *Appl. Microbiol., Biotechnol.*, **59**, 426 (2002)
65) T. O. Larsen et al. : *Appl. Environ. Microbiol.*, **67**, 3630 (2001)
66) 坪内春夫：日食微誌, **11**, 23 (1994)
67) M. Kanisawa and S. Suzuki : *Gann*, **69**, 599 (1978)
68) 蟹沢成好：マイコトキシン, **18**, 15 (1983)
69) M. Kanisawa : Toxigenic Fungi-Their Toxins and Health Hazard, H. Kurata and Y. Ueno eds., p. 245, Kodansha, Tokyo and Elsevier, Amsterdam (1984)
70) A. M. Bendele et al. : *J. Natl. Cancer Inst.*, **75**, 733 (1985)
71) Z. Jurjevic et al. : *Mycotoxin Res.*, **15**, 67 (1999)
72) T. Vrabcheva et al. : *J. Agric. Food Chem.*, **48**, 2483 (2000)

73) D. Puntaric et al. : Croat. Med. J., **42**, 175 (2001)
74) M. M. Abouzied et al. : Food Addit. Contam., **19**, 755 (2002)
75) M. Castegnaro and C. P. Wild : Natural Toxins, **3**, 327 (1995)
76) J. C. Frisvad : Stored-Grain Ecosystems, D. S. Jayas et al. eds., p. 251, Marcel Dekker, New York (1995)
77) R. Walker : Mycotoxins and Food Safety, J. W. DeVries et al. eds., p. 249, Kluwer Academic/ Plenum Publ., New York (2002)
78) M. A. Skaug et al. : Food Addit. Contam., **18**, 321 (2001)
79) H. Rosner et al. : Arch. Lebensm. Hyg., **51**, 104 (2000)
80) Y. Ueno et al. : Food Chem. Toxicol., **36**, 445 (1998)
81) A. Brettholtz-Emanuelsson et al. : J. AOAC Intern., **76**, 842 (1993)
82) P. M. Scott et al. : Food Addit. Contam., **15**, 555 (1998)
83) J. Gilbert et al. : Food Addit. Contam., **18**, 1088 (2001)
84) European Commission : Reports on tasks for scientific cooperation. Task 3. 2. 7, Assessment of dietary intake of ochratoxin A by the population of EU Member States, Jan. 2002, p. 1, Directorate-General Health and Consumer Protection, Office for Official Publications of the European Communities, Luxembourg (2002)
85) C. A. Entwisle et al. : J. AOAC Intern., **84**, 444 (2001)
86) A. Visconti et al. : J. AOAC Intern., **84**, 1818 (2001)
87) K. Jørgensen et al. : Food Addit. Contam., **13**, 95 (1996)
88) K. Jørgensen and J. S. Jacobson : Food Addit. Contam., **19**, 1184 (2002)
89) K. A. Scudamore et al. : Food Addit. Contam., **16**, 281 (1999)
90) L. Czerwiecki et al. : Food Addit. Contam., **19**, 470 (2002)
91) L. Czerwiecki et al. : Food Addit. Contam., **19**, 1051 (2002)
92) B. Beretta et al. : Food Addit. Contam., **19**, 70 (2002)
93) J. W. Park et al. : Food Addit. Contam., **19**, 1073 (2002)
94) M. A. Skaug : Food Addit. Contam., **16**, 75 (1999)
95) M. Gareis : Food Addit. Contam., **13**, suppl., 35 (1996)
96) K. Jørgensen : Food Addit. Contam., **15**, 550 (1998)
97) M. Gareis and R. Scheuer : Arch. Lebensm. Hyg., **51**, 102 (2000)
98) A. M. Jimenez et al. : Food Addit. Contam., **18**, 559 (2001)
99) S. Patel et al. : Food Addit. Contam., **14**, 217 (1997)
100) G. v. d. Stegen et al. : Food Addit. Contam., **14**, 211 (1997)
101) H. Otteneder and P. Majerus : Food Addit. Contam., **18**, 431 (2001)
102) P. G. Mantle and A. M. Chow : Intern. J. Food Microbiol., **56**, 105 (2000)
103) J. Romani et al. : J. Agr. Food Chem., **48**, 3616 (2000)
104) H. Bresch et al. : Arch. Lebensm. Hyg., **51**, 89 (2000)
105) L. A. B. Leoni et al. : Food Addit. Contam., **17**, 867 (2000)
106) G. R. Urbano et al. : J. Food Protect., **64**, 1226 (2001)
107) G. v. d. Stegen et al. : J. Agric. Food Chem., **49**, 4713 (2001)
108) H. Tsubouchi et al. : J. Agric. Food Chem., **36**, 540 (1988)
109) 坪内春夫：医学のあゆみ, **153** (2), 87 (1990)
110) M. Nakajima et al. : Food Agric. Immunol., **9**, 77 (1997)
111) P. Bucheli and M. H. Taniwaki : Food Addit. Contam., **19**, 655 (2002)
112) Y. Ueno : Mycotoxins, **47**, 25 (1998)
113) P. Markaki et al. : J. Food Protect., **64**, 533 (2001)
114) A. Pietri et al. : Food Addit. Contam., **18**, 647 (2001)
115) H. Otteneder and P. Majerus : Food Addit. Contam., **17**, 793 (2000)
116) A. Lopez de Cerain et al. : Food Addit. Contam., **19**, 1058 (2002)
117) A. Filali et al. : Food Addit. Contam., **18**, 565 (2001)
118) B. Zimmerli and R. Dick : Food Addit. Contam., **13**, 655 (1996)
119) G. S. Shephard et al. : J. Agric. Food Chem., **51**, 1102 (2003)
120) P. Majerus et al. : Arch. Lebensm. Hyg., **51**, 95 (2000)
121) L. Sage et al. : J. Agric. Food Chem., **50**, 1306 (2002)
122) M. Castellari et al. : J. Agric. Food Chem., **49**, 3917 (2001)
123) P. M. Scott and S. R. Kanhere : Food Addit. Contam., **12**, 591 (1995)
124) E. K. Tangni et al. : Food Addit. Contam., **19**, 1169 (2002)
125) M. Nakajima et al. : J. AOAC Intern., **82**, 897 (1999)
126) S. MacDonald et al. : Food Addit. Contam., **16**, 253 (1999)
127) G. Engel : Arch. Lebensm. Hyg., **51**, 98 (2000)

128) K. Thirumala-Devi et al.: *Food Addit. Contam.*, **18**, 830 (2001)
129) M. L. Abarca et al.: *J. Food Protect.*, **66**, 504 (2003)
130) P. Bayman et al.: *Appl. Environ. Microbiol.*, **68**, 2326 (2002)
131) 松尾卓見他:作物のフザリウム病, p. 1, 全国農村教育協会 (1980)
132) L. B. Bullerman: Food Microbiology: Fundamentals and Frontiers, 2nd Ed., M. P. Doyle et al. eds., p. 481, ASM Press, Washington, D. C. (2001)
133) 芳澤宅實: *Mycotoxins*, **53**, 113 (2003)
134) T. Aoki and K. O'Donnell: *Mycoscience*, **39**, 1 (1998)
135) Y. Ueno et al.: *Mycotoxins*, **45**, 25 (1997)
136) T. Lee et al.: *Appl. Environ. Microbiol.*, **67**, 2966 (2001)
137) B. Bakan et al.: *Appl. Environ. Microbiol.*, **68**, 5472 (2002)
138) J. D. Miller et al.: *Fusarium*. Paul E. Nelson Memorial Symposium, B. A. Summerell et al. eds., p. 310, APS Press, St. Paul, Minn. (2001)
139) N. Yoshino et al.: *Mycotoxins*, **45**, 33 (1997)
140) M. Sugamata et al.: *Mycotoxins*, **45**, 39 (1997)
141) T. Ihara et al.: *Natural Toxins*, **5**, 141 (1997)
142) Z. Islam et al.: *Mycotoxins*, **48**, 45 (1999)
143) 土井邦雄:マイコトキシン研究会第54回学術講演会講演要旨集, p. 16 (2003)
144) J. Shinozuka and K. Doi: *Mycotoxins*, **53**, 129 (2000)
145) F. Hinoshita et al.: *Mycotoxins*, **50**, 45 (2000)
146) 日ノ下文彦: *Mycotoxins*, **53**, 123 (2003)
147) M. T. Wetter et al.: *Food Addit. Contam.*, **16**, 119 (1999)
148) B. Salas et al.: *Plant Disease*, **83**, 667 (1999)
149) M. Eskola et al.: *Food Addit. Contam.*, **18**, 707 (2001)
150) J. Perkowski and T. Basinski: *Food Addit. Contam.*, **19**, 478 (2002)
151) M. Schollenberger et al.: *Int. J. Food Microbiol.*, **72**, 85 (2002)
152) J. T. Mills: *J. Food Protect.*, **52**, 737 (1989)
153) D. Abramson et al.: *J. Food Protect.*, **64**, 1220 (2001)
154) A. Logrieco et al.: *Eur. J. Plant Pathol.*, **108**, 597 (2002)
155) A. Bottalico and G. Perrone: *Eur. J. Plant Pathol.*, **108**, 611 (2002)
156) T. Yoshizawa and Y-Z. Jin: *Food Addit. Contam.*, **12**, 689 (1995)
157) T. Yoshizawa: *Mycotoxins*, **45**, 13 (1997)
158) Y. Sugiura et al.: *Appl. Enivron. Microbiol.*, **59**, 3334 (1993)
159) Y. Sugiura et al.: *Mycoscience*, **35**, 77 (1994)
160) L. W. Burgess et al.: *Aust. J. Agric. Res.*, **26**, 791 (1975)
161) T. Aoki and K. O'Donnell: *Mycologia*, **91**, 597 (1999)
162) Y. Sugiura et al.: *Appl. Environ. Microbiol.*, **56**, 3047 (1990)
163) B. Bakan et al.: *Food Addit. Contam.*, **18**, 998 (2001)
164) 厚生労働省通知食安発0717001号:食品衛生研究, **53** (9), 47 (2003)
165) 熊谷 進他:平成14年度厚生労働科学特別研究事業総括研究報告書, p. 1 (2003)
166) A. Yamashita et al.: *Biosci. Biotechnol. Biochem.*, **59**, 1804 (1995)
167) Y. Sugiura and T. Tanaka: *Mycotoxins*, **45**, 21 (1997)
168) T. Tanaka and Y. Sugiura: *Mycotoxins*, **53**, 119 (2003)
169) 上村 尚他:食衛誌, **28**, 322 (1987)
170) 上村 尚:マイコトキシン, **43**, 27 (1996)
171) P. M. Scott: *J. Food Protect.*, **47**, 489 (1984)
172) T. Tanaka et al.: *J. Food Hyg. Soc. Japan*, **27**, 653 (1986)
173) H. Kamimura: *Mycotoxins*, **45**, 17 (1997)
174) C. E. Wolf-Hall et al.: *J. Food Protect.*, **62**, 962 (1999)
175) M. M. Samar et al.: *Food Addit. Contam.*, **18**, 1004 (2001)
176) D. R. Lauren and W. A. Smith: *Food Addit. Contam.*, **18**, 1011 (2001)
177) W. C. A. Gelderblom et al.: *Appl. Environ. Microbiol.*, **54**, 1806 (1988)
178) P. F. Ross et al.: *Appl. Environ. Microbiol.*, **56**, 3225 (1990)
179) W. F. O. Marasas et al.: *Fusarium*. Paul E. Nelson Memorial Symposium, B. A. Summerell et al. eds., p. 332, APS Press, St. Paul, Minn. (2001)
180) H. I. Nirenberg and K. O'Donnell: *Mycologia*, **90**, 434 (1998)
181) K. O'Donnell et al.: *Mycologia*, **90**, 465 (1998)
182) S. M. Musser and R. D. Plattner: *J. Agric. Food Chem.*, **45**, 1169 (1997)
183) A. E. Desjardins and R. H. Protor: *Fusarium*. Paul E. Nelson Memorial Symposium, B. A. Summerell et al. eds., p. 50, APS Press, St. Paul, Minn. (2001)
184) J. Fotso et al.: *Appl. Environ. Microbiol.*, **68**, 5195 (2002)
185) J. P. Rheeder et al.: *Appl. Environ. Microbial.*, **68**, 2101 (2002)
186) T. Aoki and H. I. Nirenberg: *Mycoscience*, **40**, 1 (1999)
187) 穐山 浩他:食衛誌, **41**, 30 (2000)
188) E. Y. S. Ono et al.: *Food Addit. Contam.*, **19**, 1081 (2002)
189) WHO: Fumonisin B_1, Environmental Health Criteria 219, p. 1, World Health Organization, Geneva (2000)

190) P. M. Scott : *Int. J. Food Microbiol.*, **18**, 257 (1993)
191) P. M. Scott ed. : *Food Addit. Contam.*, **18**, 187 (2001)
192) 田代文夫, 上野芳夫:防菌防黴誌, **22**, 155 (1994)
193) M. H. Henry and R. D. Wyatt : *Poultry Sci.*, **80**, 401 (2001)
194) W. C. A. Gelderblom et al. : *Carcinogenesis*, **12**, 1247 (1991)
195) W. C. A. Gelderblom et al. : *Environ. Health Perspect.*, **109**, 291 (2001)
196) WHO : JECFA, 56th Meeting (Geneva, 6-15 Feb. 2001), Summary and Conclusions, p. 1, World Health Organization, Geneva (2001)
197) J. P. Rheeder et al. : *Phytopathology*, **82**, 353 (1992)
198) T. Yoshizawa et al. : *Appl. Environ. Microbiol.*, **60**, 1626 (1994)
199) H-P. Gao and T. Yoshizawa : *Mycotoxins*, **45**, 51 (1997)
200) 王 殿升他:マイコトキシン, **41**, 67 (1995)
201) Y. Ueno et al. : *Food Chem. Toxicol.*, **35**, 1143 (1997)
202) H. Zhang et al. : *Mycotoxins*, **44**, 29 (1997)
203) A. Visconti et al. : *J. AOAC Intern.*, **84**, 1828 (2001)
204) G. S. Shephard et al. : *J. AOAC Intern.*, **79**, 671 (1996)
205) K. A. Scudamore and S. Patel : *Food Addit. Contam.*, **17**, 407 (2000)
206) T. Gutema et al. : *J. Food Protect.*, **63**, 1732 (2000)
207) A. Petersen and I. Thorup : *Food Addit. Contam.*, **18**, 221 (2001)
208) E. K. Kim et al. : *Food Addit. Contam.*, **19**, 459 (2002)
209) A. M. Torres et al. : *Food Addit. Contam.*, **18**, 836 (2001)
210) H. K. Abbas et al. : *Plant Disease*, **82**, 22 (1998)
211) A. Logrieco et al. : *J. Agric. Food Chem.*, **46**, 5201 (1998)
212) M. R. Torres : *Int. J. Food Microbiol.*, **39**, 139 (1998)
213) J. J. Hlywka and L. B. Bullerman : *Food Addit. Contam.*, **16**, 319 (1999)
214) M. L. Martins et al. : *J. Food Protect.*, **64**, 1268 (2001)
215) W. Seefelder et al. : *J. Agric. Food Chem.*, **50**, 2778 (2002)
216) Y. Ueno et al. : *Mycotoxin Res.*, **9**, 27 (1993)
217) E. A. Vargas et al. : *Food Addit. Contam.*, **18**, 981 (2001)
218) L. S. Jackson et al. : *J. Agric. Food Chem.*, **45**, 4800 (1997)
219) M. M. Castelo et al. : *J. Food Protect.*, **61**, 1030 (1998)
220) WHO : Zealalenone, WHO Food Additives Ser. 44, p. 1, World Health Organization, Geneva (2000)
221) 寺田久屋他:日本食品衛生学会第77回学術講演会講演要旨集, p. 44 (1999)
222) T. Tanaka et al. : *Proc. Jpn. Assoc. Mycotoxicol.*, **25**, 31 (1987)
223) Y. Sugiura : *Mycotoxins*, **50**, 125 (2000)
224) W. M. Hagler Jr. et al. : *Fusarium*. Paul E. Nelson Memorial Symposium, B. A. Summerell et al. eds., p. 321, APS Press, St. Paul, Minn. (2001)
225) F. Tashiro : *Mycotoxins*, **50**, 105 (2000)
226) H. Kamimura : *Mycotoxins*, **50**, 111 (2000)
227) J. W. Park et al. : *Food Addit. Contam.*, **19**, 158 (2002)
228) Y. Ito : *Mycotoxins*, **50**, 119 (2000)
229) T. Tanaka et al. : *J. AOAC Intern.*, **76**, 1006 (1993)
230) S. Resnik et al. : *Food Addit. Contam.*, **13**, 115 (1996)
231) N. Ali et al. : *Food Addit. Contam.*, **15**, 377 (1998)
232) 北川幹也他:日本食品衛生学会第71回学術講演会講演要旨集, p. 50 (1996)
233) 島田邦夫他:日本食品微生物学会第24回学術総会講演要旨集, p. 76 (2003)
234) A. Visconti and A. Sibilia : Mycotoxins in Grains, Compounds other than Aflatoxins, J. D. Miller and H. L. Trenholm eds., p. 315, Eagan Press, St. Paul, Minn. (1994)
235) F.-Q. Li et al. : *J. Food Protect.*, **64**, 567 (2001)
236) T. Delgado and C. Gomez-Cordoves : *J. Chromatogr. A*, **815**, 93 (1998)
237) V. H. Tournas and M. E. Stack : *J. Food Protect.*, **64**, 528 (2001)
238) S. de Motta and L. M. Valente Soares : *Food Addit. Contam.*, **18**, 630 (2001)
239) J. C. Frisvad and U. Thrane : Introduction to Food- and Airborne Fungi, 6th Ed., R. A. Samson et al. eds., p. 321, Centraalbureau voor Schimmelcultures, Utrecht (2000)
240) M. Weidenborner : Encyclopedia of Food Mycotoxins, p. 1, Springer, Berlin (2001)

第5章　農産物のカビ汚染

5.1　農産物とHACCP

　農産物は主食とする穀類をはじめ食生活の中心となるものであり，しかも加工食品の原材料として利用されるばかりでなく，飼料作物として畜産物の生産も支えている．1990年代，穀類の栽培面積は7.5億haで実に世界の農耕地面積の約半分を占めている．その中で，コムギ，イネ，トウモロコシの三大作物の農耕地を合わせると5億haになり，全農耕地面積の3分の1に当たる．トウモロコシは南アメリカ，アジア，アフリカの一部では主食として重要な食料であるが，現在では主として家畜の飼料として消費されている．マメ類，イモ類が穀類に次いで生産量の多い作物であるが，主食としてよりも加工食品としての利用が拡大している．先進国の農耕地面積はほとんど拡張の見込みがなく，技術改革によって生産性，経済性を上げると同時に，発展途上国の食料生産に大きく依存してきた．21世紀に入って，地球環境の保全，途上国での人口増加とそれに伴う経済自立化が進み，先進国，発展途上国の双方にとって自然環境を保ちつつ，いかに食料生産を持続させるかという重大な課題に直面している．このような危機を打開する方策の一つとして，農産物およびその加工品に対する微生物汚染の制御が大きく期待されている．因みに，カビによる穀類など備蓄食料のポストハーベスト（収穫後）段階での損失は，アジアでは生産量の20%に達するといわれ，その経済的被害は莫大である．すでに第2章で述べたように，HACCPによって農産物のカビによる変敗をいかに防止するかはマイコトキシン汚染の軽減からみても重要であり，21世紀の食料不足を救う上でのキーポイントであるといっても過言ではない．本章では農産物の安全性を脅かすカビを対象に解説するが，貯蔵農産物でのマイコトキシン産生条件，農産加工食品の汚染カビに関しては，それぞれ第3章と第7，8章も参照されたい．

　農産物のHACCPにおいて，重要な汚染発生場所は栽培時の環境にある．土壌中には作物の病原菌をはじめ多数の微生物が一次汚染源として生息し，作物の生育状態に応じて活性化し，農地・果樹園（圃場）で侵入する．植物病原が感染した場合，圃場で発病しても内部だけにとどまり外見的に病徴が現れないものと，潜伏したまま収穫後まで持ち越して初めて発病して組織の破壊を起こすものがある．また，収穫期が近づくと植物体の生体防御機能が低下し，栽培環境に常在する寄生菌と腐生菌の境界に位置付けられるような日和見菌の多くのものが侵入してくる．腐生性の強い菌は圃場では病気を起こさないが，収穫後に農産物として出荷されたときにポストハーベスト病害の原因になる．農産物のHACCPでは，これらの菌を圃場菌類（field fungi）といい，*Acremonium*, *Alternaria*, *Aureobasidium*, *Bipolaris*, *Botrytis*, *Chaetomium*, *Cladosporium*, *Drechslera*, *Epicoccum*, *Fusarium*, *Geotrichum*, *Nigrospora*, *Penicillium*, *Pestalotiopsis*, *Phialophora*, *Phoma*, *Rhizopus*, *Stachybotrys*, *Trichoderma*, *Trichothecium*, *Ulocladium*, *Verticillium* などが代表的なものである．圃場菌類は農産物の水分活性が高い状態（A_W 0.90以上）で増殖することが特徴で，作物の組織に侵入するためにセルラーゼ，ヘミセルラーゼ，ペクチン分解酵素などの酵素活性を備えている．圃場菌類は青果物の腐敗，穀類，マメ類，ナッツ類，香辛料などの乾燥農産物の収穫直後の変敗に関与する．これに対して，穀類などの乾燥農産物では収穫後の乾燥を経て，水分活性が低くなった状態（A_W 0.85以下）でも温度条件が高ければ貯蔵中にカビが発生してくる．このような穀類などの貯蔵中に発生してくるカビを貯蔵菌類（storage fungi）と呼んでいる．貯蔵菌類は完全な腐生菌で，主に環境

由来のAspergillus, Penicilliumからなり，機械的損傷や害虫による傷口などの損傷部から侵入し，比較的低水分活性の状態でも増殖する．したがって，乾燥農産物では収穫後の高水分から次第に乾燥して低水分に移行する過程で，圃場菌類から貯蔵菌類へのミクロフローラの変遷が見られる．貯蔵菌類のあるものは，マイコトキシンの産生に関与する．

このように生態的に農産物に発生するカビを圃場菌類と貯蔵菌類に大別する着想は，1950年代にミネソタ大学のChristensen[1]によって提唱され，広く受け入れられたが，その後貯蔵菌類と考えられていたAspergillus flavusやEupenicillium ochrosalmoneum（アナモルフ：Penicillium ochrosalmoneum）などのマイコトキシン産生菌がピーナッツやトウモロコシの栽培環境（圃場）でも活発に増殖し，マイコトキシンの危害をもたらすことが生態的に明らかにされたことから（第3章参照），現在ではやや厳密性を失ってしまった．とはいえ，農産物とその加工品での変敗に関わる微生物の課題の多くはカビ・酵母（真菌）の汚染に集約され，農産物のHACCPでは便利性から圃場菌類と貯蔵菌類を区別して，それぞれの制御を対象とする重要管理点が設定されている[2]．

5.2 ポストハーベスト病害と青果物

5.2.1 青果物の腐敗

新鮮な青果物（果実・野菜）は約90％にも及ぶ多量の水分を含み，生理的変化による水分損失が5％を越えると老化し，鮮度が著しく失われる．果実・野菜は，収穫後も一つの独立した生物体として呼吸や蒸散などの生理作用を営んでおり，花が咲く（例：ブロッコリー），黄化する（ホウレンソウ），先端が伸びる（アスパラガス），しおれる（葉菜類），過熟になる（トマト）などの現象が見られる．このような現象は青果物が生きている証拠であり，植物病原菌として青果物に侵入したカビは青果物が生きている間は，常温下の宿主上で増殖を続ける．

果実は有機酸を成分として含み，表5.1に示すように大部分はpH 3.5以下となっている．かんきつ，イチゴ，ブルーベリーではクエン酸，リンゴ，ナシ，アプリコットではリンゴ酸，ブドウでは酒石酸，ウメではクエン酸・リンゴ酸・シュウ酸というように

表5.1 新鮮な果実・野菜のpH範囲[3-5]

果 実	pH範囲	野 菜	pH範囲
パッションフルーツ	1.9～2.2	ルバーブ	2.9～3.3
レモン	2.2～2.6	トマト	4.0～4.4
ライム	2.3～2.4	カボチャ	4.8～5.5
カランベリー	2.5～2.7	ホウレンソウ	4.8～5.8
グレープフルーツ	2.9～3.4	スカッシュ	5.0～5.4
ラズベリー	2.9～3.5	マメ類（インゲン）	5.0～6.0
イチゴ	3.0～3.9	キャベツ	5.2～5.4
ブドウ	3.0～4.0	カブ	5.2～5.6
ブラックベリー	3.0～4.2	ニンジン	5.2～5.8
リンゴ	3.1～3.9	ブロッコリー	5.2～6.0
ブルーベリー	3.2～3.4	サツマイモ	5.3～5.6
サクランボ	3.2～4.0	アスパラガス	5.4～5.8
プラム	3.2～4.0	ジャガイモ	5.4～6.0
オレンジ	3.3～4.0	エンドウ	5.8～6.5
モモ	3.3～4.2	マッシュルーム	6.0～6.5
アプリコット	3.3～4.4		
パイナップル	3.4～3.7		
オリーブ	3.6～3.8		
西洋ナシ	3.7～4.6		
マンゴー	3.8～4.7		
イチジク	4.8～5.0		
メロン	6.2～6.7		

有機酸の組成は果実の種類によって異なるが，細菌の多くは有機酸によって増殖が抑制され，一方カビと酵母はこのような酸性条件でも生育が可能である．したがって，新鮮な果実や果実加工品の変敗に関与する微生物の主体はカビ・酵母である．

生鮮野菜のpHは果実に比べると，表5.1のように大部分の微生物が増殖できる範囲にあり，栽培の環境も果樹よりも土壌に接近した位置で作られるため細菌による汚染がごく普通に認められる．特に，カット野菜のように切断により細胞内容物が漏出すると細菌汚染の場が拡大する．このように野菜類は食性疾患の原因となるリスクが高く，最近著しく急成長しているカット青果物産業ではHACCPシステムの導入が急がれている．このように野菜は果実と多少事情が違う点があるにしても，生鮮野菜の組織には果実と同様に多量の植物ペクチンが存在し，圃場からきた植物病原性のカビがペクチン分解酵素の混合物を分泌して組織を崩し，軟化・腐敗の原因になることに変わりはない．つまり表5.2に見るように，生鮮野菜でも収穫後から市場に至る選別，包装，輸送，貯蔵などの様々な過程でカビが増殖しているため，カビが種々の生鮮野菜の劣化に関与していることは明らかである．

青果物のHACCP[6]では，栽培時，収穫時が重要な管理点であり，収穫時の機械や運搬に用いる容器，一時的な保管場所（倉庫）などでの一次汚染が次第に拡大し，市場に出荷されたときに発病するため，市場病害（market disease）と総称されている[7-15]．表5.3にわが国でよく見られる野菜・果実の主な市場病害とその病原菌を示す．

なお，最近は輸入農産物も含めて，わが国で消費される青果物も産地・種類ともにますます多様化しているので，新規の市場病害が発生する機会も増えている．事実，青果物の腐敗に関与するPenicilliumについて同定したところ，これまでに記録されていなかった菌種による病害が発生していたケースも認められた[16]．

5.2.2 青果物の病徴

青果物の腐敗現象は，特定の病原菌に侵された結果生じる異常，すなわち植物病理学でいう病徴となって現れる．ポストハーベスト段階で青果物上に見られる主な病徴には次のようなものがある．

炭そ（疽）病（anthracnose）

病変は黒色，かさぶた状になる．代表的なものとして*Colletotrichum musae*によるバナナの炭そ病がある．特にマメ類，ウリ類，熱帯・亜熱帯産果実によく見られる．炭そ病では病原菌が侵入しているにもかかわらず，病徴が出荷時までに発現していない状態のものが多い．

枯損病（blight）

圃場では茎や葉が突然流行的に枯れ，多くは褐色化が伴う．*Alternaria*, *Ascochyta*（テレオモルフ：*Mycosphaerella*），*Phomopsis*などによって発病し，サヤインゲンなどにその例が見られる．*Didymella bryoniae*によるキュウリの褐色芯腐れは，果実を縦割りにすると先端から果実の中心線に沿って褐色腐敗している．本菌はスイカやメロンでも果実内部の腐敗を生じる．このような内部病徴は外観が健全なために，出荷時に除去することが難しい．

汚斑病（blotch）

葉や果実の表面に見られる汚点で，種々の菌によって発病し，不規則または不明瞭な病変になる．*Alternaria porri*によるタマネギの黒斑病や*Pseudocercospora purpurea*によるアボカドの褐色汚斑病などがある．

表5.2 収穫時と市場出荷時での生野菜のカビ菌数比較[4]

収 穫 時		市場出荷時	
野　菜	菌　数 cfu/g ($\times 10^3$)	野　菜	菌　数 cfu/g ($\times 10^3$)
アスパラガス	1～10	アスパラガス	720～1 800
マメ類	0～545	マメ類	110～180
キャベツ	0～60	ピーマン	21～35
キュウリ	0～27	ニンジン	41～50
レタス	1～221	カリフラワー	5～15
オクラ	13～16	セロリー	43～63
カボチャ	0～2	オクラ	1 500～2 100
		ダイコン	6～78
		トマト	130～160

表5.3 果実・野菜の主な市場病害[15]

病原菌	病名	傷害を受ける野菜・果実
鞭毛菌類		
Peronospora parasitica	べと病	ハクサイ，カブ，キャベツ，ブロッコリー，ダイコンなど
Phytophthora spp.	疫病	ジャガイモ，トマト，ナス，ピーマン，ウリ類，キャベツ，イチゴ
Pythium aphanidermatum	綿腐病	キュウリ
接合菌類		
Rhizopus stolonifer	軟腐病	トマト，ナス，ピーマン，メロン，カボチャ，サツマイモ，イチゴ，モモ，イチジク
子嚢菌類		
Ceratocystis fimbriata	黒斑病	サツマイモ
Diaporthe citri	軸腐病	かんきつ
D. melonis	フォモプシス腐敗病	メロン
Elsinoë fawcetti	そうか病	かんきつ
Glomerella cingulata	炭そ病	トマト，ピーマン，ウリ類，かんきつ，リンゴ，ナシ，モモ，ウメ，ブドウ，イチジク，バナナ，イチゴなど
G. lagenarium	炭そ病	ウリ類
Guignardia citricarpa	黒斑病	かんきつ
Monilinia fructicola	灰星病	リンゴ，モモ，スモモ，アンズ，ウメ，サクランボ
Mycosphaerella melonis	褐色芯腐れ	キュウリ，メロン，スイカ
Sclerotinia sclerotiorum	菌核病	トマト，ナス，ピーマン，ウリ類，ダイコン，レタス，キャベツ，タマネギ，ニンジン，セロリー，サツマイモ，イチゴなど
Sclerotinia spp.	軟腐病	サヤインゲン
Venturia spp.	そうか病	リンゴ，ナシ，モモ，スモモ，アンズ，ウメ
不完全菌類		
Alternaria alternata	黒かび病	トマト，リンゴ，オクラなど
A. brassicae	黒斑病	ハクサイ，キャベツ
A. citri	黒腐病	かんきつ
A. porri	黒斑病	タマネギ
A. radicina	黒斑病	ニンジン
A. solani	輪紋病	トマト，ナス
Alternaria sp.	芯かび病	リンゴ
Aspergillus niger	黒かび病	タマネギ，ワケギ，ニンニク，リンゴ，ブドウ
Aspergillus spp.	こうじかび病	かんきつ，リンゴ，モモなど
Botrytis cinerea	灰色かび病	トマト，ナス，ピーマン，ウリ類，キャベツ，レタス，タマネギ，アスパラガス，ハス，かんきつ，リンゴ，ナシ，カキ，モモ，ウメ，サクランボ，ブドウ，イチゴなど
Cladosporium cucumerinum	黒星病	キュウリ
Cladosporium sp.	芯かび病	リンゴ
Colletotrichum acutatum	炭そ病	イチゴ
C. musae	炭そ病	バナナ
Corticium rolfsii	白絹病	ウリ類，ニンジン
Embellisia allii	墨汚病	ニンニク
Fusarium oxysporum	乾腐病	タマネギ，ラッキョウ
F. solani	乾腐病	ジャガイモ，サツマイモ，サトイモ，コンニャク
F. verticillioides	軸腐病	バナナ
Fusarium spp.	フザリウム腐敗病	トマト，ウリ類，豆もやし
Geotrichum candidum	白かび病	トマト，メロン，かんきつ
Lasiodiplodia theobromae	軸腐病	バナナ
Nimbya sp.	褐変病	豆もやし
Penicillium digitatum	緑かび病	かんきつ，ホウレンソウ
P. expansum	青かび病	トウモロコシ，メロン，サツマイモ，かんきつ，リンゴ
P. hirsutum	青かび病	タマネギ，ニンニク，アスパラガス
P. italicum	青かび病	かんきつ，メロン
P. sclerotigenum	青かび病	ナガイモ
Penicillium spp.	青かび病	トウモロコシ，リンゴ，サクランボ，ブドウ，豆もやしなど
Phoma destructiva	円紋病	トマト，ナス
P. wasabiae	墨入病	ワサビ
Phomopsis cucurbitae	フォモプシス腐敗病	メロン，スイカ
P. phaseoli	フォモプシス腐敗病	サヤインゲン
P. vexans	褐紋病	ナス
Pyricularia zingiberis	いもち病	ミョウガ，ショウガ
Rhizoctonia solani	黒あざ病	ジャガイモ
Spicellum roseum	桃色かび立枯病	エノキタケ
Trichoderma spp.	トリコデルマ腐敗病	食用キノコ
Tichothecium roseum	ばら色かび病	トマト，キュウリ，メロン，リンゴ，ナシなど
Verticillium fungicola	茎奇形病	ツクリタケ

かいよう（潰瘍）病（canker）

腐乱病とも呼ばれ，枝や幹の枯損性病変であるが，茎や果実にも発病することがある．

乾腐病（dry rot）

組織の腐れの一つで，脱水が起こり，繊維状または粉状になる．*Fusarium* spp. によるジャガイモの乾腐病がある．

葉斑病（leaf spot）

明瞭な限局性の病斑ができ，枯損に進行する．多くの異なる菌が葉斑を作り，キャベツでは暗色と明色の葉斑が2種類の菌で，レタスの場合では少なくとも3種類の菌で生じる．キャベツの黒斑病は *Alternaria brassicae* によるものであり，一方明色の病斑は *Cylindrosporium* による病変である．

そうか（瘡痂）病（scab）

病変は著しいコルク質のかさぶた状になる．かんきつのそうか病は *Elsinoë fawcettii*，リンゴのそうか病は *Venturia* spp.，キュウリのそうか病は *Cladosporium* spp. によって発病する．

軟腐病（soft rot）

乾腐病は湿度のない条件で起こるが，同じ病原でも湿った大気中では，湿った腐れや粘稠な腐れになる．イチゴの軟腐病は *Rhizopus stolonifer*（図 5.1），またサヤインゲンの軟腐病は *Sclerotinia* spp. による．収穫後の発病は傷口から感染することが多く，高湿度下では病徴が急速に進展する．多犯性，腐生性が強い *Alternaria*，*Botrytis*，*Rhizopus* などの菌は保管や輸送段階での胞子の空中浮遊も起こり，二次汚染源になる．

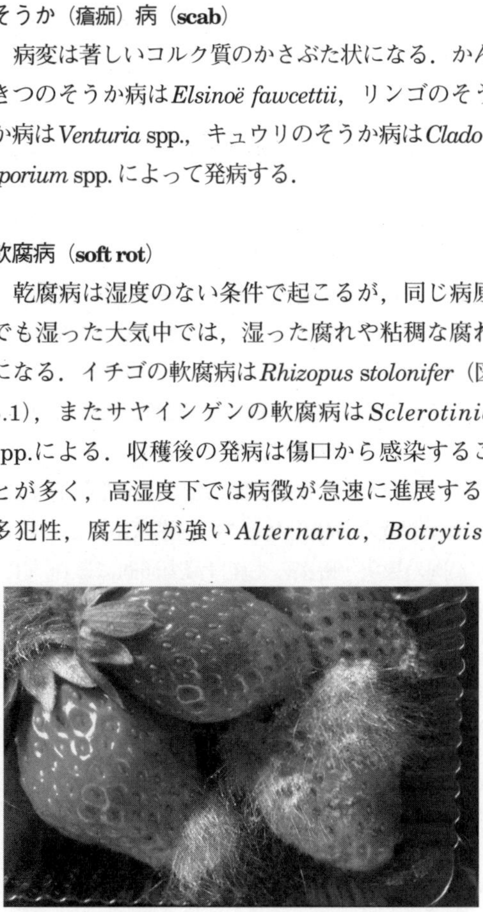

このような病徴は宿主-寄生体相互関係によるもので，顕微鏡による菌の形態観察と合わせて，原色図鑑[7, 8]による病徴の比較が病原菌の同定上，大変役に立つ．

5.2.3 市場病害の防止と青果物の貯蔵

市場病害の防止には，まず流通・輸送時の病原菌の生育を抑制することである．収穫後，青果物が低温障害を起こさない程度に急速に温度を下げること（予冷）は最も有効な手段である[17]．低温によって青果物の呼吸や蒸散による消耗を抑え，同時に病原菌の生育も抑えることができる．果実は可食状態で収穫すると流通・輸送の間に過熟状態になり，品質が低下する．バナナ，トマト，西洋ナシ，パッションフルーツ，アボカドなどでは，かなり未熟な時点で収穫し，常温下での追熟が行われている[18]．未熟果の方が機械的な損傷に強く，また病害抵抗性も強い．しかし，こうした追熟現象が起こらないブドウ，かんきつ，日本ナシなどでは，できるだけ樹上で成熟したものを収穫して，直ちに適切な流通・輸送を行うことが望ましい．追熟現象では突然の呼吸の上昇と同時に熟成ホルモンといわれるエチレンの放出が見られる．貯蔵中の果実にエチレンを付加して熟成を早めたり，逆にエチレン吸着剤を封入して過熟を防ぐなどの調節も貯蔵の目的で実用化されている．

低湿度も病原菌の生育抑制には効果的で，タマネギ，ニンニク，カボチャなど一部の品目では70～75％の低湿度で貯蔵しないと，腐敗したり，品質の低下が起こる．しかし，その他の青果物では，低湿度にすると蒸散による水分損失が激しくなるため，商品価値も下落する．低温である程度の湿度を保ちつつ保管するには，さらに雰囲気ガス組成を調節する貯蔵法（CA貯蔵，controlled atmosphere storage）が一般的に利用されている[5, 7, 10, 11, 17, 18]．このような条件下に青果物を貯蔵すると，呼吸，成熟，黄化のような生理的過程が抑制され，貯蔵期間を長くすることができる．表5.4に示すように最適貯蔵条件は青果物の品目によって異なる[17]．

ジャガイモ，サツマイモなどでは，低温障害を生

図 5.1 軟腐病（*Rhizopus stolonifer*）の発生したイチゴ果実

表 5.4 青果物のCA貯蔵における適正保存条件[17]

種　類 （品種・系統）	温度 （℃）	湿度 （％）	環境ガス組成		貯蔵可能 期　間	種　類 （品種・系統）	温度 （℃）	湿度 （％）	環境ガス組成		貯蔵可能 期　間
			O_2（％）	CO_2（％）					O_2（％）	CO_2（％）	
リンゴ	0	90〜95	3	3	6〜9か月	トマト	6〜8	—	3〜10	5〜9	5週
温州ミカン（普通）	3	85〜90	10	0〜2	6か月	露地メロン（札幌キング）	0	—	3	10	30日
カキ（富有）	0	90〜95	2	8	6か月	ホウレンソウ	0	—	10	10	3週
カキ（平核無）		92	3〜5	3〜6	3か月	サヤエンドウ	0	95〜100	10	3	4週
日本ナシ（二十世紀）	0	85〜92	5	4	9〜12か月	ニンニク	0	85〜90	2〜4	5〜8	10〜12か月
日本ナシ（菊水・新興）	0	90	6〜10以上	3以下	3〜6か月	ナガイモ	3〜5	90〜95	4〜7	2〜4	8〜10か月
西洋ナシ（バートレット）	0	95	4〜5	7〜8	3か月	ジャガイモ（男爵）	3	85〜90	3〜5	2〜3	8〜10か月
モモ（大久保）	0〜2	95	3〜5	7〜9	4週	ジャガイモ（メークイン）	3	85〜90	3〜5	3〜5	7〜8か月
クリ（筑波）	0	85〜90	3	6	7〜8か月	レタス	0	95〜100	10	4	2〜3か月
青ウメ	0	—	2〜3	3〜5	—	ハクサイ	0	90	3	4	4〜5か月
バナナ（緑熟）	12〜14	—	5〜10	5〜10	6週	ニンジン	0	95	10	6〜9	5〜6か月
イチゴ（ダナー）	0	95〜100	10	5〜10	4週						

じるので，13〜16℃くらいで貯蔵される．しかし，この温度では微生物の活動を抑制できないために，収穫時の傷などから菌が侵入して腐敗の原因になりやすい．汚れを落としたイモをそのまま高温乾燥して傷口の治癒をはかった後，貯蔵に移す．この措置をキュアリング（curling）といい，コルク層の形成により微生物に対する抵抗性ができる．

アメリカでは，カット青果物へのHACCPシステム導入に先立って，1998年から原材料の青果物に関してGAP（適正農業基準，Good Agricultural Practices），GMP（適正製造基準，Good Manufacturing Practices）などの適用が図られている[6]．前者は青果物の栽培から出荷までの衛生的な農業生産，後者は青果物の収穫から調理までの衛生管理を示したガイダンスである．GAPの中では，HACCPのCCPの代わりに潜在的汚染点（potential points of contamination，PPC）が設定され，栽培・収穫時，選果場・予冷施設，出荷時・輸送時のそれぞれについて管理対象が挙げられている．青果物の微生物制御のためには，汚染微生物の特徴とともに，青果物の生理状態と微生物に対する耐性（鮮度，熟度），青果物の性質とそれを取り巻く環境の特性（水分活性，pH，温度，雰囲気ガス組成），青果物の取り扱い方法（栽培，収穫，予冷，貯蔵，加工段階での）などについての危害因子を把握しておかなければならない．

コーデックス委員会の食品衛生部会（CCFH）でも生鮮青果物の衛生規範案がステップ8の案件として提出された．

5.2.4　輸入青果物と加工原料

わが国での青果物の生産は，元来生産の困難な熱帯果実を除き大都市近郊の小規模農業として発展してきた．しかし，最近は産地や量販店の大型化に伴う大消費地向けの広域・大量流通が主体になり，コールドチェーンシステム化も全国的に拡大している．こうした中で，1999年の流通青果物について輸入品の占める比率は，果実で30％，野菜で17％となっていたが，果実・野菜ともに国際競争の激化および消費の多様化などに国内生産が対応できず，わが国の果実・野菜の生産は減少傾向にあり，生鮮農産物の輸入量が急増している．果実ではバナナ，パイナップル，レモン・ライム，グレープフルーツ，オレンジ，メロン，ブドウ，イチゴ，ベリー類，サクランボ，キウイフルーツ，アボカド，マンゴー，パパイヤ，野菜ではトマト，キュウリ，ナス，ピーマン，カボチャ，ニンジン，スイートコーン，アスパラガス，レタス，キャベツ，ブロッコリー，エダマメ，インゲン，エンドウ，ネギ，タマネギ，ニンニク，ラッキョウ，ワラビ，マツタケ，シイタケなどの品目がよく輸入され，特に加工用・業務用は輸

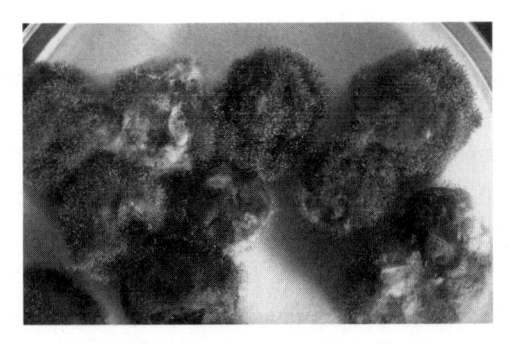

図 5.2 灰色かび病 (*Botrytis cinerea*) の発生した輸入ブルーベリー果実

入に依存している部分が大きい．この傾向は原産国での青果物の品質保持という課題について関心度が高まる原因ともなっている（図5.2）．例えば，最近増加してきた無農薬バナナについてフィリピンでの実態を調査した結果では，収穫後の管理の不備が廃棄率に関わっているとの指摘が報告されている[19]．すなわち，箱詰めの際の取り扱いやトラック輸送中の損傷，ストレスの発生，洗浄や集荷場の不衛生が輸入前の無農薬バナナでの病害発生につながっているという．

果実飲料においても，わが国の原果汁生産量が減少し，すでに国産果汁の4～5倍の外国果汁を使わなければならない状況になり，原産国の工場の製造設備，品質管理などを詳しく調査することが必要になっている[20]．アメリカ産，ブラジル産などのオレンジは輸入量も多く，相手の工場設備も良いが，熱帯果実の搾汁工場などには設備も悪く，品質管理の意識の低いところも少なくないために，十分な予備調査が望まれる．

輸入かんきつ系ストレートジュースからは，*Alternaria citri*（かんきつ黒腐病菌）が菌糸体として検出されて食品衛生法第7条違反となっていたが，その後この菌が加熱殺菌により死滅していたということと，果汁中の沈殿物として繊維を多く含む飲料では除去が困難という理由で法改正が最近行われ，繊維質を含む果汁飲料に黒い沈殿物が検出されたとき，*A. citri* が原因であればやむを得ないという例外規定が定められた[21]．しかし，こうした異物の存在がすべて食品衛生法上認められたわけではない．特に，果実においては不良品からのマイコトキシンの危害も無視できない[22]．原料リンゴ果実での青かび病菌 *Penicillium expansum* の増殖によるリンゴ果汁中のパツリン汚染，原料果実中の耐熱性カビが原因となる事故では，輸入原材料の品質と大きく関わっている（第4，8章参照）．

Sageら[23]の調査によると，フランス産ワインの原料になるブドウの果実から接合菌類2属2種，子嚢菌類4属6種，担子菌類1属1種，不完全菌類21属48種のカビと酵母2属が分離同定され，分離株の70％が不完全菌，10％が子嚢菌であった．マイコフローラの主体は *Aspergillus* 6種，*Penicillium* 18種で，この中で *Aspergillus carbonarius* の14株がオクラトキシンA (OTA) 産生菌と認められ，これらのブドウを原料として作ったワイン用ブドウ液のOTA汚染原因菌であったことが明らかにされた．同様に南アメリカ産のワイン用ブドウでも1997～1998年産の検体から，酵母のほかカビが果実1g当たり 1.3×10^4 ～ 5.4×10^6 cfuの菌量で分離され，*Aspergillus*, *Penicillium*, *Botrytis*, *Phytophthora*, *Moniliella*, *Alternaria*, *Cladosporium* が同定された中で，*A. carbonarius*, *A. niger* などが主要なOTA産生菌であったと報告されている[24]．イタリアでも1999～2000年にワイン用ブドウのカビについて調査が行われ，*Aspergillus*, *Penicillium* の菌株を検出した中で，特に *Aspergillus* が分離菌株の95％を占めたこと，OTA産生菌の50％が *A. carbonarius* であったことが注目されている[24]．以上のことから，*A. carbonarius* はブドウ果皮に損傷がなくても，その強い活性のために果実中に侵入できるカビとして警戒されている．

青果物は比較的原材料とイメージの変わらないものに加工される場合が多いので，加工技術もさることながら，輸入原材料の良し悪しが製品の品質に大きな影響を持つ場合が多い．

5.3 穀類と貯蔵農産物

5.3.1 穀類の収穫と乾燥

穀類にはイネ科植物のコメ，コムギ，オオムギ，エンバク，ライムギ，トウモロコシ，雑穀などとタデ科植物のソバが含まれる．コメ，ムギ類は主食として最も重要な食料であり，ヒトの生活上大切なエ

ネルギー源になっている．穀類のpHはほとんど中性に近く，微生物にとっても増殖しやすい栄養源である．しかし，収穫後は乾燥によりA_W 0.70以下に水分を減らして貯蔵するため，食中毒菌の増殖は穀類を調理加工したものでなければ考えられず，カビによる変敗のみが潜在的なリスクとして深刻である．実害としては，① 食品加工原料として生存力の喪失（収穫時の未加工穀類は種子としての機能を保っている．貯蔵中における発芽力の失活は鮮度低下になる），② 製品加工化の減耗（例えば穀粒の製粉加工段階で製品（粉）への歩留りが悪くなる），③ 品質の低下（変色，変敗臭，物性の変化，栄養価などの変化），④ 過湿，発熱，化学的変化によるダニ，害虫の誘引，⑤ マイコトキシン汚染（第3，4章参照）などがある．

青果物と同様に，穀類も収穫直後はA_W 0.90以上のため，細菌と好湿性の圃場菌類である*Alternaria*，*Arthrinium*，*Aureobasidium*，*Cladosporium*，*Curvularia*，*Epicoccum*，*Fusarium*，*Nigrospora*，*Phoma* などが初期のフローラを構成している．特に圃場菌類による汚染は収穫前のカビの生育によって起こるため，ポストハーベスト処理や貯蔵技術では制御できない．旱魃や多雨，冷害など異常気象の影響を受けて，圃場菌類によるマイコトキシン汚染（表5.5）が世界の食料需給の上で大きな脅威になっている．先進国での収穫，選別は機械化されていて，その後の乾燥は農場または農場の乾燥場，中央の集積所に輸送して行われる．コムギ，オオムギ，ライムギ，その他の温帯で栽培される穀類は野外での自然乾燥でも問題ないが，熱帯，亜熱帯で生産されるコメでは湿潤な気候のもとでの収穫のため，貯蔵菌類による変敗のリスクを伴う．これらの地域では，収穫後の乾燥に通風のよい場所での天日乾燥，火力による機械乾燥，または天日乾燥と火力乾燥の併用などが行われているが，その選択は気象状態での判断になる．安全性からいえば，天候に支配されない乾燥施設での素早い火力乾燥が危害防止の上で効果的である．温度・湿度の高い地域では，自然環境にゆだねると収穫直後から乾燥に至るまでの段階で，中湿性の*Aspergillus*，*Penicillium* などが増殖してマイコトキシンの産生を誘発しかねないからである[26, 27]．

穀類の貯蔵は気候と経済的因子によって様々である．大規模産業では，温度，湿度，場合によっては

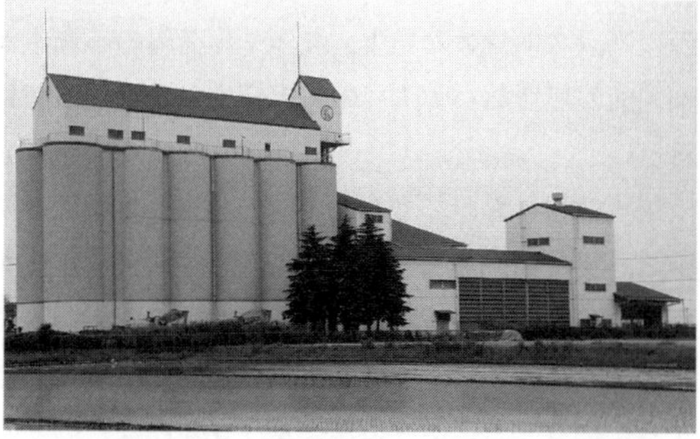

図5.3 国内産米を貯蔵する近代的なサイロ

表5.5 穀類に発生する主要なマイコトキシン産生性圃場菌類[5]

穀　類	菌　名	マイコトキシン
トウモロコシ	*Fusarium verticillioides*	フモニシン
	Aspergillus flavus	アフラトキシン
コムギ	*Fusarium graminearum*	デオキシニバレノール，ニバレノール，ゼアラレノン
	Alternaria alternata	テヌアゾン酸，アルタナリオール
ライムギ	*Fusarium poae*	T-2トキシン
	F. sporotrichioides	T-2トキシン
オオムギ	*Penicillium verrucosum*	オクラトキシンA
コメ	*Fusarium graminearum*, *F. kyushuense*	デオキシニバレノール，ニバレノール，ゼアラレノン
	F. fujikuroi	フモニシン

表 5.6 穀類に発生する貯蔵菌類の生育と穀類の水分量との関係

菌　　名	生育に対する最低 A_W	穀類*の水分量 (%)
Mucor spp., *Rhizopus* spp.	0.94	17.0 以上
Fusarium graminearum	0.90	
Aspergillus clavatus	0.87	17.0～16.0
Cladosporium cladosporioides	0.86	
Aspergillus fumigatus	0.86	
Penicillium islandicum	0.86	
Aspergillus flavus	0.84	
A. parasiticus	0.84	
A. niger	0.83	
Penicillium aurantiogriseum	0.81	16.0～15.5
P. citrinum	0.80	
P. brevicompactum	0.78	
P. chrysogenum	0.78	
*P. pusillum***	0.78	
P. verrucosum	0.78	
Aspergillus versicolor	0.78	15.5～15.0
A. ochraceus	0.77	
A. candidus	0.75	
Aspergillus restrictus	0.71	15.0～14.0
Eurotium amstelodami	0.71	
E. chevalieri	0.71	
E. repens	0.71	
E. rubrum	0.70	
Wallemia sebi	0.69	
Eurotium halophilicum	0.68	14.5～13.5

* 主として玄米の水分量を基にして表示．
** *Eupenicillium cinnamopurpureum* のアナモルフ．

表 5.7 主要な穀類の貯蔵における最大水分量の推奨値[5]

穀　類	安全な貯蔵に対する最大水分量 (%)	
	短期（1 年）	長　期
コムギ	13～14	11～12
トウモロコシ	13	11
オオムギ	13	11
エンバク	11	10
コ　メ	14	—

環境ガスのモニタリングが設置された近代的なサイロ（図5.3）中でバラ積みにされて貯蔵される．このような貯蔵施設では虫害や鼠害（ネズミの害）に対しても効果的である．穀類の貯蔵における最も重要な環境因子は水分活性（A_W），温度，ガス構成である．表5.6に穀類に発生する代表的な貯蔵菌類とその生育に及ぼす水分活性，穀類の水分量との関係を示す．特に好乾性菌類（第7章参照）はダストなどの環境中に多く，収穫後の穀類を急速に汚染する．安全な貯蔵のためには，水分14％以下に乾燥しなければならない（表5.7）．さらに，表5.8に穀類における水分，温度とカビの発生との関係を示す．表に見られるように水分量の多い穀類では，低温での保管が長期間の貯蔵を保証することが分かる．

5.3.2　国内産米の貯蔵とカビの危害

わが国では生産調整の結果，今では水田の1/3は休耕状態になり，2000年のイネ作付面積は177万ha，全耕地面積の約60％を占めているものの，コメの生産量はとうに1000万トンを割ってしまった．また，農産物の自由化からコメも毎年輸入されているが，それでもなおコメは，わが国でほぼ自給されている唯一の穀類である．ムギ類など他の穀類が粉または荒びきに加工した後，めん類やパンのように利用されているのに対して，そのまま主食として炊飯されることもコメの特徴で，表5.7のように安全性を重視して水分を14％まで乾燥すると，炊飯したときの食味に直接影響を及ぼすことになる．

こうした中で国内産米の収穫後，調製段階での処理について見ると，① カントリーエレベーターの

表 5.8 穀類におけるカビの生育・非生育に対する水分量，温度の影響[5]

穀　類	カビ非生育			カビ生育		
	水分 (%)	温度 (℃)	期間 (日)	水分 (%)	温度 (℃)	期間 (日)
コムギ	15.0～15.5	5, 10	365	16.0～16.5	5, 10	365
トウモロコシ	<17.5	35	32	16.5	25～35	32
	15.5	10	365	15.5	25	365
	18.5	5	120	18.5	25～30	120
コ　メ	13.5	20～25	120	14.5	20～25	120
	14	5～15	465	14.5	30	465
	14	25	150	14.5	30	60

表 5.9 異なる貯蔵条件下における玄米のマイコフローラ[10]

貯蔵条件	貯蔵月数	貯蔵玄米中の菌数（cfu/g）			玄米の発芽率（%）
		Eurotium	*Penicillium*	*Fusarium*	
低温倉庫（A）*	0	1	1	12	99
	13	5	10	0	97
低温倉庫（B）*	0	0	2	122	99
	13	3	10	0	100
常温倉庫（A）*	0	1	1	12	99
	6	1 986	0	0	61
	13	5 680	263	5	44
常温倉庫（B）*	0	0	2	122	99
	6	3 016	1	0	47
	22	24 050	102	0	0

＊（A），（B）はそれぞれ供試した試料を示す．すなわち，低温倉庫（A）と常温倉庫（A）とは同一試料，低温倉庫（B）と常温倉庫（B）とは同一試料であり，貯蔵条件（低温倉庫では温度 13～15 ℃，湿度 73～75 % に管理，常温倉庫では温度・湿度について管理がない）の違いによる影響をそれぞれ対比したものである．

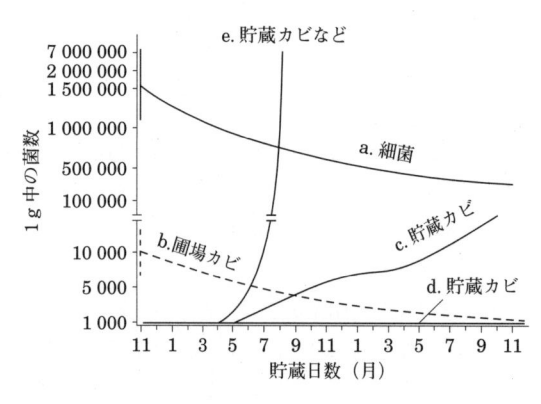

図 5.4 日本における貯蔵穀類での微生物の変遷パターン[10]

火力乾燥施設で A_W 0.65～0.70 程度に乾燥した籾を，付設のサイロに籾摺りするまで（多くは低温期の 11 月から翌春の 4 月頃まで）貯蔵する手段，②自然乾燥したり，半乾燥籾をライスセンターなどで火力により仕上げ乾燥したものを，籾摺りして玄米とし紙袋などに入れて，倉庫内に積み上げ貯蔵する手段のいずれかが一般的にとられている[10]．いずれの方法によっても，日本では低温で湿度の低い冬期に向かってコメを収穫するため，その後の品質保持の体制を構築する上で恵まれている．水分を含ませて食味を損なわないように，最近では穀粒の乾燥を A_W 0.80 程度にとどめることも多いが，A_W 0.80 では好乾性カビの制御が不十分になるため，低温と調湿の調節機を設置した低温貯蔵倉庫に保管し，乾燥を

緩和した状態での安全性を高めて，カビのリスクを防止している．低温倉庫の運営は温度 13～15 ℃，湿度 73～75 % で行われているが，より確実に長期間にわたって品質を維持する目的で，湿度を 73～75 % のままで温度を 5 ℃ まで下げる条件での運営も実施されている[10]．

コメの貯蔵中に起こるマイコフローラの変遷は，次のようなパターンに分類される[10]（図 5.4，表 5.9）．
1) 水分活性を A_W 0.65 以下に乾燥した場合

 a) 湿度を管理したサイロ貯蔵：温度はカビの生育条件であっても，湿度を低く管理すれば，好湿性の細菌と圃場カビは次第に死滅する．また，好乾性のカビも発生しない（図 5.4 中の a，b，d のように推移する）．

 b) 常温倉庫に貯蔵：貯蔵中のコメが吸湿しなければ，a）と同様に推移する．しかし，吸湿したときは，吸湿した部分にカビが発生する．

2) 水分活性を A_W 0.70～0.75 程度に乾燥した場合

 a) 低温倉庫（温度 13～15 ℃，湿度 73～75 %，または温度 5～10 ℃，湿度 73～75 %）に貯蔵：温度管理を 15 ℃ 以下に徹底すれば，安全性が保証される（表 5.9）．害虫の発生も防止できる．

 b) 常温倉庫に貯蔵：冬期のように室温が 15 ℃ 以下であれば，a）と同様になる．しかし，室温が 20 ℃ 以上になり，倉庫内の湿度が 75 % を上回ったり，穀粒が A_W 0.70 を越えるようになると好乾性のカビが優先的に発生し，図 5.4 の c および表 5.10 の

表 5.10 設定温度18℃および28℃での種々の水分活性下における貯蔵菌類の発生日数[28]

菌種, 米の種類		貯蔵温度, 水分活性 (A_w)							
		18℃				28℃			
		0.87	0.81	0.76	0.66	0.86	0.81	0.75	0.63
Aspergillus ochraceus	玄米	16*	46	—*	—	7	16	—	—
	精白米	16	32	—	—	6	16	—	—
A. penicillioides	玄米	15	22, 35	101, 137	—	8	10	27, 49	—
	精白米	16	28	99	—	5	10	26	—
A. restrictus	玄米	17	41	117	—	5	12	36, 53	—
	精白米	14	40	117	—	4	11	36	—
A. versicolor	玄米	14	37	—	—	7	22	—	—
	精白米	14	37	—	—	7	22	—	—
Eurotium amstelodami	玄米	11	14	—	—	5	8	26	—
	精白米	9	14	—	—	4	7	20	—
E. chevalieri	玄米	9	16	172	—	5	8	22	—
	精白米	8	16	168	—	4	7	20	—
E. repens	玄米	13	32	154	—	5	9	26	—
	精白米	13	26	105	—	4	7	21	—
Eupenicillium cinnamopurpureum	玄米	17	36, 49	—	—	9	18	—	—
	精白米	12	34	—	—	8	17	—	—

＊ 日数，－：実験期間中に試験菌の発生を認めなかった．

ように時間とともに貯蔵カビとして好乾性のカビと中湿性カビの一部が増殖してくる．主要な菌種として，*Aspergillus penicillioides*, *A. restrictus*, *A. versicolor*, *Eupenicillium cinnamopurpureum*, *Eurotium amstelodami*, *E. chevalieri*, *E. repens*, *E. rubrum*, *Penicillium aurantiogriseum*, *P. citreonigrum*, *P. rugulosum*, *P. viridicatum*, *Wallemia sebi* などが検出される．

3) 乾燥不十分または貯蔵中の事故（雨漏りなど）による水濡れの発生

温度が生育条件を満たすとき，短時日で貯蔵カビが増殖し，穀粒が変質する（図5.4中のeのように推移する）．

なお，熱帯地域産のコメにおける圃場菌類は *Alternaria*, *Bipolaris*, *Chaetomium*, *Colletotrichum*, *Curvularia*, *Diplodia*, *Fusarium*, *Nigrospora*, *Phoma* などで[29]，温帯と大きな違いは見られないが，輸入米からときに貯蔵菌類として熱帯・亜熱帯地域に分布する *Aspergillus candidus*, *A. flavus*, *Penicillium islandicum* などを検出する場合があり，またアフラトキシン（AF）汚染事例も報告されている[30]．汚染レベルは低いが，アジア地域のヒトにおけるマイコトキシン暴露を評価する上で，重要な課題である．

5.3.3 病変米

病変米は変質米ともいわれ，その原因としてはイネの生理的障害によるもの，あるいは米穀が浸水したときなどの事故によるものもあるが，多くはカビまたは細菌の感染や着生によって起こると考えられる[11, 31]．とりわけ，カビによる病変米にはマイコトキシンを産生するものが報告されているので注意が必要である（第4章参照）．また，米穀のカビ汚染については，変色や炊飯時の異臭などがあって，消費者から寄せられる穀類関係のクレームの大半を占めている．

明治以降，日本人の主食がコメとなり，1914年には病変米の研究が発表されている．その後，1920～1930年代になって報告が相次ぎ，今日までにわが国で記録された病変米の種別は百数十種に及ぶといわれているが，主要なものとして『日本植物病名目録』[32]にはカビを原因とする病変米が18種類記載されている．病名は原因となったカビの学名や変色などに因んでいるものが多いが，病態（病徴）による場合も少なくない．例えば，過湿条件下での玄米粒にカビが着生すると灰白色の菌糸が覆いフケた（ムレた）ように白墨化し，もろくなる（フケ米）．また，青緑色〜緑色の分生子が形成されたときは，

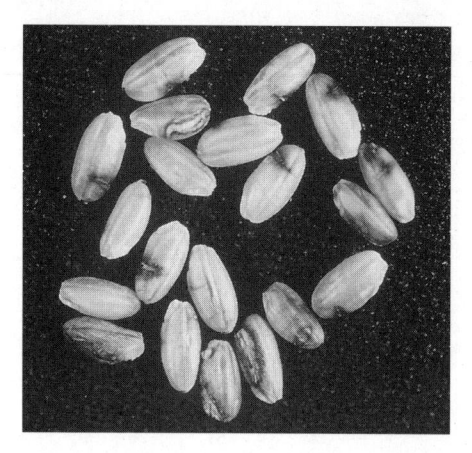

図5.5 カビによって斑点状に変色した米粒

緑色に変色するのでモス（むら状にコケ（moss）の生えた状態）になるという（モス米）．カビの侵入は，玄米のときは胚芽部，損傷部，白米（搗精米）では粒全面，砕粒では砕けた面から始まる．玄米の果皮はすれたように，ささくれて白くなったり，斑点状になる（肌ずれ）．多くは細く短い菌糸が立ち上がり，その先端にそれぞれのカビ独特の色を帯びた分生子を形成する．また，*Eurotium*のような子嚢菌類の場合では粒状の子嚢果（閉子嚢殻）が混在する．カビの種類によっては，分生子の色とは別に二次代謝産物として特徴的な色素を産生し，変色が起こる．変色は部分的に斑点状になる（図5.5）こともあるが，米粒全体が均一に着色する場合もある．

病変米は米穀の保管中に起こるものであるが，収穫前に感染した圃場菌類が原因となって収穫後や輸送中の管理が不十分なためにカビが発生したり，吸湿のため好湿性のカビが発生して変質するものと，長期貯蔵中の中湿性や好湿性の貯蔵菌類による変質とがある．

1) 圃場菌類や好湿性の貯蔵菌類による病変米

異常気象（長雨），収穫時の乾燥不十分，輸送中の水濡れ事故，寒暖の差による結露の発生などが主な誘因になっている．

フケ米

原因菌：*Absidia*, *Mucor*, *Rhizopus* などに属する種．

病徴：籾，玄米，白米に発生する．胚芽部にまず発生し，次いで部分的に肌ずれを生じ，被害部は光沢を失い，白色，不透明になり，全面に拡大してモチ米のようになる．被害が進行するとケーキ状に固まり，暗茶褐色になる．米粒上には白色の菌糸が伸びる．

褐色米（茶米）

原因菌：*Curvularia*, *Alternaria*, *Sarocladium*, *Phoma* などに属する種．

病徴：籾に発生するが，米粒にも変色が見られる．米粒の大きさは正常米よりもやや小さく，果皮の一部または全面が茶褐色になり，光沢を失い，着色部は果皮の上皮，中層，横細胞に達し，ことに横細胞は他の細胞より濃い．イネの開花中の降雨が発生の誘因になるという．*Alternaria*（= *Trichoconiella*）による病変米としては，別に腹黒米がある．

紅変米

原因菌：*Epicoccum nigrum*.

病徴：籾，玄米に発生する．玄米の表面に紅色の斑点を形成するが，一定しない．赤紫色～紅褐色になる．発病した米粒の病斑部に黒褐色の分生子子座が形成され，中心部まで黒斑になり，搗精しても除去できない．1932年，北海道産米から *E. oryzae*（= *E. nigrum*）の学名で報告されたが，全国的に分布する．

赤変米

原因菌：*Oospora* sp.

病徴：白米および糠に発生する．夏の高温期によく見られ，白米の表面に赤色，ときには紫赤色，暗褐色の部分を点々と生じ，次第に拡大する．この着色は被害粒の水分によって異なり，19.6％以下では赤色，19.6～25％では紫赤色～暗紫色，25～50％では暗赤色～暗褐色または灰色になる．全国的に発生する（図5.6）．

原因菌の属名については再検討を必要とする．

誤認黄変米

原因菌：*Trichoderma* sp.

病徴：白米では米粒全体がやや緑色を帯びた鮮黄色になり，色の濃淡および斑点を形成しない．紫外光下で黄色の蛍光を出す．玄米では白米ほど鮮明ではないが黄色になり，黄変米に類似する．全国的に発生する．

その他

病変米として特に名称はないが，*Chaetomium*,

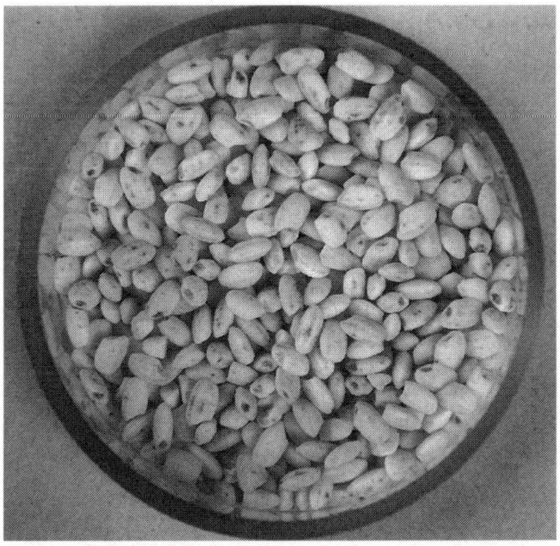

図 5.6 *Oospora* sp. の発生した赤変米

表 5.11 貯蔵米の水分量とカビの増殖，病変米の発生との関係

穀粒の水分量 (%)	増殖可能な貯蔵カビと発生しうる病変米
16 ～17	*Aspergillus*，*Penicillium* の大部分の種；ビルマモス米，イスランジア黄変米
15.5～16	モス米状の変質を起こすカビ；ニカラガ茶米，黄変米，シトリニム黄変米，ルグロモス米
15 ～15.5	比較的好乾性であるが，モス米状の変質を起こすカビ；白こうじ米，ベルジモス米
14 ～15	*Eurotium*，*Aspergillus*（*Restricti*）などに属する典型的な好乾性カビ；黄斑米，黒変米，シェイドモス米

Cladosporium，*Fusarium*，*Nigrospora* などを原因菌とする被害米が知られている．

Chaetomium による被害米は籾，玄米に主として見られ，茶褐色で銹状に発病し，品質が低下する．搗精によって除去できる．*Cladosporium* による被害米は水分の多いときに発生し，玄米を黒色にする．*Fusarium* による被害はコムギの赤かび病菌がコメに寄生して起こるもので，米粒が黒褐色，茶褐色，赤紫色などになり，銹状の病斑が生じる．黒色の部分にはしばしばテレオモルフとして粒状の子嚢殻が認められる．マイコトキシンとしてトリコテセン類などが産生されるため，廃棄には注意する必要がある．*Nigrospora* による被害米は籾，玄米に発生し，米粒の一部に黒色～黒褐色の斑点が生じ，搗精後も白米上に黒斑が残る．これらのカビはいずれも全国的に広く分布し，被害米の発生頻度も比較的高い．

2) 中湿性および好乾性貯蔵菌類による病変米

穀類保管の安全性は，5.3.2項に示したように穀類の水分量と密接な関係があり，温度13℃，相対湿度73％程度に管理している低温倉庫では長期保管中の品質低下も防止できるが，一般的には収穫時のミクロフローラが保管の長期化にしたがって圃場菌類から貯蔵菌類へ変遷して行くため，貯蔵条件が不適切であると中湿性～好乾性のカビが繁殖して事故の原因になる．米穀では穀粒の水分量に対応して表5.11に示す病変米の発生が見られる．

白こうじ米

原因菌：*Aspergillus candidus*.

病徴：白米に発生する．米粒の胚芽部，損傷部に短い綿状菌糸が立ち，白墨状から白こうじ状になる．白色の分生子も形成する．発生頻度は低い．

シェイドモス米

原因菌：*Aspergillus restrictus*.

病徴：玄米，白米に発生する．胚芽部，損傷部から始まり，濃緑色の分生子を形成し，次第にくすんでくる．菌は好乾性が非常に強く，広く分布する．

ベルジモス米

原因菌：*Aspergillus versicolor*.

病徴：玄米ではモス米状，肌ずれが散見され，光沢を失う．白米では白墨状，着色しない．マイコトキシンとしてステリグマトシスチンの産生が報告されている（第4章参照）．菌は比較的好乾性で，全国的に分布し，発生頻度は高い．

ニカラガ茶米

原因菌：*Emericella nidulans*.

病徴：玄米，白米に発生する．米粒が淡茶褐色，やや不透明になる．菌は日本全国に分布するが，発生頻度は低い．

黄斑米

原因菌：*Eurotium amstelodami*.

病徴：玄米，白米に発生する．白米では濃淡のない明黄色になり，同時に鮮黄色，微粒状の子嚢果を形成する．玄米では鮮黄色の子嚢果とともに，緑色の分生子をまばらに形成し，米粒をやや鈍色にする．菌は典型的な好乾性で，広く分布し，発生頻度も高

い.

黒変米

原因菌：*Eurotium chevalieri*.

病徴：玄米，白米に発生する．玄米の胚芽部が最初濃黄色になり，その後徐々に全体が暗褐色～黒褐色に変わる．肌ずれが見られ，光沢が失われる．古くから東北地方の産米に被害が見られ，胚芽部の着色から黄黴（きかび）という名が付けられていた．菌は典型的な好乾性で，全国的に分布し，発生頻度が高い（図5.7）．

ビルマモス米

原因菌：*Penicillium aurantiogriseum*.

病徴：玄米，白米に発生する．黄色，白墨状になり，玄米では黄褐色の斑点を形成する．被害米は異臭が強く，炊飯すると赤味を帯びる．菌は全国的に分布する．

黄変米

原因菌：*Penicillium citreonigrum*.

病徴：玄米，白米に発生する．初期は胚芽部が黄色になり，米粒の両端ないし所々に黄色，不定形の斑点が出現する．光沢はやや劣り，進行すると米粒は肌ずれ状になり，全面が黄変する．光沢も著しく悪くなる．全粒が黄変したものでは，果皮，種皮以下の内部は黄緑色になり，糊粉層（こふん）の各細胞は多くは変化し，内容の一部または全部が消失し，菌糸が走る．直射日光下に長時間置くと退色する．紫外光下で黄金色の蛍光を出す．1940年に三宅らによって台湾産米から初めて発生が報告され，原因菌は新種として*P. toxicarium*の学名が提案されたが，現在では*P. citreonigrum*に含められている（第4章4.2.2項参照）．マイコトキシンとしてシトレオビリジンを産生する．菌は全国的に分布し，国産米でも発生する（図5.8）．

シトリナム黄変米

原因菌：*Penicillium citrinum*.

病徴：玄米，白米に発生する．白米では全体が淡黄色～黄色になり，玄米では肌ずれを生じ，後に淡黄色になる．病斑が見られない点が黄変米と相違する．進行すると淡黄緑色の小斑点を形成する．内部は黄色になる．紫外光下で輝黄色の蛍光を出す．マイコトキシンとしてシトリニンを産生する（第4章参照）．菌は広く分布し，全国的に発生する．

モス米

原因菌：*Penicillium commune*.

病徴：玄米，白米に発生する．白米では白墨状になり，所々に小さい褐色の斑点を生じ，灰青色の分生子を形成する．玄米では粒面に黄褐色～橙褐色の斑点を形成し，被害部は白墨状になり，次第に拡大して青緑色の分生子を形成する．菌は広く分布し，全国的に発生する．

イスランジア黄変米

原因菌：*Penicillium islandicum*.

病徴：玄米，白米に発生する．白米では最初淡灰白色，後に徐々にクリーム色，淡橙色，黄褐色，橙褐色などになり，病斑が形成される．一般に胚芽部は濃色になる．砕けやすく，特有の異臭（外米臭）が出る．玄米では黄褐色，後に白墨状になる．マイコトキシンとしてシクロクロロチン，ルテオ

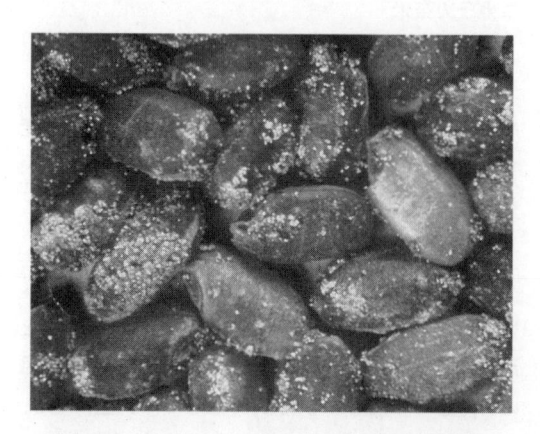

図5.7 *Eurotium chevalieri*の発生した黒変米

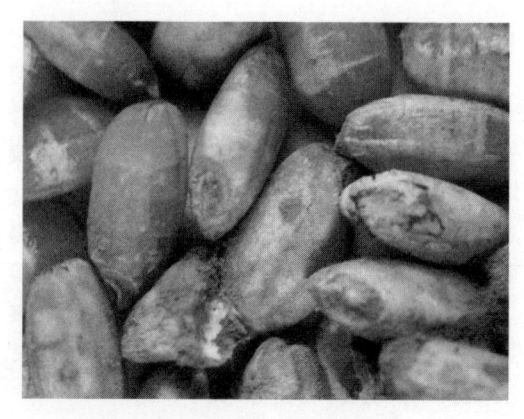

図5.8 黄変米

スカイリンなどを産生する（第4章参照）．主として東南アジア，アフリカ産の輸入米に発生する．

ルグロモス米

原因菌：*Penicillium rugulosum*.

病徴：玄米，白米に発生する．白米では，淡暗黄色，白墨状になる．玄米では黄色（山吹色）の斑点を形成する．マイコトキシンとしてルグロシンを産生する（第4章参照）．菌は全国的に分布するが，発生頻度は低い．

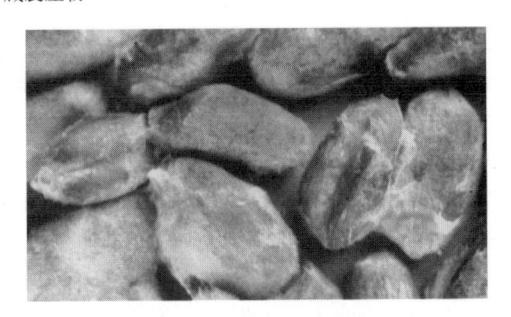

図 5.9 赤かび病の発生したコムギ粒

5.3.4 国内産ムギ類のカビによる危害

日本のコムギ生産はコメの生産調整の影響を受けて不安定な状況にあり，主要な用途であるめん類の原料としてもオーストラリア産に比べ品質面で劣るとされている．その自給率は，コメの95％に対して9～11％と非常に低く，わが国のムギ類の需要はほとんどアメリカ，カナダ，オーストラリアなどからの輸入に依存している．また，加工段階での輸入も多く，例えばビールの製造に用いるオオムギは麦芽として輸入している．このような事情から，国内産ムギ類のカビについての実態は，*Fusarium*を除いては極めてわずかな報告しかない．鶴田[33]によれば，平年時の収穫調製段階におけるオオムギ130点，コムギ156点，ライムギ119点，ビールムギ8点の413試料についてカビの調査を行ったところ，表5.12に示すように，圃場菌類は*Alternaria*，*Epicoccum*，*Fusarium*などが，ほとんどの試料から直接平板法（粒数検査）によりほぼ70％以上の検出率で分離されている．一方，貯蔵菌類としての*Aspergillus*，*Penicillium*は大部分が20％以下の検出率であった．わが国の麦作では，ムギの開花成熟期と湿潤な梅雨期が重なるために，主として*Fusarium graminearum*によるムギ類赤かび病（図5.9）が全国的に発生しやすい環境にある．調査対象の年度の気象状況によって*Fusarium*の大発生が見られることも珍しくない[34]．鶴田によれば，調査した1972年産ムギでは赤かび病の発生はなかったが，約80％の試料から1～20％の範囲の寄生率で*Fusarium*が認められたという．なお，この調査では*Aspergillus flavus*は検出頻度，検出量ともに低く，国内産ムギ類についてのアフラトキシン汚染は考えにくいという結論であった．いずれにしても，国内産ムギ類のマイコトキシン汚染は*Fusarium*トキシンであることがうかがえる（第3，4章参照）．

国内産に対して，1988年に輸入したアメリカ，カナダ産コムギ各10点，合計20試料についての菌学調査結果では，*Alternaria*，*Cladosporium*，*Epicoccum*などの圃場菌類がマイコフローラの主体で，貯蔵菌類は全く認められず，また同時に行ったマイコトキシン分析でトリコテセン系マイコトキシン汚染がわずかに認められた検体でも，*Fusarium*の検出は2点のみでほとんど問題にならなかった[35]．このような結果を外国でのムギ類における圃場菌類の調査と比較すると，イギリスでは最も汚染していたカビは*Alternaria alternata*，アメリカでは*Alternaria*，*Cladosporium*，*Drechslera*，*Fusarium*が主要菌で，なかでも*Alternaria*はほとんど100％のコムギ，オオムギ穀粒から検出された

表 5.12 平年時の収穫調製段階における主要ムギ類のマイコフローラ[33]

品種	圃場菌類検出率（％）			貯蔵菌類検出率（％）		
	Alternaria	*Epicoccum*	*Fusarium*	*Aspergillus*	*Eurotium*	*Penicillium*
コムギ	92.2	83.3	84.0	12.2	14.7	14.7
オオムギ	100.0	76.2	89.2	21.5	20.8	13.1
ライムギ	96.6	49.6	67.2	12.6	19.3	9.2

試料数：コムギ156，オオムギ130，ライムギ119（ビールムギ8，省略）

という結果とほぼ一致している（*Fusarium*については調査年の気象によって変動がある）[5]．EU諸国では，オクラトキシン汚染との関連で，ムギ類，特にオオムギにおける*Penicillium verrucosum*の汚染が*Fusarium*とともに関心が深いようである[26]（第4章参照）．以上の状況に対して，オーストラリア産コムギでは栽培環境が乾燥しているという理由で，*Fusarium*汚染は大きな問題とはなっていない[5]．一般に食品におけるカビの増殖がカビ菌体に由来するエルゴステロール量の分析によって計測されることから，穀類についてもオクラトキシンを始めとするマイコトキシン汚染の初期指標としてエルゴステロール測定が利用できるという報告がある[36]．

5.4 ピーナッツ，ナッツ類

5.4.1 ピーナッツとアフラトキシン産生菌

ピーナッツ（落花生）は南アメリカが原産地といわれているが，現在は世界の至るところで栽培され，食料および油脂原料としてマメ類の中でもダイズに次ぐ重要な作物である．種実は開花後，子房の柄が伸長して土壌中に入り地下で結実するため，土壌との接触からカビの汚染を受けやすい．収穫は莢（さや）が離れないように地中より掘り起こし，1か月ばかり積み上げてキュアリングを行う．水分が多いので，完全に乾燥させないと品質が低下する．微生物の危害に対して安全な貯蔵のためには，水分6.5～7.0％（A_W 0.70以下）まで乾燥する必要があるが，自然乾燥は時間がかかり，気象条件の影響を受けるためリスクが大きい．特に，熱帯・亜熱帯地域で栽培されるピーナッツでは，ポストハーベスト段階でのアフラトキシン産生菌の増殖によるアフラトキシン汚染が重要な危害となっている．

熱帯圏の一部地域では，ピーナッツは重要なタンパク源として常食されている．しかし，わが国では炒り豆，製菓原料，ピーナッツバターの製造などに用いられているに過ぎない．また，国内産のピーナッツでは南西諸島産の試料からアフラトキシン産生菌が分離されたという報告[37]はあるが，実際に国内産のピーナッツそのものからアフラトキシン汚染が検出された例はまれである[38]．このような事情から，これまでの菌学的な調査は東南アジア産ピーナッツとその栽培環境のアフラトキシン産生菌の実態についての報告に限られ[39]，国内産ピーナッツを対象としたカビの分離と同定は限られた報告に止まっている．

ピーナッツの種実は堅い莢に包まれているため，カビも細菌も侵入し難い．したがって，新鮮なピーナッツに関するマイコフローラの報告は少ない．Saitoら[40]による雨期（1984年9月）に収穫されたタイ産ピーナッツを対象とした調査では，圃場菌類として*Alternaria alternata*（検出率44％），*Fusarium* spp.（36％），*Glomerella cingulata*（4％），*Rhizoctonia* sp.（56％），*Sphaeropsis* sp.（32％）が検出されている．これらの圃場菌のほとんどはピーナッツ試料の莢からも分離されている．この調査では，貯蔵菌類に属する*Penicillium citrinum*も同時に60％の検出率が示されているが，*Aspergillus flavus*は全く検出されていない．一方，同じ報告で市場から購入したピーナッツ試料からは，*A. flavus*（検出率48％）が分離されている．収穫前後のピーナッツ試料のマイコフローラについてはナイジェリア産ピーナッツの報告[41]もあり，表

表5.13 収穫前と収穫直後のピーナッツに見られる侵入カビ[41]

菌　種	収穫時のもの 平均感染率（％）	収穫後2～13日間乾燥したもの 平均感染率（％）
Aspergillus flavus	<1	1.6
Lasiodiplodia theobromae	0.9	0.8
Fusarium spp.	13.2	17.0
Macrophomina phaseolina	10.6	24.7
Penicillium funiculosum	1.6	1.4
Rhizoctonia solani	0.9	2.4
Rhizopus spp.	2.1	4.7

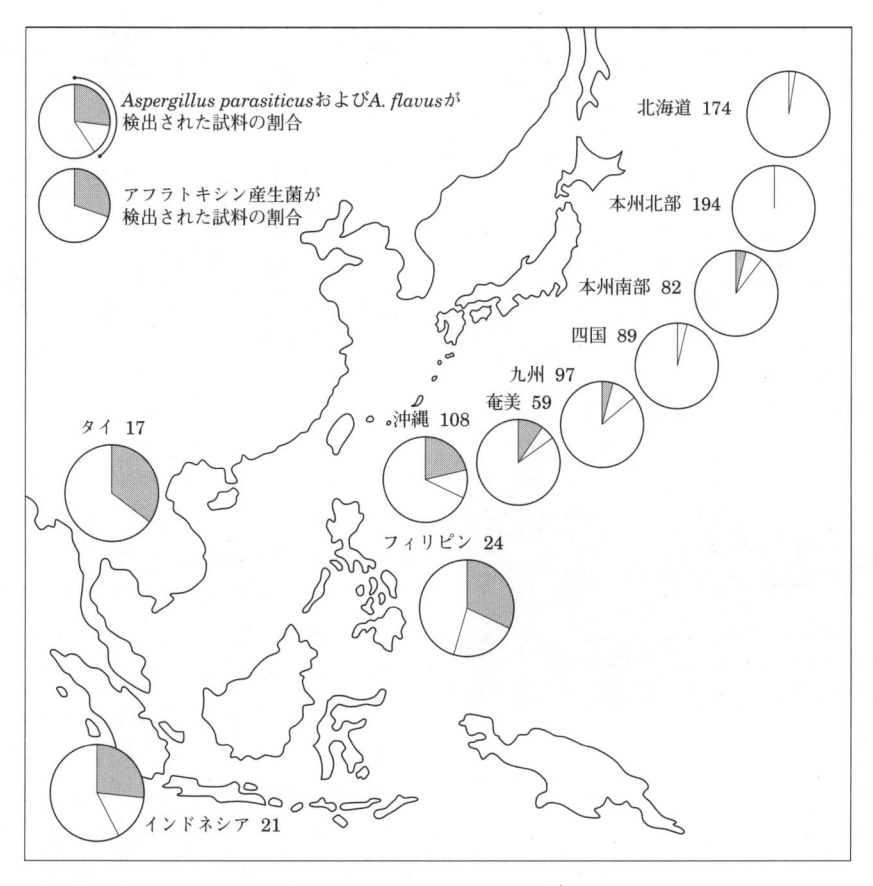

図 5.10 土壌中のアフラトキシン産生菌の分布[42]（数字は土壌の試料数）

5.13に示すようにA. flavusは圃場菌類としてわずかに検出されているものの，一部の圃場菌類とともに乾燥処理後にむしろ増加の傾向が認められている．Aspergillus flavus, A. flavus var. parvisclerotigenus, A. nomius, A. parasiticusなどのアフラトキシン産生菌は図5.10（図中には主要なもの2種のみを表示）に示すように亜熱帯から熱帯に行くほど農地土壌中に広く分布し，圃場菌類・貯蔵菌類として種々の農作物の汚染源になっている[42]．このような環境中のアフラトキシン産生菌の生態とA. flavus, A. parasiticusの最適生育温度（32〜33℃），アフラトキシン産生の最適条件（25〜30℃）（第3章，表3.12）とを合わせて考えれば，むき身ピーナッツでのアフラトキシン汚染が，主としてポストハーベスト段階での虫害粒や収穫時の機械的損傷を原因とする破砕粒を介して（図5.11），産生菌の環境からの侵入と増殖に起因していることが理解されよう．

わが国では，南西諸島から神奈川県まで農地の土壌中にアフラトキシン産生性Aspergillus flavusが分布はしているものの[42-44]，東日本ではその頻度は極めてわずかなものであり，ピーナッツが収穫される秋期の気温が低いこともあって，亜熱帯に近い南西諸島以外では実際に収穫される豆にまでアフラトキシン産生菌の汚染が及ぶことはない．

5.4.2 ナッツ類とアフラトキシン産生菌

ナッツ類（アーモンド，ブラジルナッツ，カシューナッツ，ヘーゼルナッツ，ピスタチオ，クルミ，ペカンなど）はほとんど海外からの輸入品であり，多くは殻を除いた後，大部分は加工しないまま焙焼したり，揚げたりして，スナック食品として市販されている．果樹園では，果樹の回りに布を敷き詰め，その上に落とした果実を集めて加工場に運び，脱皮，水洗，乾燥，選別などの処理を経て，保管した後，輸出している．ピーナッツと比較すればAspergillus flavusの汚染率は低いとはいえ，分離菌の大部分が

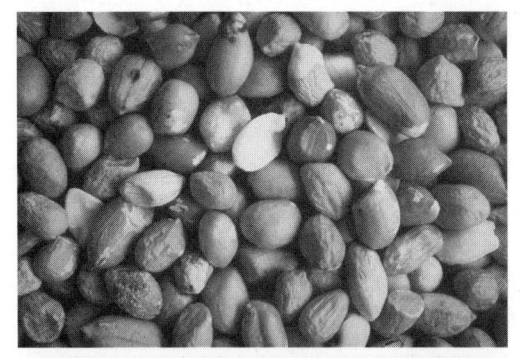

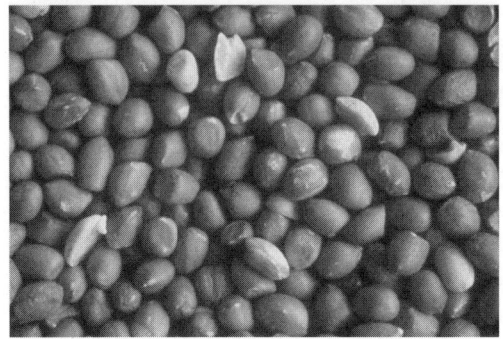

図 5.11 選別工程前後の輸入ピーナッツ粒（上：選別前，カビ粒および虫害粒が混入．下：選別後，不良粒が除去されている）

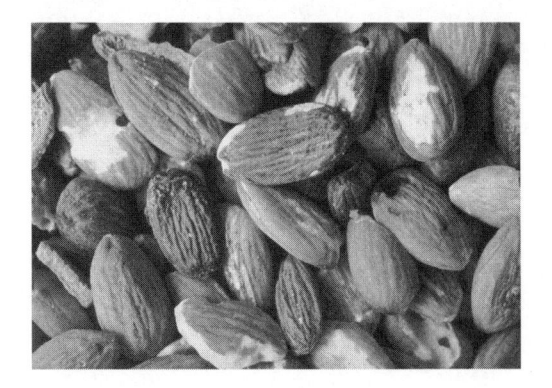

図 5.12 カビ粒の混入した輸入アーモンド粒

A. flavus としてはアフラトキシン産生量の高い系統であることが特徴で，他の農産物よりもはるかに高いアフラトキシン汚染が見られる．対策として，輸入時のアフラトキシン汚染モニタリングと不良粒の選別除去の重要性が指摘されている．

これまでの調査結果から見ると，アーモンド，ブラジルナッツ，ヘーゼルナッツ，マカデミアナッツ，ピスタチオなどが，潜在的なアフラトキシン汚染が危惧される品目である[46]．なかでも，ピスタチオはトルキスタン南部を原産地とするウルシ科 *Pistacia* 属の落葉小高木で，ブドウの房状にできた実は堅い殻に覆われているが，結実が進むと果皮に包まれている中の堅い殻が自然に割れて，内部への *A. flavus* の侵入率が急に高くなるといわれている（図 5.12）．機械的な擦り取りと水洗による果皮の除去はさらなる菌の侵入を許す機会となっている．

ピスタチオからは *Aspergillus* 属 14 種が報告されている[47]．分離株の大半は果樹園で割れた果実から検出されたもので，最も多い菌は *A. niger* で検出率 30％，特に虫害粒に多く認められている．

Aspergillus flavus, *A. parasiticus* もまた検出され，それに加えて潜在的なオクラトキシン産生菌である *A. ochraceus*, *A. melleus* も分離されている．トルコでは，ピスタチオ 143 試料のカビ生菌数を調べたところ，収穫後の新鮮なときは $10^3 \sim 10^4$ cfu/g であったが，貯蔵後は $10^5 \sim 10^6$ cfu/g に増加していたという[48]．また，6〜10％の果粒に *A. flavus* の侵入が認められた．イランから輸入された 1997 年産のピスタチオからアフラトキシンに汚染されたものが多量に検出されたが，その原因は天候不良に基づく品質の低下であるとされている[49]．高橋ら[50]は，2000 年にイランのピスタチオ生産地で現地調査を行い，圃場で採集した落下開裂果実からと，水洗・選別（フローテーション）時の使用水，乾燥後の選別工程の環境などから *A. flavus* の分離を報告している．しかしながら，これらの *A. flavus* 分離株中でアフラトキシン産生性株は落下虫害果実からの菌株のみであった．

その他のナッツ類では，トルコ産のヘーゼルナッツから *A. flavus* が検出されてアフラトキシン汚染の潜在性が指摘され[51]，さらにスペイン産ヘーゼルナッツから分離された *A. flavus* の菌株中，50％がアフラトキシン産生菌であったという報告がある[52]．

5.5 香辛料（スパイス）

5.5.1 香辛料の特性

歴史上，人類が食物に最初に加えた添加物は食塩で，その次が香辛料であるといわれている．わが国では，近年まで一般になじまれていた香辛料はわず

かな品目に過ぎなかったが，健康志向を背景に急速な需要増が見られ，日常の調理に用いられる香辛料・ハーブ類も100種を越えるほどになった．香辛料は極めて多品目であり，しかもその生産地はそれぞれの香辛料でほぼ一定しているばかりでなく，特にスパイスロードによって知られてきた東洋の四大香辛料といわれるコショウ，シナモン，チョウジ（クローブ），ニクズク（ナツメグ）をはじめ，ウコン（ターメリック），ショウガ（ジンジャー），トウガラシ（チリ）など主要な香辛料の主産地はインド・東南アジア一帯を始めとする熱帯地方に集中している（図5.13）．

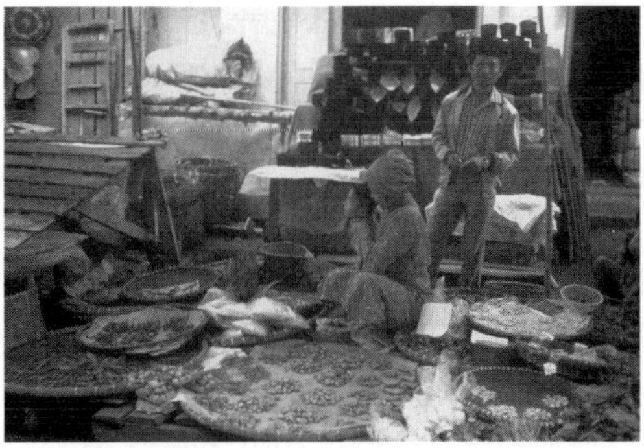

各種の食品・食品原材料を通じて香辛料は非常に特殊性の強いものの一つである．すなわち，芳香性・刺激性のある植物の様々な部位，種子（アニス，キャラウェー，カルダモン，セロリー，クミン，イノンド，ウイキョウ，コロハ，マスタード，ニクズク），仮種皮（メース），果実（オールスパイス，トウガラシ，コエンドロ，コショウ，サンショウ），花蕾（チョウジ），葉（バジル，コエンドロ，イノンド，ローレル，マージョラム，ミント，オレガノ，パセリ，ローズマリー，セージ，セイボリー，タイム），樹皮（カシア，シナモン），塊茎・根茎（ガーリック，ショウガ，ウコン）などを乾燥して調製されたものであり，また同じ香辛料でも産地，栽培状態，加工調製法などによって複雑な違いが見られる．さらに香辛料にはフレーバーを中心にそれぞれ独特の成分があり，その中のあるものは抗菌性を示すため天然保存料としての役目を果た

図5.13 インドネシアの香辛料店

してきた（表5.14，第9章参照）[53, 54]．

香辛料は98％以上が海外から輸入され，かつて横浜港に陸揚げされた香辛料の原産国または輸出国を調べた結果，世界42か国に及ぶことが分かった．その多くは熱帯農産物であり，香辛料は摂取量は少ないが，そのまま食用に供される場合も多いことから，輸入食品の安全性の面から検査対象として重要な品目の一つであるといえよう[55-57]．

5.5.2 香辛料のカビ数

微生物の研究者が香辛料について関心を示すのは，次の理由によるとされている．① 大量の微生物を含むため食品製造加工に使用した場合，腐敗原因，ときには食中毒原因にもなりかねないこと（特に食肉加工品について汚染源となりやすい），② 収穫後の不適切な温・湿度管理によるカビの発生，③ その結果としてのマイコトキシン汚染（特にアフラ

表5.14 香辛料とその抗菌活性[53]

香辛料	精油含量（％）	抗菌性成分	活性濃度（μg/g）	対象微生物
オールスパイス	3.0～5.0	オイゲノール，メチルオイゲノール	1 000（G）	酵母，酢酸菌
チョウジ	16.0～19.0	オイゲノール，酢酸オイゲノール	1 000（G）	酵母，酢酸菌
シナモン（桂皮）	0.5～1.0	シンナムアルデヒド，オイゲノール	100～1000（G）	酵母，酢酸菌
		アルコールエキス	約100（I）	真菌
カシア	1.2	シンナムアルデヒド，酢酸シンナミル	100～1 000（G）	酵母，酢酸菌
ガーリック	0.3～0.5	アリルスルホニル，硫化アリル	約10～100（I）	酵母，細菌
マスタード	0.5～1.0	イソチオシアン酸アリル	100（G）	酵母，酢酸菌
			22（I）	酵母
オレガノ	0.2～0.8	チモール，カルバクロール	100（G）	腸炎ビブリオ
パプリカ	—	カプシジン	約100（I）	Bacillus
			約1（I）	パン酵母
		カプサイシン	50～100以下（I）	細菌
タイム	2.5	チモール，カルバクロール	100（G）	腸炎ビブリオ

（G）：殺菌，（I）：静菌．

トキシン汚染）が現実に認められること，④ 抗菌活性を示し，保存料として利用できる．したがって，①，④ に関する研究は多数あるが，カビに関しての研究調査は必ずしも十分であるとはいえない．香辛料7品目114試料を対象にしてミクロフローラを研究したPowersら[58]の報告によると，好気菌の菌数は$<100 \sim 9.1 \times 10^6$ cfu/gの範囲であったのに対し，真菌数は$<100 \sim 6.7 \times 10^5$ cfu/gの範囲となっている．このデータは他の食品に比較し，香辛料では細菌数に対する真菌数の占める割合が高いことを示している．

表 5.15～5.17にも示すように，香辛料の真菌数は多いもので10^4 cfu/g以上であり[55, 56, 59, 60]，品目によって著しくバラツキがあるという結果が得られている．また，このような真菌数の多い品目は，黒コショウ，トウガラシ，シナモン，コエンドロ（コリアンダー），白コショウなどで，一方，抗菌性成分が含まれている品目では常時10^2 cfu/g以下の真菌が検出されているに過ぎない．ただし，カビに対して増殖阻止効果を現す香辛料は意外に少なく（表 5.14），大多数は細菌や酵母に対する殺菌あるいは静菌効果であり，こうした点からも香辛料にカビが生えやすい側面がうかがえる．

5.5.3 香辛料のマイコフローラ

香辛料のマイコフローラも他の農産物と同様に収穫後の初期は圃場菌類が中心であって，最終的に水分量が10％前後（または以下）に乾燥するまでの間に栽培・加工環境から由来した貯蔵菌類に変遷して行くものと考えられる．最も生産量の多い香辛料と

表 5.15 輸入未加工香辛料のカビ生菌数（1976，1977年）

カビ生菌数 (cfu/g)	非汚染～低汚染	中汚染	高汚染	
	10^2以下	$10^2 \sim 10^3$	10^4	10^5以上
試料数 (%)	13/57 23	27/57 47	8/57 14	9/57 16
該当品目	セロリシーズ チョウジ ウイキョウ ショウガ コショウ メース マスタード サンショウ ダイウイキョウ	各種	オールスパイス カルダモン カシア トウガラシ オレガノ タイム 白コショウ	オールスパイス バジル カシア トウガラシ シナモン ローレル オレガノ セージ 白コショウ

表 5.16 輸入未加工香辛料のカビ生菌数（1980年）

カビ生菌数 (cfu/g)	非汚染～低汚染	中汚染	高汚染	
	10^2以下	$10^2 \sim 10^3$	10^4	10^5以上
試料数 (%)	54/136 40	42/136 31	39/136 28	1/136 1
該当品目	バジル キャラウェー チョウジ ウイキョウ ガーリック粉 ショウガ 西洋ワサビ ニクズク オニオン粉 パセリ ダイウイキョウ	各種	黒コショウ トウガラシ シナモン コエンドロ マージョラム オレガノ ローズマリー セージ タイム 白コショウ	白コショウ

表 5.17 高汚染輸入未加工香辛料の優先カビ[55]

品目	10^4 cfu/g	10^3 cfu/g
オールスパイス	Aspergillus versicolor* Penicillium chrysogenum Penicillium glabrum	Cladosporium cladosporioides Eurotium rubrum Penicillium aurantiogriseum
アニスシーズ		Emericella sp., Eurotium rubrum Syncephalastrum racemosum
バジル	Rhizopus sp.*	Aspergillus niger Eurotium amstelodami
カルダモン	Tilletiopsis minor	A. versicolor, P. chrysogenum
カシア	A. versicolor* P. chrysogenum	
トウガラシ	A. niger P. chrysogenum	Aspergillus flavus, A. niger Aspergillus terreus Eurotium chevalieri, Eurotium sp. Mucor sp.
シナモン	Penicillium citreonigrum* Penicillium citrinum Aspergillus restrictus*	
ウイキョウ		E. rubrum
ローレル	A. versicolor* P. chrysogenum*	
メース		E. rubrum
マージョラム		A. niger, A. flavus, A. versicolor C. cladosporioides, E. amstelodami
オレガノ	P. chrysogenum A. versicolor	C. cladosporioides
セージ	A. versicolor* P. chrysogenum	E. chevalieri Eurotium herbariorum
タイム	A. niger	Aspergillus fumigatus Aspergillus sydowii A. terreus, A. versicolor E. chevalieri P. chrysogenum, P. aurantiogriseum
白コショウ	A. versicolor* A. sydowii* P. citreonigrum	

* 10^4 cfu/g 以上.

してコショウの生産状況を見ると，コショウはブラジル，マレーシア，インドネシア，インドなど熱帯の高温・多湿の気候下で栽培されるが，果実を成熟直前に収穫して沸騰した熱湯に浸漬したのち乾燥すると，緑色～緑黄色の果皮が黒色に変わるので黒コショウといい，完熟した黄色～赤色の果実の果皮を除いて乾燥すると，表面が白色がかっているため白コショウという．成熟前の緑色の果実の水分量は約68％，成熟した黄色～赤色の果実の水分量は約59％であるが，これらを天日乾燥により5～7日間で水分量を10～15％までに減少させる．大規模農場あるいは収穫が多湿となった時やモンスーン期となった場合は，機械乾燥が導入される．カビによる変敗は乾燥前に起こり，乾燥不十分なときは貯蔵および輸送中にもカビの発生が見られる．白コショウの場合は，収穫後，数日間水の中に浸し果皮を軟らかくしてから除き，水洗の後，日干しするために黒コショウよりも加工工程で使用する水からの汚染を

表 5.18　未加工香辛料のカビ菌数と主要マイコフローラ[5]

品　目	カビ菌数 (cfu/g)	主要構成菌（カビ菌数の％として）*											
		Absidia spp.	A. candidus	A. flavus	A. fumigatus	A. glaucus	A. nidulans	A. niger	A. tamarii	A. terreus	A. versicolor	R. pusillus	Penicillium spp.	Rhizopus spp.
オールスパイス	7.0×10^4	3	+	1	—	9	—	80	—	—	1	—	6	—
アニス	9.5×10^3	—	—	1	1	55	—	3	—	1	2	—	33	—
カルダモン	1.6×10^3	—	—	3	—	64	12	12	—	—	—	—	—	9
トウガラシ	3.9×10^4	—	—	4	—	69	1	17	—	—	1	1	1	1
シナモン	8.7×10^4	33	—	+	—	—	—	62	+	—	+	—	2	—
コエンドロ	1.3×10^5	4	7	5	1	67	1	1	—	2	10	—	2	—
クミン	1.5×10^3	—	—	—	—	62	7	7	—	7	—	—	17	—
ウイキョウ	6.7×10^3	2	3	2	2	62	4	6	2	2	5	—	—	—
コロハ	2.5×10^3	—	2	—	—	16	—	6	8	—	2	—	60	2
ショウガ	1.7×10^3	—	15	3	—	32	—	9	—	—	—	—	35	3
メース	8.0×10^2	12	—	—	—	88	—	—	—	—	—	—	—	—
ニクズク	6.2×10^4	—	—	4	—	70	—	12	8	2	—	—	3	—
パプリカ	5.5×10^2	27	—	—	—	27	—	10	—	—	—	—	18	18
黒コショウ	6.4×10^5	—	2	1	—	92	—	+	+	—	1	—	2	—
白コショウ	6.5×10^4	—	16	7	8	2	13	11	2	3	12	—	21	—
ウコン	2.0×10	—	—	—	—	100	—	—	—	—	—	—	—	—

＊ A：Aspergillus；＋：1％以下；A. glaucus = Eurotium, A. nidulans = Emericella, R. pusillus = Rhizomucor pusillus.

受けやすい．

香辛料中のマイコフローラを見ると，貯蔵中における菌量の減少と合わせて，輸入国に到着後の植物防疫による燻蒸，選別，水洗などの処理による影響があって，フローラの内容も大きく変動する．わが国では許可されていないが，香辛料の特殊性（加熱殺菌によるフレーバーなどの損失）から外国では放射線照射による殺菌処理が実用化されている[5,61]．因みに，2001年3月現在で世界27か国がスパイスの放射線照射を許可している．いずれにしても，原産国のマーケットで市販されている香辛料や燻蒸前の輸入未加工香辛料からはChaetomium, Emericellaを始めとする子嚢菌類が多数分離されるが[57,62-64]，包装された市販香辛料を調べると，こうしたカビは分離されなくなり，全体にカビの種類，量とも著しく少なくなる．ただし，コショウのように粉末加工された品目では，加工工程でのカビ汚染のために菌量が一桁増加する（10^3 cfu/gから10^4 cfu/gに）ことも珍しくない．

わが国に輸入される香辛料のマイコフローラについては，かなり以前に報告された調査結果があるが，輸入品であるため外国の報告と大きな差は認められなかった（表5.17，表5.18）．フローラの構成は，通常Eurotium spp., Aspergillus niger, Penicillium spp. が優先し，酵母は菌量としてもわずかである．供試した検体によって多少の違いはあるが，Eurotiumの多い品目は，アニス，カルダモン，トウガラシ，コエンドロ，クミン，ウイキョウ，メース，マージョラム，ニクズク，コショウ，セージ，タイム，ウコンなどであり，特にウコンはEurotium以外のカビが検出されない点が注目される．本属で検出される主要種は，E. amstelodami, E. chevalieri, E. herbariorum, E. rubrumである．Aspergillus nigerの多く検出される品目はオールスパイス，バジル，トウガラシ，シナモン，マージョラム，タイムで，カルダモン，ニクズク，パプリカ，白コショウなどからもかなり検出されている．Penicillium spp. は，オールスパイス，カルダモン，カシア，トウガラシ，シナモン，クミン，コロハ（フェヌグリーク），ショウガ，ローレル，オレガノ，白コショウ，パプリカ，セージ，タイムなどで，菌種はPenicillium aurantiogriseum, P. chrysogenum, P. citreonigrum, P. citrinum, P. glabrumであった．その他で香辛料からよく検出され

5.5 香辛料（スパイス）

表 5.19 チェコにおける香辛料（低水分食品）のカビ調査[65]

品　目	検体数	分　離　菌
アニス	16	*Alternaria alternata, Aspergillus niger, Cladosporium cladosporioides*
トウガラシ（辛）	36	*A. niger, Rhizopus stolonifer*
トウガラシ*	35	*Eurotium* sp.
	60	*Aspergillus flavus, A. niger, Eurotium* sp.
シナモン	40	*Penicillium aurantiogriseum, Rhizopus oryzae, Syncephalastrum racemosum*
カレーリーフ	39	*A. flavus, A. niger, Absidia corymbifera*
ウイキョウ	15	*Alternaria* sp., *Cladosporium sphaerospermum*
ショウガ	43	*Eurotium* sp., *Aspergillus versicolor, Penicillium griseofulvum, Scopulariopsis* sp.
マージョラム	17	*A. niger, Aspergillus sydowii*
	38	*Alternaria* sp., *A. niger, R. stolonifer*
黒コショウ	34	*A. niger, Eurotium* sp., *Penicillium citrinum*
	41	*Aspergillus fumigatus, Trichothecium roseum*
セージ	32	*A. corymbifera, P. aurantiogriseum, Penicillium brevicompactum, Penicillium olsonii, Penicillium* sp.
	53	*Alternaria* sp., *A. flavus, Eurotium* sp., *P. aurantiogriseum*

生産地域が異なるため，トウガラシ，マージョラム，黒コショウ，セージでは，検体数を二つに分けている．
＊ *Capsicum tetragonum*.

るカビは，*Absidia* spp., *Aspergillus candidus, A. flavus, A. fumigatus, A. restrictus, A. terreus, A. versicolor, Cladosporium* spp., *Emericella* spp., *Rhizopus* spp., *Syncephalastrum racemosum* などである．以上を，チェコのKubátováら[65]が最近報告した香辛料のマイコフローラ（表5.19）と比較すると，現在でもほとんどフローラの内容は変わっていないようである．

5.5.4 香辛料とマイコトキシン産生菌

香辛料の多くは熱帯農産物であるため，マイコトキシン産生菌が検出される機会が度々ある．主な産生菌は*Aspergillus flavus*（アフラトキシン産生），*A. fumigatus*（フミトレモルジン，ベルクロゲン），*A. ochraceus*（オクラトキシン），*A. parasiticus*（アフラトキシン），*A. versicolor*（ステリグマトシスチン），*Chaetomium* spp.（ステリグマトシスチン，図5.14），*Emericella* spp.（ステリグマトシスチン），*Penicillium citrinum*（シトリニン），*P. islandicum*（ルテオスカイリン，シクロクロロチン）などである（表5.20，表5.21）．香辛料から高頻度で検出される

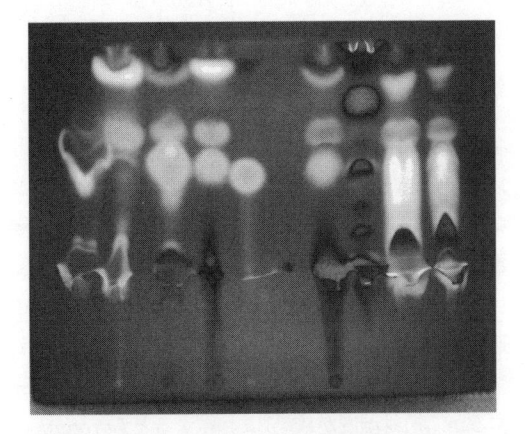

図 5.14　*Chaetomium virescens* 代謝産物（ステリグマトシスチンなど）の薄層クロマトグラム

Chaetomium については，ステリグマトシスチンのほか生合成関連化合物であるO-メチルステリグマトシスチンなど，細胞毒性の強いケトグロボシン類，ケトクロミン，ピペラジン系化合物のケトミン，ケトシン，ケトラシンなど多数の有毒二次代謝産物が報告されている[66]．一方，香辛料から分離された*Emericella*属ではステリグマトシスチン産生菌株が広く分布している実態が知られている[67]ばかりで

表 5.20 香辛料における主要マイコトキシン産生菌の分布

品目	菌数 (cfu/g)				
	A. flavus	A. fumigatus	Emericella spp.	A. ochraceus	A. versicolor
オールスパイス	10^2				$10^2 \sim 10^5$
アニス	10		10^3		
キャラウェー	$10^3 \sim 10^4$		$10^3 \sim 10^4$		$10^3 \sim 10^4$
カルダモン			10^2		10^3
カシア					$10^4 \sim 10^5$
セロリー					10^3
トウガラシ	$10 \sim 10^4$		10^2		$10 \sim 10^2$
シナモン	10^2				10^3
コエンドロ	$10^2 \sim 10^4$	10^3	$10^2 \sim 10^4$	$10^2 \sim 10^3$	$10^3 \sim 10^4$
クミン	10^3		10^2		$10^2 \sim 10^4$
イノンド	10^2				<10
ウイキョウ	10^2	10^2	$10 \sim 10^3$		10^2
コロハ	10^2		10^2		10^2
ショウガ					10^4
ローレル			<10		$10 \sim 10^5$
メース	10^2				10
マージョラム	10^3	10^2			10^3
ニクズク	$10 \sim 10^3$	$10^3 \sim 10^4$			
オレガノ	10				$<10 \sim 10^4$
パセリ					10^3
黒コショウ	$10 \sim 10^4$	$10^2 \sim 10^4$		$10^3 \sim 10^4$	$<10 \sim 10^3$
白コショウ	$10^3 \sim 10^4$	$10^3 \sim 10^4$	$10^3 \sim 10^4$	10^4	$10^2 \sim 10^5$
ローズマリー	<10				$10 \sim 10^2$
セージ	$10 \sim 10^2$				$10^2 \sim 10^5$
サンショウ	$<10 \sim 10^2$				10
タイム		10^3			10^3
ウコン	$10^2 \sim 10^4$	$10^3 \sim 10^4$			10^2

なく,Emericella striataの培養物からはエメストリン[68, 69],痙攣性マイコトキシンであるパスパリンなど数種類のインドロジテルペン化合物[70]が単離されている.

香辛料におけるポストハーベスト段階でのカビの動向について全形のトウガラシを例にとると,相対湿度70%の条件で貯蔵したときはEurotiumが優先するが,相対湿度が85%に上昇するとEurotiumに代わってAspergillus niger, A. flavus, A. ochraceusになり,95%ではすべてA. flavusになるという[5].マイコトキシン産生菌の分布と合わせて,収穫後の貯蔵条件との関係から広範囲の香辛料にアフラトキシンを始めとする種々のマイコトキシンの自然汚染が認められている(第4章参照).一般的に汚染量は低いが,アフラトキシン汚染についてはセロリシーズ,トウガラシ,コエンドロ,クミン,コロハ,ショウガ,ローレル,マスタードシーズ,ニクズク,パプリカ,黒コショウ,白コショウ,ウコン,混合香辛料が報告されている[5, 56].特に,わが国ではト

表 5.21 香辛料から分離したEmericellaのステリグマトシスチン産生性[67]

分離菌株	分離した香辛料	ステリグマトシスチン (mg/kg, 白米培養)
E. nidulans		
IFM 42262	クミン	16.1
IFM 42263	クミン	7.77
IFM 64	コロハ	1.37
E. quadrilineata		
IFM 65	クミン	6.02
IFM 66	クミン	31.1
E. rugulosa		
IFM 67	クミン	8.81
IFM 68	クミン	30.6
IFM 69	クミン	17.4
IFM 70	クミン	1.26
E. striata		
IFM 71	クミン	5.24
IFM 73	クミン	10.1
IFM 74	クミン	38.1

IFM:千葉大学真菌医学研究センター保存菌株.

ウガラシとニクズクにアフラトキシンの汚染量が許容基準値を超えることがあり，ニクズクでは1985〜1990年に調査した輸入品の80％以上の検体にアフラトキシンが検出されている（第4章参照）．また，インドでは，黒コショウ，コエンドロ，ショウガ，ウコンにオクラトキシンAの自然汚染が発見されている[71].

文　献

1) C.M. Christensen：Food and Beverage Mycology, 2nd Ed., L.R. Beuchat ed., p. 211, Van Nostrand Reinhold, New York（1987）
2) 河端俊治，春田三佐夫監訳：食品の安全・品質確保のための HACCP, p. 163, 中央法規出版（1993）
3) D. F. Splittstoesser：Food and Beverage Mycology, 2nd Ed., L.R. Beuchat ed., p. 101, Van Nostrand Reinhold, New York（1987）
4) R. E. Brackett：Food and Beverage Mycology, 2nd Ed., L.R. Beuchat ed., p. 129, Van Nostrand Reinhold, New York（1987）
5) ICMSF：Micro-Organisms in Foods, 6. Microbial Ecology of Food Commodities, p. 1, Chapman & Hall（1996）. Rep. Aspen Publ., Gaithersburg, Maryland（2000）
6) 泉　秀実：月刊HACCP, **8**（2），70（2002）
7) A. L. Snowdon：A Colour Atlas of Post-Harvest Diseases & Disorders of Fruits & Vegetables, Vol. 1：General Introduction & Fruits, p. 1, Wolfe Scientific, London（1990）. Rep. Manson（2002）
8) A.L. Snowdon：A Colour Atlas of Post-Harvest Diseases & Disorders of Fruits & Vegetables, Vol. 2：Vegetables, p. 1, Wolfe Scientific, London（1991）. Rep. Manson（2002）
9) R. Barkai-Golan：Postharvest Diseases of Fruits and Vegetables：Development and Control, p. 1, Elsevier, Amsterdam（2001）
10) 鶴田　理：日食微誌，**11**, 201（1995）
11) 山下修一他：ポストハーベスト，植物保護の事典，本間保男他編, p. 209, 朝倉書店（1997）
12) 津田盛也：化学と生物，**35**, 656（1997）
13) 宇田川俊一：New Food Industry, **35**（2），49（1993）
14) 宇田川俊一：フレッシュフードシステム, **28**（8），4（1999）
15) 宇田川俊一：月刊HACCP, **6**（12），48（2000）
16) 獅山慈孝他：近畿大農紀要，**29**, 77（1996）
17) 井尻　勉：食糧―その科学と技術―, No.32, 57（1994）
18) 細田　浩：食糧―その科学と技術―, No.32, 83（1994）
19) D. G. Alvindia et al.：Jpn. J. Trop. Agric., **44**（2），87（2000）
20) 伊福　靖：食品と科学，**43**（2），77（2001）
21) 小川益男：食衛誌，**40**, J-458（1999）
22) S. Drusch and W. Ragab：J. Food Protect., **66**, 1514（2003）
23) L. Sage et al.：J. Agric. Food Chem., **50**, 1306（2002）
24) C.A. Da Rocha Rosa et al.：Food Addit. Contam., **19**, 408（2002）
25) P. Battilani and A. Pietri：Eur. J. Plant Pathol., **108**, 639（2002）
26) 堀江義一：食品と微生物，**8**, 15（1991）
27) J. C. Frisvad：Stored-Grain Ecosystems, D. S. Jayas et al. eds., p. 251, Marcel Dekker, New York（1995）
28) 鶴田　理他：食品総合研所報，**34**, 70（1979）
29) J.I. Pitt et al.：Int. J. Food Microbiol., **23**, 35（1994）
30) S. Lipigorngoson et al.：Mycotoxins, **53**, 95（2003）
31) 平山重勝：食品衛生研究，**4**, 11（1954）
32) 日本植物病理学会編：日本植物病名目録, p. 16, 日本植物防疫協会（2000）
33) 鶴田　理：食品総合研所報，**29**, 16（1974）
34) 一戸正勝：Mycotoxins, **53**, 5（2003）
35) 町田幸子他：マイコトキシン，**29**, 27（1989）
36) J. Saxena et al.：Int. J. Food Microbiol., **71**, 29（2001）
37) 鶴田　理, 真鍋　勝：日菌報，**16**, 190（1975）
38) T. Tanaka et al.：Proc. Jpn. Assoc. Mycotoxicol., **23**, 47（1986）
39) 鶴田　理：食品と微生物，**6**, 45（1989）
40) M. Saito et al.：Proc. Jpn. Assoc. Mycotoxicol., **21**, 34（1985）
41) D. McDonald：Trans. Br. Mycol. Soc., **54**, 453（1970）
42) 鶴田　理, 真鍋　勝：熱帯農研集報，**32**, 29（1978）
43) 高橋孝則他：マイコトキシン，**33**, 17（1991）
44) 高橋孝則：マイコトキシン，**35**, 13（1992）
45) T.Takahashi：Mycopathologia, **121**, 169（1993）
46) 長谷川明彦他：マイコトキシン，**25**, 21（1987）
47) M.A. Doster and T. J. Michailides：Phytopathology, **84**, 583（1994）
48) D. Heperkan et al.：J. Sci. Food Agric., **66**, 273（1994）
49) 岡野清志：Mycotoxins, **51**, 83（2001）
50) 高橋治男他：Mycotoxins, **51**, 95（2001）
51) J. L. Kinderlerer and M.Phillips-Jones：Modern Methods in Food Mycology, R. A. Samson et al. eds., p.133, Elsevier, Amsterdam（1992）
52) V. Sanchis et al.：J. Food Protect., **51**, 289（1988）
53) H. Pivnick：Microbial Ecology of Foods, Vol. II, J. H. Silliker et al. eds., p. 731, Academic Press, New York（1980）
54) P.V. Nielsen and R. Rios：Int. J. Food Micro-

biol., **60**, 219 (2000)
55) 宇田川俊一：*New Food Industry*, **20** (12), 10 (1978)
56) S. Udagawa : Control of the Microbial Contamination of Foods and Feeds in International Trade : Microbial Standards and Specifications, H. Kurata and C. W. Hesseltine eds., p. 229, Saikon Publ., Tokyo (1982)
57) 宇田川俊一：食品と微生物, **3**, 46 (1986)
58) E.M. Powers *et al.*: *J. Milk Food Technol.*, **38**, 683 (1975)
59) K. Akerstrand : Modern Methods in Food Mycology, R. A. Samson *et al.* eds., p. 141, Elsevier, Amsterdam (1992)
60) 中島正博他：日本食品衛生学会第70回学術講演会要旨集, p. 37 (1995)
61) 河智義弘：*FFI*ジャーナル, No.185, 5 (2000)
62) S. Udagawa and T. Muroi : *Trans. Mycol. Soc. Japan*, **20**, 13 (1979)
63) S. Udagawa and Y. Sugiyama: *Trans. Mycol. Soc. Japan*, **22**, 197 (1981)
64) S. Udagawa and Y. Sugiyama : Reports on the Cryptogamic Study in Nepal, March 1982, p. 11, Miscellaneous Publication of the National Science Museum, Tokyo (1982)
65) A. Kubátová *et al.* : *Novit. Bot. Univ. Carol., Praha*, **13**/ **1999**, 13 (2000)
66) 小山清隆：マイコトキシン, **35**, 7 (1992)
67) 堀江義一他：日菌報, **26**, 411 (1985)
68) H. Seya *et al.* : *J. Chem. Soc., Perkin Trans. 1*, 109 (1986)
69) 伊藤恵美子他：マイコトキシン, **31**, 55 (1990)
70) 野沢幸平：マイコトキシン, **37**, 17 (1993)
71) K. Thirumala-Devi *et al.* : *Food Addit. Contam.*, **18**, 830 (2001)

第6章　低温流通食品での耐冷性カビ・酵母の汚染

6.1　食品の低温保管とカビ・酵母

　極北地方のような氷に閉ざされた場所では，食品は簡単に凍ってしまう．このような地域の住民にとっては，狩猟で得た食肉を冷凍保存することは日常茶飯事であり，特別の施設も技術も必要のない世界である．しかし，温帯から熱帯圏にかけては，低温環境下に食品を保存するためには多くの費用が必要で容易に実現できなかった．初期の業務用冷蔵庫は食品のためのものではなく，まず大量の氷を貯蔵する目的のものであった．一般家庭の冷蔵庫にしても電力を用いたものではなく，製氷会社で作った氷を毎日購入して使用していたので，氷にスペースをとられて，とても多種類の食品を長期間保管するゆとりはなかった．食品の保管を目的に，20世紀に入ってアメリカで大型の電気冷蔵・冷凍庫が発明されても，最初は非常に高価なためすべて業務用であり，単に原材料や製品の一時的な低温保管用に過ぎなかった．

　食品を低温状態に保管すれば，微生物の活動が抑えられ効率よく長期間保存できるようになる．低温は微生物の代謝を不活発にし増殖を遅延させる．多くの腐敗菌は冷凍によって増殖が停止するが，たとえ冷凍によるコールドショックはあっても微生物が完全に死滅することはない．冷凍食品についての一番大きいリスクは，冷凍前に混入した微生物が解凍とともに再び活性化することである．そのため，使用直前まで安全な低温に温度を管理しなければならない．

　1950〜1960年代になると，先進国では電力の供給さえあれば大都会でなくても，一般家庭で大型の冷蔵・冷凍庫を備えて，まとめて購入した食品を長期保管する生活が開かれてきた．冷蔵・冷凍食品をメーカーから消費者まで安全に流通させるために，コンビニエンスストアを中心とする小売店のコールドチェーン化も同時に確立され，クール食品・チルド食品に見られる10〜−5℃での商品保管が行われるようになった．

　一方，食品の冷凍技術も急速冷凍法の開発によって，冷凍・解凍が適切に行われれば，冷凍食品は新鮮な食品とほとんど同じ味を再現できるようになった．ハンバーガーで代表されるファストフード業の産業化も，こうした技術があってこそ始めて大規模な展開を見たといっても過言ではない．わが国において今日どこにでも見られるコンビニエンスストアやファストフード店が全国的に広まったのは，1970年代以降のことである．そして，あっという間に冷蔵・冷凍が現代の食品保存法の主流となった結果，冷蔵・冷凍食品は私たちの食生活だけでなく，ライフスタイルそのものにも計り知れないほど大きな影響を与えたといえよう．2000年代になって冷凍食品は成長基調にある唯一の食品産業といわれ，特に家庭用調理冷凍食品が伸びているのも注目される．因みにアメリカの国民1人当たりの冷凍食品消費量は64.3 kgで世界第1位であるのに対して，日本は国民1人当たり17.7 kg（2000年調査），世界第10位とまだ低いレベルにあり，これからの需要拡大が見込まれている．

　食中毒菌の制御に加えて，最近の消費志向の変化から，生活習慣病の予防に伴う減塩・減甘味とともに水分の多い生味（なまあじ）の食品が受けるようになり，結果として製造後から一般家庭の冷蔵・冷凍庫に至るまで，食品の低温保管が日常化している．低温環境での微生物の増殖は細菌よりもカビ・酵母（真菌）の方が活発である（第1章参照）．カビ・酵母では，最低生育温度が−10〜0℃，最適生育温度が10〜15℃のものを好冷菌，同じく最低生育温度が−5〜5℃，最適生育温度が15〜25℃のものを低温菌，さらに最低生育温度が5〜10℃，最適生育温度が

20～25℃のものを中温菌と定義しているが，中温菌の一部と低温菌を一緒にして耐冷性とする考えも一般に受け入れられている．すなわち，多くの食品が流通・販売されている低温度域，5～-5℃で増殖可能なカビ・酵母を実用的な低温菌と見なすとすれば，中温性のカビでも耐冷性を備えたカビは十分増殖し，冷蔵庫内でも汚染を起こす．表6.1に示すように，カビ・酵母は-4～-10℃での冷凍食品における発生実態から，保管における安全性の指標微生物になるとの見解もある[1]．

食品から検出される主要な好冷・耐冷菌は表6.2のように接合菌類の *Mucor*，*Thamnidium*，分生子

表 6.1 貯蔵後の冷凍食品における耐冷微生物群の発生比較[1]

品 目	-2.5～-3.5℃, 5～10週間貯蔵				-4～-10℃, 10～20週間貯蔵			
	グラム陽性菌	グラム陰性菌	酵母	カビ	グラム陽性菌	グラム陰性菌	酵母	カビ
肉類 　牛肉，肝臓，ひき肉	+++	++	+++		+		+++	
食鳥類 　鶏肉，フライドチキン用，半調理品，鶏もも肉，アヒル，シチメンチョウもも肉	+	+++	+++		++		+++	
調理食品 　ハンバーグ，ひき肉ロースト，ミートボール，ローストビーフ，ライスほか	+	++	+++				+++	+++
魚　肉	+	++	+++			+	+++	++
野　菜	++	++	+++		++	+	+++	+
果　実			+++	++			+++	+++

表 6.2 主要な好・耐冷性カビの生育温度範囲と食品からの検出[2]

菌　名	最低温度(℃)	最適温度(℃)	最高温度(℃)	検 出 食 品
Alternaria alternata	-5～6.5	25～28	31～32	穀類, 穀類加工品, 果実, 野菜, 卵, 乳製品
Aureobasidium pullulans	2	25	35	穀類, 果実, 果汁, 野菜, 肉, 乳製品, 冷凍食品
Botrytis cinerea	-2～12	22～25	30～33	果実, 野菜, 冷凍食品
Cladosporium cladosporioides	-10～3	20～28	32	穀類, 果実, 肉, 卵, 乳製品, 水産食品, 冷凍食品
C. herbarum	-5	24～25	30～32	穀類, マメ類, 肉, 肉製品, 卵, 乳製品, 冷凍食品
Epicoccum nigrum	-3～4	23～28	45	穀類, マメ類, 卵, 乳製品
Fusarium equiseti	-3	21	28	穀類, マメ類, ナッツ, 果実, 野菜
F. poae	-7	25	ND	穀類, 穀類加工品
F. sporotrichioides	-2	22～23	31～33	穀類, マメ類, 果実, 野菜
Geotrichum candidum	-8～0.5	25～27	35～38	穀類, 果実, 野菜, 乳製品, 冷凍食品
Mucor racemosus	-3	20～25	37	穀類, 果実, 野菜, 肉, 乳製品, 冷凍食品
Paecilomyces variotii	-2	25～40	45～48	穀類, パン, マメ類, ナッツ, 香辛料, 食肉製品, 乳製品
Penicillium aurantiogriseum	0～4	21～23	30～35	穀類, 果実, 野菜, 肉, 乳製品, 冷凍食品
P. brevicompactum	-2	23	30	穀類, 肉, 乳製品, 発酵食品
P. chrysogenum	4	23	37	穀類, 香辛料, 肉製品, 乳製品, 清涼飲料
P. expansum	-2	23	30	穀類, 果実, 野菜, 香辛料, 肉製品, 乳製品, 冷凍食品
P. verrucosum	-2～4	21～23	30～35	パン, 果実, 肉, 乳製品, 冷凍食品
Phoma spp.	-3～4	18～26	28～35	穀類, めん, マメ類, 果実, 野菜, 乳製品, 冷凍食品
Stachybotrys chartarum	2～>3	23～27	37～40	穀類, マメ類, ナッツ, その他の農産物
Thamnidium elegans	-10～0	18	27	肉, 肉製品, 香辛料, まれに穀類
Trichoderma viride	0	20～28	30～37	穀類, ナッツ, 果実, 野菜, 食用キノコ

ND：記録なし．

果不完全菌類の*Phoma*, 糸状不完全菌類の*Alternaria*ほか10属があるが, さらに接合菌類の*Helicostylum*, *Rhizopus*, 糸状不完全菌類の*Acremonium*, *Exophiala*, *Geomyces*, *Lecythophora*, *Moniliella*, *Phialophora*なども低温保管の食品からよく分離される. さらに低温流通食品, 特に果実・野菜, 果汁, 食肉類, 魚介類, 乳製品からは*Candida*, *Cryptococcus*, *Debaryomyces*, *Hanseniaspora*, *Rhodosporidium*, *Rhodotorula*, *Saccharomyces*, *Trichosporon*, *Yarrowia*などに分類される酵母の発生が報告されている. 表6.1に見るように酵母は低温保管の食品に発生する微生物群の中でカビとともに重要なグループであり, 低温流通における食品変敗の指標微生物としての位置を占めている. 酵母類の好冷性はカビの耐冷性を上回り, *Cryptococcus albidus*, *Debaryomyces hansenii*, *Rhodotorula diffluens*などが－12℃まで, *Cryptococcus terreus*, *Trichosporon cutaneum*が－10℃まで, *Trichosporon pullulans*が－8.5℃まで, *Rhodosporidium toruloides*が－6℃までと, 極低温での生育がそれぞれ記録されている[2].

6.2 食　肉

6.2.1 食肉に発生するカビ

細菌と比較してカビが食肉において二義的な汚染微生物とされるわけは, その生育特性によるもので, とりわけカビは生育速度が遅く, 最適条件下でも可視的になるまで数日間を必要とするから, 細菌による腐敗に先行してカビが増殖することはまず起こらない. また, カビは典型的な好気性微生物である. 新鮮な生肉の組織中には, 屠殺後pHと酸素分圧が低下するにもかかわらず, 十分な量の補酵素, チトクローム, ヘモグロビン, ミオグロビンがそれぞれ酸化された形で存在し, ＋の酸化還元電位(E_h)を保持している. カビの生育は＋E_hであれば進行するはずであるが, 細菌が共存する自然条件下では実際には細菌が常に先に増殖し, カビの生育に必要な酸素を消費してしまうため, 生肉にはカビの発生が一般的に見られないということになる. しかし, 酵母は生育速度が早く, また嫌気的条件下でも増殖できる種類があるので, 食肉の変質原因になる機会が多い.

食肉・食肉加工品にカビの発生が認められる場合は, カビの生育要件が満たされる一方, 細菌にとって条件が適当でなくなったときで, 一般にチルドまたはクールの温度域（－5～10℃）で5～7日以上保蔵されたとき, pHが低いとき, 水分活性（A_w）が低いとき, 添加物などで細菌の発育が抑制されたときなどである.

初期の研究は1920年代に始まり, 牛肉の表面に長期貯蔵中や輸送中に発生するケバ立ち, 黒色または白色スポットなどの原因菌が報告された[3]. 今日では, 解体後の骨抜き肉はカートン（紙箱）に入れ, 液体窒素またはドライアイスで凍らせる. 食肉は－1.7～－2.2℃で凍り始め, 冷凍した肉は－15℃またはそれ以下に貯蔵する. したがって, 正常に保管されている冷凍肉に微生物の発生は認められない. 食肉の表面にカビが発生する原因は, 冷蔵肉では過度の乾燥によってカビの生育に好適となったとき, 冷凍肉では表面の温度がカビの生育を許容する範囲になってしまったときである. 冷凍肉を長距離輸送する場合には, このような状況も珍しいことではない. 最近のように食肉輸入量が年々増加しているとき, カビ・酵母による変質としてスライム, 変色やシミの発生は経済的にも大きな損失となる.

表6.3に食肉・食肉加工品から検出されたカビを示した[3,4]. この表には, 表6.2に好冷菌として示した*Alternaria*, *Cladosporium*, *Mucor*, *Penicillium*, *Phoma*などが記録されているが, これらの菌は食品全般によく検出されるもので, 恐らく食肉の流通・貯蔵環境に常在していることの証拠と推察される. 事実, 牛枝肉の貯蔵施設における調査では, 低温貯蔵庫壁面で上位に検出されたカビは*Cladosporium*（26.5％）, *Penicillium*（23.9％）, *Mucor*（14.8％）, *Phoma*（9.7％）, *Alternaria*（8.4％）で, 庫内落下カビの検出率と大きな違いは見られなかった. 貯蔵庫内はほぼ密閉状態にあるため, 両者の間で高い相関性を示している[5]. 食肉の製造施設では, *Aureobasidium*, *Cladosporium*, *Geotrichum*, *Phoma*などが主要カビとして認められている[5,6].

牛肉の黒色スポットは比較的高い温度で長期に冷

表 6.3 食肉,食肉加工品から検出されたカビ[3, 4]

菌　名	検　出　品　目	生育特性*
接合菌類		
Helicostylum pulchrum	牛肉(ケバ立ち),ソーセージ	好湿菌
Mortierella sp.	食肉	好湿菌
Mucor circinelloides	牛肉(ケバ立ち)	好湿菌
M. mucedo	冷凍マトン(黒斑),発酵ソーセージ	好湿菌
M. racemosus	牛肉(ケバ立ち),鳥肉,発酵ソーセージ	好湿菌
Mucor spp.	牛肉(ケバ立ち,黒斑),冷蔵牛肉,鳥肉,塩漬肉,ベーコン	好湿菌
Rhizopus stolonifer	牛肉(黒斑),鳥肉	好湿菌
Rhizopus spp.	牛肉(ケバ立ち),冷蔵牛肉,冷凍マトン(黒斑),ベーコン	好湿菌
Thamnidium elegans	牛肉(ケバ立ち,黒斑),豚ひき肉	好湿菌
Thamnidium spp.	牛肉(黒斑),冷蔵牛肉	好湿菌
Zygorhynchus spp.	フランクフルト	好湿菌
子嚢菌類		
Emericella nidulans	ハム	中湿菌
Eupenicillium crustaceum	牛肉(緑斑)	中湿菌
Eupenicillium sp.	牛肉(黒斑)	中湿菌
Eurotium amstelodami	ハム,サラミ,塩漬肉	好乾菌
E. chevalieri	ハム,サラミ	好乾菌
E. halophilicum	ハム	好乾菌
E. herbariorum	食肉,ハム	好乾菌
E. pseudoglaucum	ハム	好乾菌
E. repens	ハム,サラミ,塩漬肉	好乾菌
E. rubrum	ハム,発酵ソーセージ,塩漬肉	好乾菌
Monascus purpureus	食肉	中湿菌
Neurospora sitophila	食肉	中湿菌
Talaromyces wortmannii	発酵ソーセージ	中湿菌
不完全菌類		
Acremonium spp.	牛肉(白斑),発酵ソーセージ	好湿菌
Alternaria spp.	牛肉,鳥肉,ベーコン,ハム	好湿菌
Aspergillus candidus	ハム,発酵ソーセージ,乾燥牛肉	中湿菌
A. clavatus	食肉	中湿菌
A. flavus	サラミ,ハム,塩漬肉	中湿菌
A. fumigatus	発酵ソーセージ,ハム	中湿菌
A. niger	冷蔵牛肉,ハム,サラミ,発酵ソーセージ	中湿菌
A. ochraceus	ハム,サラミ	中湿菌
A. penicillioides	ハム	好乾菌
A. restrictus	ハム	好乾菌
A. sydowii	ハム	中湿菌
A. tamarii	ハム,サラミ	中湿菌
A. versicolor	ハム,発酵ソーセージ,塩漬肉	中湿菌
A. wentii	ハム,サラミ,発酵ソーセージ	中湿菌
Aspergillus spp.	冷蔵牛肉,鳥肉,ベーコン,ハム,ソーセージ,発酵ソーセージ,サラミ,ドライソーセージ	中湿菌～好乾菌
Aureobasidium pullulans	牛肉(黒斑)	好湿菌
Botrytis spp.	ベーコン	好湿菌
Chrysonilia spp.	冷蔵牛肉,ベーコン	中湿菌
Chrysosporium spp.	発酵ソーセージ	中湿菌～好乾菌
Cladosporium herbarum	牛肉(黒斑),冷凍マトン(黒斑)	中湿菌
C. cladosporioides	牛肉(黒斑),冷凍ラム	中湿菌
Cladosporium spp.	冷蔵牛肉,鳥肉,ハム	中湿菌
Fusarium spp.	食肉,ベーコン	好湿菌
Geomyces pannorum	牛肉(白斑),冷凍ラム	中湿菌

(表 6.3 つづき)

菌　名	検　出　品　目	生育特性*
Geotrichum candidum	鳥肉, ハム	好湿菌
Geotrichum sp.	牛肉 (白斑), 鳥肉, 生ソーセージ	好湿菌
Moniliella suaveolens	食肉	好湿菌
Moniliella spp.	牛肉 (黒斑), ベーコン	好湿菌
Penicillium aurantiogriseum	食肉, 発酵ソーセージ, ハム, サラミ	中湿菌
P. brasilianum	発酵ソーセージ	中湿菌
P. brevicompactum	食肉, ハム	中湿菌
P. camemberti	発酵ソーセージ	中湿菌
P. chrysogenum	食肉, 発酵ソーセージ, ハム, ベーコン	中湿菌
P. citrinum	発酵ソーセージ	中湿菌
P. commune	食肉, 発酵ソーセージ, ハム	中湿菌
P. corylophilum	牛肉 (緑斑), 冷凍ラム	中湿菌
P. crustosum	食肉	中湿菌
P. echinulatum	サラミ	中湿菌
P. expansum	牛肉 (緑斑), 冷凍マトン (黒斑), 発酵ソーセージ, ハム, 塩漬肉	中湿菌
P. glabrum	牛肉, ハム, サラミ, 発酵ソーセージ	中湿菌
P. glandicola var. *glaucovenetum*	サラミ	中湿菌
P. hirsutum	牛肉 (黒斑), サラミ	中湿菌
P. janthinellum	発酵ソーセージ	中湿菌
P. miczynskii	ハム, サラミ, 発酵ソーセージ	中湿菌
P. nalgiovense	発酵ソーセージ (スターター)	中湿菌
P. nordicum	発酵ソーセージ	中湿菌
P. olsonii	発酵ソーセージ	中湿菌
P. oxalicum	牛肉 (緑斑), 発酵ソーセージ	中湿菌
P. roqueforti	食肉, サラミ, 塩漬肉	中湿菌
P. rugulosum	塩漬肉	中湿菌
P. simplicissimum	発酵ソーセージ	中湿菌
P. solitum	発酵ソーセージ	中湿菌
P. spinulosum	乾燥牛肉	中湿菌
P. variabile	食肉, ハム, サラミ, 発酵ソーセージ	中湿菌
P. verrucosum	冷蔵牛肉, 食肉, 発酵ソーセージ, ハム	中湿菌
P. viridicatum	塩漬肉, ハム	中湿菌
Penicillium spp.	牛肉 (黒斑), 冷蔵牛肉, 鳥肉, ベーコン, ハム	中湿菌
Phoma spp.	食肉	好湿菌
Scopulariopsis spp.	ドライサラミ, 発酵ソーセージ, ベーコン	中湿菌
Trichothecium roseum	食肉	好湿菌

＊ 生育に対する水分活性による分類.

凍肉を保管したときのみに発生し, 関与するカビとしては *Aureobasidium pullulans*, *Cladosporium cladosporioides*, *C. herbarum*, *Penicillium hirsutum* であるが (図6.1), *P. hirsutum* は表面部分のみに発育し, 他の3種は−1℃で培養試験した結果, 肉の組織中への侵入が認められている[7]. 一方, Lowry と Gill[8] によると, *C. cladosporioides* は−5℃で冷蔵した冷凍ラム枝肉のマイコフローラの65％を占めていたという. *Penicillium hirsutum* と *C. herbarum* の胞子発芽は, −3.5〜−3.8℃で約6週間を必要とし, またコロニーが1mmの直径に

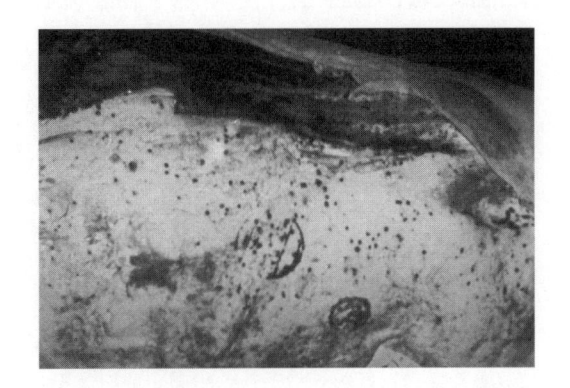

図 **6.1** *Cladosporium*, *Mucor* によるスポットの発生した牛枝肉

なるまで，-2℃で1か月間，-5℃で4か月間かかるという[9]．

黒色スポット以外の食肉のカビによる変質について，LowryとGill[10]は5種類の菌を分離している．すなわち，白色スポットからは*Acremonium* sp., *Geomyces pannorum* を，ケバ立ちの部位からは*Mucor racemosus*, *Thamnidium elegans* を，青緑色のスポットからは*Penicillium corylophilum* を検出し，それぞれの生育特性を報告している．*Geomyces pannorum* は-5℃が最低生育温度で，乾燥にも比較的耐えるのに対して，*Acremonium* sp., *P. corylophilum* は乾燥には同程度の耐性を示したものの最低生育温度は-2℃までであった．*Mucor* は細菌と同様に好湿性で，-1℃以下ではほとんど生育が認められなかったが，3℃以上では急速に発育した．*Thamnidium* は最低生育温度が-10℃を示したが，-5℃以下では耐乾性が劣ることが明らかにされた．これらのことから，実際的な食肉上のカビ生育の温度限界は-5℃と推測され，冷凍貯蔵肉の表面にカビの発生が見られるのは恐らく0℃以上になった場合と思われる．

なお，食肉の黒色および緑色スポットの原因菌としては数種の*Penicillium*が関与していて，*P. aurantiogriseum*, *P. chrysogenum*, *P. commune*, *P. crustosum*, *P. expansum*, *P. oxalicum*, *P. roqueforti*, *P. verrucosum* などがスポットから頻繁に検出されているのが実態であろう．

6.2.2 食肉に発生する酵母

酵母は表6.4に示すように，ひき肉，鳥肉，食肉加工品にしばしば発生し，白色スポット形成，脂肪の分解，スライム形成，異臭などの原因になる．酵母はカビのようにマイコトキシンを産生することはないが，カビと違って大部分が通性嫌気性であり，二酸化炭素の阻害作用に対しても抵抗性が大きい．最近，真空包装やガス充填包装に加えて，特殊な包装機械を必要とせず簡便であるという利点から鮮度保持剤を封入包装した食肉，食肉加工品が普及してきた．生肉の保存期間が延長される効果はあるが，非加熱品の場合，上記の特性から酵母の菌数はむしろ増加する可能性があることを注意する必要がある．

Debaryomyces hansenii に代表される産膜酵母の*Debaryomyces*は耐塩性が強く，しかも好冷性であり，塩漬けのための塩水に分布し，塩蔵肉，ベーコン，ハム，ウインナーなどの表面にスライムを発生する．さらに潜在的にリパーゼを持っている*Yarrowia lipolytica*は-1℃に貯蔵された牛肉の脂肪分を加水分解し変敗させる．食肉の加工工程から分離されたカビについてリパーゼ活性が認められているが[11]，カビよりもむしろ*Y. lipolytica*のほか*Leucosporidium scottii*, *Rhodotorula* spp., *Trichosporon pullulans*などリパーゼ活性の極めて強い酵母が低温での食肉変敗に強く関与しているものと考えられる．

新鮮な牛ひき肉中に大量の酵母汚染を検出したのはJayとMargitic[12]が最初である．111試料について調べた結果，酵母菌数は平均8.7×10^3 cfu/gであった．これをグラム陰性細菌と比較すると，酵母の菌数が高い検体は細菌数も同様に高かった．酵母の菌数は検体によって変動が著しかったが，その数は細菌数と連係し，ひき肉での酵母の汚染源が細菌の場合と同じであることを示している．

新鮮な牛ひき肉28試料と変敗牛ひき肉4試料から検出された酵母を比較したところ，新鮮なものでは*Candida*が分離株の82％を占め，ほかに*Cryptococcus*, *Rhodotorula*, *Trichosporon*などが認められたが，変敗品では*Candida*のみが検出された[13]．菌種を同定した結果，*Candida zeylanoides*と*Y. lipolytica*が最も多く，牛ひき肉特有の酵母と認められた．-5℃に冷凍したラムではフローラの90％以上を*Cryptococcus laurentii*が占め，他に*C. zeylanoides*, *Cystofilobasidium infirmominiatum*, *Trichosporon pullulans*が検出された．菌数は20週間貯蔵後，10^6 cfu/gまで増加したという[8]．食肉加工品については，大多数の製品が酵母菌数<100 cfu/gであるが，Daltonら[14]はイギリス製生ソーセージ，スキンレスソーセージ，原料のひき肉について酵母を調査し，*C. zeylanoides*, *D. hansenii*, *Pichia membranifaciens*が主要なものであること，また工場での汚染状況についても詳細に報告している．

最近，ブロイラーからも*Candida* sp., *Cryptococcus* sp., *Y. lypolytica*が前処理と冷蔵管理

表 6.4 食肉, 食肉加工品から検出された酵母[3,4]

菌　名	検　出　品　目	生　育　特　性*
Candida albicans	ソーセージ	
C. catenulata	フランクフルト	好乾菌 (高塩)
C. glabrata	鳥肉	好乾菌
C. glaebosa	牛ひき肉	好乾菌 (高塩), $-2\,℃$
C. gropengiesseri	フランクフルト	好乾菌
C. intermedia	腐敗牛ひき肉, 鳥肉	
C. parapsilosis	牛ひき肉, 鳥肉	好乾菌
C. rugosa	鳥肉, ソーセージ	好乾菌 (高塩)
C. sake	ソーセージ	好乾菌 (高塩), $<-2\,℃$
C. versatilis	牛ひき肉, ソーセージ	好乾菌 (高塩)
C. vini	牛ひき肉, ソーセージ	
C. zeylanoides	牛ひき肉, 冷凍ラム, ソーセージ, フランクフルト	
Candida spp.	冷蔵牛肉, フランクフルト	
Cryptococcus albidus	牛ひき肉, ソーセージ	$-12\,℃$
C. curvatus	牛ひき肉, ソーセージ	好乾菌 (高塩), $4\,℃$
C. humicola	牛ひき肉, ソーセージ	
C. hungaricus	牛ひき肉, ソーセージ	
C. laurentii	牛ひき肉, 冷凍ラム, ソーセージ	好乾菌, $<-2\,℃$
Cryptococcus spp.	牛ひき肉, ソーセージ	
Cystofilobasidium infirmo-miniatum	牛ひき肉, 冷凍ラム	$<-2\,℃$
Debaryomyces carsonii	牛ひき肉, ソーセージ	
D. etchellsii	ソーセージ	好乾菌 (高塩)
D. hansenii	牛ひき肉, 鳥肉, ウインナーソーセージ (スライム発生), ソーセージ (スライム発生), フランクフルト	好乾菌 (高塩), $-12.5\,℃$
Debaryomyces spp.	食肉	
Issatchenkia orientalis	鳥肉	好乾菌 (高塩)
Leucosporidium scottii	牛ひき肉, 鳥肉, ソーセージ	$-1\,℃$
Pichia anomala	鳥肉	
P. fermentans	牛ひき肉	
P. guilliermondii	鳥肉	好乾菌
P. membranifaciens	牛ひき肉, ソーセージ	好乾菌 (高塩)
Rhodotorula aurantiaca	鳥肉	
R. glutinis	牛ひき肉, ソーセージ	好乾菌 (高塩), $-17.8\,℃$
R. minuta	牛ひき肉, 鳥肉, ソーセージ	好乾菌 (高塩), $-2\,℃$
R. mucilaginosa	牛ひき肉, 鳥肉	好乾菌 (高塩)
Rhodotorula spp.	冷蔵牛肉, 牛ひき肉, 乾燥牛肉, 鳥肉, ソーセージ	
Saccharomyces exiguus	鳥肉	好乾菌 (高塩)
Saccharomyces spp.	鳥肉, ドライサラミ	
Sporobolomyces tsugae	ソーセージ	
Stephanoascus ciferrii	牛ひき肉, ソーセージ	
Trichosporon cutaneum	ソーセージ	$-10\,℃$
T. pullulans	牛ひき肉, 冷凍ラム, 鳥肉, ソーセージ, フランクフルト	$-8.5\,℃$
Yarrowia lipolytica	牛ひき肉, ソーセージ, フランクフルト	
Zygoascus hellenicus	牛ひき肉, 腐敗牛ひき肉	

＊ 生育に対する水分活性による分類.

での優先種とされ, その他に Zigosaccharomyces rouxii, Trichosporon beigelii, Kluyveromyces marxianus, Pichia anomala の存在が報告されている[15].

6.2.3 食肉とマイコトキシン産生菌

畜産食品のアフラトキシン汚染に関しては多くの報告があるが，第3章の表3.12に示したように，アフラトキシン産生菌である*Aspergillus flavus*, *A. parasiticus*は8℃前後で生育が停止するため，10℃以下に保管される食品では貯蔵中のアフラトキシン産生の懸念はない．実際に，アフラトキシンおよびステリグマトシスチン産生菌株を食肉・食肉加工品（ハムなど）に接種して試験した結果[4]，10℃ではこれらのマイコトキシンは産生されなかった．また，13℃でも水分活性がA_W 0.94であればマイコトキシン産生は起こらなかった．一方，*Penicillium*は一般に低温での生育が*Aspergillus*よりも優れているから，10℃以下でもマイコトキシンを産生する可能性がある（第3章，表3.12参照）．食肉から分離される*Penicillium*の菌株とそのマイコトキシン産生性を調べると[16, 17]，*P. chrysogenum*（産生マイコトキシン：ロックフォルチンC），*P. commune*（シクロピアゾン酸），*P. corylophilum*, *P. crustosum*（ペニトレムA，ロックフォルチンC），*P. expansum*（パツリン，ロックフォルチンC），*P. glabrum*, *P. polonicum*（ペニシリン酸），*P. roqueforti*（PRトキシン），*P. variabile*（ルグロシン），*P. verrucosum*（オクラトキシンA，シトリニン）があるが，この中で実際に食肉，食肉加工品にマイコトキシンの自然汚染を起こす原因として注目されてきたのは，オクラトキシンAとシトリニンを同時に産生する菌とオクラトキシンAのみを産生する菌である（第2, 4章参照）．かつて，これらの菌は*P. viridicatum*Ⅱ型およびⅢ型として報告されてきたが[18]，その後わが国でも*P. verrucosum*と再同定され（図6.2），さらに化学分類によってオクラトキシンAとシトリニンを同時に産生する菌が*P. verrucosum*化学型Ⅱ，オクラトキシンAのみを産生する菌が*P. verrucosum*化学型Ⅰということになっている[19]．化学型Ⅰについて*P. nordicum*とする提議もあるが，一般には採用されていない（第2章参照）．*Penicillium verrucosum*の食肉からの分離とオクラトキシン，シトリニン産生性については矢崎ら[20, 21]の報告がある．また，カビ汚染牛肉からもオクラトキシンA 0.36 mg/kg，シトリニン0.42〜1.44 mg/kgが検出

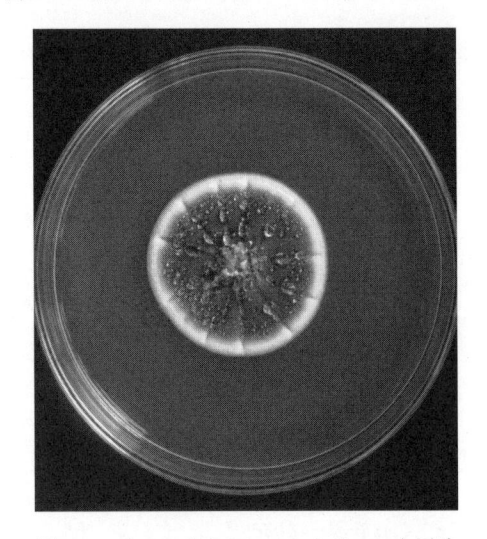

図 6.2 オクラトキシン，シトリニンを同時産生する*Penicillium verrucosum*の培養コロニー

されている．

ハム，ソーセージからは*P. verrucosum*のほか，ステリグマトシスチン産生性 *A. versicolor* の分離報告がある[22]．しかし，実際に食肉加工品からステリグマトシスチンの自然汚染が報告された事例はない．発酵型ソーセージから分離される*Penicillium*については，製造の際にスターターとなる*P. nalgiovense*[23]の他に，*P. chrysogenum*（産生マイコトキシン：ロックフォルチンC），*P. commune*（シクロピアゾン酸）[24, 25]，*P. expansum*（パツリン，ロックフォルチンC），*P. miczynskii*（シトレオビリジン，シトリニン），*P. olsonii*, *P. oxalicum*（セカロン酸D），*P. simplicissimum*, *P. solitum*, *P. verrucosum*（オクラトキシンA，シトリニン）がある[17, 25, 26]．*Penicillium verrucosum*によるオクラトキシンA，シトリニンの産生については，食肉の場合と同様である．*Penicillium nalgiovense*はペニシリンを産生することが報告されているが，ソーセージ上でもペニシリンができる可能性が示唆されている[27]．また，食肉とともにパツリンやペニシリン酸の産生性を示す*Penicillium*が発酵型ソーセージからも分離されているが，食肉中に含まれるシスチンやグルタチオンなどのアミノ酸がパツリンやペニシリン酸に結合して毒性が不活化されるという報告があり，ペニシリン酸についてはソーセージでの接種試験の結果からも産生されないことが証明され[28]，安全であると

結論づけられている.

なお,食肉製品のアフラトキシン汚染については,原料に使用する香辛料由来の汚染がHACCPにおけるチェック項目の一つに取り上げられている(第4,5章参照).

6.3 チーズ,ヨーグルト

6.3.1 チーズ熟成中のミクロフローラ

チーズは世界で最も古くから作られてきた加工食品で,ヨーロッパの人たちは2000年以上もチーズとともに暮らしてきた.現在,チーズは世界中の多くの国で製造され,非常に種類が多く,それぞれの地域で嗜好に合ったものが作られている.チーズはナチュラルチーズとプロセスチーズの二つに大別される.

ナチュラルチーズは,ウシ,ヒツジ,ヤギなどの乳,脱脂乳,クリームなどを原料として,微生物や酵素あるいは酸などを加え,凝固させて製造されるもので,硬さ(水分の含有量),脂肪,関与する微生物など熟成の方法によって分類される.硬さからは,超硬質(細菌発酵:パルメザン),硬質(大きいガス孔あり:エメンタール,グリュイエール.小さいガス孔あり:ゴーダ,エダム.ガス孔なし:チェダー),半硬質(細菌発酵:ティルジッター,ブリック.カビ発酵:ロックフォール,ブルー,ゴルゴンゾーラ),軟質(熟成・細菌発酵:リンブルガー,ベルベーゼ.熟成・カビ発酵:カマンベール.非熟成:カッテージ,クリーム,モッツァレラ)に分けられる.また,熟成方法によると,細菌熟成型チーズは乳酸菌利用(エダム,ゴーダ,チェダー),プロピオン酸利用(スイス),ライネンス菌(*Brevibacterium linens*)利用(リンブルガー)に,カビ熟成型チーズはアオカビ利用(ロックフォール,ブルー),シロカビ利用(カマンベール)に分けられ,これに非熟成型チーズ(カッテージ,クリーム,クワルク,チュルビー)がある(図6.3,図6.4).

プロセスチーズは,種類や熟成度の異なるナチュラルチーズを粉砕・混合して,リン酸ナトリウムやクエン酸ナトリウムとともに加熱融解して均質にし,70℃以上で流動性のあるうちに容器に充填,

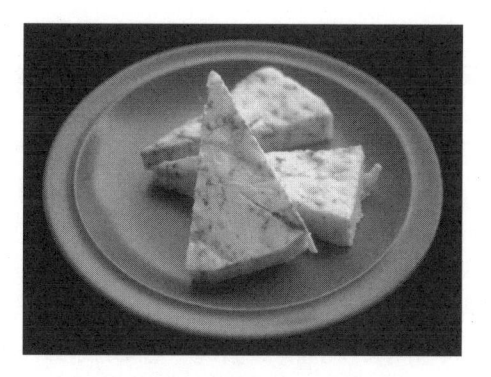

図 **6.3** 市販ブルーチーズ

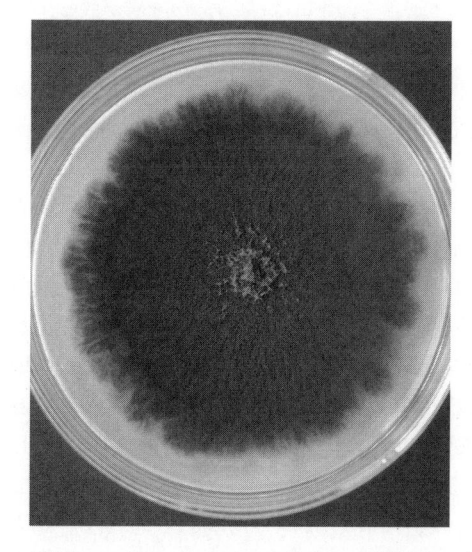

図 **6.4** ブルーチーズのスターターに用いられる *Penicillium roqueforti* の培養コロニー

密封して冷却したもので,乳固形分を40%以上含む.

わが国は諸外国からナチュラルチーズを直接消費用またはプロセスチーズの原料として輸入してきたが,最近ではナチュラルチーズへの志向が高まり,国産のナチュラルチーズも広く製造されるようになった.

チーズの熟成期間は,短いもので1週間,長いものは1年半に及ぶ.この熟成期間におけるミクロフローラの変遷の報告から,カビを中心に見ると以下のようである[29].

カマンベール型チーズ:熟成には *Penicillium camemberti* または *P. caseicola* が使用される.前者は淡灰緑色の菌糸を形成し,後者は *P. camemberti* の白色変異株と考えられる.さらに,重要なカビ

としてチーズの表面に灰白色の層を形成するGeotrichum candidumがある。まず，熟成開始2日後にKluyveromycesを中心とする酵母が出現し，チーズの表面では3日目に10^6～10^7 cfu/g，10日目には最大$5×10^8$ cfu/gに達する。酵母は環境に由来するため，同一の銘柄でも各ロットで異なることがあり，ときにDebaryomyces, Saccharomycesもフローラを構成する。Geotrichumは2日目から認められるが，酵母よりも発達は遅れる。熟成期間の終わる3週間目にはPenicilliumの菌糸がフェルト状に全体を覆うが，その下にはGeotrichum層が残る。チーズの内部では，菌数は少ないが表面と同じ酵母のフローラが認められる。乳酸菌は熟成中ほとんど一定で，10^9 cfu/gになる。細菌では，特にBrevibacterium linensの挙動も重要である。

ブルーチーズ：ロックフォールチーズに代表されるP. roquefortiを用いたアオカビ型チーズで熟成期間は2～5か月，スターターとして用いる乳酸菌は食塩の量が多く，酸度が高いために急速に生菌数が減少し2～3週間目には少数となるが，この時期になると酵母とBrevibacterium, Micrococcusなどの細菌が生育してくる。アオカビの分生子は5日目に見られ，21日目のチーズには分生子が多量に形成されて，菌糸がチーズ内部に脈状に広がり，切断面は青緑色の美しい模様になる。スペイン産のカブラレスチーズでは，熟成の初めの5～15日間のフローラは，チーズ表面の酵母がCandida saitoana，内部がPichia membranifaciensを優先種とし，カビはP. roquefortiとGeotrichum candidumから構成されている。残りの熟成期間（16～120日間）のフローラは，チーズの内部が酵母のPichia fermentans, P. membranifaciens，カビのP. roqueforti，表面が耐塩性酵母のDebaryomyces hanseniiとC. saitoana，カビのPenicillium glabrumとP. roquefortiからなっている。

カビを用いないチーズにおいては，熟成工程におけるチーズ表面のミクロフローラの重要な構成菌は酵母である。例えば，ブリックチーズではA_WによってCandida, Debaryomyces, Rhodotorula, Trichosporonなどが1種類または2種類以上の組み合わせで出現する。いずれにしても，正常に管理された熟成段階ではこれらの微生物の働きで，そのチーズ特有のフレーバーが生成される。

6.3.2 汚染カビによるチーズの変敗

チーズの熟成中および低温貯蔵中に汚染するカビについては，1907年頃から研究され，特にScopulariopsis属のカビの生育に伴う変質によってアンモニア臭の発生が知られていた。チーズはタンパク質や脂肪が豊富で，微生物の繁殖，脂肪の酸化，退色，乾燥など変質しやすい食品である。一般にナチュラルチーズには熟成に有用な微生物が用いられるため，短期間の熟成では熟成室などの環境に由来する熟成に関わらないカビ・酵母のわずかな汚染はさしたる問題にならないが，熟成が長期間に及ぶときは汚染菌の存在が風味やチーズの組織を悪くさせる原因になる。一例として細菌を利用して製造するゴーダ型チーズ（熟成期間：3～6か月）での経過を示すと，熟成室での最初の1週間目には酵母のみが10^5～10^6 cfu/gほど検出され，カビの発生は3週間前後から始まる。4週間後のカビ菌数は10^6～10^7 cfu/gに達し，フローラの内容はPenicillium viridicatum（現在はP. communeと再同定されている），P. roquefortiが主体で，これらにP. brevicompactum, P. crustosum, P. implicatum, P. verrucosumが共在した[30]。なお，ピマリシン処理を行えば熟成上重要な働きをする酵母の生育を妨げることなく，これらのカビ汚染を制御できることが同時に報告されている。オーストラリア産チェダーチーズでは，酸素不透過性ポリエチレン-ナイロンフィルムの袋に入れ，脱気して真空包装した後，8～12℃で9～12か月熟成する。この熟成期間中にカビが発生した欠陥品を調べた結果，分離された195株の44％がC. cladosporioides, C. herbarumなどのCladosporium，27％がP. commune, P. glabrumなどのPenicilliumであり，Phomaも15％を占めたという[31]。同時にCandida intermedia, C. multigemmis, C. parapsilosis, Yarrowia lipolyticaなどの酵母が検出されている。ブルーチーズでは，2週間の熟成中にPenicillium caseifulvumがときに発生し，製品の上皮に褐色のスポットを形成することが報告されている[32]。

一方，熟成後のチーズの貯蔵と流通における主要な問題はカビによる変敗で，適切な包装と冷蔵の温

度管理によって製品の品質を維持することが要求される．熟成中のチーズと同様に，消費者向けにカット包装されたチーズにもカビ・酵母の汚染が認められる．カビの発生は主としてチーズの表面，ときにガス孔に起こり，目に見える場合と見えない場合とがある．カビ・酵母の発生は，異臭の発生，変色，シェルフライフの喪失などにつながる．カビやすいチーズは通常冷蔵庫に保管される．衛生規範[33]では，チーズの貯蔵温度と期間について短期のものは4℃，長期のものは-1～1℃を目安としている．実際，流通現場での温度管理を見ると2～4℃に置かれている．

チーズは種類によって，フレッシュチーズのようにA_W 0.99以上の多水分系のものから，一般的なA_W 0.94～0.89の範囲にあるものまで水分活性が様々であり，それによって包装形態も異なる．プロセスチーズの品質保持には，ホットパック包装からクリーン環境下でのコールドパック包装へと商品の多様化が図られ，カビ汚染対策の強化からガス置換包装へと進んできた[34]．ナチュラルチーズの充填品では，チーズ中の乳酸菌が包装中の酸素を消費するため，酸素濃度が1%以下となり，プロセスチーズよりもむしろカビは発生しにくいといわれる[35]．しかし，ナチュラルチーズの多くは加熱殺菌されていないために，カビの胞子が確実に存在し，包装中に十分な量の酸素があればカビが発生してくる．そして，ナチュラルチーズの市場流通でも消費しやすいように小さな単位にプリカット包装することが多くなり，賞味期間の短い多水分系チーズ（フレッシュチーズ類）ですらガス置換包装が試みられるようになってきた[34]．

1980年，オランダのNortholtら[36]は目に見えるカビの生えたチーズを商店，家庭，チーズ貯蔵庫から集めて，汚染カビを調べ報告した．商店と家庭からの検体は，ナチュラルチーズ（エダムおよびゴーダチーズ），プロセスチーズともに*Penicillium verrucosum* var. *cyclopium*（現在は*P. commune*と再同定されている）が優先種であった．一方，貯蔵庫では*P. verrucosum* var. *cyclopium*が68%の検体から検出されたほか，*P. brevicompactum*, *P. chrysogenum*, *P. verrucosum* var. *verrucosum*, *Aspergillus candidus*, *A. versicolor*, *Eurotium repens*, *Scopulariopsis brevicaulis*などの汚染も8～31%の検体に認められた．これらの中で，*E. repens*が市販ナチュラルチーズの8%, *P. chrysogenum*が市販プロセスチーズの15%から検出され，他に*P. roqueforti*を市販プロセスチーズの13%に検出している．

デンマークのLundら[37]は，パックされたヨーロッパ産チーズの汚染カビ371株を分離し，その91%が*Penicillium*（主要種：*P. caseifulvum*, *P. chrysogenum*, *P. commune*, *P. crustosum*, *P. discolor*, *P. nalgiovense*, *P. roqueforti*（製造菌）, *P. solitum*, *P. verrucosum*）で，他に*Aspergillus*（*A. versicolor*），*Cladosporium*, *Eurotium*, *Scopulariopsis*（*S. brevicaulis*）など，酵母として*Debaryomyces hansenii*, *Pichia norvegensis*, *Torulaspora delbrueckii*を同定している．

オーストラリア，ニュージーランド産チェダーチーズの市販品では，*Penicillium commune*, *P. roqueforti*が最も多く，その他に*P. brevicompactum*, *P. chrysogenum*, *P. expansum*, *P. solitum*, *P. viridicatum*が変敗品の主要フローラであったと報告されている[38]．乳酸菌で作られるチェダーチーズでは*P. roqueforti*は汚染菌であり，酸素量が少なくても，また二酸化炭素が高濃度でも生育することが報告されている[39]．また，*P. commune*は*P. camemberti*の野生型と見られ，チェダーチーズの変質の主原因でもある．さらに，*P. solitum*は低温に保管されている市販パックチーズから検出される最も普通の菌といわれている．

ノルウェー産半硬質チーズの2銘柄（乳酸菌を用いて製造，脂肪分は27%, 16%, pHは5.4, 5.7，両者ともA_W 0.98）のカビ汚染が認められた102検体についての調査結果では[40]，*Penicillium*はそれぞれの分離菌株の98%, 89%となり，最も分離頻度の高い種は*P. roqueforti*で，*P. commune*, *P. palitans*（＝*P. viridicatum*），*P. solitum*を合わせて，これらの*Penicillium* 4種で全体の70%と81%を占めていた．*Penicillium palitans*は目に見えない汚染カビとして分離されている．その他の属としては，*Alternaria*, *Aureobasidium*, *Cladosporium*, *Epicoccum*, *Geotrichum*, *Mucor*, *Phoma*, *Ulocladium*などが検出されている．

以上のように，ナチュラルチーズの品種間で多少の違いは見られるものの，熟成中の汚染菌も貯蔵・流通中の汚染菌も共通して，いずれも*Penicillium*属の*Penicillium*亜属（三輪生のペニシリ形成を特徴とする）に分類されるアオカビが大部分である．そして，保存料無添加の硬質，半硬質，半軟質チーズで最も重要な変質カビは*P. commune*と*P. nalgiovense*であるとされている[37]．かつて重要な分離菌として，*P. verrucosum* var. *cyclopium*, *P. aurantiogriseum*, *P. cyclopium*, *P. puberulum* などが記載されていたが，現在ではこれらのカビがいずれも*P. commune*になるとされている．また，やや重要性の低い菌種は，*P. discolor*, *P. roqueforti*, *P. solitum*, *P. verrucosum*であるという．因みに，わが国が輸入したナチュラルチーズの検査でも，発酵に関与する真菌のみが検出される[41] か，カビ汚染があった場合そのほとんどは*P. commune*（*P. verrucosum* var. *cyclopium*として記載）と同定されている[42]．これらの*Penicillium*の多くは，国内のチーズ製造工程での環境調査[30]で熟成室，貯蔵室の常在菌として検出されていることから，諸外国でも熟成中の環境に由来していると推察される．今後，施設の衛生管理に注意を向ける必要があり，そのためにはチーズ製造環境の分離菌株を対象にした消毒薬の防カビ効果を調べた報告[43]が役立つものと思われる．

6.3.3 チーズ製造菌の安全性

わが国の発酵食品は麹菌（*Aspergillus*）を用いて製造されているが，カマンベール，ロックフォール，ブルー，ゴルゴンゾーラなどのナチュラルチーズは*Penicillium camemberti*や*P. roqueforti*をスターターとして伝統的に製造されてきた．菌学的にこれらのチーズ製造菌が研究されたのは，1898～1906年のことである．ところが，麹菌がアフラトキシン産生性に関して安全かどうかが問題となったように，マイコトキシンの毒性研究が進むにしたがってチーズ製造菌の安全性についても関心が寄せられるところとなった[44,45]．

*Penicillium camemberti*は培養によりシクロピアゾン酸を産生し，またチーズの外皮から0.05～1.5 μg/gの範囲で汚染が報告されている[44-46]．現在ま

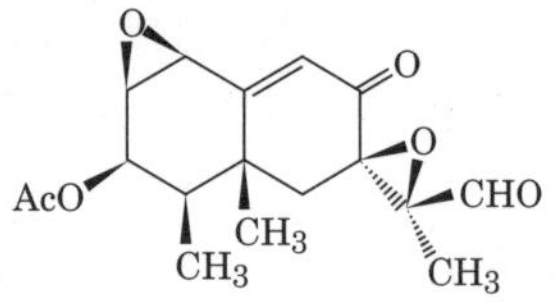

図6.5 PRトキシンの化学構造

で，このマイコトキシンによる急性の健康障害は発生していない．

*Penicillium roqueforti*は培養によりPRトキシン，イソフミガクラビンA，B，ロックフォルチンC，ミコフェノール酸などを産生する[45]．PRトキシンはセスキテルペノイド系化合物（図6.5）で，Polonelliら[47]の調査では供試した*P. roqueforti*チーズ分離15菌株のすべてにPRトキシンの産生を認めている．しかし，現実にロックフォール，ブルー，ゴルゴンゾーラなどのチーズを分析した結果では，PRトキシンの汚染は発見されず，このことはチーズ製造中の条件がマイコトキシンの産生に不適当なためとしている．すなわち，微好気的な環境や炭水化物含量が低いこと，酸性であること，低温に保たれていることが菌糸の生長には適していても，PRトキシンの産生には不向きであることが推論されている．ScottとKanhere[48]もブルーチーズ中でのPRトキシンの不安定性を報告し，その原因がアミノ酸類との反応によるものであることを明らかにしている．

*Penicillium roqueforti*によって産生されるアルカロイド系マイコトキシンにロックフォルチン類がある．最も毒性の強い物質はロックフォルチンC（図6.6）で，市販ブルーチーズ中に7 mg/kgまでの量が含まれているという[49]．同様な結果は他にも報告されているが，ヒトの健康に関して，チーズ中に含

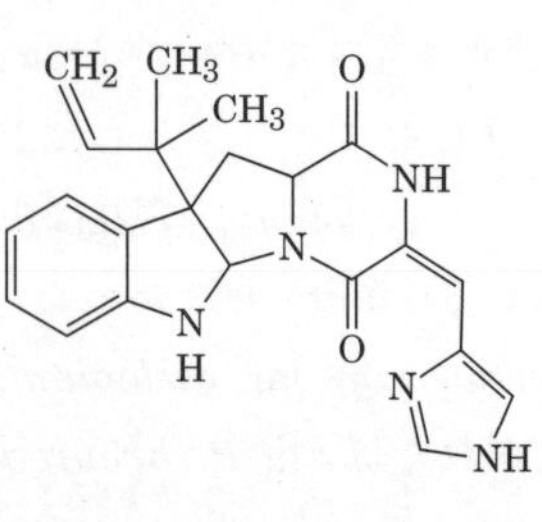

図6.6 ロックフォルチンCの化学構造

まれるロックフォルチンCやイソフミガクラビンA，Bの毒性の影響は未知数であるといわれている．スターターとして用いる菌株が，これらのマイコトキシンについて多少の産生力があったとしても，チーズ熟成中の環境と特に共在する他の微生物の影響もあって，最終製品でのマイコトキシン汚染がかなり抑制されることは否めない．例えば，*Geotrichum candidum* の共在はミコフェノール酸，ロックフォルチンC，シクロピアゾン酸などの産生を阻害するとの報告も発表されている[50]．

6.3.4 チーズ汚染カビのマイコトキシン産生

各種のチーズ上にカビが発生することは，かなり以前から日常食品の変質として知られてきたが，チーズ上に発生するカビが低温で生育し，しかもマイコトキシンを産生する能力があるかどうかについては，最近までほとんど認識されていなかった．

1960年，アフラトキシンが発見されてから，チーズ上に *Aspergillus flavus*, *A. parasiticus* が生育して，アフラトキシンを産生するかどうかが関心の的になった．いくつかのチーズにおいて接種試験が行われ，チーズ上でも培養条件がよければアフラトキシン産生の可能性があることが示された．反面，チーズの種類によっては産生が認められなかったり，培養温度などの条件によってはアフラトキシンが産生されないことも明らかにされた[42]．スペイン産のチーズではアフラトキシン産生能のある *A. flavus* が分離されたという報告[51]もあるが，ほとんどのチーズでは実際に *A. flavus* の分離される頻度が極めて低いことを考慮すれば，アフラトキシン産生菌が直接チーズ上に生育してアフラトキシンの汚染をもたらす危惧はないものと判断できる．

その後，チーズ上に発生するカビの実態は *Penicillium* であることが分かり，より現実性のあるマイコトキシン研究が報告されるようになった[42]．まず，チーズから分離されるカビ菌株についてのマイコトキシン産生性の検索から始まり，次いでチーズ上でのマイコトキシンの自然汚染が調査されるようになった．1977年，Bullerman[52]はアメリカ国内および輸入チーズのカビを調査し，その主体が *Penicillium* であること，分離株の4％がマイコトキシン産生能を示し，低温で長期保管したチーズ

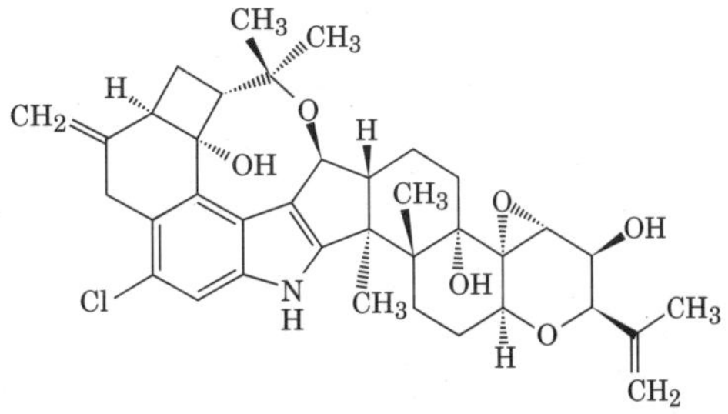

図6.7　ペニトレムAの化学構造

にペニシリン酸の汚染を報告している．1979年，RichardとArp[53]は冷蔵クリームチーズから *Penicillium crustosum* によって産生されるマイコトキシン，ペニトレムA（図6.7）の自然汚染を初めて報告している．ペニトレムAはチーズからしばしば分離される *P. commune* など一連の *Penicillium* も産生するとの報告[54]があるため，今後もチーズにおける自然汚染の発生が予測される．一方，チーズからよく分離される *P. verrucosum* も前項で示したように，低温環境でオクラトキシンAとシトリニンを産生するため，チーズに発生した場合はこれらのマイコトキシン汚染のリスクが極めて高い（第4章参照）．Lafontら[55]は各種のチーズ235検体について，マイコトキシン汚染を調査し，対象とした試料中にペニシリン酸，パツリン，ステリグマトシスチン，ミコフェノール酸の汚染を認めている．これらのマイコトキシン汚染の原因がチーズ表面に発生する *Aspergillus*, *Penicillium* などの増殖にあることを推定し，熟成中における有用菌の管理が不適切な際にこのような雑菌の汚染が起こることを指摘している．

Northoltら[36]は硬質チーズ（エダムおよびゴーダチーズ）についてのカビ汚染実態調査から，長期間貯蔵されたチーズでは水分活性が低いため，*Aspergillus versicolor* や *Eurotium repens* の汚染が特徴付けられ，特にステリグマトシスチン産生に関わる *A. versicolor* は貯蔵庫90か所中の44か所のチーズに発生し，問題となることを知った．そのため，ステリグマトシスチンについて分析を行ったところ，39検体のチーズ中9検体の表面に5〜600 μg/kgのステリグマトシスチンを検出した．これは市販チーズにおけるステリグマトシスチン自然汚染例の最初の報告となった．その後，Northoltと

表 6.5 ナチュラルチーズにおけるマイコトキシン自然汚染とその原因カビ[56]

菌　名	マイコトキシン	自然汚染例
Aspergillus versicolor	ステリグマトシスチン	硬質チーズ
Penicillium brevicompactum	ミコフェノール酸	チーズ
P. camemberti	シクロピアゾン酸	軟質チーズ
P. expansum	パツリン	硬質チーズ
P. griseofulvum	パツリン	軟質チーズ
P. commune	ペニシリン酸,シクロピアゾン酸	硬質チーズ
P. verrucosum	オクラトキシンA,シトリニン	硬質チーズ

Soentoro[56]はチーズのマイコトキシン自然汚染について表6.5のように総括している.

以上のように,変敗したチーズからは種々のマイコトキシン産生菌が分離され,一部にマイコトキシンの自然汚染が発見されているが,これらの毒性カビはチーズ製造が正常に管理されていれば,熟成・貯蔵中で混入したとしてもほとんど生育できないし,またマイコトキシンも産生されない.むしろ,ナチュラルチーズのマイコトキシン汚染で,最も重要なリスクは原料乳中のアフラトキシンM_1(AFM_1)汚染である[42](第4章参照).チーズを含む乳・乳製品を対象にした1980年以後の世界的な資料がGalvanoら[57]によってまとめられている.その中で,チーズにおけるアフラトキシン汚染については熟成・貯蔵中のアフラトキシンの安定性とともに,わが国および各国の汚染実態が示されている.

6.3.5 ヨーグルトのカビ・酵母による変敗

ヨーグルトは最も古い発酵乳の一つとして,黒海沿岸とコーカサス地方のアーリア人部族が作り始めたといわれる.その後,ヨーロッパ全域に広がり,今日では世界的な乳製品になった.ヨーグルトは乳酸菌の働きによって乳を凝固させたものである.牛乳,脱脂乳などを原料にし,62℃,30分(または同等以上に)加熱殺菌した後,42～45℃に冷却して,*Lactobacillus bulgaricus*, *Streptococcus thermophilus*をスターターとして加え,容器に充填して発酵させる.酸の生成は早く,pH 5.0以下になる.ヨーグルト製造では加熱殺菌工程があるので,加熱以前に汚染したカビや酵母は死滅するから,施設環境,包装材料,スターター培養,果実の果肉などからの二次汚染が問題となる.クリーン化された工場で製造されたヨーグルトでの変敗発生はほとんどないが,ヨーロッパの小規模の酪農場で製造されるものでは,フルーツヨーグルトを中心に事故が多いようである.1990～1991年に変敗事故が発生したドイツの調査では,果肉からの汚染,または包装時の不衛生による酵母の汚染が原因であったと報告されている[58].酵母は*Debaryomyces hansenii*, *Pichia anomala*, *Saccharomyces cerevisiae*, *Torulaspora delbrueckii*と同定されている.また,オーストラリアで販売店から集めた市販品128検体を検査して得た73菌株の酵母菌について同定した結果では,*Candida saitoana*が最も多く検出された[59].このほかに,ヨーグルトの変敗に関与する酵母は,*Candida parapsilosis*, *Rhodotorula* spp.(特に *R. diffluens*, *R. mucilaginosa*),*Kluyveromyces marxianus*, *Yarrowia lipolytica*などが主要なものである[38].酵母類がヨーグルト変敗の主原因になり得る特性として,1) 10℃以下の低温での生育,2) 乳タンパク質と脂肪を加水分解するためのプロテアーゼ,リパーゼの産生,3) プレーンヨーグルトと普通のヨーグルトの構成糖である乳糖,スクロースの発酵性または資化性,4) ヨーグルト中の主要有機酸である乳酸とクエン酸の資化性などが挙げられる[60].

カビによる変敗は酵母と違いガスの発生は見られないため,目視による発見がほとんどである.変敗の多くはフルーツヨーグルトで発生している[38].原因菌は,*Mucor circinelloides*とされているが,このカビは冷蔵庫の温度でもよく生育し,また低酸素環境にも極めて耐性がある.*Mucor hiemalis*, *M. racemosus*, *Penicillium aurantiogriseum*もまた変敗ヨーグルトから検出されている.GarciaとFernandez[61]はプレーンヨーグルトとフルーツヨーグルトの3銘柄,473検体について,4℃,20日間保管後のカビ・酵母フローラの変遷について調べている.最初に検出された*Penicillium*, *Moniliella*(*Monilia*と記載されている),*Cladosporium*, *Aspergillus*, *Alternaria*, *Rhizopus*,酵母,無胞子菌の中で,20日後に検出率が明らかに増加した菌は*Moniliella*のみであった.ドイツで行われた同様の調査では,10℃保管の市販フルーツヨーグルト

5 920検体の場合，賞味期限終了間際になってカビの発生を含む変敗が0.3～14％に認められ，その85％はカビの発生によることが示されている[58]．

ヨーグルトにおけるAFM$_1$の消長については，あまり多く研究されていないが，牛乳に人為的にAFM$_1$を添加してpH 4.0および4.6になるまで発酵させた結果，発酵中にAFM$_1$が減少し，発酵終了時にはpH 4.6で13％，pH 4.0で22％の減少，さらに4℃，4週間保管後ではpH 4.6で16％，pH 4.0で34％の減少となったことが報告[62]されている．一方，1996年のイタリアにおける市販乳製品調査では，AFM$_1$がヨーグルト120検体中の73点（61％）から平均9.06 ng/kg検出されている[63]．

6.4 油脂類，脂肪を基本とした食品

脂肪は微生物の生育上あまりよい基質とはいえず，脂肪中心の食品は微生物学的に比較的安定している．しかし，先進国では消費者のダイエット志向のため，今日では低脂肪・低カロリー食品へと移っている．また，温度，水分，低分子の栄養分などが十分あれば，油脂類は微生物の分泌するリパーゼによって遊離の脂肪酸に分解され，油脂の酸化の引き金になる．多くの脂肪を基本にした食品中には，水と非脂肪性の成分が含まれている．このような乳化（エマルション）食品は油の中に水の分散した油中水滴型（water-in-oil型，w/o型）と水の中に油の粒子が分散した水中油滴型（oil-in-water型，o/w型）とに分けられる．w/o型にはバター，マーガリン，低カロリースプレッド，o/w型にはマヨネーズ，ドレッシング類などがある．乳化の型は微生物に対する製品の安定性の上で大きく関係する．バターのようなw/o型では油相が連続しているため脂肪が微生物の生育に対してバリアー（障壁）として働き，微生物による変敗に対して通常安定している．一方，o/w型のマヨネーズやドレッシング類では，油は微細な粒子となって水溶性成分（水相）に分散しているので，水相部が連続し油の影響を受けることが少なく，微生物の生育を制御するためには水相部の酸度，食塩濃度が重要である．

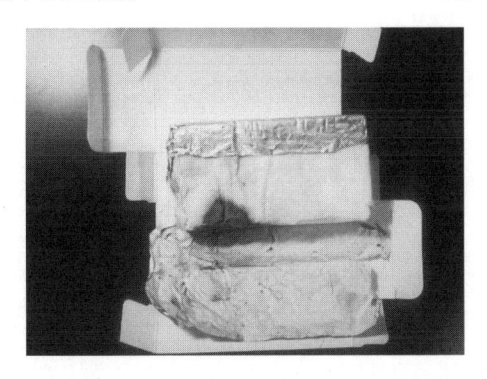

図 6.8 *Phoma* によるバターの変敗

バター

最近では，低カロリーや塩分を控えた製品がでているが，製品そのもののデザインはあまり大きな変化が見られない．バターのカビについては19世紀から多くの報告があり，わが国でも佐々木による歴史的な研究があるが，最近では低温に貯蔵・流通する関係でカビの発生を見ることは少ない．バターの汚染カビとしては，*Alternaria*, *Aspergillus*, *Aureobasidium*, *Cladosporium*, *Epicoccum*, *Eurotium*, *Fusarium*, *Geotrichum*, *Moniliella*, *Mucor*, *Paecilomyces*, *Penicillium*, *Phoma*（図6.8），*Rhizopus*, *Scopulariopsis*, *Trichoderma*, *Trichothecium*, *Wallemia* などが記録されている[42]．これらの中で，*Alternaria*と*Cladosporium*は暗緑色，*Geotrichum*はオレンジ～黄色，*Penicillium*（まれに*Aspergillus*）は緑色のスポットとなって現れる．酵母では，*Candida parapsilosis*, *Rhodotorula mucilaginosa*, *Yarrowia lipolytica*がバターの劣化に関与する．

マーガリン

マーガリン類は日本農林規格（JAS）ではマーガリン（上級，標準），調製マーガリン，ファットスプレッドに分類されている．原料の油脂には主として植物油が用いられ，乳化剤，乳化安定剤，香味をバターに近付けるための乳および乳製品，食塩，糖類，香辛料，酸味料，酸化防止剤，香料，強化剤，ホエーソルト，香辛料抽出物などが添加されている（標準では他にカゼインおよび植物性たん白，調味料，糊料が加えられる）．油脂含有率は少なくとも80％以上（調製マーガリンでは75～80％，ファットスプレッド

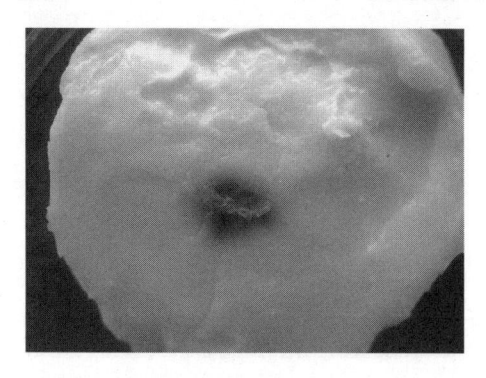

図 6.9 *Cladosporium* の発生したマーガリン

では75％未満），乳脂肪含有率30％未満，水分16.0％以下（標準では17.0％以下）とJASで定められている．通常，食塩濃度は0〜3％である．最近のマーガリン製造は十分に衛生管理の行き届いた工場で無菌的に製造，包装され，流通も10℃以下の低温下で行われるため，市販品の検査でカビの発生は見られない[64]．これまでの記録では，*Cladosporium cladosporioides, C. herbarum, Geotrichum candidum, Moniliella suaveolens* var. *nigra, Penicillium corylophilum, P. commune, P. echinulatum, P. glabrum, P. solitum, P. spinulosum, Phialophora bubakii, Trichosporonoides madida* が検出されている[16, 17, 38, 42, 65]（図6.9）．低塩分のマーガリンからは*Penicillium*の数種，特に*P. chrysogenum, P. expansum, P. glabrum* と *Cladosporium cladosporioides* の発生が見られている[38]．これらのカビのほとんどと酵母の*Yarrowia lipolytica*の発生は，マーガリンの酸敗，メチルケトンの生成に関与し，異臭の原因になる．

マヨネーズ, ドレッシング類

マヨネーズはJASによると，卵黄または全卵を使用し，食用植物油脂，食酢（米酢，ワイン酢，リンゴ酢など）またはかんきつ類の果汁を必須原材料とし，卵黄，卵白，たん白加水分解物，食塩，糖類，香辛料，調味料，酸味料（クエン酸）などの任意原材料を用いて乳化した半固体状の調味料で，油脂は65％以上，水分は30％以下，またクエン酸の使用量は食酢に含まれる酢酸の重量の25％以下となっている．pHは約3.6〜4.5の範囲である．市販マヨネーズについての調査結果では，カビ・酵母は検出されていない[64]．

サラダドレッシングは半固体状ドレッシングの中で，マヨネーズと同様の原材料のほか，デンプンを使用したもので，油脂は35％以上，水分は65％以下と定められている．その他の半固体状ドレッシングは油脂が30％以上，水分が65％以下となっている．フレンチドレッシングは乳化液状ドレッシングまたは分離液状ドレッシングの中でマヨネーズと同様の原材料のほか，コショウまたはパプリカを使用したもので，任意原材料にはトマト加工品が含まれる．油脂は35％以上，水分は65％以下と定められている．その他の乳化液状および分離液状ドレッシングは油脂が10％以上，水分が85％以下となっている．市販流通中のドレッシング類（サラダドレッシング，フレンチドレッシング，サウザンアイランド）30銘柄についての調査結果[64]では，pH 3.2〜4.5，低温流通のドレッシング8銘柄中の5検体からカビ（*Aspergillus, Trichoderma*）と酵母が検出され，真菌数は<10〜10^2 cfu/gを示した．この中で，生ドレッシングでの真菌陽性率は50％となり，常温流通品の4％と比較すると著しく高率であった．生ドレッシングは殺菌工程がない上，香辛料のほか比較的多量の生野菜が使用されていたことが真菌の検出に関係したものと思われる．

マヨネーズ，ドレッシング類は，酢酸がマヨネーズでは水相の0.8〜3.0％，ドレッシング類では水相の0.5〜1.5％含まれているため，乳酸菌・酵母が見られる程度であり，酢酸の存在と増殖のための酸素が十分にないためにカビによる変敗は起こらない．通常は，酢酸に抵抗性のある酵母のみが変敗に関与する．よく知られている耐酸性酵母は*Zygosaccharomyces bailii*と*Pichia membranifaciens*で，約3％の酢酸存在下で生育する[66]．後者は産膜酵母で，十分な酸素があるときにのみ観察される[67]．大部分の変敗事例はこの2種が原因であるが，ときに*Zygosaccharomyces rouxii, Saccharomyces cerevisiae, Candida magnoliae*が検出される．酵母類はガス発生による変敗を起こし，またマヨネーズ表面に褐色のコロニーを形成する．生育は酸素の消耗のために，菌数として10^4 cfu/gまでに止まる．

多くのカビはその最適生育pH範囲が弱酸性であ

り，生育限界はしばしばpH 2.0付近までとなっている（第1章参照）．例えば，*Aspergillus niger*, *A. oryzae*, *Fusarium oxysporum*, *Penicillium italicum*などはpH 2.0でも十分生育する．Muys[68]は，酢酸耐性カビとして*Moniliella acetoabutens*, *Monascus ruber*, *Penicillium glaucum*（現在の分類では*P. expansum*と思われる）を挙げている．とりわけ，*M. acetoabutens*は耐酸性が強く，イギリスのDakin[69]によりスクロース15％，酢酸3％を含むフルーツソースから分離され，その後酢酸2.5％を含むフルーツソース，コーンシロップ漬ピクルス（アメリカ産）からも得られた．現在まで，食酢（pH 2.7），合成酢含有醤油（pH 2.9），ショウガの酢漬，ピクルス，サラダドレッシング（pH 3.3），フレンチドレッシング，フルーツソース，マヨネーズなどpH 3.0前後の酸性食品から検出されている[17, 37, 72, 73]．このカビの特徴は殺菌作用の強い酢酸の存在下でよく生育し，酢酸の保存効果を期待する食品での汚染例が多いことである．すなわち，原料として用いられる食酢が非殺菌のために起こる事故と考えられている[72]．本菌は酢酸を炭素源として利用することが実験的にも明らかにされていて，4％以上の酢酸を含む培地に培養したところ，室温で4か月以内に酢酸の濃度を0.1％まで減少させたという．なお，硫酸酸性ではむしろ*A. niger*の方がより強く生育を示したという．

また，*Geotrichum* spp. もシールの不完全な容器中のマヨネーズ表面に生育していたとの報告がある[73]．

6.5 冷凍食品

1876年，フランス人技師のシャルル・テリエは蒸気船に自分の開発した蒸気圧縮冷凍機を据え付けてフランスからアルゼンチンに羊肉を運んだ．翌年，今度はアルゼンチンの牛肉を積んでフランスに向かった．これが世界最初の冷蔵肉となった．同じ1877年に，フランスの海運会社がアンモニア圧縮冷凍機を搭載した船で−27℃に冷凍したマトンをアルゼンチンからフランスに運んだ．肉を冷凍して輸送する事業は1879年にオーストラリアとイギリスの間で冷凍肉の輸送に成功した後，食肉加工場に冷蔵・冷凍施設が建設され，港には低温倉庫が設けられた．しかし，このような初期の冷凍食品は品質の点からもなかなか一般に受け入れられなかった．急速冷凍法はアメリカのバーズアイによって研究され，1928年には獣肉，鳥肉，魚介類の大量冷凍が技術的に可能になった．バーズアイから冷凍技術を買い取ったゼネラルフーズが最初に冷凍食品を商業化したといわれている．わが国では，1920年に北海道に凍結設備を備えた冷蔵倉庫を建設し，冷凍魚の生産を行ったのが冷凍事業の始まりとされているが，現在のものに近い冷凍食品が日本で初めて発売されたのは1930年で，製品はイチゴのシロップ漬といわれている．今日では冷凍食品という場合，次の4条件が満たされなければならない．1) 前処理, 2) 急速凍結, 3) 包装, 4) −18℃以下に保存．前処理は魚や野菜などの素材では洗浄したり食用にならない部分を取り除き，使いやすいように形や大きさを整えることで，また調理冷凍食品では調理までが前処理に含められる．冷凍食品には農産物（野菜・果実），畜産物（食肉・食鳥），水産物（魚類その他），調理食品（フライ類，フライ類以外），菓子類など3 400以上の品目があり，ほとんどのものが製品化されている．家庭用冷凍食品では，最近電子レンジ対応化が進み，食感とともに便利さが追及されている．冷凍食品にはJASや食品衛生法に基づく成分規格があり，厳しい衛生基準が課せられている．したがって，冷凍食品に対するマイコフローラの研究調査は外国を含めてもかなり以前のデータのみで，現在の製品に参考になるものは少ない．低温，低水分活性（食肉を−12℃に保管すると，A_w 0.89になる）の条件がカビ・酵母の増殖に大きな影響を与えるだけでなく，真菌が食品微生物として食性疾患の原因にならないことも情報が少ない理由と考えられる．

加熱殺菌または調理により加熱された後，冷凍された食品を除き，ある程度の微生物が冷凍食品から検出されたとしても異常ではないが，しかし冷凍によってカビの胞子は死滅するどころかえって保護作用も認められ[74]，解凍後のことを考えると生菌数はできるだけ低いレベルに抑えておく必要がある．

冷凍野菜・果実類

1986年，セントラルキッチン／カミサリー・シ

ステムにおいて供与される業務用冷凍野菜・果実類を7品目（ホウレンソウ，インゲン，ミックス野菜，粒トウモロコシ，スライスイチゴ，フライドポテト，ベークドポテト）10検体について検査したところ，1工場のミックス野菜1点を除き，真菌生菌数はいずれも10^2 cfu/g以下で，ジャガイモ加工品は真菌非検出であった[75]．検出真菌は，*Phoma*，酵母が30％および60％の検体に認められたほか，*Cladosporium*, *Fusarium*, *Mucor*, *Penicillium*などの耐冷性カビが分離されている．一方，同時に検査した一般家庭用の市販品8品目（インゲン，ソラマメ，ニンジン，カボチャ，ホールポテト，ミックス野菜，粒トウモロコシ，パイナップルなど）30検体についての結果も大きな相違は見られず，業務用の10検体と合わせて表6.6に示すとおり，40検体の過半数が10^2 cfu/g以下となり，しかもフローラの主体はやはり*Phoma*と酵母で，それぞれ検出率36.7％，70％を示した．しかし，家庭用では黒色酵母（6.6節参照）と呼ばれる一群のカビ，すなわち*Aureobasidium*, *Exophiala*, *Hyphozyma*, *Sporothrix*などのカビが潜在的に存在し，注目された．また，冷凍パイナップルの検体からは$10^{3〜4}$ cfu/gという大量のカビが検出され，そのほとんどが*Penicillium funiculosum*と同定された．前処理時のカビがそのまま検出されたものと考えられた．このカビはマイコトキシン産生の心配がないとはいえ，冷凍前に汚染の発生があったものと思われ，非衛生的と断定できる．類似のカビ汚染例として，ScottとBernard[76]は変敗したパイナップルとグレープフルーツのミックス果汁から*Talaromyces flavus*（アナモルフ：*Penicillium*）を耐熱性子嚢菌類として報告している．BeuchatとNail[77]は冷凍果実ピューレ11品目のカビ生菌数測定において，特に汚染の著しい品目にブルーベリーの$8.9×10^3〜1.2×10^4$ cfu/g，西洋ナシ$2.4×10^3〜$ $6.2×10^3$ cfu/gを挙げているが，これらと比較しても冷凍パイナップルでの生菌数は異常に高い値といえよう．

今日，冷凍状態で多量の果汁が輸入されているが，輸送中の昇温から酵母による変敗事故もよく発生しているという．新鮮なリンゴでさえ，1個について$10^2〜10^6$ cfu/g，ブドウ果実1粒にも$10^3〜10^5$ cfu/gの酵母が生息している．冷凍リンゴスライスの真菌数は多くが$5×10^3$ cfu/gで基本的にはカビと酵母からなるが，酵母が全体の90％を占めるという．このように果実は酵母にとって温床であるから，これらを原料として製造された果汁中には*Candida*, *Debaryomyces*, *Pichia*, *Rhodotorula*, *Saccharomyces*などの野生酵母が存在し，放置すれば当然発酵が起こって，変敗する．十分な殺菌がないままでの凍結は非常に危険である．

調理食品

1975，1976年の調査[78, 79]があり，いずれも潜在的にかなりのカビ・酵母が冷凍調理食品に存在していることが報告されている．しかし，記録としては古いものであり，製造環境のクリーン化などにより著しい品質向上の見られる現在の製品に関しては，ほとんど参考にならないであろう．調理食品に関係のある素材も冷凍での供給が増えている．例えば，冷凍パン生地はパン，ロールパン，クッキー，ピザパイ，ビスケット，ドーナツなど様々な製品に利用されているが，新鮮な作りたての生地に検出されるカビとほとんど同様な内容のカビが検出されるという．パン生地のマイコフローラの主体は粉からくるもので，他にドライミルク，卵，糖，香辛料，水，フレーバーなどからの汚染も考えられる[80]．KuehnとGunderson[81]は冷凍果実パイ・チキンパイ類についての調査から，主要な汚染カビとして*Aureobasidium pullulans*, *Botrytis cinerea*, *Geomyces pannorum*, *Geotrichum candidum*, *Penicillium* spp.などを検出している．わが国では，冷凍ピザパイのトッピングから*Penicillium*が分離された事例もあり，特に耐冷性があり，しかも低酸素環境に耐性の強い*Penicillium*の汚染は警戒する必要がある．冷蔵・冷凍食肉については，6.2.1項と6.2.2項に挙げたようなカビ・酵母が検出されて

表6.6 冷凍野菜・果実における真菌生菌数[75]

品目	試料数	生菌数 (cfu/g)				
		0	<10	$10〜10^2$	$10^2〜10^3$	$>10^3$
野菜	37	9	7	20	1	0
果実	3	0	0	1	0	2
合計 (%)	40	9 (22.5)	7 (17.5)	21 (52.5)	1 (2.5)	2 (5.0)

いる．また，国により冷凍液卵ではカビ，酵母数を50 cfu/g以下に抑えるように勧告が出されている．

冷凍食品が部分的な解凍があったり，輸送や保管中の不適切な取り扱いで温度が上がるとカビの一部は胞子が発芽し，耐冷性のカビは－5℃近辺の温度で徐々に生育する．こうしたものが再凍結されたときは，冷凍食品にカビが発生したかのように錯覚されることも時々ある．また，度重なる昇温は変敗の原因になる．

6.6 ミネラルウオーターなど

水道水の味や安全性に対する不満・不安を背景に，ミネラルウオーターの消費量が急増している．日本で初めてミネラルウオーターが登場したのは1886年であるが，現在日本に出回っている銘柄は輸入・国産を合わせて約500銘柄，2001年の生産統計では1 021 200 kLで清涼飲料中では6位であるが，輸入量と合わせると消費量は1980年代前半の13倍にもなっている．ミネラルウオーターは食品衛生法による成分規格と農林水産省の品質表示ガイドラインによる規格がある．食品衛生法によるミネラルウオーターは「水のみを原料とする清涼飲料水」とされていて，原則として85℃，30分間の加熱殺菌か同等の効力の殺菌・除菌が規定されている．しかし，ミネラルウオーターの分類やガイドラインは国によってかなり違いがあり，外国からの輸入が急増したことから，既存の基準では輸入できないミネラルウオーターが増えたため，殺菌についても一定の条件に適合していれば殺菌または除菌をしなくてもよいことに改正された．農林水産省のガイドラインによると，① ナチュラルミネラルウオーター：特定の水源から採水された地下水のうち，地層中の無機塩類が溶解したもので，ろ過，沈殿・加熱殺菌以外の処理を行っていないもの，② ナチュラルウオーター：特定の水源から採水された地下水で，ろ過，沈殿・加熱殺菌以外の処理を行っていないもの，③ ミネラルウオーター：採水法は①と同じだが，ミネラル分を添加して調整したり複数の原水を混合したもの，④ ボトルドウオーター：原水の成分を大きく変えたり，水道水などを詰めたものの4種類に分けられている．海外産で最も多いフランス産は，加熱も除菌もしていないもののみをナチュラルミネラルウオーターという．

飲料水の微生物については細菌数（1 mLの検水で100 cfu以下），大腸菌群陰性といった基準はあるが，真菌についての基準はない．

1995年の阪神淡路大震災は有事に際しての食料物資の備蓄などに大きな問題を提起した．飲料水の確保もその一つであり，結果としてミネラルウオーターの異物混入事件に発展した．食品衛生法違反で販売中止や輸入禁止措置となったのは42銘柄（1995.12.14現在）に及んだ．1995年9～12月，東京都では消費者のクレーム品，食品指導監視員の収去品を含めて，90銘柄292検体について，混入しているカビの検査を実施した[82]．検体は国産品48銘柄109点，輸入品42銘柄183点で，異物としてカビ状のものが認められた場合は直接分離し，異物の確認できないものについてはメンブランフィルター法で試験し，培養を行った．異物の認められた45検体についての結果は表6.7に示すように Acremonium, Alternaria, Cladosporium, Paecilomyces, Penicillium が主要なものであったが，輸入品で最も多く検出された Penicillium は国産品で全く認められず，両者の間にはフローラの違いが見られた．カビの検出された輸入ミネラルウオーターは，カナダ，アメリカ，ニュージーランド，ベルギー産で，フランス産からは検出されなかった．いずれの検体も品質保持期限（1か年）以内であり，異物としてカビの菌糸が目に見えない検体でも試料100 mL中

表6.7 ボトルド・ミネラルウオーター中の異物として検出されたカビ[82]

菌　名	ミネラルウオーター		合　計
	国産品	輸入品	
Penicillium	0 (0)	17 (12)	17 (12)
Acremonium	1 (1)	3 (3)	4 (4)
Cladosporium	3 (1)	3 (2)	6 (3)
Alternaria	0 (0)	3 (2)	3 (2)
Paecilomyces	0 (0)	3 (2)	3 (2)
Moniliella	1 (1)	1 (1)	2 (2)
Aureobasidium	0 (0)	2 (2)	2 (2)
その他	2 (2)	1 (1)	3 (3)
未同定	3 (2)	2 (2)	5 (4)
合　計	10 (7)	35 (27)	45 (34)

数字はカビが確認された試料数，カッコ内は銘柄の数．

にカビ・酵母の検出されたものが247検体中の24検体(9.7%)に及んだ．この場合も，*Cladosporium*, *Fusarium*, *Penicillium* などが検出されているが，*Penicillium*, *Fusarium* は輸入品のみであった．これらのミネラルウオーターはろ過，オゾン，紫外線などによる除菌・殺菌処理が行われていたというが，製造環境での二次汚染防止対策，除・殺菌工程が不適切であったと思われる．

1998年10月にはペットボトル入りミネラルウオーターにカビが混入するという事故が起こり，再び飲料水の安全性が問われることになった．最近，アルゼンチンでボトルド・ミネラルウオーターについて同様の調査結果が示されている[83]．全体で8銘柄126検体を供試したところ，カビの発生が目視されたものでは，*Alternaria alternata*, *Cladosporium cladosporioides*, *Penicillium*（*P. citrinum*, *P. glabrum*ほか）がそれぞれ21，46，50％の検出率で分離され，一方カビ菌糸が見えなかった変質検体では*Penicillium*（33％），*Cladosporium cladosporioides*（17％）が，また全く変質の認められなかった検体の33％からは*Penicillium*（46％），*Cladosporium*（32％），*Rhizopus*（8％），*Aspergillus*（3％），*Phoma*（3％）が分離されている．ミネラルウオーターの真菌生菌数はこれらの報告から見て，事故品でも半数以上が10^2 cfu/mL以下と低い数値であった．

飲料水および食品取扱い施設で使用する水は，食品衛生法でいう「飲用適」のものでなければならない．製造用水の水源は上水道であれ地下水であれ，塩素消毒によって殺菌処理した後に使用されているのであるが，フランスでの報告[84]によると，塩素消毒した飲料水38試料について調査した結果，その50％に酵母が，81％にカビが検出されたという．高橋ら[85]は，β-グルカン測定法を応用して上水，環境水の38検体について真菌を調査した．その結果を，メンブランフィルター法と比較したところ，二つの測定法は94.7％で一致し，上水の50％に真菌の検出を認めている．カビでは，*Aureobasidium*, *Cladosporium*, *Fusarium*, *Penicillium* が多く，酵母類も高率に検出したという．いずれにしても，給水系統の中途で微生物汚染が起こらないよう，一般細菌数と大腸菌群の検査が行われているが，カビ・酵母についてはほとんど関心が向けられていない．

飲料水，食品製造用水，これらの水を使用する環境から直接由来するカビの存在は，異味・異臭の問題に止まらず，食品・飲料への汚染の原因となり，種々の健康危害の根源にもなりかねない．かつて都市近郊の地下水の真菌検査を行ったところ，一般細菌数の約1/4程度ではあったが，供試検体の57％から真菌が検出された[86]．そのフローラ構成は，表6.8に示すように*Cladosporium*, *Exophiala*, *Geotrichum*, *Penicillium*, *Phialophora* などの耐冷性菌が検出率で上位を占めたが，その中で黒色真菌の検出を見ると47試料中の10点（34％）に認められ，特に*Exophiala*と*Phialophora*が高頻度であった．これらは，わが国で製造されるミネラルウオーターでの事故品から検出されたカビともかなり共通性が認められた．

黒色真菌は培養条件によって褐色～黒色の糊状のコロニーを形成するところから，黒色酵母ともいわれている．初期のコロニーは淡色で酵母のように出芽によって増殖するが，やがて菌糸と胞子（分生子）が形成され，暗色になる．色素はメラニンに関係のある重合した化合物とされ，水にも有機溶媒にも溶けない．黒色真菌には上記のほかにも，*Aureobasidium*, *Fonsecaea*, *Hormonema*, *Hortaea*, *Hyphozyma*, *Lecythophora*, *Moniliella*, *Phaeoacremonium*, *Phialemonium*, *Ramichloridium*,

表6.8 都市近郊の地下水から分離されたカビ[86]

菌　名	検出試料数	分離菌数(cfu/mL)	検出率(%)
Penicillium	8	13	17.0
Exophiala	7	31	14.9
Phialophora	7	105	14.9
Geotrichum	6	18	12.8
Cladosporium	5	6	10.6
Acremonium	3	75	6.4
Fusarium	3	3	6.4
Mucor	2	3	4.3
Rhinocladiella	1	60	2.1
Arthrinium	1	2	2.1
Scopulariopsis	1	1	2.1
Aspergillus	1	2	2.1
Mucobasispora	1	1	2.1
未同定	1	2	2.1
合　計	47	322	

検出率（％）：各属の検出試料数／総検出試料数×100．

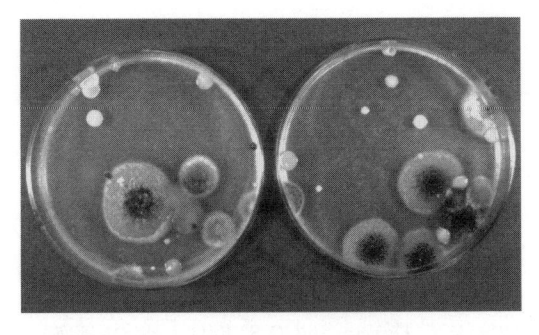

図 6.10 食品から検出された黒色真菌のコロニー

Rhinocladiella などの好湿性菌が含まれ，その一部は黒色真菌感染症の原因菌としても知られている[87]．黒色真菌感染症は非伝染性の皮膚疾患であるが，ときには内臓にも病変を形成し，患者が死亡することもある．1986年，FDAのKazanasは食品から分離したExophialaの胞子を新生仔マウスに経口接種して，潜在的な病原性を実証した[88]．黒色真菌は各種の市販加工食品に広く汚染を起こし（図6.10），なかでもExophiala属は食品製造施設での使用水や環境中に存在し，二次汚染の原因になっている[86, 89]．

都市上水の供給システムにおけるカビ汚染については，アメリカからの報告がある[90-92]．これらによると，アメリカではカビとしてAcremonium, Alternaria, Aureobasidium, Cladosporium, Doratomyces, Mucor, Paecilomyces, Penicillium, Phoma, Rhizoctonia, Sporothrix, Sporotrichum, Stachybotrysなど，酵母としてはCandida, Cryptococcus, Rhodotorulaなどが主要属として挙げられている．Doggett[92]によると，バイオフィルムにおける真菌の密度はカビが4.0～25.2 cfu/cm^2，酵母が0～8.9 cfu/cm^{2}と測定されている．

塩素消毒による効果は，Aspergillus fumigatus, A. niger, Cladosporium sp., Penicillium oxalicumなどの分生子が最も耐性が強く，酵母や大腸菌群よりも抵抗力があるとRosenzweigら[93]は報告している．例えば，A. nigerの分生子は残留塩素量6.7 mg/L以上の濃度で10分間の暴露でも生残していた．一般に，塩素やオゾンによる水の殺菌処理は，カビの制御にあまり効果を示さないといわれている[84, 90, 94, 95]．

文　献

1) W. Schmidt-Lorenz：Antonie van Leeuw., **48**, 625 (1982)
2) 宇田川俊一：New Food Industry, **38** (2), 75 (1996)
3) 宇田川俊一：肉の科学，**31** (2), 209 (1990)
4) J. M. Jay：Food and Beverage Mycology, 2nd Ed., L.R. Beuchat ed., p. 155, Van Nostrand Reinhold, New York (1987)
5) 高橋治男：ジャパンフードサイエンス，**35** (9), 51 (1996)
6) 高鳥浩介：防菌防黴誌，**16**, 31 (1988)
7) C. O. Gill et al.：J. Appl. Bacteriol., **51**, 183 (1981)
8) P. D. Lowry and C.O. Gill：J. Food Protect., **47**, 309 (1984)
9) C. O. Gill and P.D. Lowry：J. Appl. Bacteriol., **52**, 245 (1982)
10) P. D. Lowry and C.O. Gill：J. Appl. Bacteriol., **56**, 193 (1984)
11) 高鳥浩介：食品と微生物，**2**, 33 (1985)
12) J.M. Jay and S. Margitic：J. Food Sci., **46**, 648 (1981)
13) D.Y. Hsieh and J.M. Jay：Int. J. Food Microbiol., **1**, 141 (1984)
14) H.K. Dalton et al.：Antonie van Leeuw., **50**, 227 (1984)
15) A. Hinton, Jr. et al.：J. Food Protect., **65**, 993 (2002)
16) J. C. Frisvad and R.A. Samson：Handbook of Applied Mycology, Vol. 3. Foods and Feeds, D.K. Arora et al. eds., p. 31, Marcel Dekker, New York (1991)
17) O. Filtenborg et al.：Introduction to Food- and Airborne Fungi, 6th Ed., R.A. Samson et al. eds., p. 306, Centraalbureau voor Schimmelcultures, Utrecht, Netherlands (2000)
18) A. Ciegler et al.：Appl. Microbiol., **26**, 271 (1973)
19) J. C. Frisvad and O. Filtenborg：Mycologia, **81**, 837 (1989)
20) 矢崎広久他：マイコトキシン，**10**, 29 (1980)
21) 矢崎広久他：千葉衛研報告，**6**, 6 (1982)
22) N. A. Halls and J.C. Ayres：Appl. Microbiol., **26**, 636 (1973)
23) S. J. Andersen：Antonie van Leeuw., **68**, 165 (1995)
24) M.J. Sosa et al.：J. Food Protect., **65**, 988 (2002)
25) S.J. Andersen：J. Food Protect., **58**, 426 (1995)
26) T.-M. Lopez-Diaz et al.：Int. J. Food Microbiol., **68**, 69 (2001)
27) F. Laich et al.：Appl. Environ. Microbiol., **65**, 1236 (1999)
28) A. Ciegler et al.：Appl. Microbiol., **24**, 114 (1972)

29) E.H. Marth and A.E. Yousef：Handbook of Applied Mycology, Vol.3. Food and Feeds, D.K. Arora et al. eds., p.375, Marcel Dekker, New York（1991）
30) 柴田 正他：食衛誌, **32**, 389（1991）
31) A.D. Hocking and M. Faedo：*Int. J. Food Microbiol.*, **16**, 123（1992）
32) F. Lund et al.：*J. Food Mycol.*, **1**, 95（1998）
33) 食品衛生研究会編：セントラルキッチン/カミサリー・システムの衛生規範, 別表2. 食品別の貯蔵温度と貯蔵期間の目安, 食品衛生小六法, p. 1740, 新日本法規出版（2002）
34) 清水啓介：ジャパンフードサイエンス, **39**（4）, 73（2000）
35) A.E. Yousef and E.H. Marth：*J. Food Protect.*, **50**, 337（1987）
36) M.D. Northolt et al.：*J. Assoc. Off. Anal. Chem.*, **63**, 115（1980）
37) F. Lund et al.：*Food Microbiol.*, **12**, 173（1995）
38) J. I. Pitt and A. D. Hocking：Fungi and Food Spoilage, 2nd Ed., p. 1, Blackie Academic & Professional, London（1997）. Rep. Aspen Publ., Gaithersburg, Maryland（1999）
39) I. Haasum and P.V. Nielsen：*J. Appl. Microbiol.*, **84**, 451（1998）
40) C.F. Kure and I. Skaar：*Int. J. Food Microbiol.*, **62**, 133（2000）
41) 島田つゆじ, 一戸正勝：食衛誌, **39**, 350（1998）
42) 宇田川俊一：乳技協資料, **32**（3）, 2（1982）
43) K. Bundgaard-Nielsen and P.V. Nielsen：*J. Food Protect.*, **59**, 268（1996）
44) P. M. Scott：*J. Food Protect.*, **44**, 702（1981）
45) 島田つゆじ, 一戸正勝：食衛誌, **41**, 126（2000）
46) J. Le Bars：*Appl. Environ. Microbiol.*, **38**, 1052（1979）
47) L. Polonelli et al.：*Mycopathologia*, **66**, 99（1978）
48) P.M. Scott and S.R. Kanhere：*J. Assoc. Off. Anal. Chem.*, **62**, 141（1979）
49) P.M. Scott and B.P.C. Kennedy：*J. Agric. Food Chem.*, **24**, 865（1976）
50) M.S. Nielsen et al.：*J. Food Protect.*, **61**, 1023（1998）
51) M.J. Barrios et al.：*J. Food Protect.*, **60**, 192（1997）
52) L. B. Bullerman：*Ann. Nutr. Aliment.*, **31**, 435（1977）
53) J. L. Richard and L.H. Arp：*Mycopathologia*, **67**, 107（1979）
54) R. E. Wagener et al.：*Appl. Environ. Microbiol.*, **39**, 882（1980）
55) P. Lafont et al.：*Med. Nutr.*, **15**, 257（1979）
56) M.D. Northolt and P.S.S. Soentoro：Introduction to Food-borne Fungi, R.A. Samson et al. eds., p.212, Centraalbureau voor Schimmelcultures, Baarn, Netherlands（1981）
57) F. Galvano et al.：*J. Food Protect.*, **59**, 1079（1996）
58) R.P.M. Scholte et al.：Introduction to Food- and Airborne Fungi, 6th Ed., R.A. Samson et al. eds., p.339, Centraalbureau voor Schimmelcultures, Utrecht, Netherlands（2000）
59) V.R. Suriyarachchi and G.H. Fleet：*Appl. Environ. Microbiol.*, **42**, 574（1981）
60) G. H. Fleet and M. A. Mian：*Int. J. Food Microbiol.*, **4**, 145（1987）
61) A.M. Garcia and G.S. Fernandez：*J. Food Protect.*, **47**, 629（1984）
62) A. Govaris et al.：*Food Addit. Contam.*, **19**, 1043（2002）
63) F. Galvano et al.：*Food Addit. Contam.*, **18**, 644（2001）
64) 宇田川俊一他：衛生試報, **99**, 151（1981）
65) G. D. Inglis et al.：*Mycologia*, **84**, 555（1992）
66) D.S. Thomas and R.R. Davenport：*Food Microbiol.*, **2**, 157（1985）
67) R.B. Smittle and R.S. Flowers：*J. Food Protect.*, **45**, 977（1982）
68) I.G.T. Muys：*Process Biochem.*, **6**（6）, 25（1971）
69) J. C. Dakin and A.C. Stolk：*J. Food Technol.*, **3**, 49（1968）
70) 粟生武良他：食衛誌, **12**, 26（1971）
71) 粟生武良：防菌防黴誌, **20**, 381（1992）
72) ICMSF：Microorganisms in Foods. 6. Microbial Ecology of Food Commodities, p. 390, Chapman & Hall（1996）. Rep. Aspen Publ., Gaithersburg, Maryland（2000）
73) J.H. Silliker：Microbial Ecology of Foods, Vol. 2. Food Commodities, ICMSF eds., p.752, Academic Press, New York（1980）
74) L.R. Beuchat and R.T. Toledo：*Trans. Br. Mycol. Soc.*, **68**, 65（1977）
75) 成田紀子他：衛生試報, **106**, 136（1988）
76) V. N. Scott and D.T. Bernard：*J. Food Protect.*, **50**, 18（1987）
77) L. R. Beuchat and B.V. Nail：*J. Food Protect.*, **48**, 312（1985）
78) 宇田川俊一他：衛生試報, **93**, 142（1975）
79) 小笠原和夫他：北海道衛研報, **26**, 37（1975）
80) R.R. Graves and C.W. Hesseltine：*Mycopathol. Mycol. Appl.*, **29**, 277（1966）
81) H. H. Kuehn and M.F. Gunderson：*Appl. Microbiol.*, **11**, 352（1963）
82) 藤川浩他：日食微誌, **13**, 41（1996）
83) D. Cabral and V.E. Fernando Pinto：*Int. J. Food Microbiol.*, **72**, 73（2002）
84) F. Hinzelin and J.C. Block：*Environ. Technol. Lett.*, **6**, 101（1985）
85) 高橋淳子他：食品衛生研究, **50**（5）, 32（2000）
86) 宇田川俊一：*New Food Industry*, **36**（2）, 65（1994）

87) G.S. de Hoog *et al.* : Atlas of Clinical Fungi, 2nd Ed., p.1, Centraalbureau voor Schimmelcultures, Utrecht, Netherlands (2000)
88) N. Kazanas : *Appl. Environ. Microbiol.*, **51**, 261 (1986)
89) 宇田川俊一:食衛誌, **28**, 219 (1987)
90) L.A. Nagy and B.H. Olson : *Can. J. Microbiol.*, **28**, 667 (1982)
91) W. D. Rosenzweig *et al.* : *J. Am. Water Work Assoc.*, **78**, 53 (1986)
92) M. S. Doggett : *Appl. Environ. Microbiol.*, **66**, 1249 (2000)
93) W. D. Rosenzweig *et al.* : *Appl. Environ. Microbiol.*, **45**, 182 (1983)
94) E. Frankova and M. Horecka : *Microbiol. Res.*, **150**, 311 (1995)
95) O.M. Zacheus and P.J. Martikainen : *Can. J. Microbiol.*, **41**, 1008 (1995)

第7章　常温流通加工食品での好乾性カビの汚染

7.1　食品の乾燥と長期保存

　穀類をはじめとして，肉や魚を乾燥することによって保存性を付与する技術は，古代エジプトの時代から用いられてきた．食品の乾燥には，自然乾燥（日干し，陰干し）のほか，人類が火を使うようになってから常圧下での加熱による人工的な乾燥も古典的な方法の一つに加えられた．肉や魚の燻製も燻煙の中の防腐成分の効果を乾燥にプラスした保存法であり，経験的に発見されたものである．乾燥果実も自然乾燥による保存食品の一つとして古くから作られてきた．日本ではこうした乾燥加工食品を一括して乾物類といってきた．最近では，脱水の手段として真空凍結乾燥法が開発され，乾燥中の成分変化が少なく，復元性がよいことから広く利用されている．粉乳，インスタントコーヒーなどにその例を見ることができる．

　塩蔵も食品の水分活性を低下させることによって，微生物の生育を抑制させる点で，乾燥と同様の効果を得る技術である．食塩の保存効果には水分活性の調整以外にも，塩素イオンの微生物に対する直接の作用や食品中の自己消化性酵素に対する阻害作用が付加的に期待される．こうした手段による加工食品の例として，肉や魚の塩漬のほか，発酵食品の利用による醤油・味噌漬，佃煮，また発酵食品に分類される野菜の漬物も食塩の利用に含められるものである．

　糖蔵の利用は，食塩の歴史に比べればずっと新しく，熱帯・亜熱帯地域でのサトウキビ栽培が16世紀になって新世界（アメリカ大陸）の植民地で行われ，17世紀末以降の紅茶の普及に伴って砂糖の生産が本格化してからということになる．ことに日本では砂糖は南蛮船の持ってくる貴重品で，江戸時代に製糖が始まった後も，近代的な大規模製糖業が明治期になって確立されるまで砂糖の利用はわずかなものに過ぎなかった．代表的な砂糖を用いたものとして，甘味菓子類がある．ジャム，マーマレードなどもここに分類される．

　以上のように，かなり昔から伝統的に常温で長期間保存される食品に関しては，水分活性をA_W 0.65という微生物の生育限界以下に維持する手段が取られてきた．容器包装の技術と併せて乾燥剤の使用もごく普通のことになった．常温下に置かれる以上，このような乾燥食品が時間の経過とともに，または何らかの事故で吸湿した場合は，当然の結果として好乾性カビ（xerophilic fungi）の発生が起こる．恐らく，そうしたことは紀元前から日常生活上珍しくもなかったと思われるが，最も代表的な好乾菌の*Eurotium*がドイツの植物学者Linkによって記載されたのは1809年のことで，高等植物の乾燥標本に生えていた黄色の子嚢果のカビを*E. herbariorum*と命名し報告したのが最初である．*Eurotium*のアナモルフ（不完全時代）は*Aspergillus glaucus*であることを，同時にLinkが報告している．当時は*Eurotium*も*Mucor*（接合菌類）の仲間と考えられていた．もっとも，*E. herbariorum*と*A. glaucus*とが同一のカビのテレオモルフ（完全時代）とアナモルフの関係にあることは，1850年になってようやく明らかにされた．菌類の生活史の研究をしていたドイツのフライブルグ大学教授de Baryがこのことを実証したのである．

　わが国では，*Eurotium*をむしろ有用なカビの一つとしてかつお節の製造に用いてきた．かつお節は日本特有の水産加工品で，室町時代から出し汁をとるのに珍重されてきたが，カビ付け法は1673〜1681年頃に始まったという．裸節（はだかぶし）を日干しした後，カビ付けすると*Eurotium*（主に*E. repens*, *E. rubrum*）が発生する．このカビ付けを数回繰り返すことによって脂肪分が減少し，香味，色沢が増す．かつお節

カビの研究は1934～1935年に報告されている．*Eurotium*は皮革，紙，繊維，種々の工業製品，文化財に発生し，劣化の原因となるため，食品以外を対象とする研究が早くから着手されてきた．*Eurotium*はまた嗜好品のタバコや茶にも貯蔵中によく発生する．わが国ではタバコについては1934年に報告されているが，食品についての危害菌として*Eurotium*が報告されたのは，ほとんど1950年以降と考えられる（図7.1）．

*Eurotium*と並んで代表的な好乾性カビに*Wallemia sebi*がある（図7.2，図7.3）．この菌も種々の学名のもとに1830年前後から記載されてきたが，*Wallemia*属として独立したのは，1887年のことである．わが国でも1904年に空中菌の新種*Catenularia fuliginea*（＝*W. sebi*）として最初に報告された．*Wallemia sebi*が，ようかんのカビとして記録されたのは，1954～1955年のことである．

これらの好乾性カビに続いて，コウジカビの*Aspergillus restrictus*グループ（＝*Restricti*節）が1900年初頭から発表されはじめ，*Eurotium*の数種とともに穀類など貯蔵農産物の相対湿度（水分）と汚染菌の増殖についての研究が進められた（第5章参照）．

7.2 水分活性から見た食品の保蔵

食品中の水は，食品の保水性，物性や貯蔵加工における食品の安定性にとって重要な役割を果たしている．食品中の水分は一様でなく，食品成分であるタンパク質や糖質などと水素結合している結合水と，遊離している自由水との二つの状態に分けられる．結合水は食品成分と固く結合しているため容易に乾燥で取り除いたり，凍結させることができず，また微生物も利用できない．食品分析によって求められる水分含量は結合水と自由水とを合わせた絶対量を表わすため，この水分量からは微生物が利用し得る自由水の量を知ることができない．

1957年，Scott[1]は食品の乾燥，塩蔵，糖蔵などの貯蔵法に共通する原理を示すため，水分活性（water activity，A_W）という概念を確立した．ある温度での食品の示す蒸気圧をP，同じ温度における純水の蒸気圧をP_0とすると水分活性は$A_W＝P/P_0$で示される．純水は$P＝P_0$であるから，その水分活性は$A_W＝1.0$，また完全に食品が無水の状態であれば$P＝0$であるから，実際の食品は水に対する親和性，食品の吸水性によってA_W 0～1.0の範囲となる．また，その食品の液相中の溶質の濃度を増すと，すなわち乾燥，脱水，凍結などにより水分を除くか，食塩や糖類（甘味）のような溶質を加えることによってA_Wを低下させることができる．

一方，微生物が増殖するためにはある一定以上の水分が必要であり，微生物の種類によってそれぞれの最低限界のA_Wは異なっている（第1章参照）．この増殖に要する最低A_W値と食品のA_Wを対比する

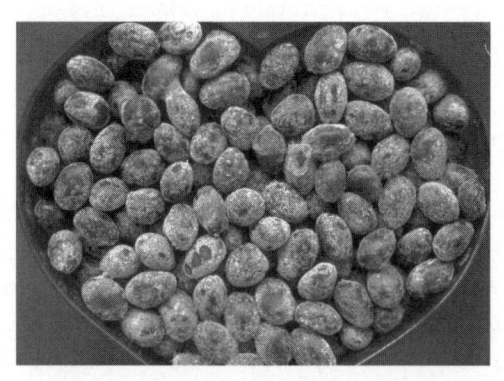

図7.1 *Eurotium chevalieri*の発生したチョコレート菓子

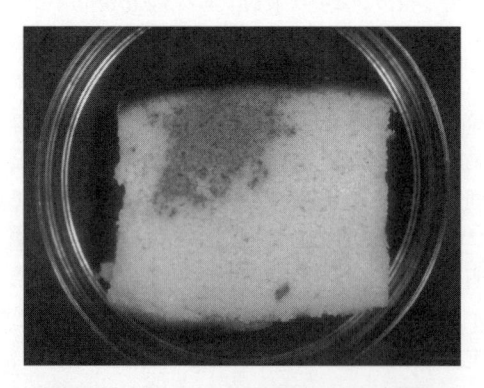

図7.2 *Wallemia sebi*の発生したカステラ

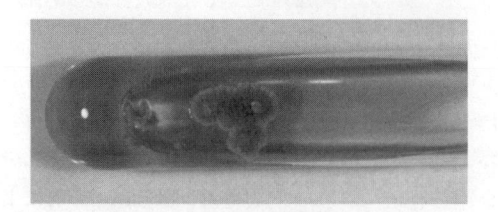

図7.3 分離された*Wallemia sebi*

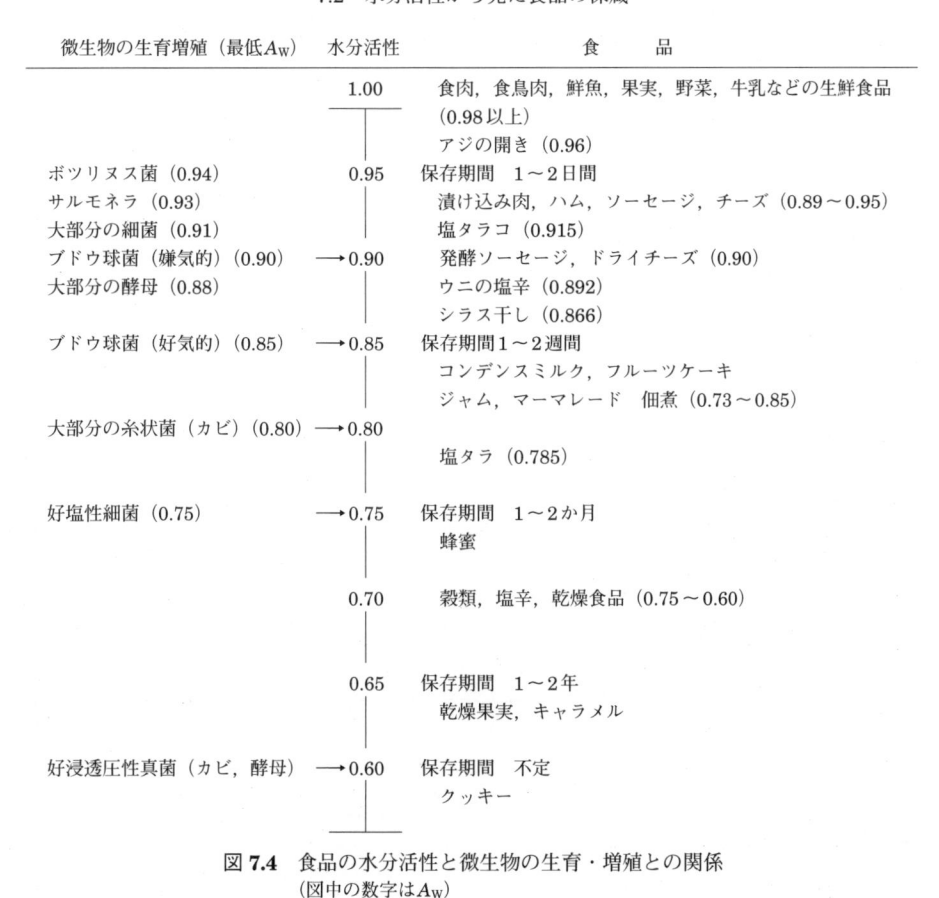

7.2 水分活性から見た食品の保蔵

微生物の生育増殖（最低A_W）	水分活性	食　　品
	1.00	食肉，食鳥肉，鮮魚，果実，野菜，牛乳などの生鮮食品（0.98以上）
		アジの開き（0.96）
ボツリヌス菌（0.94）	0.95	保存期間　1〜2日間
サルモネラ（0.93）		漬け込み肉，ハム，ソーセージ，チーズ（0.89〜0.95）
大部分の細菌（0.91）		塩タラコ（0.915）
ブドウ球菌（嫌気的）（0.90）	→0.90	発酵ソーセージ，ドライチーズ（0.90）
大部分の酵母（0.88）		ウニの塩辛（0.892）
		シラス干し（0.866）
ブドウ球菌（好気的）（0.85）	→0.85	保存期間 1〜2週間
		コンデンスミルク，フルーツケーキ
		ジャム，マーマレード　佃煮（0.73〜0.85）
大部分の糸状菌（カビ）（0.80）	→0.80	
		塩タラ（0.785）
好塩性細菌（0.75）	→0.75	保存期間　1〜2か月
		蜂蜜
	0.70	穀類，塩辛，乾燥食品（0.75〜0.60）
	0.65	保存期間　1〜2年
		乾燥果実，キャラメル
好浸透圧性真菌（カビ，酵母）	→0.60	保存期間　不定
		クッキー

図 7.4　食品の水分活性と微生物の生育・増殖との関係
（図中の数字はA_W）

ことによって食品の保蔵性を推定することができる（図7.4）．図のように常温下ではA_W 0.65〜0.60が微生物の生育限界であるから，食品のA_Wを0.65以下になるように保持すれば微生物の被害を避けることができる．ほぼこの条件に見合ったA_W 0.70での食品の水分量を示すと表7.1のようになる．今日では減塩・低糖志向が強く，糖類以外の甘味料としてアセスルファムカリウム，スクラロース，アスパルテーム，キシリトール，D-ソルビトール，グリチルリチン酸二ナトリウムなどの指定添加物やカンゾウ抽出物，D-キシロース，ステビア抽出物といった既存添加物が用いられ，一方，塩分を減らすためにエタノールの利用も行われている．例えば，食塩を15％添加するとA_W 0.85まで低下するが，エタノールを併用したときは食塩濃度を6％に抑えても十分な微生物生育阻止効果が得られる．

また，A_Wは温度など他の因子と連動する．例えば，温度を25℃から15℃に下げたとき，A_W 0.94にすれば，25℃でA_W 0.997の場合の4〜4.7倍，25℃でA_W 0.94の場合の約2倍以上の期間まで日持ちする．このように低温管理（保持）に除湿をプラスすれば安全性を一層高めることができる．同様に食品

表 7.1　A_W 0.70での種々の乾燥食品の水分量[2,3]
（微生物に対する安全な限界値として）

食　　品	水分量（%，w/w）
ナッツ類	4〜9
全粉乳	7
ココア	7〜10
ダイズ	9〜13
乾燥全卵	10
粉乳	10
乾燥赤身肉・魚	10
押し麦	11
コメ	12〜15
マメ類	12〜15
乾燥野菜	12〜22
小麦粉，めん類	13〜15
乾燥ミックススープ	13〜21
乾燥果実	18〜25

の保管環境の酸素量，pH，また保存料の使用などによっても安全性に関するA_Wのパラメーターは変動する．

7.3 好乾性カビの定義と種類

カビの胞子の発芽と菌糸の生長など，生育環境中の水分に対する挙動は種によって多様である．生育に対する情報の一つとして，種々のカビの最低A_W値を表7.2に示す．ただし，好乾性カビといえども培地のA_Wが低下するにしたがって胞子発芽や菌糸の生長は遅くなるから（表7.3），最低A_W値での生育は必ずしも正常なものとは考えられない場合がある．例えば，Eurotium echinulatum の胞子はA_W 0.62で発芽するが，730日を必要とし，また発芽管は明らかに異常で菌糸に発達しないという．

生育に対するA_Wの範囲からカビは，次のように分類されている．

① 好湿性菌類：胞子がA_W 0.90（相対湿度90％）以上でのみ発芽し，A_W 1.00（相対湿度100％）近くで最適の生育が見られるもの．

② 中湿性菌類：胞子が少なくともA_W 0.80〜0.90（相対湿度80〜90％）の範囲で発芽でき，A_W 0.95〜1.00（相対湿度95〜100％）の範囲で最適の生育が見られるもの．

③ 好乾性菌類：胞子が少なくともA_W 0.80（相対湿度80％）以下で発芽することができ，A_W 0.95（相対湿度95％）で最適の生育が見ら

表7.2 カビの生育に対する最低水分活性値（A_W）[3]

菌　　名	A_W	測定温度（℃）	菌　　名	A_W	測定温度（℃）
Rhizoctonia solani	0.96	25	Aspergillus wentii	0.84	＊
Mucor racemosus	0.94	25	Paecilomyces variotii	0.84	25
Stachybotrys chartarum	0.94	37	Penicillium expansum	0.84	25
Thamnidium elegans	0.94	25	Emericella nidulans	0.82	25
Botrytis cinerea	0.93	25	Penicillium glabrum	0.81	＊
Mucor plumbeus	0.93	＊	P. griseofulvum	0.81	25
M. spinosus	0.93	25	P. spinulosum	0.81	＊
Rhizopus stolonifer	0.93	25	P. viridicatum	0.81	23
Geomyces pannorum	0.92	25	P. citrinum	0.80	25
Epicoccum nigrum	0.90	22	P. fellutanum	0.80	25
Mucor circinelloides	0.90	22	P. aurantiogriseum	0.79	25
Penicillium digitatum	0.90	25	Aspergillus sydowii	0.78	25
Pythium splendens	0.90	22	A. terreus	0.78	＊
Trichothecium roseum	0.90	22	A. versicolor	0.78	25
Verticillium lecanii	0.90	25	Penicillium brevicompactum	0.78	25
Byssochlamys nivea	0.89	30	P. chrysogenum	0.78	25
Alternaria alternata	0.88	25	Aspergillus niger	0.77	＊
Cladosporium herbarum	0.88	25	A. ochraceus	0.77	25
Penicillium oxalicum	0.88	25	A. candidus	0.75	25
Fusarium avenaceum	0.87	20	Eurotium repens	0.75	＊
F. culmorum	0.87	20	E. carnoyi	0.74	＊
F. solani	0.87	20	Aspergillus restrictus	0.71	28
F. oxysporum	0.87	20	Eurotium amstelodami	0.71	30
F. verticillioides	0.87	25	E. chevalieri	0.71	25
Aspergillus fumigatus	0.86	35	Aspergillus conicus	0.70	＊
Cladosporium cladosporioides	0.86	25	Eurotium rubrum	0.70	25
Fusarium sporotrichioides	0.86	20	Chrysosporium farinicola	0.69	25
Penicillium islandicum	0.86	25	Wallemia sebi	0.69	＊
P. rugulosum	0.85	25	Eurotium echinulatum	0.64	25
Aspergillus flavus	0.84	25	Xeromyces bisporus	0.61	25
A. parasiticus	0.84	25			

＊ 測定温度が示されていないものは，それぞれの菌の最適生育温度付近での測定．

表7.3 水分活性を変えたときの好乾性カビの分生子が発芽するまでの日数（25℃，スライド培養）[4]

菌　名	水分活性 (A_W)				
	0.73	0.75	0.77	0.80	0.90
Eurotium rubrum	10	<6	<6	<6	1
E. repens	>21	<6	<5	<6	1
E. echinulatum	>21	8	5	10	1
E. herbariorum	>21	7	<5	3	1
Wallemia sebi	>21	10	ND*	<6	2
Aspergillus versicolor	>21	>26	>20	7	
A. niger	>21	>26	>20	>26	

＊データなし．

表7.4 好乾性カビと生育に対する水分活性

菌　名	生育に対する水分活性	
	最低 A_W	最適 A_W
Aspergillus candidus	0.75	0.90〜0.98
A. restrictus	0.71	0.96
A. versicolor	0.78	0.95
Basipetospora halophila	0.75	0.87〜0.88
Chrysosporium farinicola	0.69	0.93
C. medium var. *spissescens*	約0.72	0.86
Eremascus albus	0.70	0.98〜0.997
E. fertilis	0.77	ND*
Eurotium amstelodami	0.71〜0.73	0.93〜0.96
E. chevalieri	0.71	0.93〜0.95
E. halophilicum	0.675	0.80〜0.85
E. herbariorum	0.74	ND
E. repens	0.75	0.93〜0.95
E. rubrum	0.70	0.93
Geomyces pulvereus	0.79〜0.80	0.92〜0.93
Penicillium brevicompactum	0.78	1.00
P. flavigenum	0.86	0.96〜0.97
Polypaecilum pisce	0.71〜0.75	0.87〜0.96
Trichosporonoides nigrescens	<0.75	0.85〜0.89
Wallemia sebi	0.69	0.95
Xeromyces bisporus	0.61	0.85

＊データなし．

れるもの．

　食品上の好乾菌はわずかな吸湿によって繁殖を開始することができる．表7.4に示すように，食品から検出される好乾菌には子嚢菌類，糸状不完全菌類に属するカビがそれぞれ10種程度知られているが，その性質は必ずしも一様ではない．高浸透圧であれば糖または食塩のいずれを溶質とした培地でも比較的よく生育する *Eurotium* spp., *Aspergillus restrictus* グループ，広範囲の溶質上で生育できる *Wallemia sebi* に対して，*Xeromyces bisporus* と *Chrysosporium farinicola* は高糖度の環境下で最もよく生育し，食塩を含む培地（A_W 0.90〜0.92, pH 4.0）でのコロニーは，糖類を用いて同じ水分活性値に調整した培地での10％になってしまう．*Basipetospora halophila* の場合は明らかに好塩性で，その胞子は高濃度食塩環境下（食塩を加えて A_W 0.747に調整した培地）で6〜11日で発芽するといわれ，生育も食塩を2〜30％加えた培地で認められ，13〜15％が最適生育濃度となった．このように好乾性カビの中には，好濃性（osmophilic）または好稠性（tonophilic），好塩性（halophilic）など微妙な性質が見られるが，最近ではこれらのすべてをまとめて，好乾性（xerophilic）と表わしている．

　好乾性カビは実際に，それぞれの特性に対応した形で食品を変質する．例えば，*Xeromyces bisporus* は乾燥果実や蜂蜜から検出され，*Chrysosporium farinicola* はチョコレートから検出される．好乾性はやや劣るが，*Xeromyces* に分類上近い *Monascus* spp. もときに乾燥果実，ジャム，糖蜜などの汚染カビとして分離される．その分離には *Xeromyces* と同様に高糖濃度の培地をさらに酸性（pH 4.0）に調節して用いるとよい結果が得られる．これに対して，*Basipetospora halophila* は塩干し魚，ワカメ，味噌，漬物から検出されている．以上のように好乾性カビの危害は穀類のような貯蔵農産物に止まらず，常温下に流通・貯蔵される乾燥食品，糖分・塩分の高い食品に広く発生している．

　食品に広く発生する *Aspergillus*, *Penicillium* の多くは最適生育 A_W 値が A_W 1.00を示し，最低生育 A_W 値が A_W 0.80〜0.90になる中湿性菌類に属する．この中で，比較的好乾性に近い種は好乾性カビと混ざって常温で流通・保管されている加工食品に発生

する機会が多い．しかし，*Aspergillus restrictus* グループや *Eurotium* spp. のように *Aspergillus* では好乾性のカビがあるのに対して，*Penicillium* では好乾性カビがほとんど見当たらない．

1968年，Leistner と Ayres[5)] はヨーロッパ産サラミソーセージなどの食肉加工品から *Penicillium brevicompactum* を好乾性の菌として報告した．著者ら[6)] が多少なりとも好乾性を示す *Penicillium* について最初に報告した種は，*P. pusillum*（テレオモルフ：*Eupenicillium cinnamopurpureum*）である．この菌は，2～5年の長期貯蔵した玄米から検出されたもので，食塩を加えた麦芽エキス寒天培地上で食塩濃度5～10％で生育し，5％で菌核形成，10％で分生子形成がそれぞれ最適であった．1979年，Hocking と Pitt[7)] は *Penicillium* 属の生育について水分活性の面から調べ，*P. brevicompactum*, *P. implicatum*, *P. janczewskii*, *P. phoeniceum*（テレオモルフ：*Eupenicillium cinnamopurpureum*）の4種の胞子発芽に対する最低 A_W 値が A_W 0.78となることを明らかにした．最近，デンマークのBanke ら[8)] はデンマーク，カナダ産のコムギ，オオムギ，小麦粉，ジャガイモ粉，マメ類などから分離された *Penicillium flavigenum* を好乾性 *Penicillium* の新種として報告した．この菌は糖を加えて A_W を調整した培地で，最適生育 A_W 0.97，最低生育 A_W 0.86となった．2000年に，馬場ら[9)] は海産物（ジャコ），ジャム，ハムなどから分離した *Penicillium* spp. について，その好乾性を糖または食塩を用いて A_W を調整した培地上での生育から，最適生育 A_W 0.96～0.97，最低生育 A_W 0.86であることを明らかにした．*Penicillium flavigenum* もこれらの *Penicillium* spp. も，分類上では *Penicillium chrysogenum* に極めて近い種と考えられる．

7.4　好乾性カビの検出と培養

好乾性カビを試験検査で検出するためには，培地の A_W 値について十分考慮する必要がある．そして A_W の低い培地を使用するに当たっては，表7.5のように培養日数を十分にとらないと好乾菌があっても分離し損なう．最近ではDG18寒天培地が好乾性カビの分離検出に広く使用されるようになってき

表 7.5　好乾性カビ検出用培地の水分活性と所要培養日数[10)]

培　地　名*	水分活性（A_W）	培養日数（25℃）
一般培地	0.998～0.990	5～7
MY20寒天	0.97	7～10
DG18寒天	0.95	7～14
8％食塩M寒天	0.94	7～14
M40Y寒天	0.93	7～14
MY50G寒天	0.89	7～21
MY60G寒天	0.85	14～21
64％SM寒天	0.82	21
MY70GF寒天	0.76	＞28

* M：麦芽エキス，Y：酵母エキス，D：ジクロラン，G：グルコース，S：スクロース，F：フルクトース．20, 40, 50G, 60Gはグルコースの％を示す．70GFはグルコース35％，フルクトース35％を示す．

た[11-13)]．DG18寒天培地の特徴は，水分活性の調整にグリセリンを多量（220 g/L）に用いることと，ジクロラン(2,6-ジクロロ-4-ニトロアニリンの商品名)を添加していることで，ジクロランは菌数の計測を妨害する一部の拡大性のコロニーになるカビの発達を抑制し，遅く生育する好乾性カビの計測を容易にするように処方されている．この培地は *Eurotium* spp., *Aspergillus restrictus*, *Wallemia sebi*, また多くの *Penicillium*, *Aspergillus*, *Chrysosporium* spp., *Xeromyces bisporus*, *Zygosaccharomyces rouxii*（好稠性酵母），*Debaryomyces hansenii*（好塩性酵母）など幅広く好乾性と中湿性カビ・酵母を検出することができるので，特に穀類，穀類加工品，ナッツ類，香辛料などの試料への適用が推奨されている．分離の際に使用する希釈水についても，好乾性カビの感受性に注意して，できるだけ高い A_W (＞0.998) のものは避け，糖類または食塩を加えた希釈水を採用する方がよい．例えば，チョコレートシロップ液中の *Z. rouxii* の検出には，60％スクロース緩衝液が希釈水に適しているという[14)]．

好乾性カビの同定には，Cz20S, MY20, M40Y寒天培地が以前から用意されていたが，最近ではMY50G寒天培地が標準培地の一つとしてよく使用されるようになった[15)]．もし，乾燥果実，フルーツケーキ，一般の菓子類，乾物，乾燥肉などの食品上に白色のカビが発生したときは，希釈分離を行わずにMY50G上に直接とり，25℃，1～3週間培養す

表 7.6　乾燥食品168試料*を対象としたカビ検出試験における7.5％食塩の影響[16]

菌　　名	検出した試料数		菌　　名	検出した試料数	
	PDA	7.5％食塩添加PDA		PDA	7.5％食塩添加PDA
Alternaria spp.	30	13	*P. brevicompactum*	10	11
Aspergillus aculeatus	0	1	*P. chrysogenum*	3	6
A. candidus	34	53	*P. citrinum*	27	47
A. flavus	71	90	*P. commune*	7	23
A. fumigatus	6	0	*P. expansum*	42	38
A. niger	63	51	*P. funiculosum*	6	2
A. ochraceus グループ	19	31	*P. glabrum*	3	5
A. restrictus グループ	14	35	*P. griseofulvum*	22	29
A. sydowii	21	23	*P. islandicum*	6	1
A. tamarii	1	6	*P. oxalicum*	9	18
A. terreus	19	19	*P. purpurogenum*	2	2
A. versicolor	13	29	*P. sclerotiorum*	4	1
Cladosporium herbarum	25	73	*P. variabile*	20	9
Eurotium spp.	71	114	*P. viridicatum*	13	14
Fusarium spp.	35	33	*Rhizopus stolonifer*	52	31
Mucor spp.	24	22	*Syncephalastrum* sp.	4	1
Paecilomyces variotii	10	6	*Trichoderma viride*	25	0
Penicillium aurantiogriseum	64	77	*Tichothecium roseum*	8	3

＊ コーンミール29検体，小麦粉30検体，トウガラシ19検体，玄米30検体，クルミ30検体，ペカン30検体．

ると，高度の好乾性カビとして分離することができる．さらにMY70GF寒天培地は*Eurotium* spp. が共存するような検体から，高度の好乾性カビを分離する目的に適っている．検体の小片を直接MY70GFの表面に置き，25℃，4週間以上培養する．菌糸が発生してきたら，MY50G斜面培地に移す．食塩をA_Wの調整に使用した培地としては，1940年代に穀類や小麦粉のような穀類加工品からのカビの菌数測定に用いられていた8％食塩添加麦芽エキス寒天培地がある．これに近い形のものとして，Mislivesと Bruce[16]は食塩7.5％を添加したポテト・デキストロース寒天培地（7.5％食塩PDA）を用いて種々の食品を対象にカビの菌数測定を検討した．乾燥食品168検体について，PDAと7.5％食塩PDAでのカビの検出を比較したものが表7.6である．表に示すように*Aspergillus fumigatus*，若干の*Penicillium*，*Trichoderma*で食塩の影響が見られるほかは，特に問題点はない．しかし，食塩を加えた培地は*Chrysosporium*，*Xeromyces*などの好乾性カビの検出には不向きであり，DG 18やPDAとの比較でもよい結果を示さず[17]，最近ではあまり使用されなくなった．

MY5-12寒天培地（食塩5％，グルコース12％，A_W 0.95），MY 10-12寒天培地（食塩10％，グルコース12％，A_W 0.88）などの食塩と糖を添加した培地は，塩干し魚などから*Basipetospora halophila*や*Polypaecilum pisce*のような好塩性の強い菌を分離・同定したりする場合に用いられる[18]．

7.5　低水分活性加工食品に発生するカビ

食品の包装技術が進歩し，乾燥食品や粉末食品の多くはバリアー性のある包装材料を用い，殺菌技術や包装技法の駆使によって包装食品の形態で常温下に流通・保管されるようになった．こうした場合，吸湿剤封入やガス充填包装が使われる一方，塩蔵・糖蔵食品で見られるように脱酸素剤封入やアルコール添加などが行われている．自然志向が高まり保存料などの添加物使用が嫌われ，生活習慣病の予防からくる減塩・減糖などの消費嗜好の変化も背景にあるが，大量生産・大量消費の時代になってより経済的効率が図られた結果と考えられる．新しい技術の導入は消費期限の延長につながった反面，細菌よりも生育の遅いカビによる事故のリスクも高くなった．

7.5.1 穀類加工品

乾めん，パスタなどは保管中のカビ発生が多く，*Aspergillus*, *Cladosporium*, *Eurotium*, *Penicillium*, *Wallemia*などがよく分離される[19, 20]．パスタでの赤色スポットの発生は，*Epicoccum nigrum*によるものという．

パンは食パン，調理パンにおける事故が多く，一方フランスパンでは真菌数もわずかである．水分活性の違いによって，出現するカビの内容も変わってくる．食パンのカビ発生は，焼き上がり後の空気中，包装，あるいはスライサーなどの器具からの汚染とラップ包装内の湿度が高くなるのが要因で，*Alternaria*, *Aspergillus*（特に*A. niger*），*Chrysonilia*, *Cladosporium*, *Eurotium*, *Geotrichum*, *Monascus*, *Moniliella*, *Mucor*, *Penicillium*（主に*P. brevicompactum*, *P. chrysogenum*, *P. roqueforti*），*Rhizopus*, *Wallemia*などが検出されている[19-22]．この中で，*Monascus ruber*が発生すると赤色のスポットになる．また，*Eurotium*や*Wallemia*のような好乾性カビは乾燥状態になってA_Wが低下すると発生する．最近，愛知県内のパン工場で製造した食パンにオレンジ色のスポットを生じるカビが多発し，菌数も10^2 cfu/gに達したのを内藤ら[22]が調査し，原因菌を*Moniliella suaveolens*様のカビと同定している．この菌はエタノール耐性が特徴で，エタノール系殺菌剤での施設環境の消毒が，かえって耐性菌の増殖と汚染の原因になったと指摘している（第9章参照）．ホットドック用パンからは，*P. commune*, *P. corylophilum*, *P. palitans*（=*P. viridicatum*），*P. polonicum*, *P. roqueforti*, *P. solitum*が分離されている[23]．ライムギパンでは，*Aspergillus*（*A. flavus*, *A. niger*），*Hyphopichia burtonii*（酵母），*Eurotium*（*E. repens*, *E. rubrum*），*Monascus ruber*, *Mucor* spp., *Paecilomyces variotii*, *Penicillium*（*P. commune*, *P. corylophilum*, *P. decumbens*, *P. roqueforti*, *P. solitum*），*Pichia anomala*（酵母），*Saccharomycopsis fibuligera*（酵母）など汚染菌の種類も多い[24]．製パン工場では原料の小麦粉などからの空中浮遊菌が多く，二次汚染の原因の一つになっている．

ベーキングパウダーからは*Aspergillus*, *Cladosporium*, *Eurotium*（*E. repens*），*Rhizopus*などが，シリアルからは*Aspergillus*（*A. flavus*, *A. niger*, *A. versicolor*など），*Cladosporium*, *Eurotium*（*E. herbariorum*, *Eurotium* sp.），*Mucor*, *Penicillium*（*P. aurantiogriseum*, *P. chrysogenum*, *P. commune*, *P. fellutanum*, *P. griseofulvum*），*Rhizopus*が検出されている[25, 26]．

餅は，かつてカビの生えやすい食品の代表であったが，最近では貯蔵性の良いレトルト殺菌餅が主流になり，カビの発生も少なくなった．パック入り切り餅では，*Fusarium*, *Penicillium*, *Phoma*などによる事故が起こっている．

7.5.2 菓子類

菓子は最も苦情の多い食品である．カステラ，餅菓子，まんじゅう，どら焼，もなか，ようかん，ケーキ類などに*Aspergillus*, *Cladosporium*, *Eurotium*, *Paecilomyces*, *Penicillium*, *Wallemia*が発生する[19, 21]．最近では，脱酸素剤の使用で，かなり日持ちがよくなっているが，小規模の製造場で作られる場合が多く，まだ施設の衛生面も不十分な部分がある．和菓子と微生物の関わりあいで特に問題になるのは"あん（餡）"であり，糖分の低いものでは細菌の増殖が起こることもある．著者らの調査[27]では，原料あん，生あん，乾燥あんの検体から，多いものでは，$10^{3\sim4}$ cfu/gの菌数のカビを検出している．その内容は，*Absidia*, *Aspergillus*, *Cladosporium*, *Hormonema*, *Mucor*, *Penicillium*, *Phoma*, *Rhizopus*, *Wallemia*, 酵母などで，主な発生要因としては製造工場内での汚染（特に放冷工程中での二次汚染）と販売管理体制の甘さが指摘されている．和菓子の表面には*Aspergillus*, *Penicillium*も見られるが，好乾性カビの発生が中心である．糖度の高い練りようかんやもなかに発生する代表的なカビは*Wallemia sebi*で，藤川ら[28]によると，このカビは，もなかの皮からも多数検出されているという．

洋菓子のスポンジケーキ，バウムクーヘン，クッキー，ビスケットなどに発生するカビも*Aspergillus restrictus*グループ，*Cladosporium*, *Eurotium*, *Penicillium*, *Wallemia*が主体であるが[29]，これらのカビに加えてフルーツケーキやプリンでは賞味期限が長く，A_Wが0.75以下のため，*Xeromyces bis-*

$porus$ の発生による変敗も起こっている[20]. 坪内ら[30] も変敗プリンから原因菌として $Arthrinium$ $phaeospermum$ を報告しているが，このカビはMY 5-12, MY10-12に生育し，MY50Gには生育しないという性質が見られた．また，5℃の低温でも生育したので，冷蔵庫に保管中に発生したものと推定された．宇田川と戸矢崎[31] は輸入チョコレートから $Chrysosporium$ $farinicola$ をわが国で初めて分離し，その生育性状を報告した．この検体は1996年11月に輸入したもので，1997年9月（賞味期限以内）に白いカビが発生しているとして持ち込まれた．その後, $C.$ $farinicola$ はチョコレートから度々検出されている．カラメルジャムの入ったチョコレート菓子からは $Eurotium$ $chevalieri$，ナッツやカラメルのついたチョコレート菓子からは $Alternaria$ $alternata$, $Alternaria$ sp., $Cladosporium$ sp., $Eurotium$ sp., $Penicillium$ $aurantiogriseum$, $P.$ $brevicompactum$, $P.$ $expansum$, $Penicillium$ sp.などが変質の原因になったという報告[25] もあるが，一般的にはチョコレートやゼラチン菓子が高糖濃度と A_w が低いために $Eurotium$ など通常の好乾性カビが発生する機会は少なく，長期間の保存の結果，上記のようにむしろ $Chrysosporium$ spp.の検出が認められる[20]. 好乾性 $Chrysosporium$ の胞子は飛散しやすく，低水分活性下で発芽し，チョコレート以外にもサルタナ（干しぶどう）などの乾燥果実，ゼリー，ココナッツなどの水分活性の低い，主として糖質の食品から発見されている．こうした点では，ココナッツタイプのパンで $Eurotium$ spp., $Wallemia$ $sebi$ が検出されている[32] のと対照的である．

チョコレートの原料であるカカオ豆は発酵中に $Aspergillus$ $flavus$, $A.$ $fumigatus$, $A.$ $niger$, $Eurotium$ spp., $Mucor$, $Penicillium$ spp. などが多量に発生し，これらのカビの分泌するリパーゼによる分解が起こる．ココアとココア菓子から $Alternaria$ sp., $Penicillium$ $aurantiogriseum$, $P.$ $chrysogenum$ が分離されている[25].

半生菓子は脱酸素剤やアルコール製剤を封入した包装形態で流通することが多いが，最近では水分含量の増加，流通期間の延長，汚染カビ・酵母の種類や特性の変化などにより新しいタイプの変敗が多発している[33]. 変敗原因菌は制御の方法によって違いが見られ，脱酸素剤使用包装製品では $Cladosporium$, $Wallemia$, $Aspergillus$ によるものが多く，一方アルコール製剤使用製品では $Cladosporium$, $Aspergillus$ によるもの以外にこれまで報告のなかったカビによる汚染事故も発生している．坪内ら[34] はエタノールを1.7％含むブランデーケーキのカビ苦情品について, $Moniliella$ $suaveolens$ var. $nigra$ を分離同定している．この菌はアルコール耐性があり，エタノールによる微生物制御に問題があったことが指摘されている（第9章参照）． 2000年には，カビの発生したミニドーナツの事故品から好乾性カビの $Trichosporonoides$ $nigrescens$ が同定された[35]. この菌は酵母状の生育を示し, 1981年にオーストラリアでジャムからの検出が記録[36] されて以来の報告であるが，最近加工パンからも分離された．原因食品にはアルコール保存剤が使用されていて，この菌もエタノールに耐性を示した（第9章参照）．エタノールは2～3％濃度の添加で，醤油，味噌などで保存効果に，漬物，めん類，調味料（たれ類），菓子，そうざい，珍味などの各種食品に日持ち向上効果の目的で利用されているが，アルコール耐性のカビが次々と汚染原因になっている現状をみると，その使用に関しては十分な注意が必要と思われる．

7.5.3 甘　味　料

サトウキビ搾汁液あるいはテンサイの生浸出糖汁中には，原料，土壌，空中などより由来した微生物が認められ，とりわけサトウキビを生産する熱帯地方は高温高湿なため，貯蔵中の粗糖には多数の微生物が発生し，品質劣化を招くことがある．検出菌は, $Alternaria$ $brassicae$, $Aspergillus$ $flavus$, $A.$ $niger$, $A.$ $sydowii$, $A.$ $terreus$, $A.$ $versicolor$, $A.$ $wentii$, $Cladosporium$ $herbarum$, $Emericella$ $nidulans$, $Eurotium$ $repens$, $Eurotium$ sp., $Geotrichum$ $candidum$, $Neurospora$ $sitophila$, $Paecilomyces$ $variotii$, $Penicillium$ $expansum$, $P.$ $purpurogenum$, $Scopulariopsis$ $brevicaulis$, $Talaromyces$ $luteus$ などと，酵母の $Candida$, $Saccharomyces$ が知られている[21].

黒糖からは, $Monascus$ spp., $Xeromyces$ $bisporus$ が分離されている. $Xeromyces$ $bisporus$ はチョコレ

ートソースや蜂蜜からも発生が報告されているが，生育が非常に遅く，製品からの検出にも長期間の培養が必要なため汚染源を調べることは難しいが，製造場の清浄化によって汚染を防止できる．

市販蜂蜜の成分組成は，国産，輸入国別，蜜源植物による差異のほか，増量を目的に水あめ類，砂糖，ブドウ糖などを混合したり，蜜源の異なるものを混合する場合もあって一概にいえないが，一般には全糖濃度が91.5〜99.5％（直接還元糖で71〜81％）と高く，またpH 3.0〜4.3程度のため貯蔵性がよいとされている．しかし，空気中の水分の影響を受けて表面の部分の糖濃度が低下すると，酵母類の生育環境がつくられ，発酵現象，変質臭を生ずることがある．蜂蜜では，酵母類のほか，*Ascosphaera*, *Aspergillus*, *Bettsia*（アナモルフ：*Chrysosporium*）, *Chaetomium*, *Chrysosporium*, *Cladosporium*, *Eurotium*, *Monascus*, *Paecilomyces*, *Penicillium*, *Rhizopus*, *Scopulariopsis*, *Wallemia*, *Xeromyces* などが記録されているが[21]，生態的に見て*Ascosphaera*と*Bettsia*の検出はミツバチの巣から由来する菌として他の食品のフローラとは違った特徴である．特に*Ascosphaera apis*はミツバチの幼虫をミイラ化するチョークブルート病の病原菌としてよく知られている[37]．

変敗したコンデンスミルクやメープルシロップでは，*Wallemia sebi*が表面に発生した例もある[20]．

7.5.4 水産加工品

魚介類の乾燥加工品（干物など）はA_W 0.960〜0.785とカビの発生し得る水分活性の範囲にあり，するめ，さきイカ，その他の珍味類を合わせて，*Aspergillus candidus*, *A. clavatus*, *A. flavus*, *A. fumigatus*, *A. niger*, *A. ochraceus*, *A. restrictus*, *A. versicolor*, *A. wentii*, *Basipetospora halophila*, *Chaetomium* sp., *Cladosporium cladosporioides*, *Epicoccum nigrum*, *Eurotium amstelodami*, *E. herbariorum*, *E. repens*, *E. rubrum*, *Hortaea werneckii*, *Monascus* sp., *Penicillium aurantiogriseum*, *P. chrysogenum*, *P. citrinum*, *P. expansum*, *P. thomii*, *P. verrucosum*, *P. viridicatum*, *Phoma* sp., *Wallemia sebi*などが記録されている[19, 21, 38]．また，練り製品，魚卵，生ウニには，*Aspergillus*, *Cladosporium*, *Penicillium*が発生する．

佃煮（A_W 0.85〜0.73）は，コンブ，ノリ，貝類，小魚類，エビ，するめなどを醤油，砂糖，水あめ，化学調味料などを配合した調味液で煮込んだものである．ダイズ，ソラマメ，インゲン，エンドウなどの煮豆類も佃煮として販売されている．市販佃煮類の真菌数は多いものでも10^2 cfu/gであり，*Aspergillus*, *Cladosporium*, *Eurotium*, *Trichoderma*, *Wallemia*がときに発生することはあるが，酵母のほかはあまり検出されない[19, 39]．ときに，ワカメやその佃煮から，好塩性の*Basipetospora halophila*が分離されることがある[40]．さらに，かつお節の雑菌として，*Aspergillus flavus*, *A. ochraceus*, *A. tamarii*, *A. versicolor*, *Geosmithia putterillii*, *Penicillium echinulatum*, *Syncephalastrum racemosum*などの汚染も見られる[19]．

Pittと Hocking[18]はインドネシア産塩干し魚のカビを調べる過程で，*Polypaecilum pisce*を60検体中の半数近くから分離している．その他のカビでは，*Eurotium* spp.（検出率30％），*Aspergillus penicillioides*（24％），*A. niger*（20％），*A. flavus*（18％），*A. sydowii*（16％），*A. wentii*（10％），*Penicillium citrinum*（18％），*P. thomii*（18％），*Cladosporium cladosporioides*（18％）などが主なものであった．また，インドネシア，スリランカの塩干し魚からは，珍しい*Penicillium*として*P. chalybeum*, *P. corynephorum*, *P. patens*を検出している．

7.5.5 食肉加工品

ベーコン，ハム，ソーセージ，サラミ，ビーフジャーキーなどの食肉加工品も中間水分食品（A_W 0.85〜0.60）の一つで，*Aspergillus candidus*, *A. restrictus*, *A. versicolor*, *Eurotium amstelodami*, *E. chevalieri*, *E. herbariorum*, *E. leucocarpum*, *E. pseudoglaucum*, *E. repens*, *E. rubrum*などの好乾性菌が検出される[19, 41]．これらのカビは食肉加工時に用いる香辛料から持ち込まれることが多い．また，ベーコン，ハム，ソーセージには，*Alternaria* spp., *Aspergillus flavus*, *A. niger*, *A. ochraceus*, *A. tamarii*, *A. viridinutans*, *A. wentii*, *Aspergillus* spp., *Botrytis* spp., *Cladosporium* spp., *Emericella nidulans*, *Fusarium* spp., *Geotrichum candidum*,

Mucor spp., *Penicillium aurantiogriseum*, *P. brevicompactum*, *P. chrysogenum*, *P. crustosum*, *P. expansum*, *P. glabrum*, *P. janthinel-lum*, *P. miczynskii*, *P. purpurogenum*, *P. roqueforti*, *P. rugulosum*, *P. solitum*, *P. spinulosum*, *P. thomii*, *P. variabile*, *P. viridicatum*, *Rhizomucor pusillus*, *Rhizopus* spp., *Scopulariopsis brevicaulis*, *Syncephalastrum racemosum*, *Trichothecium roseum*, *Zygorhynchus* spp. など多数の中・好湿性のカビも発生する[19,41]。

アメリカにおける調査[42]では、保存性ハムの場合、最も優先的に発生するカビは*Penicillium*で、次いで*Aspergillus*, *Cladosporium*, *Alternaria*の順であった。すなわち、最初試料中の水分が高いため、代表的な中湿菌である*Penicillium*の生育に好適であるが、熟成とともにA_Wが低下し、好乾性カビがフローラを構成するようになる。また、ハムの拭き取り検査で分離された562菌株中、*Penicillium*が403株（72%）、*Aspergillus*が121株（22%）、さらに*Aspergillus*については8群15種に同定されている。この中で多かった菌は*Eurotium* spp.（4種44株）、*Aspergillus versicolor*（2種34株）、*A. restrictus*（4種31株）であったと報告している。ドライサラミの場合、室温で熟成中60日間まではカビの発生が著しく、優先種は*Penicillium*, *Aspergillus*, *Scopulariopsis*属の種であった[42]。

発酵型ソーセージ（サラミ）の場合は数種の*Penicillium*、特に*P. nalgiovense*（*P. chrysogenum*の白色変異型）が熟成のためカビ付けされている。その他の*Penicillium*では、*P. aurantiogriseum*, *P. brevicompactum*, *P. camemberti*, *P. chrysogenum*, *P. citrinum*, *P. commune*, *P. expansum*, *P. glabrum*, *P. janthinellum*, *P. miczynskii*, *P. olsonii*, *P. oxalicum*, *P. simplicissimum*, *P. solitum*, *P. variabile*, *P. verrucosum*, *P. viridicatum*などが報告されている[5,24,41,43,44]。*Acremonium* spp., *Aspergillus candidus*, *A. fumigatus*, *A. niger*, *A. versicolor*, *A. wentii*, *Chrysosporium* spp., *Eurotium rubrum*, *Mucor mucedo*, *M. racemosus*, *Scopulariopsis brevicaulis*などもまた、発酵型ソーセージのカビとして分離されている。

1975年、発酵型ソーセージを輸入時に調べた結果、主要菌は*Penicillium*と*Chrysosporium*で、さらに*Eurotium*, *Aspergillus versicolor*, *A. candidus*, *Talaromyces wortmannii*, *Mucor racemosus*が検出され[45]、*P. aurantiogriseum*, *P. miczynskii*が明らかにスターターと考えられる菌種であった。他の菌は雑菌に近いものと思われたが、このような加工品は生産地によってスターターに違いが見られ、少数菌が直ちに汚染微生物といえるかどうかは十分な検討が必要である。

食肉加工品におけるマイコトキシン産生菌については、第6章（6.2.3項）に示してある。

7.5.6 ジャム・マーマレード、乾燥果実・野菜

ジャムの工業的生産が行われるようになったのは、砂糖が貴重品でなくなった19世紀以後のことであり、日本ではパン食の大衆化に伴ってイチゴのジャムが普及した。上質のジャム類はA_W 0.75またはそれ以下であり、加熱殺菌されるため安全性も高いが、糖分を抑えた製品ではA_W 0.80〜0.82に近いものがあって、容器への充填や加熱殺菌処理が不十分な場合、カビの発生が起こり得る。従来、このような製品は保存料の使用によって変敗防止が図られてきた。

最近では、薄味への志向にもかかわらず保存料離れが重なって、カビの発生が多くなってきた。ジャムの変敗に関わるカビは、*Eurotium amstelodami*, *E. chevalieri*, *E. herbariorum*, *E. repens*, *Aspergillus restrictus*, *Wallemia sebi*などの好乾性カビが主体であるが、*Aspergillus candidus*, *A. niger*, *A. ochraceus*, *Cladosporium* spp., *Penicillium citreonigrum*, *P. corylophilum*, *P. flavigenum*, *P. glabrum*, *P. implicatum*, *P. purpurescens*, *P. sclerotiorum*, *Trichosporonoides nigrescens*などの分離も記録されている[20,46]。一方、原材料の果実とともにジャムの輸入も多くなり、予期しない変敗事例も発生している。坪内ら[47]は1999年にオーストラリアから輸入した瓶詰のイチゴジャム（A_W 0.82、糖濃度66.3%、保存料不使用）に発生した白色のカビについて調査し、*Eurotium halophilicum*による変敗と同定した。この菌の子嚢胞子の耐熱性は65℃、30分間では4.5%、70℃、10分間では2.4%の生残率を示し、ジャム製造時の65〜70℃、

10分間の加熱殺菌では殺菌不十分と結論された（第8章参照）．

　レーズン（干しブドウ）を除くプルーン，デーツ（ナツメヤシの実），干しバナナなどの乾燥果実は漂白剤として亜硫酸塩が使用される．褐変防止の目的のほか，高濃度の二酸化硫黄は微生物の増殖も抑制するから，A_W 0.60～0.70の乾燥果実での微生物による変敗の恐れはない．しかし，亜硫酸塩を使用しないレーズンや二酸化硫黄の濃度が低い場合は，カビの発生が問題になる．乾燥果実の事故原因菌には，*Bettsia alvei*, *Chrysosporium* spp., *Eremascus* spp., *Eurotium* spp., *Monascus eremophilus*, *Wallemia sebi*, *Xeromyces bisporus* などの好乾性カビが記録されている[19, 20]．最近，わが国でもプルーンの上に白いカビが発生したものを調べたところ，*Bettsia* と同定された[48]．オーストラリアの記録[20]に次ぐ二度目の発見である．レーズンからは*Aspergillus carbonarius*, *A. flavus*, *A. niger*, *Eurotium repens*, *Penicillium spinulosum*, *Rhizomucor* spp., *Rhizopus stolonifer*, *Syncephalastrum racemosum*[17, 49, 50]，干しイチジクから*A. flavus* も分離されている．干し柿は天候不良の年では産地で，へたの部分に*Botrytis*，表面に*Alternaria*, *Cladosporium* が生えて被害が出る．さらに乾燥が進むと*Eurotium* spp., *Wallemia sebi* の汚染も見られる．1986年，オーストラリアでカビの生えたプルーンから分離した*Monascus eremophilus* は*Monascus* 属としては初めて絶対好乾性菌として報告されたが[49]，現在まで二度目の発見は報告されていない．凍結乾燥したイチゴ，ナシからは，*Alternaria*, *Aspergillus*, *Aureobasidium*, *Cladosporium*, *Eurotium*, *Fusarium*, *Geotrichum*, *Mucor*, *Penicillium*, *Phoma*, *Rhizopus*, *Trichoderma* などの検出が報告されている[17]．乾燥イモ，切り干しダイコン，かんぴょう，干しシイタケ，キクラゲ，ノリなどもよくカビが発生するが，*Aspergillus*, *Eurotium*, *Exophiala*, *Fusarium*, *Penicillium*, *Sporothrix*, *Wallemia* などが同定されている[19]．インスタントめん類，インスタント生味噌汁用の加薬(かやく)は，コーン，もやし，めんま，豆腐，麩(ふ)，ナメコ，ワカメ，なると，卵，豚肉などと乾燥野菜（ネギ）から製造されているが，*Aspergillus*, *Chrysosporium*, *Cladosporium*, *Exophiala*, *Fusarium*, *Hormonema*, *Ophiostoma*, *Penicillium*, *Phoma*, *Trichoderma* などのカビが分離されている[51]．特に植物病原性のカビの見られた乾燥果実・野菜は凍結乾燥加工したものであり，原材料の一次汚染菌がそのまま生残したものと考えられる．

7.5.7 乾燥粉末食品

　粉末コーヒー，粉乳，粉末味噌汁，粉末スープ類などの粉末加工食品はA_W 0.60以下の食品であり，吸湿事故が起こらない限りカビの発生に関しての問題はない．流通中のこれらの製品について調査した結果では，粉末コーヒー（インスタント）では82％の検体がカビ非検出，粉乳では93％の検体がカビ非検出または10 cfu/g以下であったのに対して，粉末味噌汁では60％の検体から10～10^2 cfu/gのカビが分離され，10^2 cfu/g以上の検体も認められた[51,52]．また，粉末スープでは43％の検体に10～10^3 cfu/gのカビが分離されている．粉末味噌汁には，味噌製造に使用した麹菌がそのまま検出された例もあったが，*Absidia*, *Cladosporium*, *Eurotium*, *Penicillium*, *Syncephalastrum*, *Wallemia* などの雑菌も検出され，製造加工上での微生物学的品質管理が問われるものもあった．スープ類では，*Absidia*, *Aspergillus*, *Cladosporium*, *Eurotium*, *Geotrichum*, *Penicillium*, *Phoma*, *Syncephalastrum* などが汚染菌として同定されている[53]．これらに共通して最も検出頻度の高いカビは好乾性菌の*Eurotium* で，製造後の二次汚染が原因となっているようであった．粉乳の場合は，*Aspergillus*, *Chaetomium*, *Emericella*, *Rhizopus* などで，少数であり，一定の傾向は認められなかった[21, 52]．

文　献

1) W. J. Scott : *Adv. Food Res.*, **7**, 83（1957）
2) D. A. A. Mossel : *C.R.C. Crit. Rev. Environ. Control*, **5**, 1（1975）
3) J.E.L. Corry : Food and Beverage Mycology, 2nd Ed., L.R. Beuchat ed., p.51, Van Nostrand Reinhold, New York（1987）
4) J.L. Kinderlerer and M. Phillips-Jones : Modern Methods in Food Mycology, R. A. Samson *et al.* eds., p.133, Elsevier, Amsterdam（1992）
5) L. Leistner and J.C. Ayres : *Fleischwirtschaft*, **48**, 62

(1968)
6) S. Udagawa and O. Tsuruta: *Trans. Mycol. Soc. Japan*, **14**, 395 (1973)
7) A.D. Hocking and J.I. Pitt: *Trans. Br. Mycol. Soc.,* **73**, 141 (1979)
8) S. Banke *et al.*: *Mycol. Res.*, **101**, 617 (1997)
9) 馬場 浩他：日本食品微生物学会第21回学術総会講演要旨集, p.69 (2000)
10) R.A. Samson and B.v.D. Lustgraaf: *Mycopathologia*, **64**, 13 (1978)
11) A.D. Hocking and J.I. Pitt: *Appl. Environ. Microbiol.*, **39**, 488 (1980)
12) 宇田川俊一：微生物の分離法, 山里一英他編, p.333, R&Dプランニング (1986)
13) N. Braendlin: *Int. J. Food Microbiol.*, **29**, 185 (1996)
14) L. Restaino *et al.*: *Appl. Environ. Microbiol.*, **45**, 1614 (1983)
15) L.R. Beuchat and A.D. Hocking: *J. Food Protect.*, **53**, 984 (1990)
16) P.B. Mislivec and V.R. Bruce: *J. Food Protect.*, **51**, 770 (1988)
17) M. Weiderborner *et al.*: *J. Food Protect.*, **58**, 661 (1995)
18) J.I. Pitt and A.D. Hocking: *Mycotaxon*, **22**, 197 (1985)
19) 宇田川俊一：食衛誌, **28**, 219 (1987)
20) J.I. Pitt and A.D. Hocking: Fungi and Food Spoilage, 2nd Ed., p.1, Blackie Academic & Professional, London (1997). Rep. Aspen Publ., Gaithersburg, Maryland (1999)
21) 宇田川俊一, 鶴田 理：かびと食物, p.1, 医歯薬出版 (1975)
22) 内藤茂三他：日食微誌, **17**, 181 (2000)
23) P.V. Nielsen and R. Rios: *Int. J. Food Microbiol.*, **60**, 219 (2000)
24) O. Filtenborg *et al.*: Introduction to Food-and Airborne Fungi, 6th Ed., R.A. Samson *et al.* eds., p.306, Centraalbureau voor Schimmelcultures, Utrecht (2000)
25) A. Kubátová *et al.*: *Novit. Bot. Univ. Carol.*, **13/1999**, 13 (2000)
26) M. Weidenborner and B. Kunz: *J. Food Protect.*, **58**, 809 (1995)
27) 宇田川俊一他：衛生試報, **102**, 144 (1984)
28) 藤川 浩他：日本食品微生物学会第21回学術総会講演要旨集, p.70 (2000)
29) P. Roessler and M.C. Ballenger: *J. Food Protect.*, **59**, 1055 (1996)
30) 坪内春夫他：名古屋市衛研報, **34**, 57 (1988)
31) 宇田川俊一, 戸矢崎紀紘：日食微誌, **17**, 163 (2000)
32) J. Vytřasová *et al.*: *Int. J. Food Microbiol.*, **72**, 91 (2002)
33) 内藤茂三：食品と開発, **36**,(10), 5 (2000)
34) 坪内春夫他：日食微誌, **14**, 29 (1997)
35) 坪内春夫, 加藤陽康：日食微誌, **19**, 1 (2002)
36) A.D. Hocking and J.I. Pitt: *Antonie van Leeuw.*, **47**, 411 (1981)
37) 古谷航平：ミツバチ科学, **3** (2), 63 (1982)
38) 小笠原和夫他：北海道立衛研報, **28**, 26 (1978)
39) 宇田川俊一他：衛生試報, **101**, 147 (1983)
40) 椿 啓介, 今井百里江子：好塩微生物, 増井正幹他編, p.60, 医歯薬出版 (1979)
41) 宇田川俊一：肉の科学, **31**, 209 (1990)
42) M. Sutic *et al.*: *Appl. Microbiol.*, **23**, 656 (1972)
43) S. J. Andersen: *J. Food Protect.*, **58**, 426 (1995)
44) T. M. Lopez-Diaz *et al.*: *Int. J. Food Microbiol.*, **68**, 69 (2001)
45) 高鳥浩介他：食衛誌, **16**, 307 (1975)
46) 宇田川俊一他：衛生試報, **95**, 88 (1977)
47) 坪内春夫他：日食微誌, **16**, 231 (1999)
48) 馬場 浩他：日本食品微生物学会第24回学術総会講演要旨集, p.77 (2003)
49) A.D. Hocking and J.I. Pitt: *Mycologia*, **80**, 82 (1988)
50) M. L. Abarca *et al.*: *J. Food Protect.*, **66**, 504 (2003)
51) 宇田川俊一他：衛生試報, **102**, 147 (1984)
52) 宇田川俊一他：衛生試報, **99**, 153 (1981)
53) 小笠原和夫他：北海道立衛研報, **27**, 43 (1977)

第8章　加熱加工食品での耐熱性カビの汚染

8.1 耐熱性カビの発見と研究

　人類が果汁を飲用した記録は，古代バビロニア時代にまで溯ることができるという．しかし，果汁をアルコール発酵させずにそのまま保ち，長期間保存する技術は19世紀までなかった．1804年になって，フランスのニコラ・アペールが最初に瓶詰食品の密封後加熱による保存法を発明し製造工場を建設したが，続いてイギリスのピーター・デュアランドは1810年にアペールのものと同じ方法で特許を取得し，これをもとにブライアン・ドンキンらがブリキ缶を容器として缶詰食品の製造を開始した．その後，瓶・缶詰の技術がアメリカに伝えられ，1870年代にはアメリカの缶詰工業は世界のトップになった．第二次大戦後には缶詰や瓶詰の果汁が大量に作られるようになり，日本にもアメリカから日常飲料としての果汁が持ち込まれた．しかし，日本では100％果汁よりもむしろ果汁入り清涼飲料の需要が多く，パン食と合わせて果汁を飲む習慣はなかなか定着しなかった．ウーロン茶をはじめ茶系飲料や各種の健康飲料がペットボトル詰の形で大量に生産・消費されるようになったのはまだ最近のことである．例えば，野菜系飲料の生産量を見ると，この5年間で2倍量の266 000kL（2000年現在）に増加している．

　奇しくも，食品を汚染する耐熱性カビについての最初の記録は，1930年代にイギリスで発生した果実の缶詰・瓶詰製品における事故である．原因菌について研究の結果，*Byssochlamys fulva* という新種の子嚢菌類が明らかにされた[1,2]．この菌は有性生殖器官として子嚢が形成され，それぞれの子嚢中に8個の耐熱性の子嚢胞子を内生する．*Byssochlamys* の場合は子嚢が裸生状態で菌糸上に散在するが，子嚢菌類は一般に子嚢と胞子がさらに子嚢果という殻で包まれているために，胞子全体が厚く保護され，子嚢胞子自体の耐熱性に加えて，より強い熱抵抗性を発揮することができるのである．一方，不完全菌類の中で分生子と同じ無性生殖器官でありながら，厚膜胞子や菌核のような耐久性細胞を形成するカビも，これらの器官によって耐熱性を示すことがある．なかには菌糸の一部が著しく肥厚して耐熱性になる場合もある．また，子嚢胞子，分生子に加えて厚膜胞子を同時に形成する菌もあり，耐熱性に関して厚膜胞子などの存在も無視することができない．

　1938年にアメリカのCameronら[3]はブルーベリー缶詰から2種類の子嚢菌を分離し，変敗菌として当時の農業省北部地方研究所に同定を依頼したところ，2種ともに *Penicillium* の新種であることが判明し，*Penicillium striatum*, *P. lapidosum* とそれぞれ命名し報告された．前者は白い菌糸に包まれた子嚢果と縦縞のある子嚢胞子の形成が特徴で，現在では *Hamigera* 属（*H. striata*）に含められている．後者は最初，菌核を形成する *Penicillium* と考えられていたが，その後菌核と思われたものが子嚢果であることが明らかにされ，現在では *Eupenicillium lapidosum* となっている．1941年にWilliamsら[4]は，これらのカビによる缶詰の変敗を報告し，特に *E. lapidosum* の菌核（子嚢果）が90.5℃，30～40分の加熱でも生残することを強調した．その後も *Byssochlamys* について主としてペクチナーゼの産生とか制御についての研究[5]が進められたが，1963年に至ってKavanaghら[6]は変敗したイチゴの缶詰から検出された *Aspergillus malignus*（現在，この種は *Neosartorya fischeri* か *N. spinosa* ではないかと考えられている）が，100℃，12分の加熱処理でもその子嚢胞子が生残することを明らかにした．

　Byssochlamys およびその他の耐熱性カビによる果実加工品の変敗については，1970年代に至ってアメリカのジョージア大学，コーネル大学（ニュー

ヨーク州農業試験場)，農業省西部地方研究所，カナダの農業省食品研究所などで活発に研究され，1980年になってむしろ *Neosartorya*，*Talaromyces*，*Eupenicillium* など *Byssochlamys* 以外の耐熱菌による事故がクローズアップされるようになった[7]．わが国でも，1980年代後半から食品由来の耐熱性カビが事故原因となり始め，欧米並の関心が向けられるようになってきた[8]．事故多発の背景には，レトルト食品の普及，ペットボトル詰飲料の開発，原材料を含めた輸入食材の需給増大などさまざまな要因が関わっているものと考えられた．事実，1990年代から果実加工品に止まらず，広く加熱工程のある加工食品全般に被害が拡大し始めた[9,10]．耐熱性カビによる変敗は，混入したカビの胞子が加熱処理によって休眠から目覚めて発芽，菌糸を伸ばすという経過をとり，むしろ加熱殺菌が仇になってしまったといえなくもない．

8.2 耐熱性カビの生態

Aspergillus，*Penicillium*，*Wallemia* などの分生子は菌糸とともに易熱性で，*A. flavus*，*P. citrinum*，*P. expansum*，*P. roqueforti* などの D 値（decimal reduction time）は54〜56℃，3.5〜230分とされている．湿熱条件では，70℃，10分の加熱処理で一般のカビ・酵母は死滅する．例えば最近のShearer ら[11] の報告でも，酸性食品の変敗菌として一般的な酵母（*Saccharomyces cerevisiae*，*Rhodotorula mucilaginosa*，*Torulaspora delbrueckii*，*Zygosaccharomyces rouxii*），カビ（*P. citrinum*，*P. roqueforti*，*A. niger*）ともに，果汁加工品中，pH 2.8で D_{57}＝9.4分から，カルシウム添加リンゴ果汁中，pH 3.9で D_{57}＝32分となっている．しかし，同じ分生子でも乾燥状態での加熱に対しては熱抵抗性が強まる（表8.1）．因みに，*Byssochlamys fulva* では水分活性が A_W 0.00のとき，D 値は120℃，25分と報告されている[12]．すべてのカビに関して耐熱性の定義は明確に示されているわけではないが，子嚢胞子を形成する耐熱性菌は75℃，30分の加熱で生残すると規定されている[13]．多くの場合，実際には80℃の湿熱による殺菌でも生残する菌のほとんどは，耐熱性カビとみなしてよい．死滅温度80℃といっても条件により左右されるので判定には微妙なところがあり，ヒトによって多少の相違がみられる．すなわち食品汚染カビとして検出頻度の高い *Eurotium* spp. の子嚢胞子は8.5.1項のように80℃の境界線上に位置している．しかし，*Eurotium* は非加熱の食品や加熱加工後の二次汚染菌として発生することも多いので，耐熱性カビに扱わないのが通例である．

カビはなぜ耐久性の細胞をつくるのか？ 食品由来カビに見られる耐久性器官には接合胞子，子嚢胞子（主に子嚢果中に形成），菌核，厚膜（壁）胞子，菌糸束などがある．一部のカビでは，分生子や栄養菌糸の壁が肥厚して耐久性を示すものもある．自然界でのカビの生活を見ると，気象など環境の変化に対応してそれぞれが種族維持のため実に巧妙な機能を備えていることに驚かされる．耐熱性カビとして知られる *Byssochlamys*，*Eupenicillium*，*Neosartorya*，*Talaromyces* などの子嚢菌類はいずれも日本全国の土壌中に広く分布しているが，土壌中では環境条件の悪化に伴って，子嚢胞子を形成し，休眠生活に入ると考えられる．土壌はこうした子嚢菌類の休息場所で，1.8〜30 cfu/gの検出率が示されている[14]．*Neosartorya* を例として生活環を示すと，図8.1の右側は有性生殖の結果進行して子嚢胞子を形成するサイクルでテレオモルフ（完全時代）と呼ばれている．一方，左側は無性生殖の結果形成される *Aspergillus* のサイクルでアナモルフ（不完全時代）という．一般に栄養豊富な食品上では左側が優先する．分生子は容易に発芽して菌糸を伸ばすが，一方の子嚢胞子では発芽抑制のメカニズムが働き，休眠状態を続ける仕組みになっている（図8.2）．

この子嚢胞子またはその他の耐久性細胞が何らかの拍子で加熱前の原材料や中間製品に汚染したとき，加熱工程での熱処理の結果，休眠の打破が起こって発芽のプロセスに入る．製品化された食品中で発芽し菌糸を伸ばすのが，耐熱性カビに見られる汚

表8.1 カビ胞子の加熱殺菌に対する湿度の影響（*Aspergillus niger*）[12]

相対湿度 (%)	0	2.5	5	10	20	30	60	100
温 度 (℃)	100	100	90	90	80	80	70	55
D 値 (分)	100	85	165	105	210	216	100	6

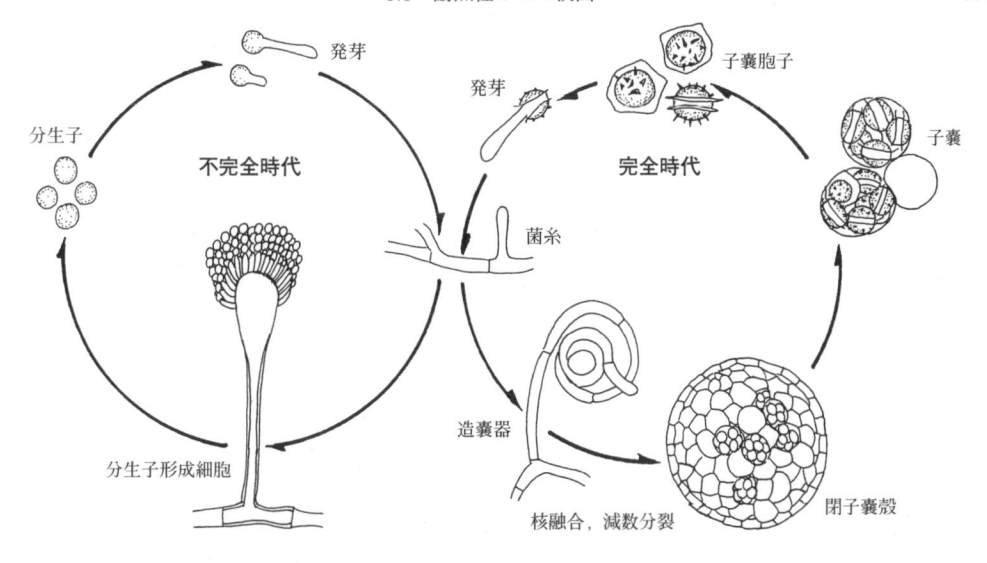

図 8.1　耐熱性子嚢菌 *Neosartorya* の生活環

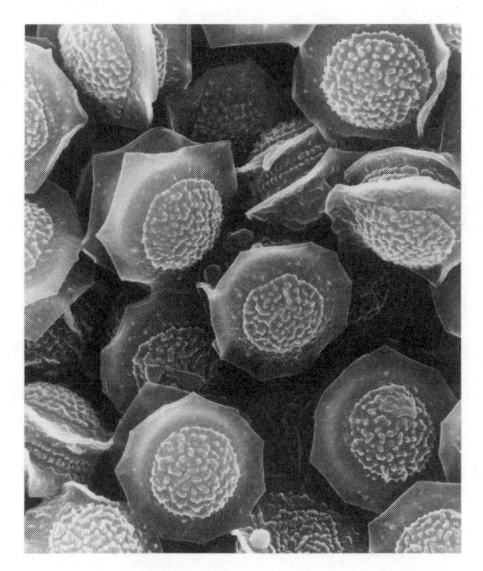

図 8.2　耐熱性子嚢菌 *Neosartorya glabra* の子嚢胞子

染の図式である．栄養豊富な食品中で菌糸が発芽すれば，*Neosartorya*では左側の無性生殖に移り，分生子を形成してさらなる増殖を図る．25℃，サブロー寒天培地を用いたValikとPiecková[15)]の予測微生物学的実験では，水分活性が生育に最適なA_W 0.985〜0.990であれば*Byssochlamys fulva*, *Neosartorya fischeri*, *Hamigera avellanea*などの耐熱性カビが直径3 mmのコロニーに達するまでの日数は1.18〜1.22日，一方A_W 0.90では2.39〜4.26日

であったという．*Neosartorya*の場合，完全時代のサイクルにスイッチする条件は低酸素分圧，低温，貧栄養などの条件に培養を移したときであるが，これは土壌中のような自然環境の条件に相当するものと思われる．もちろん，加工食品上では発芽した胞子がさらに生育して子嚢果形成に至ることはまず考えられない．

8.3　耐熱性カビの検出

*Byssochlamys*による事故はイギリスでの報告以来，EC諸国，アメリカ，カナダ，オーストラリアから報告され，最近では日本でも事故が多発している．*Byssochlamys*を始め主要な耐熱性のカビは，いずれも典型的な土壌菌で日本国内に広く分布している．特に果樹園や農耕地の土壌にはごく普通に見られ，畑の土壌からそこで収穫される果実や野菜の汚染源になっていることは明らかである．スロバキアでは供試した土壌試料の96.8％から平均2.8 cfu/gの*Neosartorya fischeri*が検出されている[14)]．*Byssochlamys*についての調査によると，果樹園土壌とそこで収穫された果実は腐ったものばかりでなく健全な果実を含めて，ブドウ，リンゴ，モモ，サクランボ，アプリコット，ナシ，イチゴ，ブルーベリー，ラズベリー，ブラックベリーなどから菌が検出され，ハーベスター，摘果用のバスケット，輸送

に用いる箱など，収穫後から加工工場に至る経路での汚染も認められている．また，これまでの調査によると，環境からの出現率は *B. fulva* の方が *B. nivea* よりも高いようである．こうした環境調査は *Byssochlamys* 以外のカビではほとんど報告されていないが，その状況は同様ではないかと推察される．このように耐熱性カビの食品への汚染は，ポストハーベスト（収穫後）での環境汚染が素地となっているわけで，最終製品がカビの付いた原材料から製造されたことを物語っている．

土壌試料から耐熱菌を選択的に分離するためには，アルコール・熱処理法（Warcup-Baker法）[16]が常用されている．すなわち，土壌試料約2.5 gを200 mL三角フラスコにとり，60％エタノール約50 mLを加えて6～8分間静置する．その後，アルコールのみを捨て，滅菌水で残っているアルコールを除くために2回ほどすすぎ，残った土壌試料に10^2希釈率（または試料によって適当な希釈率）となるように滅菌0.1％寒天水を加えてから60℃，30分間加熱する．加熱処理した土壌試料液1 mLをクロラムフェニコール添加PDA平板培地に塗抹し，20～25℃で培養する．これは一種の部分殺菌で，まずアルコール耐性のない土壌中のカビの分生子や菌糸が殺菌された後，加熱によって耐熱性の子嚢胞子の休眠が破られ，活性化されて発芽する状態になるのを利用したものである．加熱処理温度（60～80℃），時間（30分～1時間），培養温度（25, 30, 37℃）などの条件によって結果に多少の差が見られ，例えば加熱処理を70℃，1時間に設定すると *Neosartorya* の出現率が高くなる．目的とする菌のコロニーが出現したときは，OA斜面培地に分離する．

果実表面，果肉，果汁，濃縮果汁などからの選択分離も土壌と同様の方法で検査することができるが，土壌と違って菌量が少ないため，以下のように慎重な手法が必要である．果実表面からの分離は，土壌などの付着していない試料を選び，滅菌した柔らかい刷毛(はけ)を用いて滅菌水で水洗する．水洗した水（約30 mL）を600 mLのビーカーに集め，無菌的にこれを滅菌100 mL容綿栓三角フラスコに移し，上記と同じ手順で水浴中で加熱処理後，分離培養に供する[17]．茶葉のような原料の場合は，試料5 gをストマッカー袋にとり，滅菌水100 mLを加えた後，1分間ブレンドする．袋の開口部を折り曲げて，嫌気パック密封用クリップで閉じ，袋が浮き上がらないように重しを付け，開口部から水が入らないように吊して，水浴中で加熱処理後，分離培養に供する[18]．加熱処理後の試料液は等量の2倍強度の抗生物質添加PDAと混釈し，大型ペトリ皿（15 cm径）に分注し，固化させた後，25℃または30℃で培養する．7日後から出現してくるコロニーをOA斜面に分離しつつ，14～30日間培養を続ける．

食品試料からの分離には，平板法と直接法がある[19]．平板法の場合，果汁試料などでブリックス（Brix）35°以上の場合は，100 mLの試料に0.1％ペプトン水または同等の希釈液100 mLを加えて1：1に希釈しておく．また，パッションフルーツのように酸度の強い果汁（pH 2.0）は予めpH 3.5～4.0に調整しておく．製品では少なくとも100 g (100 mL)の試料をとり，試料各 50 mLをそれぞれ200×30 mmのキャップ付き試験管に入れ，水浴中で80℃，30分間加熱処理後，急速に冷却する．茶葉の場合のように，試験管の代わりにストマッカー袋を用いてもよい．各50 mLの試料を大型ペトリ皿（15 cm径）に広げ，2倍強度の抗生物質添加PDAと混釈する．ペトリ皿をポリエチレン袋に入れ，乾燥防止のために口を輪ゴムで閉じて，30℃，30日間培養する．計測は14日前後に行う．大部分のカビは10日間以内に目視できるコロニーになるが，培養を続けることによって損傷菌など非常に遅く発芽してくる菌を検出することができ，また出現菌が胞子を形成して同定しやすくなる．分離できたカビについては，耐熱性を確認する．

直接法は，果実パルプなどの半固形物の検査に用いるもので，試料約30 mLを滅菌100～120 mL容角形培養瓶3本以上にそれぞれ採取し，80℃，30分間加熱後，急冷する．そのまま平らにして30日間培養する．カビのコロニーが出現したらOA斜面培地に移植し，培養後，同定する．冷凍試料については，各包装ごとに500 g採取し，その100 gを冷蔵庫内で一夜放置し解凍後，供試する．培養中の雑菌混入は *Aspergillus*, *Penicillium* 属が主で，これらは耐熱性カビではない．

KingとHalbrook[20]は加熱濃縮果汁中の *Talaromyces flavus* について0.6 cfu/gのレベルまで

検出可能であるとしている．HockingとPitt[21]はパッションフルーツ果汁での最終製品検査で，子嚢胞子の汚染量は2個以下/100 mLであったとしている．また，Eniglら[22]は市販の8種類の果汁を対象にして耐熱性カビの汚染調査を行った結果，増菌法を導入して80℃，30分間加熱処理した後，パイナップル濃縮果汁と冷凍パイナップル果汁から*T. flavus*, *T. trachyspermus*, *N. fischeri* などの耐熱性カビをそれぞれ4および3 mcfu/kg検出している．この増菌法とは，1 000 gの試料を100 gあて，滅菌した500 mLフラスコ10本に採取し，所定の条件で加熱処理後，フラスコをそのまま25℃に培養し，7日と30日目にカビの発生の有無を目視および一部を採取してサブカルチュアにより調べるというものである．もし，すべてのフラスコが陽性となれば，10 mcfu/kgと表わす．この方法は耐熱性カビの検出限界を上げるために有効という．

しかしながら，このような原材料や製品での汚染実態から，子嚢胞子の汚染レベルが実際の流通段階での事故原因になり得るかどうかの判断は，最終製品の種類とそのシェルフライフ特性などによりさまざまな許容レベルとなるため，カビの耐熱性に関しての評価はそう簡単ではないようである．

8.4 耐熱性試験

カビ胞子の耐熱性を測定するには通常，胞子懸濁液を調製して，それを適当な液状媒体中に一定量注入して加熱後，生残した菌量を求めるTDT試験管法が簡便である[23]．胞子の耐熱性は D 値および Z 値によって記載することができる[24, 25]．子嚢菌類の耐熱性を知るためには通常子嚢胞子の耐熱性を測定するが，子嚢果を対象としたものも *Eupenicillium brefeldianum* と *Talaromyces flavus* の2種について報告がある．子嚢果の場合は，内生する子嚢胞子が保護される関係で，100℃，30分間の加熱でも生残する．厚膜胞子や厚壁化した菌糸などについての耐熱性試験は十分な基礎資料がないのが現状である．

TDT試験管法の概略について以下に示す．

① 試験菌胞子液の調製：供試菌株の培養については，供試菌の種類によって培地，培養温度，培養日数に違いがあるが，少なくとも3週間以上の培養によって胞子の形成とその成熟を確認することが勧告されている[13]．例えば，*Neosartorya* ではMEA, OAなどの平板で，30℃，30日間培養したものが用いられている．培養後，培地表面にTween 80を0.01％添加した滅菌生理食塩水（または0.1 Mリン酸緩衝液（pH 7.0），0.1％ペプトン水）を適量注加し，表面のコロニーをコンラージ棒でかきとり，予めガラスビーズを入れ滅菌した生理食塩水の試験管内に移す．これを超音波処理器で2分間または試験管ミキサーで撹拌して菌糸と胞子の塊をよくほぐし，菌糸などを取り除くために滅菌ガーゼでろ過する．さらに胞子液を清浄にするため，滅菌生理食塩水を用いて遠心分離（5 000 rpm, 10分間）を3回行い，供試胞子液とする．供試菌の胞子数は約 10^6 cfu/mLほどに調整する．試験菌胞子液は冷蔵保存し，使用直前に70℃，10分間の加熱処理を行い，子嚢胞子以外の分生子や菌糸片を完全に死滅させる．

② 加熱処理[25]：加熱媒体には，生理食塩水，リン酸緩衝液，果汁などの製品（正常品）のほか，標準液としてグルコース 16 g, 酒石酸 0.5 g, 水 100 mL（pH 3.6）からなる媒体の使用が勧告されている[13]．加熱媒体の9.9 mLをキャップ付き小試験管（内径8 mm, 高さ105 mm）に分注し，115℃，10分間加熱殺菌する．このキャップ付き小試験管を，設定した加熱温度に保持した恒温水槽内に試験管の中に水が入らないように注意しつつ完全に全体が沈むまで浸す．加熱媒体が所定の温度に到達した後，試験菌胞子液0.1 mLをマイクロシリンジを用いて加熱媒体に入れ所定時間加熱処理する．加熱後の冷却には氷水を用いて急冷する．接種量は少なくとも 10^5 cfu/mLとなるように設定する．

加熱温度は80℃を含む3段階以上（70℃以上95℃程度まで．55℃のような低温での加熱処理では毛細管法[23]を用いる），加熱時間は少なくとも3段階以上（5, 10, 15, 20, 25, 30分間）とし，加熱温度が95℃以上の場合は恒温油槽（グリセリン液を用いたステンレス断熱水槽）かTDTレトルトを使用する[18, 23]．

③ 生残菌数の計測：加熱処理後の加熱媒体を小試験管内から滅菌ピペットで取り出し，必要に応じて段階希釈し，検液とする．検液の1 mLずつを3枚のペトリ皿にとり，PDA培地を用いて混釈した後，固化する．これを30℃で8〜10日間培養し，

出現したコロニーを計測し，ペトリ皿3枚のコロニー数の平均値を生残菌数とする．生残曲線から得られる各加熱温度におけるD値およびZ値を算定する[23, 24]．

TDT試験管法は加熱媒体が液体の場合に適用されるが，ペースト，ピューレのような半流動性の食品や固形食品に対してはTDT缶法を使用する[23]．また，加熱温度は115℃までが限界になっている．

耐熱性に及ぼす影響因子の中で，加熱処理前に関係するものに試験菌株の選定，耐熱性の獲得に関わる成熟度（胞子形成に対する培養条件）などがあり，耐熱性を大きく左右する[26, 27]．長期間保存されてきた菌株はしばしば子嚢胞子形成能が劣化したり，胞子が形成されてもその耐熱性が弱まっている場合が少なくない．一般に事故品から分離された直後の菌株は強い耐熱性を示す傾向があるため，コントロール（対照）には食品分離株の中から耐熱性が記録されているものを使用したい．前培養の培地，培養温度，培養期間と子嚢胞子の成熟度については多くの報告において指摘されている．*Byssochlamys nivea*の場合，MEA，30℃，28日間培養後の子嚢胞子が最も強い耐熱性を示したと報告されている[28]．一方，*Neosartorya*に関しては，MEA，OA，30℃，28～39日間培養が多用されている[29]．*Neosartorya fischeri*の子嚢胞子については，21日間培養のものが$D_{85}=10$分であったのに対して，114日を経過したものでは耐熱性が$D_{85}=60$分以上に増大したという[27]．さらに*Talaromyces macrosporus*の子嚢胞子成熟度についても培地や培養温度の影響が報告されている[30]．Connerら[31]は*N. fischeri*の子嚢胞子について，培養日数11日目のもの（82℃，60分の加熱で不活化）と25日目のもの（同一処理で生残）をそれぞれ熱感受性と耐熱性の代表として胞子の微細構造，化学的成分などの差異を比較した．その結果によると，内部構造では発芽管となる部分，成分ではタンパク含量，グリセロール，マンニトール，トレハロースなどの含量に差が認められた．耐熱性の増大については胞子内部の水分活性の低下，膜の安定性などが関与しているものと推察している．

次に加熱の際に関係する重要な因子としては，媒体の性状（水分活性，糖分，有機酸の種類，pH，食品の成分，食品添加物の存在など）がある．一般に，媒体中の成分については，食塩（低濃度の場合），ブドウ糖，ショ糖（スクロース），脂肪，タンパク質は子嚢胞子を保護し，結果として耐熱性を増強する．特に糖度（ブリックス，Brix）の増加に伴って耐熱性が高まることは，*T. macrosporus*，*N. fischeri*についても*Byssochlamys*と同じような傾向が見られている[30, 32]．一方，有機酸の影響は酸の濃度にもよるが，菌種の違いや試験条件によって多少バラツキが見られている．*Byssochlamys fulva*では酒石酸，リンゴ酸は影響が少ないのに対して，フマル酸，乳酸，コハク酸，酢酸などでは加熱により子嚢胞子の活性化が弱まるという[33]．Conner[29]によると，*N. fischeri*ではリンゴ酸が影響が少なく，pH 3.5以下ではフマル酸，クエン酸，酢酸，酒石酸が強い影響を与えると報告している．これらに対して，Rajashekharaら[34]がマンゴー果汁中での有機酸の影響を調べた結果では，*N. fischeri*の子嚢胞子はコントロールに用いた有機酸無添加のマンゴー果汁に比べて酒石酸の場合は変化がなく，耐熱性の減少はクエン酸が最も大きく，リンゴ酸と乳酸の影響は中程度であった．また，KingとWhitehandによる*T. macrosporus*についての試験では，クエン酸，乳酸，リンゴ酸，酒石酸の間で有意差はなかったと報告している[30]．安息香酸，ソルビン酸，SO_2など食品添加物の存在下では，いずれも子嚢胞子の加熱に

表8.2 加熱処理（70℃，30分）後の*Neosartorya pseudofischeri*子嚢胞子によるコロニー形成に及ぼす果汁などの影響[29]

媒体	pH	糖度（ブリックス）	コロニー数*
水	5.1	0	4.7
リンゴ	3.4	12	38
アンズ	3.8	14	74
バナナ	4.0	23	52
ニンジン	5.8	9	83
チェリー	3.6	14	28
クランベリー	2.6	14	29
ブドウ（白）	3.7	16	67
グレープフルーツ	3.3	10	54
オレンジ	3.7	12	52
西洋ナシ	3.6	13	33
パイナップル	3.4	13	82
プラム	3.8	19	42
トマト	4.2	7	100

* トマトジュースのコロニー数に対する%．

よる活性化は抑制される[34-36]．媒体としてよく使用される生理食塩水，リン酸緩衝液などより天然果汁の方が熱抵抗性は増大する．Conner[29]は N. fischeri を用いてリンゴ果汁とリン酸緩衝液とを比較した結果，こうした現象を認めている．同様に，B. fulva, B. nivea, N. fischeri のいずれにおいても，リン酸緩衝液よりもトマトジュースの方が耐熱性を発揮することをKotzekidou[37]も示している．このような熱抵抗性の変動は果汁の種類によっても大きく，SplittstoesserとChurey[29]の報告からもその一端を伺うことができる（表8.2）．

また，SplittstoesserとChurey[29]は N. pseudo-fischeri のよく洗浄した子嚢胞子を材料にして，蒸留水，リン酸緩衝液中と希釈ブドウ果汁中での加熱効果を比較した．前二者では70～85℃，30分の条件でもほとんど活性化が見られなかったのに対して，後者では，55℃，10分間の加熱によって著しく活性化することを認めた．この活性化に関わる物質はブドウ果汁中の主成分ではなく，恐らくタンニンやその他のポリフェノール化合物ではないかと推測している．子嚢胞子の発芽は活性化により耐熱性を失うことで実現するが，30℃，2時間培養後に開始され，3時間後にはほとんどすべての胞子が発芽する（図8.3）．発芽に関しては，蒸留水中でもブドウ果汁中でも同じように容易に進行する．ただ，6％以上の食塩水では阻害が認められた．

8.5 加熱加工食品に発生するカビ

8.5.1 変敗原因となったカビとその耐熱性

果実飲料やスポーツドリンクなどpH 4.0未満の容器詰酸性飲料では，内容物を熱交換器などで90～98℃に加熱殺菌した後，缶や瓶で熱間充填される方法が行われてきた．ところが，最近このような加熱殺菌後にも生残する耐熱性カビによる変敗が多発するようになってきた．また果汁や缶・瓶詰などの果実加工品から始まった耐熱性カビの汚染事故は1990年代から茶系飲料，容器詰野菜加工品，ゼリーなどのデザート類，ベビーフード，乳製品，ゆでめん・スパゲティなどの小麦粉加工品，たれ類など各種の加熱加工食品にも拡大し，今日に至っている．このような原因となったカビとその検出食品，耐熱性を一括して表8.3に示す．表中のNeosartorya属，Talaromyces属の種名については同定上の問題がある．Neosartorya fischeriの同定は古い文献で見ると不正確な場合が多く，N. hiratsukae, N. pseudo-fischeriが報告された以前では，これらの菌がN. fischeriの学名で報告されていた可能性も否定できない．また，Talaromyces flavusは1990年になって，T. flavus var. macrosporus（変種）からT. macrosporus（種）に変更されたため，それ以前に報告されていたものがT. flavus, T. macrosporusのいずれの種を供試したのか明らかでない場合がある．これまでに用いられた耐熱性の菌株のほとんどがT. macrosporusではなかったかとの見解も示されている．

表8.4のようにByssochlamysの2種，Neosartorya, Talaromycesの一部の菌についての耐熱性は詳細なデータがあるが，同一種でも供試した菌株や試験方法による違いから結果のD値にバラツキを生じ，同一株の試験であっても供試する子嚢胞子の成熟度による差，子嚢胞子以外の耐熱性器官の共存などの影響が再現性のある測定を困難にしている．さらに，最近になって事故が顕在化したThermoascusなどについては，T. aurantiacusの子嚢胞子が90℃の加熱でも生残することが報告[45]されているとはいえ，まだ一部を除いて耐熱性の測定が十分とはいえな

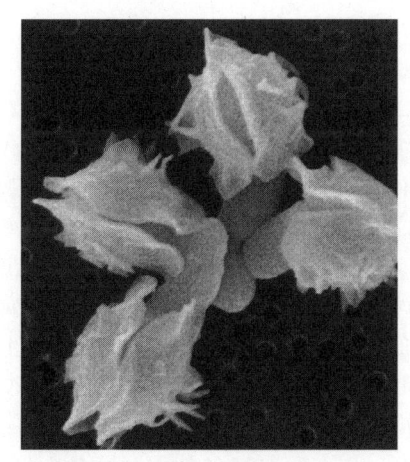

図 8.3 加熱処理によって発芽したNeosartorya pseudofischeri の子嚢胞子

表8.3 食品から検出された主要な耐熱性カビ

菌　名	検　出　食　品	耐熱性（D値など）	
		(℃)	(分)
Byssochlamys fulva	果実, 果実缶詰, 果汁, ピクルス, 飲料, フルーツゼリー, トマトペースト	表8.4 参照	
B. nivea	果実, 果実缶詰, リンゴ果汁, その他の果汁, 原乳, 発酵乳, クリームチーズ, フルーツゼリー, トマトペースト	表8.4 参照	
Eupenicillium brefeldianum	マーマレード, クリームチーズ, リンゴ果汁	80	25
E. lapidosum	ブルーベリー缶詰, 冷凍ブルーベリーケーキ	—	—
E. ochrosalmoneum	トウモロコシ	—	—
Geosmithia argillacea	レモンティー	—	—
Hamigera avellanea	冷凍ラズベリーパルプ, 飲料, カスタード, クリームチーズ, ジャム, 漬物	90	15
H. striata	ブルーベリー, 冷凍ラズベリーパルプ	90	15
Neosartorya aureola	パッションフルーツ果汁	85	10
N. fennelliae	缶入りウーロン茶, ブドウ濃縮果汁, ゼリー	85	25
N. fischeri	イチゴ, リンゴ, パパイヤなどの果実缶詰および果汁, ブドウゼリー, トマトペースト	表8.4 参照	
N. glabra	果実缶詰, ビスケット, レモンティー, イチゴ缶詰, 冷凍ラズベリーパルプ, ブドウ果汁, パッションフルーツ果汁	85	10〜21
N. hiratsukae	アロエ飲料, アロエパウチ詰, 和風だし瓶詰, 黄桃缶詰, 果実加工品, 茶飲料, 漬物	85	50(生残)
		90	10(生残)
N. primulina	ウーロン茶	82	約15
N. pseudofischeri	チェリーパイ, ブドウ飲料, リンゴ果汁, 乳製品, パウチ詰野菜加工品, ゼリー	95	20
N. quadricincta	マンゴーパルプ, 容器詰ゼリー, 飲料, アロエパウチ詰	85	80(生残)
		90	7〜8
N. spinosa	パッションフルーツ果汁, クリームチーズ, アナトー種子, 漬物	85	10〜96
Paecilomyces variotii	濃縮果汁, 清涼飲料, その他の加工食品	97	—(生残)
Penicillium oblatum / *P. sabulosum*	ベビーフード, レモンティー, 果汁, ゆでめん, ゆでスパゲティ	—	—
Talaromyces bacillisporus	リンゴ果汁, レモン果汁, ナタデココ	—	—
T. flavus / *T. macrosporus*	濃縮リンゴ果汁, 濃縮かんきつ果汁, その他の果汁, 加工食品	表8.4 参照	
T. spectabilis	果汁	—	—
T. trachyspermus	加工食品, 冷凍パイナップル果汁, リンゴ果汁, パインゼリー, 乳製品	85	45
Thermoascus aegyptiacus	ゼリー	—	—
T. crustaceus	果実飲料	—	—

い．特に子嚢胞子以外の器官（厚膜胞子，厚壁の分生子，厚壁化した菌糸，菌核など）が耐熱性を示すカビについての耐熱性試験では試験菌液の調製に技術的な難しさがあり，一方 *Penicillium oblatum*，*P. sabulosum* のように耐熱性の原因になる器官が未解明のものもあって，今後の課題となっている．

いずれにしても表8.3から伺われるように，かつて耐熱性カビといえば *Byssochlamys* の2種が代表的であったが，最近では *Neosartorya*，*Talaromyces* 属の種による事故が多発するようになってきた．このような動向は，1989年にスロバキアのJesenskáら[14]が事故原因となったカビを同定した表8.5からも明らかである．

なお，*Eurotium* spp.，*Xeromyces bisporus* などの好乾性菌は通常耐熱性菌として扱われていないが，変敗事故の原因菌として子嚢胞子の耐熱性が調べられている．*Eurotium* spp.の子嚢胞子についての耐熱性は，PittとChristian[46]がプルーンの抽出物にスクロースを加えてブリックス20°とした媒質の中で，50〜80℃，10分間加熱後，それぞれの生残率を測定している．その結果，70℃，10分での生残率は *E. amstelodami* で1〜3％，*E. chevalieri* で18〜25％，*E. repens* で3％を示した．最も強い耐熱性を示した *E. chevalieri* の場合，D値は $D_{80} = 3.3$

表 8.4　主要耐熱性子嚢菌類子嚢胞子の耐熱試験

菌　　名	温度, 時間, 加熱媒体などの条件		文　献
Byssochlamys fulva	85℃	60 min ブドウ果汁（Brix 5°），生残率＜0.001～50％	38)
	85	60 min ブドウ果汁（Brix 5°），生残率 8.4％； 75 min ブドウ果汁（Brix 5°），生残率 2.1％	33, 38)
	85	ブドウ果汁 pH 1.4（Brix 5°），生残率 0.21％； ブドウ果汁 pH 2.3（Brix 5°），生残率 4.7％； ブドウ果汁 pH 3 および 6（Brix 5°），生残率 36％； ブドウシロップ pH 3（Brix 50°），生残率 0.36％； ブドウシロップ pH 4～6（Brix 50°），生残率 84％	38)
	85	60 min クランベリー果汁（Brix 5°），生残率 1.3％	33, 38)
	85	75 min 40％ブドウ糖液，生残率 21％； 10％ブドウ糖液，生残率 2.3％	33, 38)
	85	120 min，酒石酸溶液，生残率 78％； リンゴ酸溶液，生残率 42％； 酢酸液，生残率 1.9％； コハク酸・乳酸・フマル酸各溶液，生残率＜1％； 水，生残率 14％	33, 38)
	85	50～86 min，レモンティー（pH 3.8），D 値として	39)
	86	14 min，ブドウ果汁，D 値として	38)
	87.7	10.32 min，ブドウ飲料，D 値として	38)
	87.8	4.8～11.3 min，ブドウ果汁，D 値として	38)
	90	13.4～15.5 min，レモンティー（pH 3.8），D 値として	39)
	90	3 min 生残，5 min 死滅，蒸留水	38)
	90	8.1 min，トマトジュース，D 値として	37)
	90.4	5 min，フルーツドリンク，10^4/mL 子嚢死滅； 10 min，パンチ，10^4/mL 子嚢死滅； 15 min，ブラックベリー・フルーツプリン，10^4/mL 子嚢死滅	38)
	92	27～37.5 min，蒸留水，D 値として	38)
	95	5 min，蒸留水，生残	38)
	95	1 min 生残，1.5 min 死滅，イチゴシロップ（Brix 34.8°）	38)
	95	6～8 min，濃縮ブドウ果汁，3×10^4/mL 子嚢死滅	38)
	95	0.3～0.7 min，レモンティー（pH 3.8），D 値として	39)
	101	リンゴ果汁，4.7％ショ糖生残，3.7％以下ショ糖死滅	38)
	120	25 min，乾熱条件，D 値として	38)
B. nivea	75	約 60 min，ブドウ果汁・シロップ，D 値として； 470 min，66％ショ糖入り果汁，D 値として	38)
	84	3 min 生残，5 min 死滅，蒸留水	38)
	85	1.3～4.5 min，pH 3.5 緩衝液，D 値として	26)
	87.5	10 min，イチゴ果汁，生残率 80％	38)
	88	8～9 s，リンゲル液，D 値として	28)
	88	60 min，ブドウ果汁，生残	38)
	88	45 min，30％ショ糖液，生残	38)
	90	1.5 min，トマトジュース，D 値として	36)
	99	ショ糖 4.7％リンゴ果汁生残，3.7％以下死滅	38)
Neosartorya fischeri	85	60 min，水，生残率 0.61％； クランベリー果汁，生残率 0.012％； リンゴ果汁，生残率 11％； トマトジュース，生残率 12％； ブドウ果汁，生残率 14％	33)
	85	13.2 min，リンゴ果汁，D 値として； 10.1 min，ブドウ果汁，D 値として； 10.4 min，pH 7.0 緩衝液，D 値として	27)
	85	35.3 min，pH 7.0 緩衝液，D 値として	40)
	87.8	1.4 min，リンゴ果汁，D 値として	41)

(表 8.4 つづき)

菌　　　名	温度，時間，加熱媒体などの条件		文　献
	88	4.2～16.2 min, 加熱果実加工品, D 値として	42)
	90	4.4～6.6 min, トマトジュース, D 値として	37)
	91	2 min 以下, 加熱果実加工品, D 値として	42)
Talaromyces flavus/ *macrosporus*	80	40 min, リンゴ果汁, 子嚢胞子死滅	43)
	85	39 min, pH 5.0 緩衝液, ブドウ糖 (Brix 16°)	44)
	85	20～26 min, pH 5.0 緩衝液, ブドウ糖	20)
	87.8	7.8 min, リンゴ果汁, D 値として	41)
	88	7.1～22.3 min, 加熱果実加工品	42)
	89.2	20 min, リンゴ果汁, 生残	41)
	90	3 min, リンゴ果汁, D 値として	
	90	2～8 min, pH 5.0 緩衝液, ブドウ糖	20)
	90	6.2 min, pH 5.0 緩衝液, ブドウ糖	44)
	90	2.7～4.1 min, ブドウ糖-各種有機酸液, D値として ; 2.5～11.1 min, ブドウ糖-各種酒酸液, 糖量 (Brix 0～60°) ; 5.2～7.1 min, ブドウ糖-酒石酸液, pH 3.6～6.6	30)
	91	2.1～11.7 min, 果実加工品	42)
	100	30 min, リンゴ果汁, 子嚢果生残	43)

表 8.5　1989年における缶詰果実・果汁カビ発生事故品からの分離菌[14]

菌　　名	分離株数	%
Neosartorya fischeri	33	49.2
Talaromyces flavus	14	20.9
Byssochlamys nivea	11	16.4
Penicillium sp.	2	2.9
Aspergillus niger	2	2.9
A. fumigatus	1	1.5
Cladosporium sp.	1	1.5
Paecilomyces variotii	1	1.5
無胞子菌糸体	2	2.9

分，Z 値は 12.8 ℃ と算定されている．また Splittstoesser ら[47]によると，ブドウジャム，ゼリーの変敗事故を起こした *E. herbariorum* の子嚢胞子は，ブリックス 5° のブドウ果汁中での耐熱性が D_{70} =2.5 分，ブリックス 65° の濃厚ブドウ果汁での耐熱性が D_{70} =5.2 分であった．坪内ら[48]はイチゴジャムの変敗原因になった *E. halophilicum* の子嚢胞子について，リン酸緩衝生理食塩液 (pH 7.4) を媒質にして耐熱性を TDT 試験管法で測定し，65 ℃，30 分間の加熱で生残率 4.5 %，70 ℃，10 分間の加熱で生残率 2.4 % となったことを報告した．さらに最近，Kocakaya Yildiz と Çoksoyler[49]は，無菌化包装されたアンズパルプから分離した *Eurotium chevalieri* について子嚢胞子の耐熱性を検証した．試験条件は媒質にアンズ果汁希釈液を用い，pH 3.5，スクロースを加えて溶質を 15 % としたものに子嚢胞子の懸濁液を接種し，試験した．子嚢胞子は予め 70 ℃，30 分間加熱処理して，活性化させておいたものを使用した．その結果，*E. chevalieri* のアンズ分離株の子嚢胞子は D_{75} =34.15 分，D_{80} =5.50 分，D_{83} =3.77 分，Z 値は 8.23 ℃ となった．これに対して，*Xeromyces bisporus* の子嚢胞子もほぼ同様の耐熱性を示している．MEA60S 培地，75 ℃，36 分間，80 ℃，9 分間，85 ℃，4 分間，90 ℃，2 分間の各条件で加熱後，生残した．D 値は $D_{82.2}$ =2.3 分，Z 値は 16.0 ℃ となっている[50]．

8.5.2　変敗の特徴

Byssochlamys による果汁，その他の果実加工品の変敗については海外における報告が多数ある[38]．わが国では，1997 年になって佐藤ら[18, 39]により，変敗したレモンティー缶詰から分離した *B. fulva* について耐熱性，加熱殺菌試験などが報告された．*Byssochlamys* は缶詰・瓶詰の果実や野菜の劣化の重要な原因になる．特にイチゴ，種々のベリー類などのような柔らかい果実，トマト，キュウリなどの野菜で軟化・腐敗が進行し，劣化が起こる．すなわち，*B. fulva* ではペクチントランスエリミナーゼ，ポリガラクツロナーゼ，ペクチンエステラーゼなどの生産が，*B. nivea* の場合はポリガラクツロナーゼ，ポリメチルガラクツロナーゼの生産が報告されてい

る[38]．*Neosartorya*, *Talaromyces* についてはまだ詳細な研究は見当たらないが，果実・野菜についての劣化は同じような過程で進行するものと思われる．

Byssochlamys による缶詰の変敗はほとんど膨張が起こらないのが特徴で，開缶して初めて缶内にカビが浮いていることに気付く場合が多い．この場合，*Byssochlamys* は通性嫌気性菌に近い挙動を示すが，それはこの菌が極めて低い酸素量，高い二酸化炭素（CO_2）下でも生育し得る特性を備えていることによる．カビは好気性微生物ということで，十分な酸素量がなければ生育しないと思われているが，文献上では100％窒素気流中で生育可能なカビもあり，事実Nielsenら[51]は，*N. fischeri* について酸素量が0.10％までは生育が認められることを報告している．*Byssochlamys fulva* では0.22％酸素濃度でも生育し得る[45]．*Byssochlamys nivea* も100％CO_2気流下ですら合成培地で生育が認められるという[52]．佐藤ら[18]はレモンティー缶詰のヘッドスペース酸素量が *B. fulva* の生育にどのように影響するかを調べている．その結果，酸素量を減少させた缶内（真空度約70 kPa，酸素量0.06 mL/缶）でも接種した *B. fulva* が37℃，1週間後には生育していることを認めている．同様に *Paecilomyces variotii* についても低酸素条件下での生育が認められ，*Eupenicillium brefeldianum*, *N. glabra*, *T. flavus* では少なくともCO_2置換率70％までの空気中で生育を示している．このようなことから，真空度を高めたり，酸素量を減少させても，あるいは窒素充填を併用しても耐熱性カビの生育を完全に阻止することは難しいと思われる．

以上のように，耐熱性カビの不活化はこれまで考えられていたほど容易なものではないことから，原材料はもちろん加熱殺菌以前を含めたトータルな注意深い微生物管理システムの確立が，加熱加工食品の変敗事故防止対策上重要ではないかと考える．

8.5.3 原材料における耐熱性カビの汚染

加熱工程における子嚢胞子の汚染量は原材料の品質によって基本的に決まることが多い．果汁の場合，原料果実の種類によって汚染の機会，量に差が見られる．しかし，その菌量は必ずしも多いものではない．*Byssochlamys fulva* の子嚢胞子が原料果実中に混入する量は0.1 cfu/gであったと報告されている[53]．Samsonら[29]はマーマレードの汚染事故で耐熱性カビの *Eupenicillium* が検出されたことに伴い，原材料として用いた冷凍ラズベリーパルプを調べた結果，原因菌の *Eupenicillium* を始め予期しなかった多数の耐熱性カビが分離されたことを報告している．また，試料を85℃，15分間加熱した後の検出総菌数は58 cfu/100 g，同じく90℃，15分間加熱後の検出菌数は12 cfu/100 gとなっている．この調査では，同じ果実パルプ試料から数種類の耐熱性カビが記録されているにもかかわらず，事故品から変敗菌として検出されたカビは *Eupenicillium* のみであった．恐らく原材料中には *Eupenicillium* の子嚢胞子量が他の菌よりも多かったことが，事故原因に結び付いたものと結論している．

同様に佐藤ら[18]は，*B. fulva* によって変敗したレモンティー缶詰の原料として用いられた紅茶葉5検体および市販紅茶葉11検体について耐熱性カビの検出試験を行っている．その結果，供試試料のほとんどから70℃，60分間の加熱処理によっても生残する耐熱性カビを検出し，総菌数は原料の葉で最高8 cfu/5 g，市販品で15 cfu/5 gになったという．これらの中には，*B. fulva* と考えられる菌も含まれ，その菌数は原料の葉では1 cfu/5 g以下，市販品では最高14 cfu/5 gのものがあったと報告している．

最近，耐熱性カビによる事故が顕在化してきた乳製品については，*B. nivea* および他の耐熱性カビの子嚢胞子が牧場から運ばれた生乳を汚染し，乳に通常適用している加熱殺菌では容易に生残してしまうという．Engel[54]によると，生乳中の *B. nivea* の菌数は1～100 cfu/L，殺菌後の菌数は若干減少したのみで，乳加工（均質化など）の影響もほとんど見られなかったという．*Byssochlamys nivea*, *Monascus ruber* などの子嚢菌類はサイレージ試料の23％に検出され，特に冬季にはサイレージを主な飼料として与えるため，生乳中へのこれらのカビの子嚢胞子の汚染菌数が増加傾向にあると報告している[55, 56]．

8.5.4 耐熱性カビによるマイコトキシン産生

加熱殺菌によって活性化された子嚢胞子は容易に発芽し，菌糸を出して容器内で数週間を経てコロニ

表 8.6　耐熱性カビの産生するマイコトキシン

菌　　名	マイコトキシン
Byssochlamys fulva	ビソクラミン酸（byssochlamic acid），ビソトキシンA（byssotoxin），パツリン（patulin）
B. nivea	ビソクラミン酸，マルフォルミン（malformins），パツリン
Neosartorya fischeri	フミトレモルジン（fumitremorgins），トリプトキバリン（tryptoquivaline），ベルクロゲン（verruculogen）
N. glabra	フミトレモルジン，トリプトキバリン
Eupenicillium brefeldianum	グリセオフルビン（griseofulvin）
E. lapidosum	パツリン
E. ochrosalmoneum	シトレオビリジン（citreoviridin）
Talaromyces flavus	ウォルトマニン（wortmannin）
T. macrosporus	デュークロキシン（duclauxin）
Paecilomyces variotii	パツリン，ビリジトキシン（viriditoxin）

ーになる．条件次第では表8.6に示すマイコトキシンや二次代謝産物などの産生も起こる．この中で特に重要なマイコトキシンと考えられるものは，パツリン，フミトレモルジン（fumitremorgins），ベルクロゲン（verruculogen）である．

ラットでの発癌性が注目されるパツリンは果実，果汁における自然汚染が記録されている．実際に北アメリカで発生したリンゴ果汁でのパツリン汚染は *Penicillium expansum* によるもので，*Byssochlamys* が原因の事例ではないが，イチゴ，ベリー類，ブドウ，リンゴなどの果汁を基質としての *B. fulva, B. nivea* によるパツリン産生が報告されている[38]．

果汁を80℃，10分または20分間加熱してもパツリンは分解されず，比較的安定である．Rolandら[57]は，*B. nivea* の生育，パツリン産生と関連して，リンゴ加工品の包装中のヘッドスペース酸素量と添加物の影響を報告している．

フミトレモルジン，ベルクロゲンは動物の中枢神経に作用し痙攣を引き起こす物質（tremorgen）として知られている．毒力はベルクロゲンが最強で，ブタ・ヒツジに対して5〜10 μg/kg（静脈内）で痙攣を引き起こす．フミトレモルジンは *Aspergillus fumigatus* のマイコトキシンとしてわが国で研究され，その後 *Neosartorya* の多くの菌株が産生することも報告された[58]．*Neosartorya* によって変敗した果実加工品中にはこれらのマイコトキシン自然汚染が発生することも予測されるとして，フミトレモルジン産生における温度，光，水分活性，添加物・有機酸の影響などが詳細に研究されている[59,60]．

マイコトキシンの詳細については第4章に記述してある．

文　　献

1) M. Olliver and G. Smith：*J. Bot. Lond.*, **71**, 196 (1933)
2) M. Olliver and T. Rendle：*J. Soc. Chem. Ind., Lond.*, **53**, 166 (1934)
3) K.B. Raper and C. Thom：A Manual of the Penicillia, p. 1, Williams and Wilkins, Baltimore (1949)
4) C.C. Williams *et al.*：*Food Res.*, **6**, 69 (1941)
5) R. Hull：*Ann. Appl. Biol.*, **26**, 800 (1939)
6) J. Kavanagh *et al.*：*Nature, Lond.*, **198**, 1322 (1968)
7) V. Tournas：*Crit. Rev. Microbiol.*, **20**, 243 (1994)
8) 宇田川俊一：食品と微生物，**8**, 121 (1991)
9) 宇田川俊一：*Mycotoxins*, **50**, 3 (2000)
10) 宇田川俊一，矢口貴志：ソフト・ドリンク技術資料，**135** (3), 75 (2001)
11) A.E.H. Shearer *et al.*：*J. Food Protect.*, **65**, 1271 (2002)
12) M. Lubieniecki-von Schelhorn and R. Heiss：Water Relations of Foods, R.B. Duckworth ed., p.339, Academic Press, London (1975)
13) A.D. Hocking *et al.*：Modern Methods in Food Mycology, R.A. Samson *et al.* eds., p. 359, Elsevier, Amsterdam (1992)
14) Z. Jesenská *et al.*：*J. Food Protect.*, **54**, 582 (1991)
15) L. Valik and E. Piecková：*Int. J. Food Microbiol.*, **63**, 11 (2001)
16) 矢口貴志：日菌報，**38**, 101 (1997)
17) D.F. Splittstoesser *et al.*：*Appl. Microbiol.*, **20**, 393 (1970)
18) 佐藤裕子他：缶詰時報，**76**, 1032 (1997)
19) J.I. Pitt and A.D. Hocking：Fungi and Food Spoilage, 2nd Ed., p.1, Blackie Academic & Professional, London (1997). Rep. Aspen Publ., Gaithersburg, Maryland (1999)
20) A.D. King and W.V. Halbrook：*J. Food Sci.*, **52**, 1252

(1987)
21) A.D. Hocking and J.I. Pitt：*CSIRO Food Q.*, **44**, 73 (1984)
22) D.C. Enigl *et al.*：*J. Food Protect.*, **56**, 1039 (1993)
23) 芝崎　勲：改訂新版 新・食品殺菌工学，p.1，光琳 (1998)
24) R.P.M. Scholte *et al.*：Introduction to Food-and Airborne Fungi, 6th Ed., R.A. Samson *et al.* eds., p.339, Centraalbureau voor Schimmelcultures, Utrecht (2000)
25) W.J. Kooiman and J.M. Geers：*J. Appl. Bacteriol.*, **38**, 185 (1975)
26) M.L.A. Casella *et al.*：*Lebensw. Wiss. u. Technol.*, **23**, 404 (1990)
27) D.E. Conner and L.R. Beuchat：*Food Microbiol.*, **4**, 229 (1987)
28) G. Engel and M. Teuber：*Int. J. Food Microbiol.*, **12**, 225 (1991)
29) R.A. Samson *et al.*：Modern Methods in Food Mycology, R.A. Samson *et al.* eds., p.155, Elsevier, Amsterdam (1992)
30) A.D. King and L.C. Whitehand：*J. Food Sci.*, **55**, 830 (1990)
31) D.E. Conner *et al.*：*Trans. Br. Mycol. Soc.*, **89**, 539 (1987)
32) L.R. Beuchat and G.D. Kuhn：*J. Food Protect.*, **60**, 1577 (1997)
33) D.F. Splittstoesser and C.M. Splittstoesser：*J. Food Sci.*, **42**, 685 (1977)
34) E. Rajashekhara *et al.*：*J. Food Protect.*, **61**, 1358 (1998)
35) L.R. Beuchat：*Trans. Br. Mycol. Soc.*, **90**, 359 (1988)
36) D.F. Splittstoesser and J.J. Churey：*J. Food Sci.*, **56**, 876 (1991)
37) P. Kotzekidou：*J. Food Sci.*, **62**, 410 (1997)
38) L.R. Beuchat and S.L. Rice：*Adv. Food Res.*, **25**, 237 (1979)
39) 佐藤裕子他：缶詰時報，**76**, 246 (1997)
40) E. Rajashekhara *et al.*：*J. Appl. Bacteriol.*, **81**, 337 (1996)
41) V.N. Scott and D.T. Bernard：*J. Food Protect.*, **50**, 18 (1987)
42) L.R. Beuchat：*J. Food Sci.*, **51**, 1506 (1986)
43) J.E. van der Spuy *et al.*：*Phytophylactica*, **7**, 105 (1975)
44) A.D. King：*Int. J. Food Microbiol.*, **35**, 147 (1997)
45) A.D. King *et al.*：*Appl. Microbiol.*, **18**, 166 (1969)
46) J.I. Pitt and J.H.B. Christian：*Appl. Microbiol.*, **20**, 682 (1970)
47) D.F. Splittstoesser *et al.*：*J. Food Sci.*, **54**, 683 (1989)
48) 坪内春夫他：日食微誌，**16**, 231 (1999)
49) A. Kocakaya Yildiz and N. Çoksoyler：*Nahrung/Food*, **46**, 28 (2002)
50) H. Dallyn and J.R. Everton：*J. Food Technol.*, **4**, 399 (1969)
51) P.V. Nielsen *et al.*：*J. Food Sci.*, **54**, 679 (1989)
52) A.R. Yates *et al.*：*Can. J. Microbiol.*, **13**, 1120 (1967)
53) D.F. Splittstoesser *et al.*：*Appl. Microbiol.*, **21**, 335 (1971)
54) G. Engel：*Milchwissenschaft*, **46**, 442 (1991)
55) H.-J. Frevel *et al.*：*Milchwissenschaft*, **40**, 129 (1985)
56) G. Engel：*Deut. Milchwirtschaft*, **21**, 644 (1991)
57) J.O. Roland *et al.*：*J. Food Protect.*, **47**, 685 (1984)
58) 堀江義一，山崎幹夫：日菌報，**22**, 113 (1981)
59) P.V. Nielsen *et al.*：*Appl. Environ. Microbiol.*, **54**, 1504 (1988)
60) P.V. Nielsen *et al.*：*J. Appl. Bacteriol.*, **66**, 197 (1989)

第9章　食品におけるカビの制御

9.1　保存食品の歴史

　人類が安定した生活を求めて農耕を始め，家畜を飼うようになってから，食文明は急速に開けてきた．紀元前4000年ごろの古代遺跡からすでに穀物を加工した記録が発見されているという．人々は食べにくく傷みやすい生の食材を調理加工して食べやすくすると同時に，貴重な食物を少しでも長く利用できるように努め，燻製，乾燥・脱水，塩蔵などの今日でも用いられている保存法を次々と編み出して，それぞれの地域で伝統食品といわれる独自の食文化を築き上げてきた．食品を腐敗させたり，ときには食中毒の原因にも関わるものが微生物であることを知らないまでも，微生物の力を借りて発酵食品を創り出す英知も発揮した．

　紀元前3000年代にはブドウ栽培とワイン造りが広まり，ワインはムギから造ったビールとともに人々の生活に潤いをもたらした．発酵の技術はパン造りにも導入され，日常生活の上で微生物の利用はすっかり定着した．極めて腐敗しやすい食肉ですら長期間塩水に漬けて発酵させ，ハムに加工すれば常温で流通できるようになる（図9.1）．乳文明の地域では，チーズ，ヨーグルト，乳飲料のような発酵食品が生まれ，また稲作文化圏では米麹を用いて酒や酢，ダイズや魚を原料にして醤油，味噌，魚醤，かつお節などの調味料を製造し，また野菜は乳酸発酵を利用して漬物に加工した．このような調味料にしてもそれより遅れて広まった砂糖とともに，ただ単に味付けだけに止まらず，多くの食材に用いて保存の目的を付加しながら加工食品の製造に使われた．

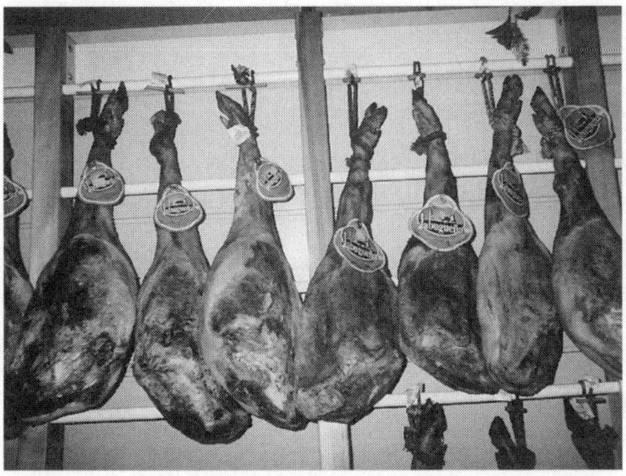

　地中海，アラビア，インド，中国のような大文明圏では早くから香辛料が開発されていたが，13世紀には大都市において香辛料交易が盛んになり，やがて15世紀末に大航海時代を迎えて，特に防腐保存力の強い熱帯産香辛料が人々から求められ，東西交易の中心になった．食品の腐敗原因のおよそ90％以上は微生物によるといわれている．火の利用，塩の利用，発酵から始まった食品の伝統的な保存技術は，今日でも微生物制御のための殺菌，静菌（表9.1）の基本になっている．

図9.1　食肉も加工すれば保存性が高くなる

表9.1　食品における微生物の制御方法

方　法	種　　類
加熱殺菌	低温殺菌 高温殺菌 高周波，マイクロ波 赤外線，遠赤外線
常温殺菌	紫外線殺菌 放射線殺菌 ガス殺菌 オゾン殺菌 加圧殺菌 殺菌剤，抗菌剤
静　菌	温度（低温，氷温，冷凍） 乾燥（水分活性の調節） pHの調節 保存料 環境ガスの調節（真空包装，ガス置換包装，酸素吸収剤）
除　菌	無菌充填，無菌ろ過 洗浄

食品を加工する上で見落とせない文化に調理器具，容器包装の歴史がある．わが国で伝統的に用いられてきた植物の葉，経木（きょうぎ），竹筒，竹の皮などは現代から見れば，保存性を高める効果も備えているものの好例といえよう．第8章でも触れたように近代の食品包装は，瓶詰と缶詰の発明から始まったといわれる．しかしながら，20世紀前半までは缶，瓶，紙・木製容器などが食品包装材料の主流であった．わが国で今日のようにプラスチックを素材とした容器包装が主流になったのは1970年代からで，微生物制御の上からはガスバリアー性フィルムの生産技術とフィルムを使うための食品包装機械装置を含めたシステムの開発が前提になっていた．ガスバリアー性フィルムとしては，塩化ビニリデンコートフィルムが最も生産量が多く，その他に二軸延伸フィルム，共押出し多層フィルム，透明蒸着フィルム，アルミ箔，アルミ蒸着フィルムなどが用いられている．新たにレトルト食品が出現して，1977年（昭和52年）には缶詰，瓶詰以外の容器包装詰加圧加熱殺菌食品（レトルト食品）についての規格基準が環食第52号として厚生省（当時）により定められた．現在では，食品工業分野でもバイオクリーンルーム，洗浄・殺菌装置と食品の加工機械，包装機械が一体化された無菌化包装システムが普及し，高度な微生物制御のもとに衛生的に製造されている食品も少なくない．

食品微生物の側から見た制御の対象は食中毒細菌を含む食品汚染細菌が主体で，それらの全般については『食品微生物Ⅱ制御編　食品の保全と微生物』[1]および『食品の殺菌』[2]などに詳しく示されている．また，滅菌（殺菌，除菌）技術[3]や微生物が常在する外界と食品とを遮断する包装に関する技術には細菌・真菌（カビ・酵母）の区別はない．しかし，微生物の増殖に不適当な状態に食品を保持する静菌については，細菌と真菌の増殖に対する特性の違いから必ずしも同じ方法または条件が有効とはいえない場合がある．さらに最近の食品保存技術に対して消費者の期待するところは，食中毒菌の汚染がないことは当然として，① 強い加熱や過度の加熱，凍結障害など激しい加工工程でないこと，② 人工的な食品添加物をできるだけ使用しないこと，③ 自然の保存系を利用すること，④ 食塩，脂肪，砂糖の量を控えることなどが挙げられる．低温保管，水分活性の低下による制御，加熱殺菌などによる食品中のカビの生育抑制については第5～8章で取り扱ったので，本章ではこれらの手段を除き，消費者の志向にそったカビ・酵母の静菌を中心に効果的と思われる制御法を以下に取り上げた．

9.2　化学的制御

薬剤添加によるカビの制御法についてはまず食品添加物としての保存料，防かび剤の使用が挙げられる．安息香酸，安息香酸ナトリウム，ソルビン酸，ソルビン酸カリウム，デヒドロ酢酸ナトリウム，パラオキシ安息香酸エステル類，プロピオン酸，プロピオン酸カルシウム，プロピオン酸ナトリウム，ジフェニル，オルトフェニルフェノール，オルトフェニルフェノールナトリウム，チアベンダゾール，イマザリルなどの添加物は対象食品，使用量，使用制限が規定された上で食品への使用が許可されている．これらの保存料，防かび剤の抗カビ活性については抗菌スペクトラムをはじめ多くの情報があるので，改めて記述するまでもないと思う[4]．

一般に食品に用いられる保存料あるいは抗菌活性物質についての活性メカニズムは，① 細胞壁または細胞膜の破壊，② 細胞中の種々の酵素の阻害，③ 原形質中の遺伝子構造の破壊などのいずれかによる[5]．このような抗菌活性を示す薬剤を加工食品に使用する際に注意すべき事項を示すと次のようになる．① 対象食品のミクロフローラ：菌数，タイプ，抗菌性物質に関する抵抗性菌の存在と抵抗性を発揮する条件，共存微生物との相互関係，② 食品の物性：pH，水分活性（A_W），酸化還元電位，食品自体に含まれている抗菌性成分，不活化を起こすような反応化合物，食品中の脂質の内容と分布，③ 加工条件：加熱，脱水，ろ過，他の抗菌活性に影響する成分（食塩，糖類，香辛料，酸，くん煙など），④ 保管条件：温度，相対湿度，気相，包装タイプ，保管期間．

実験室で得られた抗菌スペクトラムは供試した菌種・菌株，試験方法などによって区々になる場合も多く，また実際の食品上における効果とのギャップもあり，しかも保存料ですら耐性菌が報告[6]されて

いるのであるから，保存料よりもさらに活性の弱い抗菌性化学物質を使用すると，耐性菌の出現率は一層増加する．一つの手段で汚染が予測される微生物のすべてを制御するほど強力な薬剤はないので，実用化に当たっては，他の薬剤や制御法との併用でより少ない薬量で幅広く，大きな効果が得られるように工夫する必要がある．

9.2.1 アルコール

アルコール（エチルアルコール，エタノール）は強い殺菌力があり，幅広い殺菌スペクトルと人体に対する毒性，皮膚刺激性が少ないことから，医療分野では消毒薬として，特に手指・皮膚や医療用具の消毒を目的に使用されている．さらに特徴としては，発酵生産物のため安全性が高い，耐性菌ができにくい，殺菌スピードが速い，無色透明で蒸発しやすいので薬剤の残留がない，有機物との結合力が弱く有機物による妨害が少ない，溶解作用が強く洗浄力があるなどの点も挙げられる．一方，殺菌力に持続性がない，濃度が低くなると殺菌速度が著しく遅くなる，可燃性が強い，細菌の芽胞などに対しては静菌的であり殺菌作用はないなどが欠点とされている．消毒用アルコール（76.9～81.4％ v/v）として実用化されているが，一般細菌については約30％以上で栄養細胞に対して殺菌作用を示し，60～90％の濃度でほとんど殺菌力の差はない．ウイルスなどについては，90％の濃度が最も強い作用を示す．カビに関しても，90％のアルコールが70，80％の濃度より殺菌力が強く，パンとチーズの製造における汚染カビを対象にした殺菌剤の効果についての比較では Monascus ruber, Eurotium repens などの子嚢胞子が分生子や栄養細胞よりも70％アルコールに対する抵抗性があることが報告されている[7]．静菌作用は表9.2，表9.3に示すように1～8％の濃度で現れるが，細菌と酵母の一部では培養日数を長くとれば8％でも生育が認められる[8]．ラットに対する急性毒性は経口投与で$LD_{50}=14$ g/kg，ヒト推定致死量（経口）は成人で5～8 g/kg，小児で約3 g/kg，100％エタノールとして成人で250 mL，小児で6～30 mLを30分以内に摂取すると危険とされている．

アルコールが天然系抗菌剤として積極的に種々の食品に添加されるようになったのは1970年代からで，現在推定50 000～52 000 kLが製剤などの加工原料用として使用されている．液体のアルコール製剤（重量濃度60％以上の危険物扱いと低濃度の非危険物扱いがある）のほか，食品の保存性向上のために二酸化ケイ素（シリカゲル），パルプ，シクロデキストリン，デンプンなどの吸着体にアルコールを含浸させた徐放型製剤がある．徐放型はサチェット（小袋）として包装容器中に封入するもので，包装後アルコール蒸気が放出され，微生物の生育を阻害する．脱酸素剤と比較してバリアー性の低い包材にも利用でき，食品の水分活性を維持できるので乾燥化や形状変化を起こしにくい利点があるが，酸化防止効果

表9.2 微生物に対するアルコールの作用機構[8]

アルコール濃度	主な作用機構	死滅時間	溶液内のアルコール構造
1～8％	細胞膜内外のプロトン勾配の撹乱，トランスポート系酵素阻害，ATP，RNAの合成阻害	静菌作用	アルコールが多量の水分子に包まれた水和構造が多い．
8～20％	細胞膜が傷つき菌体内タンパク質，核酸，アミノ酸，リン，カリウム，マグネシウムなどが菌体外に漏出，トランスポート系酵素阻害などで菌が死滅	30分～48時間	アルコールの水和構造物が少しずつ減少する．
20～40％	カタラーゼが失活し，過酸化水素が生成し，菌体内構造物が酸化変性し，死滅する．細胞膜が傷つき，菌体内タンパク質，RNAなどが漏出する．	10～30分	アルコールと水の比が1：1の付加物が多くなる．
40～80％	細胞膜，タンパク質構造などが急速に変性，破壊する．	5分以内	アルコールと水の比が1：1の付加物が大部分となる．
80～99％	細胞膜，タンパク質構造などの変性，破壊が40～80％よりも少し遅くなる．	10～30分*	アルコールの疎水基同士が緩やかに引き合った構造が増える．

* 0℃以下になると急速に殺菌力が落ちる．

表9.3 低濃度アルコールによる微生物の生育抑制

	微 生 物	アルコール濃度 (%)		
		4	8	12
細菌	Bacillus megaterium	+	−	−
	B. subtilis	+	−	−
	Corynebacterium ammoniagenes	+	−	−
	Enterobacter aerogenes	+	−	−
	Enterococcus faecalis	+	+	+
	Escherichia coli	+	−	−
	Lactobacillus plantarum	+	+	−
	L. sake	+	+	+
	Micrococcus luteus	+	−	−
	Pseudomonas fluorescens	+	−	−
	Salmonella typhimurium	+	−	−
	Serratia marcescens	+	−	−
	Staphylococcus aureus	+	+	−
酵母	Candida albicans	+	−	−
	C. tropicalis	+	−	−
	C. utilis (= Pichia jadinii)	+	−	−
	Pichia membranifaciens	+	−	−
	Saccharomyces cerevisiae	+	+	−
	Saccharomycopsis fibuligera	+	−	−
	Schizosaccharomyces pombe	+	+	−
	Zygosaccharomyces rouxii	+	+	−
カビ	Aspergillus awamorii	+	−	−
	A. niger	+	−	−
	A. usamii	−	−	−
	Aureobasidium pullulans	−	−	−
	Mucor plumbeus	±	−	−
	Paecilomyces variotii	+	−	−
	Penicillium chrysogenum	−	−	−
	Rhizopus oryzae	+	−	−
	Trichoderma viride	−	−	−

培養条件：30℃，30日．＋：生育，±：やや生育，−：生育しない．（山下[8]を改変）

はない．直接食品に添加する場合はできるだけ少量のアルコールで微生物制御の目的を達成することが望ましく，そのために食品中の食塩，糖との相乗効果，すなわち水分活性の低下，有機酸の添加によるpHの低下などにより表9.4に示すような抗菌力の増強が図られている[8]．

アルコールを利用した微生物制御には，アルコールおよびそれに有機酸やグリシン，グリセリン脂肪酸エステル，リゾチーム，ポリリシン，プロタミンなどを配合した製剤があり，殺菌・除菌の目的に高濃度で使用する場合と，静菌作用を目的として食品自体に添加する場合とがある[9]．後者では，徐放型とともに食品に対してアルコールを直接利用する方法として練り込み，調味液・浸漬液に添加，食品表面への噴霧などの用途がある．表9.5に示すように，食塩や糖類を比較的高濃度に含む食品に対してはアルコール濃度2～3％の使用で効果的に微生物の生育を制御することができる．一般に培地を用いた生育阻害試験では，カビ・酵母に対して4～8％，グラム陰性細菌に対して9％以下，グラム陽性細菌に対して8～11％という濃度で効果が認められているが，実際の食品ではより低い濃度で保存効果があげられる．これは，上記のように食品中に食塩，砂糖などの水分活性を下げる成分，乳酸や酢酸のようにpHを低下させる作用を示す成分が含まれていることによる．醤油，味噌，ソース，たれ類，漬物などでは白カビといわれる産膜酵母（主体は *Zygosaccharomyces rouxii* と *Pichia*, *Debaryomyces*, *Candida* などの耐塩性酵母）が増殖して包装容器の膨張，香味の喪失，酢酸エチル臭の発生などが起こりやすいため，その防止を目的としてアルコールが使用されている．減塩製品では高濃度のアルコール使用がアルコール臭の原因になるため，添加量は2～3％に止めて，加熱処理や低温管理などを併用する必要がある．カビの制御を主目的とする菓子類では，あん，ジャム，マーマレード，スポンジケーキなど加工時での直接的な利用とともに，徐放型製剤の封入が多く行われている．甘納豆，カステラ，まんじゅうなどを対象にした徐放型アルコール製剤の保存性向上試験では，無処理の対照品が5～7日間でカビの発生が認められたのに対して，アルコール製剤を使用したものは14日目以上でカビの発生が起こり，保存効果が示されている．

菓子類を対象にしたアルコールによるカビの制御は確かに有効であるが，最近アルコール耐性菌が出現して，これらによるカビ発生事故が相次いで発表され問題になっている．1997年，坪内ら[10]はアルコール1.7％を含むブランデーケーキに発生したカビ，*Moniliella suaveolens* var. *nigra*（第7章参照）について，その形態と強いアルコール耐性を報告した．検体はラミネート包装され，糖度37.8％，A_W 0.95，製造後9日間を経過したものであった．表9.6に示すように，このカビは培地にアルコールを0.5～5％添加したものが，無添加の場合よりもよく生育し，糖を発酵する結果アルコールを産生し，10％アルコール添加培地では4日間培養後のアルコール

表 9.4 4%アルコールによる微生物の生育抑制に及ぼす他の因子の影響

	微 生 物	pH		食塩 (%)		糖 (%)	
細菌	*Bacillus megaterium*	5	−	5	−	15	−
	B. subtilis	5	＋	5	−	30	−
	Corynebacterium ammoniagenes	5	−	5	＋	15	−
	Enterobacter aerogenes	4	−	5	−	15	＋
	Enterococcus faecalis	5	−	5	−	15	−
	Escherichia coli	5	＋	5	−	15	−
	Lactobacillus plantarum	5	−	5	−	20	−
	L. sake	4	−	5	−	30	＋
	Micrococcus luteus	4	＋	10	−	15	＋
	Pseudomonas fluorescens	5	−	5	−	15	−
	Salmonella typhimurium	5	＋	5	＋	15	＋
	Serratia marcescens	4	−	5	−	15	−
	Staphylococcus aureus	5	＋	10	−	15	−
酵母	*Candida albicans*	3	＋	5	−	40	−
	C. tropicalis	3	−	5	＋	40	＋
	C. utilis (＝*Pichia jadinii*)	3	＋	5	＋	30	＋
	Pichia membranifaciens	3	＋	10	＋	40	＋
	Saccharomyces cerevisiae	3	−	5	＋	40	＋
	Saccharomycopsis fibuligera	3	−	10	＋	30	＋
	Schizosaccharomyces pombe	3	＋	5	＋	40	＋
	Zygosaccharomyces rouxii	3	＋	10	＋	40	＋
カビ	*Aspergillus awamorii*	3	−	10	−	40	−
	A. niger	3	−	10	−	40	−
	A. usamii	3	−	5	−	40	−
	Aureobasidium pullulans	3	−	5	−	30	−
	Mucor plumbeus	3	−	5	−	40	−
	Paecilomyces variotii	3	±	5	−	40	−
	Penicillium chrysogenum	3	−	5	−	40	−
	Rhizopus oryzae	3	−	5	−	30	−
	Trichoderma viride	3	−	5	−	40	−

培養条件：30℃, 30日．＋：生育，±：やや生育，−：生育しない．（山下[8]を改変）

表 9.5 食品の保存性向上を目的としたアルコールの利用[9]

食 品	主な制御対象	アルコール添加量 (%) など
醤 油	酵母	2〜3 （普通品, 食塩 13〜19%）
		4 以上 （減塩, 食塩濃度 8〜9%）
味 噌	酵母	2 （辛口, 食塩濃度 11〜13%）
		3 （甘口, 食塩濃度 9〜10%）
		3 以上 （減塩, 食塩濃度 5〜7%）
ソース類	酵母	1.5 （酸度 0.6〜0.8%, 食塩濃度 5%）
たれ類	酵母	0.5〜2
食肉加工品	細菌, 酵母	2〜3, 浸漬および噴霧
菓子類	カビ, 酵母	2 （原材料には 3 以上）および徐放型製剤
めん類	細菌, 酵母	2
魚介類塩辛	細菌, 酵母	2〜5 （食塩濃度 10%）
		2 （食塩濃度 15〜20%）

量は15.6%にも達した．さらに2002年には，坪内と加藤[11]が苦情品として持ち込まれたミニドーナツから別種のアルコール耐性菌，*Trichosporonoides nigrescens*（第7章参照）を同定し，その特性を報告している．このときの検体は製造後60日を経過したとはいえ，徐放型のアルコール製剤が封入

表 9.6 アルコール添加YES液体培地における *Moniliella suaveolens* var. *nigra* の生育[10]

アルコール (%)	25℃培養における菌体重量（g）		
	6日目	14日目	21日目
0	1.34	1.88	2.48
0.5	1.52	2.96	2.78
1.0	1.72	2.89	2.57
2.0	1.76	2.82	3.02
5.0	0.12	2.77	2.52
7.0	±*	+*	2.50
10.0	—*	+	1.53
13.0	—	—	—

* ±：わずかな生育，+：生育，—：生育しない．

表 9.8 麦芽エキス（1%）添加YES液体培地における食パン汚染オレンジ色斑点形成カビの生育[13]

アルコール (%)	25℃培養における菌体重量（g）		
	7日目	14日目	21日目
0	1.21	1.79	3.02
0.5	1.48	3.23	3.13
1.0	1.75	3.42	3.08
2.0	1.80	3.56	3.62
5.0	0.16	2.39	2.89
7.0	—*	—	1.65
10.0	—	—	0.67

* —：生育しない．

され，賞味期限以内であった．検体は糖度37.2%，A_W 0.81，アルコール濃度0.66%で，水分活性は低く，保存性は良いものと思われた．このカビは好乾性として知られ，表9.7に示すようにアルコール濃度6.8%でもわずかながら生育していた．

ヒトの生活空間にはアルコール耐性のカビが少なからず常在している[12]．70%アルコールを常温下で6〜7分間接触させても，アルコール耐性のカビ胞子はほとんど死滅しない．したがって，アルコール系殺菌剤を食品工場内の施設で消毒に常用していると，やがて耐性菌の集積ができる可能性が予測される．事実，内藤ら[13]は製パン工場の調査からこのような事例を報告している．製パン工場ではロープ菌（*Bacillus*属）による変敗については微生物制御の実が挙がって事故が見られなくなった反面，二次汚染と考えられるオレンジ色のコロニーを形成するカビが食パン，蒸し菓子などに多発しているという．このカビは焼成直後の食パンからは検出されず，冷却後のスライス工程，包装製品から検出され，また調査した工場内の全工程の空中から浮遊菌として分離されているので，明らかに二次汚染菌である．1%麦芽エキス加YES液体培地，25℃培養でアルコール耐性を調べた結果，表9.8のようにアルコール濃度0.5〜2%添加時の生育が対照のアルコール無添加培地よりも優れていた．10%アルコール添加でも21日後にはわずかな生育が見られ，培地中のアルコール濃度も5日目には糖を資化して14.3%に達している（図9.2）．形態上，このカビは坪内らの *Moniliella suaveolens* var. *nigra* とはコロニーの色が異なり，類似菌ではあるが再同定を行う必要があると考えられる（第7章参照）．

以上のように食品製造施設，製品に種々のアルコール耐性カビが出現し始めたこと，また一般に菓子類からは好乾性で低水分活性の環境にむしろよく生育するカビの汚染が多いので，アルコールの抗菌性試験では，アルコール耐性菌とともに好乾性菌の制御を対象にした添加量と安全な賞味期限設定の検討が必要に迫られている．

表 9.7 アルコール添加YEG*液体培地における *Trichosporonoides nigrescens* の生育[11]

アルコール (%)	25℃培養における菌体重量とアルコール残量					
	菌体重量（g）			アルコール残量（%）		
	7日目	14日目	21日目	7日目	14日目	21日目
0	0.23	1.10	1.78	1.1	1.1	0.0
4.5	0.03	0.45	1.35	3.6	5.4	3.0
5.0	0.02	0.17	0.42	4.3	4.4	5.6
6.4	<0.01	0.03	0.17	5.3	4.3	4.3
6.8	—**	<0.01	0.01	5.8	4.7	3.9

* YEG：YES培地のスクロースを同量のグルコースに変えたもの．
** —：生育しない．

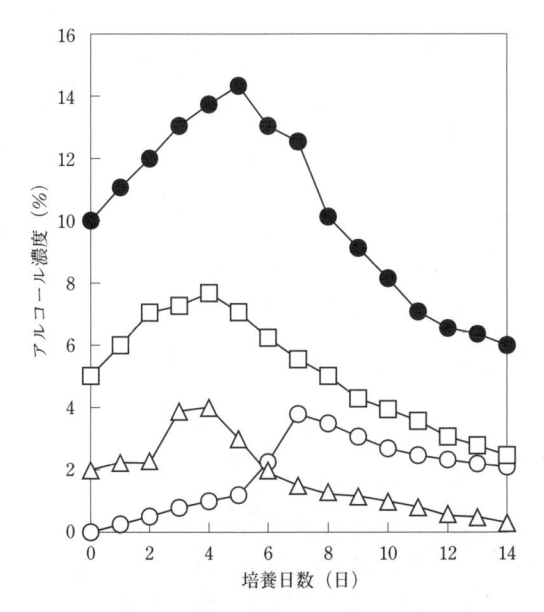

図 9.2 食パン汚染オレンジ色斑点形成カビの培養液中のアルコール濃度変化[13]
添加アルコール％：0（○），2（△），5（□），10（●）．
培養温度：25℃．

表 9.9 食品に発生するカビの最適生育pH，生育pH範囲[14]

菌　　種	最適生育pH	生育pH範囲
Alternaria alternata	4.0～5.4	2.7～8.0
Aspergillus flavus	5.5～8.4	—
A. fumigatus	3.7～7.8	—
A. niger	4.4～7.5	—
Botrytis cinerea	3.0～5.0	2.0～8.0
Emericella nidulans	6.0～7.0	2.0～12.0
Epicoccum nigrum	5.0～6.0	2.0～10.0
Fusarium graminearum	6.7～7.2	5.0～8.0
F. solani	7.8	—
Geotrichum sp.	3.0	—
Neurospora crassa	4.3～6.5	—
Penicillium digitatum	3.0～6.0	—
P. expansum	4.4～7.5	—
P. italicum	2.9～6.5	2.0～7.9
Phoma herbarum	4.5～7.5	3.0～8.0
Scopulariopsis brevicaulis	7.0～8.0	—
Stachybotrys chartarum	—	3.6～7.7
Trichoderma harzianum	3.7～4.7	—
T. viride	4.5～5.5	1.5～9.0
Wallemia sebi	6.0～7.0	5.5～7.5

9.2.2 酢　　酸

微生物の生育増殖は環境の水素イオン濃度（pH）によって大きく影響され，それぞれの微生物に生育可能なpHの範囲と生育に最適なpHがある（第1章参照）．酢酸菌，乳酸菌，酪酸菌のような耐酸性の細菌もあるが，多くの細菌はpH 6.8～7.0の範囲に最適生育pHを持っているのに対して，食品に発生するカビの多くはやや酸性領域に最適生育pHがあり（表9.9），また酵母類の最適生育pHも4.5～6.5の範囲が多い．食品のpHと変敗原因となる微生物との関係を見ると，表9.10に示したようにpHの低い食品ほど乳酸菌やカビ・酵母の関与による変敗が多い．

食酢には，わが国で伝統的に造られてきた米酢のほか，穀物酢として麦芽酢，ブドウ酢，リンゴ酢，その他の果実酢などがあり，塩に次いで古くから利用されてきた調味料といわれる．英語のビネガー（vinegar）の語源はフランス語のvinaigreに由来し，vinはワイン，aigreは酸っぱいを意味している．つまり，酸っぱくなったワインから来ている．日本では江戸時代になって酢が量産されるようになり，現在の形に近い寿司も誕生した．さらに最近になって，洋酢，穀物酢と果実酢以外の醸造酢，化学的に合成した酢酸を原料にした合成酢，酢を副原料としたソース，マヨネーズ，ドレッシングなどの調味料が加わって，表9.11に見るような各種の食酢を利用した多様な加工食品が生まれている[16]．酢に防腐効果があることは早くから知られていたが，外国ではパンに発生するカビの防止研究から発展し，表9.12に示すような酸度10％の高酸度酢のカビ・酵母に対する抗菌性が培養試験結果として報告されている[16]．

食酢の防腐力はその主成分である酢酸に強い抗菌活性があるためで，酢酸（解離定数pK_a=4.75）は水に非常に溶けやすく，ラットに対する急性毒性は経口投与でLD_{50}=3.53 g/kg，1日摂取許容量（ADI）は制限しないとしている．また，使用基準は定められていない．酢酸は酸型保存料と同じく，低pHほど酢酸の非解離型分子が多くなり，非解離型分子のみが細胞膜から侵入してより強い抗菌性を示す．乳酸，クエン酸，酒石酸などの有機酸は腐敗細菌には効果的であるが，カビ・酵母にはほとんど抗菌作用を示さない[17]．その点，酢酸は酸自体が強い抗菌力を有するため，pH 5.5のようなかなり高いpHから生育阻止が始まる（表9.13）．多くの食中毒細菌，カビに対して酸度0.1％，マイコトキシン産

表 9.10 食品のpH値と変敗原因との関係

pHによる区分	食品	pH範囲	その他の因子	変敗原因
pH 6.5〜5.3	牛肉	5.4	乳酸で酸性化	細菌, 酵母
	ベーコン, 食肉加工品	6.2〜5.6	食塩4%	細菌, 酵母
	マヨネーズによるマリネ	6.8		細菌, 酵母, カビ
	ようかん	6.5〜6.0	砂糖, 水あめ	カビ
	生めん, ゆでめん類	5.5〜5.0	有機酸（pH調整）	細菌, 酵母, カビ
pH 5.3〜4.5	野菜漬物	5.1〜3.9	弱い有機酸	細菌, 酵母
	ピクルス	7.0〜4.5	酢酸	細菌, 酵母
	カッテージチーズ	4.5		カビ
pH 4.5〜3.7	ピクルス	4.0	酢酸	細菌, カビ
	マヨネーズ, ケチャップ	4.1〜3.0		酵母, カビ, 乳酸菌
	果汁	4.5		細菌, 酵母, カビ
	果実	4.5		乳酸菌, カビ
	乾燥果実	4.5	A_W 0.90, 亜硫酸塩	カビ, 酵母, 乳酸菌
	野菜酢漬	4.2	酢酸	乳酸菌, 酵母, カビ
	イチゴジャム	4.2〜3.2	砂糖	カビ
	ヨーグルト	4.0〜3.5	果実添加によるA_W低下	酵母, カビ
pH＜3.7	ピクルス	3.9〜3.5	缶詰, 瓶詰	カビ, 酵母, 乳酸菌
	ザウエルクラウト	3.7〜3.1		乳酸菌, 酵母
	かんきつ果実, 果汁	3.5〜3.0		カビ
	サラダドレッシング, ウスターソース	3.9〜3.2	酢酸	酵母, 乳酸菌, カビ
	梅干し	3.0〜2.0	有機酸, 食塩	酵母, カビ

（CorlettとBrown[15]を改変）

表 9.11 食酢利用の加工食品の種類と食酢使用量[16]

加工食品（適用）	食酢使用量（酸度%）
ソース　ウスターソース	1.4〜2.0
中濃・特濃ソース	1.0〜1.6
トマトケチャップ	0.7〜1.4
マヨネーズ	0.4〜0.8
ドレッシング　乳化型	0.7〜1.2
分離型	1.0〜1.5
農産漬物類　酢漬（ラッキョウ, ショウガなど）	0.6〜1.5
醤油漬（ナス, キュウリなど）	0.1〜0.3
味噌漬	0.1〜0.3
糖漬	0.1〜0.3
水産調味加工品　酢漬（すし類, 酢ダコ, しめサバ）	0.6〜1.5
醤油漬（各種魚介類）	0.1〜1.3
佃煮（コンブほか, 各種魚介類）	0.1〜0.2
合わせ酢, たれ類（すし酢）	2.0〜4.0
（ポン酢, 土佐酢, 酢味噌, ギョーザ, 冷やし中華, ところてんのたれ）	1.0〜2.5
（焼き肉のたれ, 朝鮮漬）	0.2〜0.6
そうざい各種	適量

生菌に対して0.3%, 酵母に対して0.5%で生育を抑制する. カビ, 酵母に関しては, 一般的には *Aspergillus*, *Penicillium*, *Rhizopus* の種と *Saccharomyces* 属の一部の種が感受性を示すといわれているが, 粟生[18]が行った長期培養試験では, 25℃, 60日間後の結果が, カビの菌種によってかなりバラツキがあり, 表9.14のように *Moniliella* の2種は5%酢酸添加麦芽エキス寒天培地でも生育を

9.2 化学的制御

表 9.12 醸造酢（酸度10%）のカビ・酵母に対する抗菌性

菌　種	酸度%（酢酸として），pH における生育*						
	0.0%	0.05%	0.1%	0.2%	0.3%	0.4%	0.6%
	pH 6.00	pH 4.71	pH 4.40	pH 4.13	pH 3.95	pH 3.85	pH 3.04
カ　ビ							
Mucor circinelloides	4	4	4	4	—	—	—
Rhizopus stolonifer	4	4	2	—	—	—	—
Aspergillus niger	4	4	4	4	—	—	—
Penicillium expansum	4	4	—	—	—	—	—
酵　母							
Candida utilis（＝*Pichia jadinii*）	4	4	4	4	4	—	—
Debaryomyces nepalensis	4	4	4	—	—	—	—
D. polymorphus	4	4	4	4	—	—	—
Pichia capsulata	4	4	4	4	—	—	—
Rhodotorula glutinis	4	4	—	—	—	—	—
Saccharomyces cerevisiae	4	4	4	4	4	4	—
Saccharomycopsis capsularis	4	4	3	1	—	—	—

* YM培地における生育度．4：1日以内にコロニー形成，3：2日以内にコロニー形成，2：3日以内にコロニー形成，1：4日以内にコロニー形成，—：4日以内にコロニー形成が見られない．（柳田[16]を改変）

表 9.13 酢酸の最小発育阻止濃度（MIC）[17]

微 生 物	MIC（%）						
	pH 7.0	pH 6.5	pH 6.0	pH 5.5	pH 5.0	pH 4.5	pH 4.0
カ　ビ							
Aspergillus oryzae	4.5	4.0	3.5	0.25	0.125	0.05	0.05
Penicillium oxalicum	＞5.0	4.5	4.5	0.5	0.5	0.25	0.125
酵　母							
Saccharomyces cerevisiae	＞5.0	＞5.0	＞5.0	2.5	1.5	0.5	0.5
Pichia anomala	＞5.0	4.5	3.5	1.5	1.0	0.5	0.25
Debaryomyces hansenii	＞5.0	3.5	2.5	1.0	0.5	0.25	0.125
Candida saitoana	＞5.0	3.5	2.5	1.0	0.5	0.25	0.125
C. krusei（＝*Issatchenkia orientalis*）	＞5.0	4.0	3.0	2.5	2.0	1.0	0.5
Rhodotorula glutinis	＞5.0	3.5	2.5	2.0	1.0	0.5	0.125

表 9.14 酢酸に対するカビの抵抗性

菌　種	酢酸添加麦芽エキス液体培地における生育*					
	酸　度（%）					
	0	1	2	3	4	5
Aspergillus flavus	3	3	3	3	3	—
A. niger	3	3	3	1	—	—
Chaetomium globosum	3	3	2	—	—	—
Cladosporium herbarum	3	3	1	—	—	—
Moniliella acetoabutens	3	2〜3	2〜3	1〜2	1	±
M. suaveolens var. *nigra*	3	3	2	1〜2	1〜2	±
Myrothecium verrucaria	3	3	—	—	—	—
Penicillium citrinum	3	3	3	3	2	—
P. pinophilum	3	1	—	—	—	—
Rhizopus stolonifer	3	3	3	—	—	—

* 25℃，60日間培養後の生育度．3：よい生育，2：中程度の生育，1：弱い生育，±：菌株によりときに生育，—：全く生育しない．（粟生[18]を改変）

見ることがあって，酢酸耐性カビといわれている．これらの耐性菌による被害については第6章(6.4節)に示した．

酢酸ナトリウム，二酢酸ナトリウム（酢酸と酢酸ナトリウムを結合させたもの）も酢酸と同様に日持ち向上の目的で使用されている．酢酸ナトリウムは無水および結晶の2種類があり，結晶酢酸ナトリウムのラットに対する急性毒性は経口投与で$LD_{50}=4.96\,g/kg$，食品添加物のpH調整剤に指定され，酢酸との併用で味を和らげる効果がある．カビに関してはpH 3.5～4.5の範囲で，*Aspergillus flavus*, *A. fumigatus*, *A. niger*, *Eurotium herbariorum*, *Penicillium expansum*, *Rhizomucor pusillus* に対して効果的な静菌作用を示す[19]．酢酸ナトリウムを使った製剤には，他の有機酸，グリシン，リン酸塩，脂肪酸エステル，カンゾウ油性抽出物などを配合したものがあり，酸味・酸臭を低減化した製品も開発されている．

酢酸，酢酸ナトリウムはカビ・酵母に対してかなり有効であることから，畜肉・魚肉加工品，そうざい，漬物，ソース，ケチャップ，マヨネーズなど多くの食品に幅広く使用されている．

9.2.3 日持向上剤

保存料ほど保存効果はないが，保存性の低い食品に対して数時間～数日間の腐敗，変敗を抑制する目的に使用されている日持向上剤には，香辛料起源の抽出物のように植物由来の天然抗菌性物質が多い．ほとんどが細菌の制御を主目的にしている中で，カビの制御にも効果が期待されるものを以下に取り上げる．

1） イソチオシアン酸アリル（**allyl isothiocyanate, AIT**）

イソチオシアネート類はマスタード（カラシ），ワサビ，キャベツ，カリフラワーなどアブラナ科植物，パパイヤその他の植物の配糖体に含まれ，酵素ミロシナーゼの働きによって分解されると初めて辛味成分，芳香成分として生成される．原植物の違い，部位などにより多数の種類があるが，辛味成分として代表的なものは，ブラックマスタード，ホースラディッシュ（ワサビダイコン），ワサビに含まれる配糖体シニグリン（sinigrin）の加水分解によって生じる揮発性のイソチオシアン酸アリル（アリルイソチオシアネート，AIT）（図9.3）とホワイトマスタードの配糖体シナルビン（sinalbin）から生じる不揮発性のp-ヒドロキシベンジルイソチオシアネート（p-hydroxybenzyl isothiocyanate）である．

イソチオシアネート類，AITは香料として食品添加物に指定され，その使用基準は着香の目的に制限されている．AITは無色～淡黄色の透明な液体で，強い刺激臭と辛味がある．水にはわずかに溶け，急性毒性は$LD_{50}=339\,mg/kg$（ラット，経口），突然変異性試験ではエイムス（Ames）テストで陽性との報告がある．EUでは香料としてのAITについてTDIを$0.06\,mg/kg$体重/日と定めている．食品添加物としては食肉加工品，ソース類，酢漬，その他の食品に使用されているが，その刺激性（カラシ臭，刺激臭，催涙性などのしきい値$8\,\mu g/mg$）のために限られている．

AITなどイソチオシアネート類に強い抗菌活性があることは，香辛料，香辛料精油としてよく知られてきた．すでに1911年には，リンゴソース中にマスタードの精油を加えると保存効果があることが科学的に報告されている．AITの抗菌活性の特徴は乳酸菌には効果が弱いものの，一般細菌，カビ・酵母に対して広く強い効果があり（表9.15），かつ直接培地に添加するよりも蒸気の状態で接触させた方が抗菌作用が強いことが認められている[20-23]．1990年代になってAITがリバイバルとして注目されだし

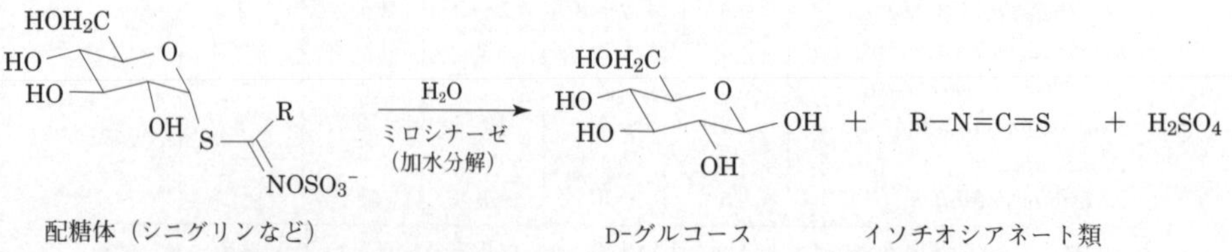

図9.3 配糖体（シニグリンなど）の加水分解によるイソチオシアネート類の生成

た理由は，Isshikiら[20]が従来の研究に比較して表9.16のようにごく微量の蒸気によって微生物の生育を抑制できることを明らかにしたためである[23]．AITを実際に食品に適用するには，対象食品の入った包装内のAIT蒸気濃度，食材への吸着性および食品上での微生物に対する抗菌効果などを考慮しつつ，食品に着臭させない最小限の有効濃度を見極める必要がある．そのために，他の制御法との併用，低温下での使用などが検討されているが，実用化としてはAITを含浸させたシートやシクロデキストリンに包接させた徐放型製剤に加工したサチェット技術の導入が図られている．NielsenとRios[24]はライムギパン，ホットドッグ用パン，チーズから分離した Aspergillus flavus, Penicillium commune, P. corylophilum, P. discolor, P. palitans (= P. viridicatum), P. polonicum, P. roqueforti, P. solitum のカビ8種11株，Endomyces fibuliger (= Saccharomycopsis fibuligera), Pichia anomala の酵母2種3株を対象にAIT蒸気の抗菌活性を調べた．250 mLの密閉フラスコ中にAITアルコール液を浸したろ紙を入れ，CYA培地，25℃，7～28日間培養したときのAITのMIC（最小発育阻止濃度）を求めたところ，1 μg/フラスコ（3.5 μg/mL気相）ですべての供試菌の生育が制御された．着臭の問題についても検討しているが，実験では多量の胞子を接種しているので実際のMICはかなり低いものと予測され，ライムギパンなどでの応用が期待されている．

AITの抗菌性は青果物のポストハーベスト（収穫後）に関与する植物病原菌類（第5章参照）についても有効であり，AIT蒸気による病原菌の分生子発芽と菌糸生長の阻止が示されている[25]．古谷ら[26, 27]はAIT蒸気の抗カビ作用が高湿度環境下で特に活発となることから，豆もやしの製造においてAIT 20 ng kg^{-1}/RH 100％/24時間処理が炭そ病菌

表 9.15　AIT蒸気の抗菌活性[20]

菌　種	MID* (μg/皿)	MIC* (ng/mL)
カ　ビ		
Mucor racemosus	250	62
Alternaria alternata	62	22
Aspergillus flavus	124	37
A. niger	124	37
Fusarium graminearum	31	16
F. oxysporum	62	22
F. solani	110	34
Penicillium chrysogenum	250	62
P. citrinum	62	22
P. islandicum	62	22
酵　母		
Candida albicans	62	22
C. tropicalis	62	22
Pichia anomala	124	37
Saccharomyces cerevisiae	62	22
Torulaspora delbrueckii	50	18
Zygosaccharomyces rouxii	31	16

* カビの生育は7日間，酵母の生育は2日間観察．
MID：ペトリ皿（直径9 cm）当たりの最小発育阻止量．
MIC：ヘッドスペース中の最小発育阻止濃度．

表 9.16　微生物の生育阻止に関するAITの濃度範囲[23]

濃度 (μg/mL)	測定の条件	報　告
カ　ビ		
5.94	寒天培地，菌糸生育	Drobnicaら（1967）
150～600	液体培地，分生子発芽に対するMIC	Mariら（1993）
2	液体培地，菌糸生育に対するMIC	Virtanen（1965）
20～40	寒天培地，発芽と生育に対する蒸気	Walkerら（1937）
3.8～118	寒天培地，発芽と生育に対する蒸気	Tsunoda（1994）
0.016～0.062	寒天培地，発芽と生育に対する蒸気のMIC	Isshikiら（1992）
酵　母		
198	液体培地，酸素の取り込み	KojimaとOgawa（1971）
20～35	液体培地，生菌数	HoleyとJones（1981）
0.016～0.037	寒天培地，生育に対する蒸気のMIC	Isshikiら（1992）
細　菌		
1～100	寒天培地，生育に対する蒸気の抗菌性	Foter（1940）
10	液体培地，生育に対するMIC	Virtanen（1965）
0.034～0.110	寒天培地，生育に対する蒸気のMIC	Isshikiら（1992）

(*Colletotrichum gloeosporioides*),*Alternaria alternata*,*Fusarium oxysporum* などの制御に有効であることを報告している．

一方，AITは水と共存する系においては分解したり，共存物質と反応しやすい．食品中でAITとの反応性が高い成分としてアミノ酸とタンパク質が知られていて，アラニンほか11種類のアミノ酸が低濃度でもAITの分解を促進すること，特にシステインは-SH基がその反応に関与しているために作用が大きく，食品でのAIT使用の際に注意する必要があるとの報告がある[28]．

松岡ら[29]はアブラナ属の野菜に含まれる辛味成分，イソチオシアネート（ITC）の抗菌性に着目し，ω-アルケニルおよびω-メチルチオアルキルITCのMICを測定している．AITの場合と同様に，液相よりも気相接触の方が高い活性を示し，表9.17のように*Mucor racemosus*を除くカビ・酵母に有効な成績が得られている．末端にメチルチオ基を持つ3 MTP，4 MTB，5 MTPが抗菌力が強く，また4 MTBを用いてL-システイン共存下における*Penicillium expansum*などの胞子発芽率を調べた結果では，4 MTBの発芽抑制作用がL-システインの存在によって不活化することを認めている．これはAIT同様，ITCの場合も抗菌作用が菌体SH基含有成分の作用阻害によることを示している．さらにITCの作用が酵母などのミトコンドリアの呼吸系阻害にあるとする説についても検討し，追認している．

2）カンゾウ油性抽出物

ユーラシア大陸に広く分布するマメ科多年生植物のカンゾウ（甘草，*Glycyrrhiza glabra*）または同じ属の*G. echinata*, *G. inflata*, *G. uralensis*などの根，ストロンから甘味物質グリチルリチンを抽出した後，エタノールなどの有機溶剤で抽出したカンゾウ油性抽出物は種々のフラボノイド化合物が含まれ，抗菌活性を示す．*Bacillus*属などの耐熱性細菌の増殖を抑制するリコカルコン（licochalcone），乳酸菌に対して強い抗菌力のあるグリシロール類（glycyrol, isoglycyrol, glycyrin, glycycoumarin）などが活性物質で，斉藤らによる構造化学的研究も報告されている．カンゾウ油性抽出物は酸化防止剤として既存添加物に含められ，日持向上剤として製品化されているものもある．

カンゾウ油性抽出物のカビ・酵母に対する抗菌作

表9.17 真菌の生育に対するω-アルケニルおよびω-メチルチオアルキルイソチオシアネート類の蒸気のMIC[29]

菌　種	MIC（ng/mL空気）					
	BIT*	PIT	HIT	3 MTP	4 MTB	5 MTP
カビ						
Alternaria helianthi	1.9	4.1	4.8	0.8	0.9	0.5
Aspergillus candidus	17.9	15.9	15.4	13.1	12.4	11.2
A. fumigatus	17.9	15.9	15.4	13.1	12.4	11.2
Cladosporium colocasiae	6.0	15.9	15.4	0.8	0.9	0.5
Eurotium chevalieri	1.9	1.5	1.6	0.8	0.9	1.2
Mucor racemosus	>29.8	>27.8	>26.9	>22.3	>21.1	>20.8
Penicillium aurantiogriseum (＝*P. martensii*)	1.9	4.1	4.8	4.5	4.4	3.6
P. expansum	1.9	4.1	4.8	0.8	0.9	3.6
酵母						
Candida albicans	1.2	1.5	1.6	1.5	4.4	1.2
Debaryomyces hansenii	6.0	15.9	15.4	4.5	0.9	3.6
Pichia anomala	29.8	27.8	26.9	4.5	4.4	3.6
P. membranifaciens	1.2	1.5	1.6	1.5	0.9	3.6
Saccharomyces bayanus	6.0	15.9	15.4	1.5	1.5	1.2
Schizosaccharomyces pombe	29.8	27.8	26.9	4.5	4.4	3.6
Zygosaccharomyces rouxii	29.8	27.8	26.9	4.5	4.4	3.6

＊ BIT：3-ブテニル ITC，PIT：4-ペンテニル ITC，HIT：5-ヘキセニル ITC，3 MTP：3-メチルチオプロピル ITC，4 MTB：4-メチルチオブチル ITC，5 MTP：5-メチルチオペンチル ITC．
最大供試量：12μモル/皿．

用については報告によって評価が様々であるが，最近になって北條と佐藤[30]は，低酸性飲料の非耐熱性容器への無菌充填時の微生物汚染防止のため，茶系飲料製造環境から分離した*Arthrinium sacchari*, *Chaetomium funicola*を指標菌として種々の植物成分の抗カビ性を探索した結果，カンゾウの熱水および80％メタノール抽出物に強い活性があることを見出した．そしてカンゾウ油性抽出物中の抗カビ成分の同定を行い，活性を示したクロロホルム画分から活性本体の物質を単離して構造既知のグラブリジン（glabridin）と一致することを認めた[31, 32]．グラブリジンのMICは*A. sacchari*に対して6.3 µg/mL, *C. funicola*に対して12.5 µg/mLであった．カンゾウ油性抽出物は難水溶性のため乳化剤を用いて可溶化し，抽出物を5％含む製剤を調製して500 mL PETボトル入りの茶系飲料に添加し抗カビ活性を検討したところ，表9.18のように*Aspergillus fumigatus*を除く4種のカビについて室温保存2週間後のMICが25〜50 µg/mLとなった．さらに実用化のためにボトル開封試験を行い，本製剤の添加が日持ち性向上に効果があることを認めた．カンゾウ油性抽出物の飲料への応用が今後期待されている．

3）香辛料抽出物

香辛料には芳香性だけでなく，その精油成分に抗菌作用（第5章参照）や抗酸化作用があることは古くから知られているが，大部分の香辛料，ハーブ類については抗菌活性があったとしてもごく微量で，実際に抗菌の目的で使用できる濃度ではない．香辛料精油の微生物に対する抗菌活性はMIC 10〜1 000 µg/mLの範囲であるが，基原香辛料の産地，栽培管理，気象条件などに左右されるので，同一種類の香辛料でも一定の成分内容とはならない傾向がある．また，精油中の活性成分の揮発性は抗菌活性の持続性に大きな影響を与える．

香辛料（基原植物）を水蒸気蒸留またはアルコールやヘキサンのような有機溶剤で抽出して製した香辛料抽出物として，オレガノ（シソ科ハナハッカの葉から抽出，製造用剤），クローブ（フトモモ科チョウジの蕾から抽出，酸化防止剤），シソ（シソ科シソの葉，種子から抽出，製造用剤），ショウガ（ショウガ科ショウガの根茎から抽出，製造用剤），セイヨウワサビ（アブラナ科ワサビダイコンの根茎，葉から抽出，製造用剤，酸化防止剤），セージ（シソ科サルビアの葉から抽出，酸化防止剤），ニンニク（ユリ科ニンニクの鱗茎から抽出，製造用剤），ピメント（フトモモ科オールスパイスの果実から抽出，酸化防止剤），ペパー（コショウ科コショウの果実から抽出，酸化防止剤），ローズマリー（シソ科マンネンロウの花，葉から抽出，酸化防止剤），ワサビ（アブラナ科ワサビの根茎，葉から抽出，製造用剤，酸化防止剤）などが既存添加物に収載されている．これらを抗菌性成分の側から見ると，すでに取り上げたマスタード・ワサビ抽出物（抗菌性成分：AIT）とともに，シナモン精油（クスノキ科ニッケイの若枝の樹皮から抽出，抗菌性成分：シンナムアルデヒド55〜75％，オイゲノール4〜10％（セイロンシナモン），シンナムアルデヒド75〜95％（カシア）），クローブ精油（オイゲノール75〜90％），ピメント精油（オイゲノール65〜80％，チモール），オレガノ精油（チモール2〜7％，カルバクロール），タイム精油（シソ科タチジャコウソウの開花中の生草または乾草

表9.18 カンゾウ油性抽出物のカビ胞子に対するMIC[30]

菌　　種	MIC (µg/mL)*			
	C-PDA		市販混合茶平板培地	
	7日	14日	7日	14日
Arthrinium sacchari	46.9	46.9	12.5	25.0
Aspergillus fumigatus	>100.0	ND**	>100.0	>100.0
Aureobasidium pullulans	60.0	ND	25.0	50.0
Chaetomium funicola	24.4	24.4	12.5	25.0
Nodulisporium sp.	40.0	ND	25.0	25.0

* C-PDA：クロラムフェニコール加ポテト・デキストロース寒天培地，培養温度25℃，7日と14日目にMIC判定．
** ND：データなし．

から抽出，チモール30～71％，カルバクロール2～15％）などに微生物の増殖抑制効果が見られる（第5章，表5.14参照）．これらの抗菌性は，およそ2 000～4 000倍の濃度まで活性を示す．

カビ・酵母に対して抗菌活性を示す主成分はシンナムアルデヒド（cinnamaldehyde），オイゲノール（ユーゲノール，eugenol）など[33]で，黄色または無色～淡黄色の液体，ともに特有の芳香と辛味があり，ラットに対する急性毒性（経口）はそれぞれ$LD_{50}=2 220$ mg/kg，$LD_{50}=2 680$ mg/kgとなっている．香辛料抽出物を食品に添加する場合は，その強い着香をどのように処理するかが実用化の課題である．さらにシナモン精油の場合は酵母の汚染・増殖があったとき，ケイ皮酸の分解によるスチレンの生成が石油臭の発生を招き，苦情原因になった事例が報告されている[34]．原因になった酵母は，Candida famata（=Debaryomyces hansenii）と同定されているが，Pichia membranifaciensでもスチレン生成が認められている．

市販ジャムは低糖化により，糖濃度が65％以上あったジャムも最近では40％以下まで低くなることが予測され，水分活性に頼る微生物制御が厳しくなってきた．そこで村松ら[35]は，オレンジマーマレードから分離した好乾性カビWallemia sebi に対する香辛料精油の防カビ性について検討したところ，クローブ，カシア，シナモン，レモングラス，ピメントベリーの5種類は液体培養法で抗菌性が高く，MIC 0.1 μL/mLとなった．また市販オレンジマーマレード（糖濃度64.8％，A_W 0.859）と低糖オレンジマーマレード（糖濃度44.0％，A_W 0.895）にこれら5種の香辛料精油とショ糖ラウリン酸エステルを併用して実用化試験を行った結果，香辛料精油0.05または0.25 μL/mg，ショ糖ラウリン酸エステル0.05％を添加したときにW. sebi の生育を30日間以上抑制し，香辛料精油10 μg/mg単独使用よりも高い防カビ効果を得た．さらに，勝股ら[36, 37]はAspergillus flavus, Penicillium expansumを対象にして，イチゴジャムに香辛料精油17種類，精油成分6種類をそれぞれ添加して保存性向上を検討した．Aspergillus flavusの場合，最も良い成績を示したのはカシア精油とピメントベリー精油（ともにMIC 4.0 μL/20 g），次いでシナモン精油であった．

精油成分で最も強い抗菌力を示したのはシンナムアルデヒドでMIC 1.0 μL/20 g，次いでオイゲノールがMIC 4.0 μL/20 gとなっている．Penicillium expansumの場合は，ピメントベリー精油，カシア精油，シナモン精油，クローブ精油に効果が認められ，MICはいずれも10 μL/20 g，精油成分としての抗菌力はシンナムアルデヒドがMIC 2.5 μL/20 g，オイゲノールがMIC 5.0 μL/20 gであった．香辛料精油成分の併用添加実験では，単独使用で抗菌効果の弱いβ-カリオフィレン（クローブ精油などいくつかの香辛料成分として広く分布）をシンナムアルデヒドに併用したとき，シンナムアルデヒド単独添加よりも抗菌力が高まった．香辛料抽出物の使用量を低減する上で評価できる結果といえよう．

奇妙なことに，レモン，オレンジなどのかんきつ類精油はPenicillium digitatumやP. italicum（ミカンの緑かび病菌，青かび病菌）の生育を制御するという報告がある[38]．多数の精油成分中でシトラール（citral）が最も抗菌性が強く，1/1 000濃度程度で抗菌性が期待できるとされている．シトラールは無色～淡黄色の液体で水に不溶，急性毒性は$LD_{50}=4.96$ g/kg（ラット，経口），香料として指定添加物に収載されているが，レモン様の強い香りがある．飲料，冷菓，一般食品に使用されているが，低毒性の抗菌剤としても期待されている．

香辛料の抗菌性成分がマイコトキシン産生菌の増殖とマイコトキシン産生の阻止に効果的であることは多くの報告がある．そのほとんどは，Aspergillus flavus, A. parasiticusなどのアフラトキシン（AF）産生菌とAF産生に関するもので[39-42]，香辛料精油の種類はシナモン，クローブ，オレガノ，タイム，キャラウェー，マスタードなどとなっている．しかし，多くの香辛料においては第5章に述べたように，カビ汚染と同時にAFなどのマイコトキシン汚染も報告されているところから，たとえ抗菌活性のある香辛料といえどもAF汚染に関する結果は香辛料の品質，精油の試験培地や食品に対する浸透性の違い，実験方法によって左右されるものと思われる．例えば，タイム，クローブ，キャラウェー，シナモンの精油とその主成分はAF産生菌の生育とAF産生をともに阻止するという報告がある半面，シナモン抽出物はマスタード，コショウと同様にAF産生だけ

を阻止し生育は抑制しないという見解もある．また，約1%のシナモンが入ったレーズンパンはカビの生育を抑制し，わずかな量でAFの産生を阻止すると報告されている[43]．いずれにしてもシナモンのAF産生阻止成分はシンナムアルデヒド，O-メトキシシンナムアルデヒド，オイゲノールである[44]．コショウはもちろん，マスタード種子・マスタード油にAFの自然汚染（AFB_1 51～1 000 μg/kg）がある[45]ところから見れば，マスタードにはほとんど抗AF産生性はないと考えられる．粉末にしたオレガノ，タイムは数種の$Aspergillus$の生育を促進するが，同時にAF産生を抑制するという[46]．

最近ではJuglalら[47]が，9種類の香辛料精油について$Aspergillus\ parasiticus$, $Fusarium\ moniliforme$（$=F.\ verticillioides$）の生育とマイコトキシン産生の阻止について検索している．クローブ，シナモン，オレガノ，メース（抗菌成分：ミリスチン）などの精油がカビの生育を抑制し，最も強い抗菌力を示したクローブ精油では$A.\ parasiticus$に対するMICは0.5 μL/mL，AF産生については0.1 μL/mLのSMKY（スクロース，硫酸マグネシウム，硝酸カリウム，酵母エキス）液体培地への添加でAFB_1，AFB_2, AFG_2の産生を完全に阻止したが，AFG_1の産生は減少に止まった．AFG_1産生の完全阻止は0.2 μL/mLの添加を必要とした．クローブ精油のフモニシン（FB_1）産生阻止はトウモロコシ粉と水を混和した培地で試験した結果，クローブ油2 μL/mL添加でFB_1の産生量を2.75 μg/mLから0.6 μg/mL（減少率78%）に下げた．

4）ヒノキチオールなど

ヒノキチオールは4-イソプロピルトロポロン（4-isopropyltropolone）という7員環化合物で，ツヤプリシン（thujapricin）の名称で既存添加物に保存料として分類されている．タイワンヒノキ油から野副によって単離され，構造が明らかにされた．白色または淡黄色の結晶で，鉄などの金属イオンと分子内錯塩をつくり，赤色になる．急性毒性はLD_{50}＝400 mg/kg（マウス，経口）である．ヒノキチオール（抽出物）はヒバ（$Thujopsis\ dolabrata$ var. $hondai$）の幹枝または根から得られる精油に含まれ，現在は主としてこの精油から分離されている．

抗菌活性（MIC）は細菌に対して約100 μL/mL，カビに対して25～100 μL/mL，酵母に対して12.5 μL/mLで，多くのカビ・酵母にかなり強い抗菌力を示す．特異な臭いが強く，水に溶けにくく揮発性があるため，食品に適用する場合はフィルムや包材に含浸させて生鮮食品，めん類，菓子などに間接的に用いる．また，灰色かび病菌（$Botrytis\ cinerea$），リンゴ腐らん病菌（$Valsa\ ceratosperma$），紫紋羽病菌（$Helicobasidium\ mompa$），白紋羽病菌（$Rosellinia\ necatrix$）などの植物病原菌にも抗菌活性があるため，青果物の鮮度保持にも使用できるよう検討されている．

最近，勝股ら[48]は香辛料精油に続いて低糖ジャムの変敗防止を目的として，$Penicillium\ expansum$に対するヒノキチオールの抗菌効果を報告している．供試したジャム・マーマレードは13種類，A_w 0.935～0.932，pH 3.1～3.6で，クランベリージャム，カシスジャム，ブルーベリージャム以外は気相接触法よりもヒノキチオールを直接混合した方が良い成績を示し，0.005～0.01%添加で$P.\ expansum$の生育阻止が見られた．しかし，気相接触法と比較して混合法では異味，褐変などの問題が派生しやすく，実用化には他の手段との併用を検討する必要が示唆された．

その他，既存添加物の中でカビまたは酵母に対して抗菌効果を示すことが認められている日持向上剤に次のようなものがある．

グレープフルーツ種子抽出物（グレープフルーツの種子から得られた，脂肪酸およびフラボノイドを主成分とするもの，製造用剤），くん液（製造用剤）[49, 50]，キトサン（カニやエビなどの甲殻に含まれるキチン質をアルカリ処理して得られる．主成分はポリグルコサミン．増粘剤，製造用剤）[51]，トウガラシ水性抽出物（トウガラシの果実から抽出して得られた，水溶性物質を主成分とするもの，製造用剤），ε-ポリリシン（放線菌$Streptomyces\ albulus$の培養によって生産されるホモアミノ酸ポリマー，保存料）とグリセリン脂肪酸エステルの併用，モウソウチク抽出物（モウソウチクの茎の表皮から得られた，2,6-ジメトキシ-1,4-ベンゾキノンを主成分とするもの，製造用剤），ユッカフォーム抽出物（リュウゼツラン科イトラン（$Yucca$）の全草から得られたサポニンを主成分とするもの，乳化剤・製

造用剤).これらの中で,トウガラシ水性抽出物とユッカフォーム抽出物の主成分はともにサポニンで,酵母の生育を阻止するが,カビについては効果が認められない.

ヒノキチオールの例にも見るように,最近は包材に天然抗菌剤や無機系抗菌剤を添加して抗菌性包材の形で使用する間接的な方法が導入されるようになってきた.こうした技術については,抗菌効果の検証,抗菌成分の食品への接触による安全性などまだ多くの問題点があると指摘されている[52)].

9.3 気相調整による制御

加工食品の変質要因と包装による対応をまとめると,次のようになる.

① 微生物的なもの:微生物による腐敗・変敗.酸素が透過しにくい包装材料(包材)を用いて包装した後,加熱殺菌,冷蔵,冷凍保管などの処理を行う,② 化学的なもの:自己消化,褐変反応,酵素による分解,酸化・酸敗,変色・退色など.酸素が透過しにくく,光や紫外線を遮断する包材を使用する,③ 物理的なもの:乾燥・吸湿に伴うテクスチャーの変化,損傷,その他の物性の変化.水蒸気の通りにくい包材を使い,吸湿に対してはシリカゲルなどの吸湿剤を併せて封入する.

食品の変質・劣化を防止し,安全性を確保する上で包装の果たす役割は大きい.保存食品に用いられる包材としては,紙器,木器,陶器,金属容器,アルミ製品,ガラス瓶,プラスチック製品,ポリ乳酸など生分解性素材の製品などの別があるが,食品の鮮度・品質保持のために防湿性,ガスバリアー性など種々のバリアー性を備えたプラスチック製品が現在最も広く使用されている.プラスチック容器にはカップ・ボトルの別があり,容器の例には飲料などに多く使用されているポリエステル(PET)ボトル,ケチャップ・マヨネーズなどに用いるバリアー性多層共押出しボトルなどがある.プラスチックフィルムは単体としても使われるが,大部分は複合フィルム,アルミ蒸着フィルムの形で使用されている(表9.19)[53, 54)].また,新しい包材の技術動向として生鮮食品用の鮮度保持包材,選択透過性包材,電子レンジ適性包材,ハイバリアー性包材,非ポリ塩化ビニリデン(PVDC)系包材,リサイクル型包材,新酸素吸収性包材,PETボトルのガスバリアー化などが開発・実用化されている[53-56)].

微生物の制御から見ると,単に保存・流通時の微生物の二次汚染を防止する目的だけの簡易包装と,真空包装・ガス充填(置換)包装・酸素吸収剤封入包装などのように気相をコントロールして微生物の増殖を抑制するもの[57)]と,レトルト包装,無菌充填包装,無菌化包装がある.気相調整による微生物制御には,すでに第5章で示した青果物のCA貯蔵や穀類の大量保管など食材に適用する大規模なものもあるが,本章ではサチェット技術としてのカビを対象にしたガス充填包装,酸素吸収剤封入包装について取り上げることにする.

9.3.1 酸素・二酸化炭素濃度とカビの増殖

自然環境には大気中の酸素が有効に利用できる場が多いが,一方で嫌気的な生態系においても微生物は無気(嫌気)呼吸で生育できる能力を獲得し,生活を営んでいる.アルコール発酵に関与する酵母はその一例に過ぎない.大部分のカビは細菌・酵母と違って偏性好気性菌とされている.すでに第1章で説明したように,大気中の酸素濃度が1%(v/v)以下になるとカビの生育は極端に遅くなり,同時に物質分解やマイコトキシン産生などの活性も低下する.ただし,このような機能の低下は空気中にある酸素(20.93% v/v)が1%になるまでの間は顕著ではない.とかくカビの好気性については過大に考えられがちであるが,地球上の至る所にカビもまた分布しているから,カビの中にはすでに示したように微好気性条件下でも生育できる菌種がある.例えば,*Botrytis cinerea*のような青果物の腐敗に広く関与するカビでも酸素濃度5%(v/v)では空気中と同じ程度に胞子は発芽する.さらに低い酸素濃度で胞子の発芽が起こるカビもあって,特にケカビ類では胞子の膨化が無酸素状態で認められる.十分な酸素が必要なのは発芽した後の菌糸の生長段階であるといわれている.

包装気相の調節に関係するガスは,酸素(O_2),二酸化炭素(CO_2),窒素(N_2)であるが,これらの微生物に対する作用を見ると次のようになる.① O_2ガス:好気性菌に対しては増殖を促すが,偏性

表 9.19　ガスバリアー性フィルム包装[55]

種　類	要求特性	多層パウチ構成例	主な用途
真空包装	ガスバリアー性 防湿性 突き刺し強度	KOP/LDPE, ONy/LDPE, KONy/LDPE PET/EVOH/LDPE, ONy/EVOH/LDPE, Ny/EVOH/LDPE OPP/EVOH/LDPE, PET/アルミ蒸着PET/LDPE	畜産加工食品（ハム, ソーセージ）, 水産加工品（かまぼこ類）, 生めん, カット野菜, 緑茶, コーヒー
ガス置換包装	ガスバリアー性 防湿性 低温ヒートシール性	KOP/LDPE, ONy/LDPE, KONy/LDPE Ny/MXD/Ny/LDPE PET/EVOH/LDPE, ONy/EVOH/LDPE, Ny/EVOH/LDPE OPP/EVOH/LDPE, PVAコートOPP/LDPE, アルミ蒸着PET/LDPE OPPまたはPET/アルミ蒸着CPP, シリカ（アルミナ）蒸着PET/LDPE	削り節, スナック類, 緑茶, コーヒー, チーズ, ハム, ソーセージ, 水産加工食品, 和菓子, カステラ
酸素吸収剤封入包装	ガスバリアー性 防湿性	KOP/LDPE, ONy/LDPE, KONy/LDPE, Ny/MXD/Ny/LDPE PET/EVOH/LDPE, ONy/EVOH/LDPE, Ny/EVOH/LDPE OPP/EVOH/LDPE, シリカ（アルミナ）蒸着PET/LDPE	餅, 和菓子, 洋菓子, 米飯, 水産加工品, 珍味
乾燥食品包装	防湿性 ガスバリアー性	KOP/LDPE, ONy/LDPE, KONy/LDPE, KPET/LDPE OPP/EVOH/LDPE, PET/EVOH/LDPE, Ny/MXD/Ny/LDPE PVAコートOPP/LDPE, シリカ（アルミナ）蒸着PET/LDPE	のり, 削り節, 米菓, スナック, 即席めん, 粉末食品
無菌充填包装	ガスバリアー性	ONy/EVOH/LDPE, PET/EVOH/LDPE	スライスハム, 餅
レトルト包装	ガスバリアー性 耐熱性	ONy/CPP, PET/アルミ箔/CPP PET/アルミ箔/ONy/CPP, ONy/MXD/ONy/CPP	カレー, シチュー, ミートソース, ハンバーグ, ミートボール, 米飯

LDPE[*]：低密度ポリエチレン, CPP：無延伸ポリプロピレン, OPP：二軸延伸ポリプロピレン, PVDC：ポリ塩化ビニリデン, KOP：PVDCコートOPP, Ny：ナイロン, ONy：二軸延伸ナイロン, KONy：PVDCコートONy, PET：ポリエチレンテレフタレート, EVOH：エチレン-ビニルアルコール共重合体, PVA：ポリビニルアルコール, MXD：MXD6ナイロン.
* LDPEの代わりにLLDPE（線状低密度ポリエチレン）が多用されている. 低温ヒートシール性が必要なとき, EVA（エチレン-酢酸ビニル共重合体）が使用される. CPPは耐熱性に使用される.

嫌気性菌には一般に抑制的に作用する, ② CO_2 ガス：静菌または殺菌作用をもつと考えられていて, その作用は微生物の種類, CO_2 ガス濃度, 気相の温度, CO_2 ガスを適用させる時期, 食品の水分活性（A_w）やpHなどにより左右される, ③ N_2 ガス：微生物に対する作用はもたないが, 置換によって空気中の酸素が除去されれば結果的に好気性菌の増殖は抑制される. 第1章で要約したように, カビ・酵母の生育と代謝について O_2, CO_2 ガス濃度の影響が組成の明らかな固体または液体培地を用いて実験的に研究されている. 気相としては O_2 ガス（および N_2 ガス）のみよりも O_2 と CO_2 の混合ガスによる影響を目的としたものが圧倒的に多く, 関連するパラメーターとして温度, A_w, pHなどの因子との三次元的な解析も報告されている. これらの場合, 胞子発芽, 生育や活性（マイコトキシン産生など）が調べられているが, 生育度の測定にはコロニーの直径による（寒天培地）, 菌体重量や菌体由来のエルゴステロール量による（液体培地）などの別がある. また, こうした実験室で得られたデータに基づき予測微生物学的なモデルとしての考察もなされている. 以下, カビに関するものを取り上げてみよう.

土壌や環境から分離されたカビを対象にして, O_2 と CO_2 ガスの気相下での生育や活性を調べた研

究の中から，CO_2ガス濃度にほとんど影響を受けない菌，低濃度のO_2ガス気相下でも増殖する菌の存在が明らかにされている．土壌カビではCO_2ガスが5～20％（v/v）の範囲で同程度に生育するカビとして Gibberella zeae（Fusarium graminearum），Fusarium acuminatum, Trichoderma sp.が，一方O_2ガスが低濃度（1％ v/v）でも増殖に抑制が見られなかったカビとして G. zeae, Chaetomium sp., Curvularia sp., Fusarium oxysporum などが挙げられている[58]．環境由来のセルロース分解菌では，Chaetomium globosum, Memnoniella echinata, Stachybotrys atra（＝S. chartarum）の3種が最も低酸素環境に寛容であった．CO_2ガスについては F. culmorum の生育が高濃度で抑制されたほかは，供試したほとんどのカビが影響を受けなかった．Chaetomium globosum, F. moniliforme（＝F. verticillioides）, F. solani の3種ではCO_2ガス濃度14.1％でセルロース活性がむしろ促進された[59]．

Magan と Lacey[60]は穀類の圃場菌類と貯蔵菌類（第5章参照）を対象に混合ガス（O_2：0.14～21％，CO_2：0.03～15％，N_2）の気相中で温度とA_Wのパラメーターとを合わせて生育に及ぼす影響の比較を試みている．使用培地はコムギエキス寒天培地で，水分活性はA_W 0.98, 0.95, 0.90, 0.85, 0.80の5段階に，培養温度は14℃および23℃にそれぞれ設定した．供試菌株は圃場菌として Alternaria alternata, Cladosporium cladosporioides, C. herbarum, Epicoccum nigrum, Fusarium culmorum, 貯蔵菌として Aspergillus candidus, A. fumigatus, Emericella nidulans, Eurotium repens, A. versicolor, Penicillium aurantiogriseum, P. brevicompactum, P. hordei, P. piceum, P. roqueforti を選び，生育開始までの誘導期の日数，生育度（コロニーの直径），生育半減率（コロニーの直径が半減したときのO_2, CO_2ガスの％，LC_{50}）により影響を測定した（表9.20, 表9.21）．A_W 0.98, 23℃の条件では，供試菌すべてが低酸素濃度でも増殖が抑制されなかった．23℃で低酸素濃度に最も抵抗性が強かったのは，F. culmorum, P. roqueforti であった（表9.20）．誘導期に対するO_2, CO_2ガス，A_Wの影響については，23℃, A_W 0.98 の条件下でO_2ガス濃度が21％から0.34％になると Alternaria alternata, Aspergillus candidus, P. roqueforti の誘導期は1日または1日以下が3日，4日，4日に遅れた．A_W 0.90ではさらに遅れて，8日，6日，6日になった．また，A_W 0.85, O_2ガス1％では，A. candidus, P. roqueforti の誘導期が4日，6日から13日，19日になった．このような圃場菌類と貯蔵菌類での感受性の違いは，穀類をサイロ貯蔵したときのマイコフローラの変遷（第5章参照）を裏付けているという．

一方，El Halouat と Debevere[61]はプルーンから分離した Aspergillus niger, Eurotium amstelodami, Penicillium chrysogenum, Fusarium oxysporum の分生子発芽に関して，ガス置換包装（MAP）と温度，A_Wとの相関的な影響を検討している．実験方法は，オキシテトラサイクリン・グルコース・酵母エキス寒天培地（OGYE）を選び，pH 4.0（プルーンのpHに一致）とし，グルコースを加えてA_W 0.80～0.95の範囲に設定した．供試菌をポイント接種した後，ハイガスバリアー性フィルム中にペトリ皿をパックして，20, 30, 40℃に，45日間培養した．結果は表9.22に示したように，分生子の発芽を観察し，発芽に至るまでの日数で影響を測定した．対照の空気中では，設定したすべてのA_W値で1～3日間に発芽している．80％CO_2＋20％N_2, 60％CO_2＋40％N_2（嫌気環境）での分生子の発芽はA_W 0.88, 0.89のような低い条件では4種とも完全に阻止されている．しかし，高いA_W値では遅れての発芽が認められている．このように嫌気環境でも発芽が見られた原因は，ヘッドスペース気相と培地中の残存O_2ガス，包装フィルムからの透過などのわずかなO_2ガスによるものと推察されている．5％のように低いO_2ガス濃度の場合，A. niger と P. chrysogenum は他種よりも抵抗性が強く，発芽がA_W 0.89でも観察されている．しかし，これらの発芽は嫌気環境の場合と同様に発芽した後の生育にはつながらなかったとのことである．胞子の発芽は食品の上で肉眼的にカビと判断されるコロニーを形成するためのスタートであり，このようなデータが中間水分食品のガス置換包装による制御の上で役立つものと考えられる．

Haasum と Nielsen[62]もまた，食品に普通に検出されるカビとして Alternaria infectoria, Aspergillus flavus, Botrytis cinerea, Fusarium culmorum, Geotrichum candidum, Penicillium expansum,

表 9.20　圃場菌類，貯蔵菌類のコロニー生育度が半減したときのO_2濃度（$LC_{50}O_2$）

菌　種	温度と水分活性（A_W）						
	23℃				14℃		
	A_W 0.98	A_W 0.95	A_W 0.90	A_W 0.85	A_W 0.98	A_W 0.95	A_W 0.90
圃場菌							
Alternaria alternata	2.80	<0.14	0.14	NG	0.60	3.80	5.00
Cladosporium cladosporioides	1.30	5.10	0.14	NG	NT	—	—
C. herbarum	0.70	5.20	10.00	NG	NT	—	—
Epicoccum nigrum	0.40	0.70	0.14	NG	NT	—	—
Fusarium culmorum	<0.14	2.60	<0.14	NG	9.90	12.50	5.00
貯蔵菌							
Emericella nidulans	0.95	0.40	2.80	NT	NT	—	—
Eurotium repens	0.60	3.00	5.00	10.20	0.85	0.90	4.00
Aspergillus candidus	0.45	1.00	0.45	5.00	5.80	<0.17	9.40
A. fumigatus	3.40	5.40	6.20	NG	NT	—	—
A. versicolor	6.40	0.80	4.50	NT	NT	—	—
Penicillium aurantiogriseum	0.60	5.30	2.40	13.00	0.50	<0.17	10.20
P. brevicompactum	1.10	0.60	0.40	1.00	<0.17	<0.17	<0.17
P. hordei	0.80	<0.14	1.30	12.50	<0.17	0.80	1.60
P. piceum	5.10	6.00	10.00	NT	NT	—	—
P. roqueforti	<0.14	<0.14	<0.14	<0.14	1.20	2.20	0.80

NG：生育しない，NT：試験しない．（Magan と Lacey[60]を改変）

表 9.21　圃場菌類，貯蔵菌類のコロニー生育度が半減したときのCO_2濃度（$LC_{50}CO_2$）

菌　種	温度と水分活性（A_W）						
	23℃				14℃		
	A_W 0.98	A_W 0.95	A_W 0.90	A_W 0.85	A_W 0.98	A_W 0.95	A_W 0.90
圃場菌							
Alternaria alternata	>15.0	>15.0	>15.0	NG	>15.0	>15.0	4.5
Cladosporium cladosporioides	>15.0	>15.0	>15.0	NG	NT	—	—
C. herbarum	13.0	>15.0	>15.0	NG	NT	—	—
Epicoccum nigrum	>15.0	>15.0	>15.0	NG	NT	—	—
Fusarium culmorum	14.0	13.5	>15.0	NG	8.0	11.5	14.0
貯蔵菌							
Emericella nidulans	>15.0	6.5	13.5	NG	NT	—	—
Eurotium repens	>15.0	>15.0	>15.0	13.0	>15.0	9.0	>15.0
Aspergillus candidus	>15.0	>15.0	>15.0	10.0	4.5	13.0	4.0
A. fumigatus	>15.0	5.2	12.5	NG	NT	—	—
A. versicolor	12.0	>15.0	14.5	NG	NT	—	—
Penicillium aurantiogriseum	4.5*	4.0*	>15.0	>15.0	11.0	12.0	8.0
P. brevicompactum	11.5	8.5	15.0	15.0	7.5	6.5	4.0
P. hordei	>15.0	8.5	9.5	5.2	15.0	13.0	7.5
P. piceum	>15.0	>15.0	14.5	NT	NT	—	—
P. roqueforti	>15.0	>15.0	4.5	4.0	5.0*	4.0*	4.8

NG：生育しない，NT：試験しない．
* 高濃度CO_2下では生育が促進される．（Magan と Lacey[60]を改変）

P. freii, *P. nalgiovense*, *P. roqueforti*, *P. verrucosum* の10種を対象に生育に及ぼすO_2, CO_2ガスの気相，pH，A_Wの三次元的な影響を報告している．O_2ガスは4〜20％，CO_2ガスは1〜25％，pHは4〜8，A_Wは0.95〜0.99の範囲でパラメーターとして扱い，ポリエチレングリコールでA_Wを調整したCYA培地に接種後，20℃，14日間培養のコロニー直径の測定と胞子形成によって生育への影響を追究した．実

表 9.22 MAPにおけるOGYE培地A_Wとカビ胞子の発芽・胞子形成に要する日数[61]

培地A_W	菌 種	%CO_2嫌気		%CO_2-%O_2						空気
		80 GE	60 GE	80-05 GE	80-10 GE	80-20 GE	60-05 GE	60-10 GE	60-20 GE	GE
0.92	A. niger	8	6	8	4	4	6	3	3	1
	E. amstelodami	—*	—	—	9	9	20	9	7	1
	P. chrysogenum	9	9	—	4	3	9	4	3	1
	F. oxysporum	—	—	4	7	7	3	3	3	2
0.91	A. niger	8	7	7	4	4	10	7	4	1
	E. amstelodami	—	—	—	9	7	17	9	7	1
	P. chrysogenum	11	10	5	4	4	7	7	3	2
	F. oxysporum	—	—	9	7	7	8	7	4	2
0.90	A. niger	17	17	7	7	4	7	6	4	1
	E. amstelodami	—	—	—	14	7	19	10	7	1
	P. chrysogenum	19	12	10	9	4	9	7	4	1
	F. oxysporum	—	—	16	4	4	11	9	7	2
0.89	A. niger	—	—	15	9	4	15	7	7	1
	E. amstelodami	—	—	—	14	6	—	9	7	1
	P. chrysogenum	—	—	—	10	4	21	7	4	1
	F. oxysporum	—	—	—	11	—	—	—	—	3
0.88	A. niger	—	—	—	10	6	—	8	6	2
	E. amstelodami	—	—	—	15	6	—	10	10	2
	P. chrysogenum	—	—	—	—	—	—	10	10	2
	F. oxysporum	—	—	—	—	—	—	—	—	3

* 45日間培養後も胞子発芽・胞子形成が見られない.
実験はpH 4, 30℃, 45日間培養で行った.

験結果から,供試したカビは次の3グループに分類された.

グループA (G. candidum, P. roqueforti):両種ともチーズのスターターとして知られ(第6章参照),高濃度のCO_2ガス気相下で生育が可能であり,特にP. roquefortiはO_2ガスが低濃度になっても生育は変わらなかった.このグループの生育に最も重要な因子はA_W, pHであり,高いA_W値が最適の生育を示す.例えば,P. roquefortiの最適生育A_Wは0.998 (25℃培養)で,A_W>0.92まではほぼ一様の増殖曲線を示すが,A_W<0.92になると急激な変化が起こり,誘導期の遅延がでる[61].Penicillium roquefortiのCO_2耐性はすでに第1章に述べたように他にも報告[64-66]があり,サイロ貯蔵の穀類や不適当な真空包装のチーズからも汚染菌として分離されている.一方のG. candidumはレモン,トマトなどの青果物の貯蔵中に発生するカビ(第5章参照)として,トマトの缶詰・瓶詰を変敗することが知られている[67].Geotrichum candidumのトマト分離株を供試したWellsとSpalding[68]の報告によると,3% CO_2+3%O_2+N_2気相中では空気中の生育の2倍量の増殖が見られ,低酸素濃度での生育抑制には30%CO_2ガス濃度が必要であったという.

グループB (A. flavus, F. culmorum, P. expansumほかP. roquefortiを除くPenicillium):このグループはA_WとCO_2ガスが生育に影響する最重要な因子である.CO_2ガスの濃度が増加し,A_W値が低下すれば生育は抑制される.ただ,F. culmorumはやや違った挙動をとり,CO_2, O_2ガス濃度の影響についてはグループAに近く,高いCO_2ガス濃度に強い耐性を示したが,グループAと違ってpHの影響がP. expansumに似て,高いA_W値でpHが低くなると生育抑制が見られた.

グループC (A. infectoria, B. cinerea):この2種の生育にはCO_2ガス濃度の増加が最も強く作用し,CO_2ガスに対する感受性が高かった.

胞子形成に及ぼすA_W, pH, O_2, CO_2ガスの影響では,大部分のカビにおいてCO_2ガス濃度が高くな

ると胞子形成が遅れた．例外的であったのが，P. expansum，P. roqueforti の2種でO_2，CO_2ガスの濃度とは無関係に速やかな胞子形成が認められた．

穀類などの農産物やその加工品を保管・貯蔵する際，最も大きなリスクはカビの増殖からマイコトキシン汚染が発生することである．温度と湿度の管理についてはすでに第5章において述べたが，ガス置換包装による制御についても検討され，多くの報告がある．

Aspergillus flavus, A. parasiticus によるアフラトキシン（AF）産生についてはピーナッツを対象にしたO_2，CO_2のガス置換包装による抑制効果が明らかにされている[69]．Aspergillus ochraceus によるオクラトキシンA（OTA）産生については合成培地，16℃，14日間培養の結果であるが，O_2ガスの濃度に関係なく30％以上のCO_2ガスによりOTA産生が完全に阻止されている[70]．リンゴでのP. expansum によるパツリン産生はPP（ポリプロピレン）フィルムよりもPE（ポリエチレン）フィルム包装が効果的で，設定した気相（CO_2 88％＋N_2 12％，CO_2 58％＋N_2 42％，CO_2 48％＋N_2 52％）のすべてにおいてほぼ完全に産生が阻止された[71]．Fusariumトキシンに関しては，F. sporotrichioides, F. tricinctumによるT-2トキシン，F. equisetiによるゼアラレノン（ZEN）の産生抑制が報告されている[72-74]．Fusarium sporotrichioides の場合[72]は，トウモロコシを基質とし，26℃，14日間の培養において，CO_2 60％＋O_2 20％＋N_2とCO_2 40％＋O_2 5％＋N_2の気相でほぼ完全にT-2トキシン産生が阻止された．ZENの場合は，トウモロコシを基質とし，26℃，14日間の培養で，設定したいずれの気相（CO_2 20％＋O_2 20％およびO_2 5％＋N_2，CO_2 60％＋O_2 5％＋N_2，CO_2 40％＋O_2 5％＋N_2）でも痕跡程度の産生に減少した．このほか，チーズを基質としてのA. flavusによるAF，P. roquefortiによるロックフォルチン，P. communeによるシクロピアゾン酸産生のガス置換包装による抑制[66]，P. martensii（＝P. aurantiogriseum）によるペニシリン酸産生，Neosartorya fischeriによるフミトレモルジン産生のガス置換による抑制効果[75,76]についての報告がある．なお，A. flavus, A. ochraceusなどでは，菌糸の生育とマイコトキシン産生の間には時間的なずれがあり，CO_2によるマイコトキシン生合成の遮断が生育の完全停止よりも早くに来る現象が見られている．

以上のようにCO_2のカビに対する作用は，分生子（胞子）の発芽阻害，その後の菌糸の増殖における誘導期の延長，マイコトキシンのような二次代謝における阻害に分けられる．CO_2ガスが微生物の増殖を抑制するメカニズムはまだ十分に解明されていないが，真菌細胞に対しては致死的というより静菌的な作用と理解され，その増殖抑制はA_WやpHなど他の因子との相乗的な効果として捉えるべきであろう．わが国では柳井ら[77,78]の報告以来発表された情報が少ないが，CO_2ガスが高濃度になっても生育に影響を受けにくいカビとしてはByssochlamys spp., Fusarium spp., Geotrichum candidum, Mucor spp., Penicillium spp.（P. roquefortiなど），Xeromyces bisporusなどが知られている．しかし，一般的にはCO_2ガスの濃度が増加するにしたがって生育度も直線的に減少していくのが普通であり，このような例として，WellsとUota[79]はグルコース・ミネラル液体培地，19℃，24または48時間培養で菌体重量測定により生育量を調べた結果，Alternaria alternata, Botrytis cinerea, Cladosporium herbarum, Fusarium roseum（＝F. graminearum），Rhizopus stoloniferなどの圃場菌類は21％O_2ガス存在下ではCO_2ガス濃度の増加とともに生育は直線的に減少して行くことを認めている．

9.3.2 ガス置換包装とカビの制御

ガスバリアー性の高い包材を使用し，容器（包装体）中の空気を脱気して密封する真空包装，容器中の空気を脱気した後，N_2，CO_2，O_2などのガスと置換して密封するガス置換包装は一般にMA包装（modified atmosphere packaging, MAP）と呼ばれ，微生物制御を主目的とする場合と酸化防止を目的とする場合とがある．微生物制御を目的とする場合は，真空包装や窒素を置換するだけのN_2ガス単独封入よりも静菌効果のあるCO_2とN_2の混合ガス，またはCO_2，N_2，O_2の混合ガスを用いることが多い．O_2ガスの混合は食肉，生鮮魚の鮮度保持に用いることが多く，一方，穀類加工品，菓子類，食肉加工

品，乳製品，水産加工品，調理食品，嗜好製品では$CO_2＋N_2$の混合ガスがよく使用されている．CO_2ガス濃度は高いほどカビの制御が期待できるが，食品汚染微生物の中には酵母のようにCO_2ガス濃度がどのようになっても効果が見られない種類（Saccharomyces，Pichia，Candidaなど）も多く，また乳酸菌のようにCO_2ガスによって生育が促進される細菌もあるため，必ずしもCO_2ガス濃度を高めればよいとはいえない．混合比率を決定するためには，予測微生物学的なシミュレーションが必要である．

青果物のMAPは蒸散による萎れを防止し，取り扱いによる傷の発生を防止する効果もある．PE，PPなどの包材を選択して密封包装すると，呼吸作用によりCO_2ガスの蓄積およびフィルムのガス透過性によって包装内のO_2ガス濃度が低下し，CO_2ガス濃度が上昇して青果物の鮮度が維持できる．非常に簡便であるが，貯蔵期間中，気相のO_2，CO_2ガスの比率を一定に保つように厳密に管理するCA貯蔵（第5章参照）と違って，包装に封入した時に気相を変更するだけで後は成り行きのままとなるから，貯蔵中の腐敗カビ発生に対するリスクも大きい．したがって条件設定のための実験が必要である．Garcia-Gimenoら[80]は種々の青果物に発生する灰色かび病菌Botrytis cinereaをモデルに選び，その胞子をPDA平板培地に接種した後，CO_2ガス濃度を10，20，30，40％に設定した気相中で18℃，10日間培養し，胞子の発芽したものについてはコロニーの直径を測定した．この実験では，CO_2ガス濃度30％以上になるとB. cinereaの生育は認められなかった．コロニーの直径が3 mmに達したときを目安に対照のCO_2 0％と比較したところ，予測シェルフライフはCO_2ガス0％，10％，20％がそれぞれ92，164，236時間と算定された．結論として，① 20％以上の濃度のCO_2ガス気相中にイチゴのような農産物を保管すればカビによる腐敗を制御できる，② カビのコロニーが可視状態（直径3 mm）になるまでの時間からシェルフライフを予測できるなどが，このシミュレーションから得られたという．傷みやすいイチゴをモデルにしたMAPの知見はかなり知られている[81]．その一つにイチゴを16％CO_2＋8％O_2混合ガスの気相中に7日間貯蔵したとき供試したパックの65％にB. cinereaが発生したが，同じ

ものを23％CO_2＋5％O_2の混合ガス気相中に貯蔵すると発生は36％に減少したという報告があり，この数値は上記の予測によく一致している．また，B. cinereaの菌糸を用いたMAP試験ではCO_2ガス濃度が30～40％でも生育が観察されているところから，このようなCO_2ガスのB. cinereaに対する作用は菌糸の生長阻害よりも胞子の発芽抑制にむしろ効果的であると考えられている．

乳製品，特にチーズはタンパク質，脂肪が豊富で，カビの生育，脂肪の酸化，色素の退色，乾燥など品質劣化が起こりやすく，MAPによって有効にシェルフライフを延長することができる食品である[82]．プロセスチーズのMAPでは，一般に$CO_2＋N_2$の混合ガスが用いられている．ガス置換包装機の性能から容器中の酸素を完全に取り除くことができないため，静菌作用のあるCO_2ガスを用いる必要がある．また，プロセスチーズでも通常の製造・包装環境では浮遊菌の二次汚染が問題になる．CO_2ガスの混合比率は30％以上にする必要があるといわれている．実際，市販製品ではCO_2ガス30～50％が普通に見られる．

ナチュラルチーズの場合も，MAPが多く使用されている．ナチュラルチーズの多くは加熱殺菌されていないため，カビによる汚染事故が多く発生している（第6章参照）．包装中に十分な量の残存酸素があればカビは必ず発生する．HockingとFaedo[83]によれば，真空包装されたチェダーチーズの汚染カビはCladosporium cladosporioides，C. herbarum，Penicillium commune，P. glabrum，Phoma sp. が主であるという．

高水分系，非熟成タイプのクワルク，カッテージチーズは軟質チーズに分類され，カビ・酵母が変敗の主原因になる．冷蔵保管中に菌数が10^6～10^7 cfu/gに増殖すると，フレーバーが不足し，表面にカビのコロニーが発生する．したがってカッテージチーズの賞味期間は，保存料を用いても2か月ほどとされている．Rosenthalら[84]は67.1％CO_2，26.3％N_2，6.6％O_2の混合ガス気相に包装されたフレッシュチーズ試料を4℃に冷蔵して，CO_2ガスの影響をフレーバー，pH，酵母・カビ菌数で監視し，結果を含気包装と比較した．クワルク（脂肪含量0.5，5，9％の3種類）はこの条件で，67日間まで

菌数増加，pHの変化が見られず，ホエーの異常な分離もなく，風味，組織とも良好であった．一方，含気包装では42日間後に，酵母・カビ菌数は2×10^6 cfu/g以上になり変敗した．32℃に保管温度を高めてもCO_2ガスの効果はあったが，乳酸菌が増殖してpHが下がるため，実際には保管できなかった．同一条件下でのカッテージチーズの試験では，CO_2ガスの静菌効果が4℃，21日間まで持続した．また気相中のCO_2ガスをすべてN_2ガスで置換したときは，CO_2ガスの場合のように初発菌数がそのまま変化しない状態に保たれず，含気包装と全く同じように菌数が経時的に増加したことから，CO_2ガスの静菌効果が裏付けられている．

同じく軟質，非熟成タイプに分類されるモッツァレラのスライスチーズについても，MAPの安定性が検討されている[85]．スライスしたチーズを100% N_2，100% CO_2，50% CO_2＋50% N_2ガスの3通りに設定した気相にMAP包装し，7±1℃に貯蔵して，官能評価，ヘッドスペース中の酸素濃度変化，カビ・酵母などの微生物菌数，理化学的特性などを経時的に調べ，含気包装と比較した．その結果，100% N_2ガスの気相では微生物劣化を効果的に制御することができなかった．原因としては，ヘッドスペース中のガス平衡が終わった後の残存酸素量が3〜4%程度になったことによると推定されている．残存酸素はスライスの間やトレーに貯留した空気から由来したものと思われ，酸素吸収剤を使用しない限り残存酸素濃度を1%以下に減らすことは困難である．CO_2ガスの静菌効果は確かであり，100% CO_2ガス濃度では好気性低温細菌の生育開始に遅延が見られ，その生育率も減少し，カビ・酵母の生育を完全に抑制した．含気包装との比較では，すべての評価をまとめると，含気包装のシェルフライフが13日であるのに対して，100% N_2ガス封入が16日，50% CO_2＋N_2混合ガスが44日，100% CO_2ガスが64日とそれぞれ算定された．

硬質チーズに分類されるチェダーチーズについてもMAPの有効性が報告されている[66]．この実験では，市販スライス品を対象に食品およびチーズに発生するカビとして*Mucor plumbeus*，*Byssochlamys fulva*，*B. nivea*，*Aspergillus flavus*，*Fusarium oxysporum*，*Penicillium commune*，*P. roqueforti*の7種を選び接種後，所定の気相に調整したガスバリアー性容器（PP/EVOH/PP）中に入れて，25℃，14〜30日間培養して，コロニーの直径とエルゴステロール量によるカビの生育度，包装中のO_2，CO_2ガス量の変動，*A. flavus*によるアフラトキシン産生，*P. roqueforti*によるロックフォルチンC産生，*P. commune*によるシクロピアゾン酸産生に対するCO_2，O_2ガスの影響が検討された．設定したガス気相は，CO_2ガス濃度を20%と40%の2段階とし，これにO_2ガス濃度を＜0.5%，1%，5%にそれぞれ組み合わせ，さらにN_2ガスを加えて構成した．酸素ガスが1%と5%の場合は，CO_2ガス20%，40%のすべての組み合わせでカビの生育が認められた．しかし含気包装と比較すると，カビの種類にもよるが，20〜80%の生育度減少が見られた．また，マイコトキシン産生も大幅に減少したが，完全な抑制までに至らなかった．20%または40% CO_2＋＜0.5% O_2混合ガス気相中では，*B. nivea*のみが極めて遅くなったが生育した．

チーズから検出されるカビとしてマイコトキシン産生の面から最も関心が集まる菌は，*P. roqueforti*と*P. commune*である．*Penicillium roqueforti*はチーズの製造にも用いられ，低酸素環境にも生育することが知られている．しかし，20%または40% CO_2＋1% O_2混合ガスのMAPに保管中のチーズでのロックフォルチン産生は0.07〜0.05 μg/10 g（チーズ重量）という微量であって危害はないものと考えられる．*Penicillium commune*によるシクロピアゾン酸の産生は，8〜10℃に保管されたチーズでは1か月後も産生を見なかったという報告がある．また40% CO_2＋1% O_2混合ガスによるMAPでは0.1または0.04 μg/10 g（チーズ重量）という程度であった．

菓子，珍味，乾燥果実などもガス置換包装によってシェルフライフを延長することが可能な食品であり，かなり以前に有効性が検討されている．高水分のプルーンとレーズンの場合は，MAPと保存料の併用効果が報告されている[86]．40% CO_2＋60% N_2および80% CO_2＋20% N_2の混合ガス気相のMAPで，A_W 0.89〜0.87に調整したプルーン，レーズンはともにモデルとして供試した*Aspergillus niger*の生育を完全に抑制した．しかしながら，同一条件の

MAPでも高浸透圧性酵母 *Zygosaccharomyces rouxii* の増殖は阻止できず，完全な抑制には保存料か酸素吸収剤の併用を必要とした．

最後にガス置換包装におけるCCP（重要管理点）を要約すると，以下のようになる．

① 食品製造時：CO_2ガスの静菌効果を十分に発揮させるためには，製品となったときの食品の初発菌数を可能な限り低くしておくことが重要である．さらに酸素交換率が完全とはいえない（残留酸素）上に食品中の酸素がガス置換後に拡散してくるため，包装内の酸素濃度が経時的に上昇してくることを考慮し，酵母類とこれまで示してきたようなCO_2耐性菌の存在には十分注意を払う必要がある．また，食品自体の性状が，低いA_WやpHのように微生物の増殖に対して抵抗性があるほど，ハードルも高くなる．② ガス組成・包材の予測微生物学的な検討：適正なガス組成は食品の種類，製造条件によって異なるので，各製品ごとに予め確認し，組成を決定する．併せて包材のガスバリアー性，包装設備の確実性についても点検する．③ 温度管理：多くのガス置換包装食品の保管は消費に至るまで低温に管理することが望ましい．温度管理のモニタリングシステムも確立しておきたい．

9.3.3 酸素吸収剤（脱酸素剤）包装

酸素吸収性包装として広く利用されている脱酸素剤（oxygen scavenger, oxygen absorber）は，包装体内の気相から酸素を吸収除去するとともに包装後に包材を透過してくる酸素も持続的に吸収して，酸素濃度0.01％(v/v)以下という高い酸素除去率を保ちつつ食品のシェルフライフを長くすることができる（表9.23）．微生物の中ではカビのような好気性菌の制御に有効であるが，使用目的は油脂の酸化防止，変退色の防止，風味の保持，害虫の発生防止など対象食品によって様々である．わが国では1977年に開発された鉄系脱酸素剤が主流であったが，その後のアスコルビン酸系など有機系脱酸素剤の開発と，シリコンを担体にしたもの，チタンなどの非鉄系の新しい製品もあって最近では多様化している．機能的に見ても，単機能型に分類される酸素のみを吸収する初期の製品から名付けられた脱酸素剤という名称が誤解を与えている面もあり，気相の状態は

表9.23 脱酸素剤の種類

分類基準	種　　類
1. 素材別	無機化合物，有機化合物
2. 反応速度別	急速タイプ，中間タイプ，遅効タイプ
3. 食品水分別	高水分食品用，中間水分食品用，低水分食品用，乾燥食品用
4. 機能別	O_2吸収のみ，O_2吸収＋CO_2吸収，O_2吸収＋CO_2発生，O_2吸収＋アルコール発生
5. 形態別	小袋，錠剤，シート，フィルム状
6. その他	冷凍食品用，電子レンジ食品用，超小型小袋，酸素インジケーター付きなど

すでに述べたガス置換包装に似てCO_2を発生するもの，O_2とCO_2をともに吸収するもの，あるいはアルコール効果との併用を狙ったものなどがあって，酸素除去というだけでは評価できない現状になっている[87]．また，飲料やレトルト食品への適用を目的として，容器自体に酸素吸収包材を用いた機能性容器も発表されている．カビの発生制御を主目的の一つとしている例は，高水分食品では果実加工品，餅，水産練り製品，生めんなど，中間水分食品では食肉加工品，水産加工品（干物など），穀類，穀類加工品，菓子類，チーズ，味噌などがある．ここでは，初期から用いられてきた単機能型の酸素吸収剤に限定して述べる．

脱酸素剤の吸収する酸素量には限界がある．長期間にわたり有効に保つためには，脱酸素剤封入に使用する包材のガスバリアー性が重要であり，性能の低い包材を使用した場合には十分な効果を発揮できなくなる[55]．また，有効期限が終わりに近付くと包装体中のO_2ガス濃度が上昇してくるために，低酸素条件に増殖できるカビが発生して事故原因になることがある．柳井ら[77]の報告に見るように，一般的な *Aspergillus*, *Penicillium* の生育はO_2ガス濃度が1.0％程度まではほとんど影響を受けないが，0.1％以下になると生育が停止する（図9.4，図9.5）．しかし第1章にも述べたように，*Fusarium moniliforme*（＝*F. verticillioides*），*F. solani*，*Rhizopus* sp. が0.01％(v/v)でも生育するというGibbとWalshの報告[88]に加えて，*F. oxysporum*，*Mucor rouxii*，

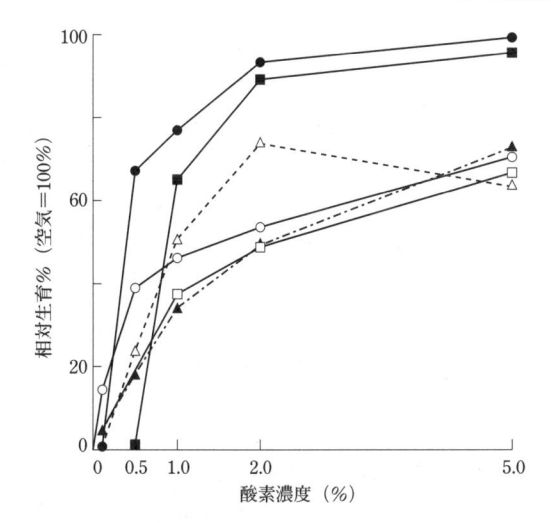

図 9.4 酸素濃度を変えた気相中でのEurotium, Aspergillusの生育[77]
△: E. amstelodami, □: E. herbariorum, ●: E. rubrum,
▲: A. awamorii, ○: A. oryzae, ■: A. restrictus

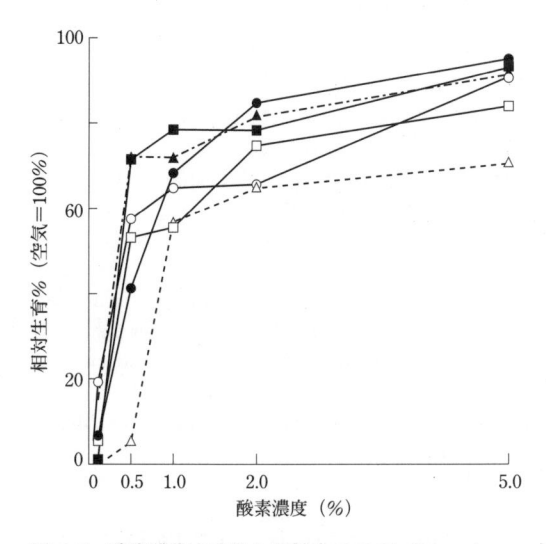

図 9.5 酸素濃度を変えた気相中でのCladosporium, Paecilomyces, Penicilliumの生育[77]
△: Cladosporium, □: Paecilomyces (A), ○: Paecilomyces (B), ●: Penicillium aurantiogriseum, ■: P. commune, ▲: P. roqueforti

Rhizopus stoloniferなどは嫌気的(酸素0%)にも生育するという事実がある。これらのカビはわずかな酸素濃度の上昇にも敏感に応答する。脱酸素剤封入は簡便性から安易な操作になりがちであるが、こうした嫌気条件に強いカビや酵母の混入防止には、原材料段階や製造作業環境のクリーン化を図る必要がある。

単機能型脱酸素剤のカビ制御効果についての検討は、わが国では実用化開始当時の情報がほとんどであり、その後のものとしてはボツリヌス菌を対象にした微生物制御があるに過ぎない[89]。外国のものでは、パン、ケーキ、発酵ドライソーセージなどを対象にした報告があるが、いずれも1990年前後のものである[67]。最も使用が普及している菓子類についても、1980年に遠山ら[90]が生・半生菓子について保存性と初発菌数、水分、水分活性との関係を調査した資料があるのみと思われる。このときの結果では、多水分系のあん(餡)が入った菓子は保存中に$10^3 \sim 10^4$ cfu/gほどの酵母が増殖し、CO_2、エタノールの生成による変敗が問題になっている。今日でも、もなか、まんじゅう、カステラ、乾燥いもなど脱酸素剤封入菓子類のクレーム発生に関してカビを原因とする事故が多発しているが、対象食品の水分活性値、酵母量など初発菌数の測定から予測微生物学的に考察して、脱酸素剤の使用の可否を含め、適正な脱酸素剤の選択を行うことができるので、多水分系食品での事故も未然に防止することが可能になっている。

気相中の酸素濃度を極端に減少させることが食品の物性に及ぼす影響は複雑であり、まだ十分に明らかにされていない面もあるが、脱酸素剤使用の上で微生物の増殖とは別の品質劣化が発生することが指摘されている。例えば、小宮山[87]は次の事例を取り上げている。① カップ詰め味噌の包装形態として従来から使用されてきた脱酸素剤添加後密封の場合、味噌に溶存しているCO_2ガスによって保存中に容器が膨張しやすい欠点がある。これを避けるために新しいガス置換包装技術が報告されている[91]。② アルコールを生地に練り込んだ冷めんの長期間保存について、脱酸素剤を使用して酸素とめんの変色との関係を調べた結果、脱酸素剤の使用によって微生物に対しては安定的であるが、めんの褐変が大きくなり、色調やそれに伴うテクスチャーの変化が酸素濃度の減少によって影響を受けることが明らかにされた[92]。このようなことから、脱酸素剤封入包装食品の賞味期限設定に当たって、微生物以外の要因も考慮する必要がある。

9.3.4 レトルト食品，無菌充填包装，無菌化包装など

微生物制御を主体にした包装による遮断技術には，伝統的な缶詰・瓶詰のほか，加熱殺菌処理が行われるレトルト食品，近年世界各国で急速に普及してきた無菌充填包装食品（aseptically filled packaging food），無菌化包装食品（semi-aseptic packaging food）がある[2,54]．レトルト食品の加熱殺菌は110〜135℃の温度で行われるため，包材も耐熱性とガスバリアー性の両方が不可欠な要求特性となっている．無菌充填包装は充填する食品を無菌にしておき，別に殺菌した包材や容器を準備して，バイオクリーンルーム（NASA 10 000〜100 000クラス）内で充填，密封するもので，包装後は殺菌処理を行わない．この種類の食品にはロングライフ（LL）牛乳，果汁・コーヒー・茶などの飲料，スープ類，醤油，ソース，ケチャップ，トマトペースト，ヨーグルト，たれ類，プリン，豆腐などがある．これらに使用されている包材は紙容器，プラスチック容器で，内容物の品質保持のためガスバリアー性があり，過酸化水素や紫外線による殺菌に対する耐性が要求される．無菌充填包装の無菌化（aseptic）は商業的無菌の意味で，常温流通下で腐敗や経済的な損失をもたらすような微生物が存在しないことをいう．無菌化包装は無菌または無菌に近い状態で包装するものであるが，微生物学的な条件が商業的無菌の状態に達していないため，常温流通は困難で低温流通させる．この食品の例としては，スライスハムなどの食肉加工品，水産練り製品，乳製品（チーズ），餅，米飯などがある．クリーンルーム内での無菌化包装後，食肉加工品やチーズに見るように，真空包装，ガス置換包装で流通するものが多い．

最近のカビを原因とする変敗事故を見ると，意外にも加熱殺菌されているレトルト食品，無菌包装を標榜する加工食品に分類されるものが増加傾向にある（第5〜8章参照）．以前からよく見られた穀類加工品（パック詰め飯類，餅など）に加えて，シロップ，パック詰め野菜水煮，トマトペースト，たれ類，漬物，デザート類（プリン，ゼリー，カスタード，ナタデココ，むき栗など），クリームチーズ，PETボトル入り飲料などでの事故が繰り返し発生している．特に加熱工程のある食品での耐熱性カビの事故については，第8章に示したように包装された食品での検出であり，その多くは原材料からの一次汚染が原因であると推定されている．個々の包装食品についての殺菌の実際については，高野と横山[2]に譲るが，事故原因になったカビの特性によって原材料のマイコフローラと菌数，原材料から包装段階に至るまでの微生物管理，包装材料の適切な選択，包装からのカビの持ち込み，製造施設やラインの除菌など二次汚染の原因になる因子を十分に再検討することが望ましい．

食品に発生するカビは多様であり，一つの手段では制御できないことも多い．特に静菌のようなマイルドな方法の場合は，いくつかの技術を組み合わせることによってカビの制御を図ることで，食品の品質を傷めることなく自然の状態に近い製品を得ることができるのではあるまいか．

文　献

1) 藤井建夫編：食品微生物 II 制御編　食品の保全と微生物, p. 1, 幸書房 (2001)
2) 高野光男, 横山理雄：食品の殺菌—その科学と技術, p. 1, 幸書房 (2001)
3) 土戸哲明他：微生物制御—科学と工学, p. 1, 講談社 (2002)
4) P.V. Nielsen and E. De Boer: Introduction to Food- and Airborne Fungi, 6th Ed., R.A. Samson et al. eds., p. 357, Centraalbureau voor Schimmelcultures, Utrecht (2000)
5) S. Brul and F.M. Klis: Fung. Genet. Biol., 27, 199 (1999)
6) P. M. Davidson and M. A. Harrison: Food Technol., 56 (11), 69 (2002)
7) K. Bundgaard-Nielsen and P.V. Nielsen: J. Food Protect., 59, 268 (1996)
8) 山下　勝：防菌防黴誌, 24, 195 (1996)
9) 宮尾茂雄：食品工業, No. 2, 18 (2002)
10) 坪内春夫他：日食微誌, 14, 29 (1997)
11) 坪内春夫, 加藤陽康：日食微誌, 19, 1 (2002)
12) 戸矢崎紀紘, 宇田川俊一：日菌報, 38, 133 (1997)
13) 内藤茂三他：日食微誌, 17, 181 (2000)
14) 宇田川俊一：最新食品微生物制御システムデータ集, 春田三佐夫他編, p. 145, サイエンスフォーラム (1983)
15) D. A. Corlett, Jr. and M.H. Brown: Microbial Ecology of Foods, Vol. 1, J. H. Silliker et al. eds., p. 92, Academic Press, New York (1980)
16) 柳田藤治：食品保存便覧, 梅田圭司他編, p. 1053, クリエイティブジャパン (1992)

17) 松田敏生他：日食工誌, **41**, 687 (1994)
18) 粟生武良：メディヤ・サークル, **28** (3), 130 (1983)
19) P. M. Davidson：Control of Foodborne Microorganisms, V. K. Juneja and J. N. Sofos eds., p. 165, Marcel Dekker, New York (2002)
20) K.Isshiki et al.：*Biosci. Biotech. Biochem.*, **56**, 1476 (1992)
21) 一色賢司, 徳岡敬子：食品と微生物, **10**, 1 (1993)
22) Y. Sekiyama et al.：防菌防黴誌, **24**, 171 (1996)
23) P. J. Delaquis and G. Mazza：*Food Technol.*, **49** (11), 73 (1995)
24) P.V. Nielsen and R. Rios：*Int. J. Food Microbiol.*, **60**, 219 (2000)
25) M. Mari et al.：*Ann. Appl. Biol.*, **123**, 155 (1993)
26) 古谷香菜子, 一色賢司：日食科工誌, **48**, 738 (2001)
27) 古谷香菜子他：日食科工誌, **49**, 388 (2002)
28) 太田義雄, 川岸舜朗：日食科工誌, **45**, 744 (1998)
29) 松岡寛樹他：防菌防黴誌, **27**, 81 (1999)
30) 北條 寛, 佐藤 順：*FFIジャーナル*, No. 203, 27 (2002)
31) K. Okada et al.：*Chem. Pharm. Bull.*, **37**, 2528 (1989)
32) J. Sato et al.：*Biocontrol Sci.*, **6**, 113 (2001)
33) N. Kurita et al.：*Agric. Biol. Chem.*, **45**, 945 (1981)
34) 諸角 聖他：食品と微生物, **9**, 113 (1992)
35) 村松芳多子他：防菌防黴誌, **26**, 3 (1998)
36) 勝股理恵他：防菌防黴誌, **30**, 197 (2002)
37) 勝股理恵他：防菌防黴誌, **30**, 715 (2002)
38) D. R. L. Caccioni et al.：*Int. J. Food Microbiol.*, **43**, 73 (1998)
39) L. B. Bullerman et al.：*J. Food Sci.*, **42**, 1107 (1977)
40) ICMSF：Micro-organisms in Foods. 6. Microbial Ecology of Food Commodities, p. 1, Chapman & Hall (1996). Rep. Aspen Publ., Gaithersburg, Maryland (2000)
41) M. Karapinar and S.E. Aktug：*Int. J. Food Microbiol.*, **4**, 161 (1987)
42) R. S. Farag et al.：*J. Food Sci.*, **54**, 74 (1989)
43) L.B. Bullerman：*J. Food Sci.*, **39**, 1163 (1974)
44) S. Morozumi：*Appl. Environ. Microbiol.*, **36**, 577 (1978)
45) S.S. Sahay and T. Prasad：*Food Addit. Contam.*, **7**, 509 (1990)
46) J. Salmeron et al.：*J. Food Protect.*, **53**, 697 (1990)
47) S. Juglal et al.：*J. Food Protect.*, **65**, 683 (2002)
48) 勝股理恵他：防菌防黴誌, **31**, 59 (2003)
49) S. Roller and N. Covill：*Int. J. Food Microbiol.*, **47**, 67 (1999)
50) W. L. Wendorff et al.：*J. Food Protect.*, **56**, 963 (1993)
51) W. L. Wendorff and C. Wee：*J. Food Protect.*, **60**, 153 (1997)
52) 横山理雄：日本包装学会誌, **7**, 163 (1998)
53) 横山理雄：食品微生物Ⅱ制御編 食品の保全と微生物, 藤井建夫編, p. 172, 幸書房 (2001)
54) 横山理雄：食品と微生物, **9**, 1 (1992)
55) 葛良忠彦：日本包装学会誌, **11**, 11 (2002)
56) J. Gilbert and A. Lopez de Sa：*Food Addit. Contam.*, **19** (suppl. 1), 1 (2002)
57) 星野 純：日食黴誌, **12**, 97 (1995)
58) B. J. Macauley and D.M. Griffin：*Trans. Br. Mycol. Soc.*, **53**, 53 (1969)
59) J. H. Walsh and C.S. Stewart：*Trans. Br. Mycol. Soc.*, **57**, 75 (1971)
60) N. Magan and J. Lacey：*Trans. Br. Mycol. Soc.*, **82**, 305 (1984)
61) A. El Halouat and J.M. Debevere：*Int. J. Food Microbiol.*, **35**, 41 (1997)
62) I. Haasum and P.V. Nielsen：*Int. J. Food Microbiol.*, **84**, 451 (1998)
63) L. Valik et al.：*Int. J. Food Microbiol.*, **47**, 141 (1999)
64) J. Lacey：*J. Appl. Bacteriol. Sym. Suppl.*, 11S (1989)
65) J.I. Pitt and A.D. Hocking：Fungi and Food Spoilage, 2nd Ed., p. 1, Blackie Academic & Professional, London (1997). Rep. Aspen Publ., Gaithersburg, Maryland (1999)
66) M.H. Taniwaki et al.：*Int. J. Food Microbiol.*, **68**, 125 (2001)
67) R.P.M. Scholte et al.：Introduction to Food-and Airborne Fungi, 6th Ed., R. A. Samson et al. eds., p. 339, Centraalbureau voor Schimmelcultures, Utrecht (2000)
68) J.M. Wells and D.H. Spalding：*Phytopathology*, **65**, 1299 (1975)
69) W. O. Ellis et al.：*Int. J. Food Microbiol.*, **22**, 173 (1994)
70) N. Paster et al.：*Appl. Environ. Microbiol.*, **45**, 1136 (1983)
71) R. S. Moodley et al.：*J. Food Protect.*, **65**, 867 (2002)
72) N. Paster and M. Menasherov：*Appl. Environ. Microbiol.*, **54**, 540 (1988)
73) N. Paster et al.：*J. Food Protect.*, **49**, 615 (1986)
74) N. Paster et al.：*Int. J. Food Microbiol.*, **12**, 157 (1991)
75) E. B. Lillehoj et al.：*Appl. Microbiol.*, **24**, 198 (1972)
76) P. V. Nielsen et al.：*J. Food Sci.*, **54**, 679 (1989)
77) 柳井昭二他：日食工誌, **27**, 20 (1980)
78) 石谷孝佑：日食工誌, **28**, 221 (1981)
79) J.M. Wells and M. Uota：*Phytopathology*, **60**, 50 (1970)

80) R. M. Garcia-Gimeno et al.：J. Food Sci., **67**, 1904 (2002)
81) C. Sanz et al.：J. Food Sci., **64**, 748 (1999)
82) 清水啓介：ジャパンフードサイエンス, No. 4, 73 (2000)
83) A. D. Hocking and M. Faedo：Int. J. Food Microbiol., **16**, 123 (1992)
84) I. Rosenthal et al.：Milchwissenschaft, **46**, 706 (1991)
85) R.M.V. Alves et al.：J. Food Protect., **59**, 838 (1996)
86) A. El Halouat et al.：Int. J. Food Microbiol., **41**, 177 (1998)
87) 小宮山義弘：食品微生物Ⅱ制御編 食品の保全と微生物, 藤井建夫編, p. 184, 幸書房 (2001)
88) E. Gibb and J.H. Walsh：Trans. Br. Mycol. Soc., **74**, 111 (1980)
89) 風間朗弘他：日食微誌, **11**, 165 (1994)
90) 遠山 良他：日食工誌, **27**, 221 (1980)
91) 田中善文：醸協, **91**, 551 (1996)
92) 遠山 良, 種谷真一：日食科工誌, **45**, 564 (1998)

用 語 の 解 説

アスペルジラ（aspergillum, -la）
　Aspergillus 属の分生子形成細胞全体をいう．メトレ，フィアライドからなる．

アナモルフ（anamorph）
　不完全型，不完全時代，無性世代．

アネライド（annellide）
　分生子柄またはその末端分枝で，環紋形成を伴う分生子形成細胞．環紋型分生子を形成．

アポフィシス（apophysis, -ses）
　胞子嚢の直下の胞子嚢柄先端の膨らみ（例えば *Absidia* に見られる）．

アレウロ型分生子（aleurioconidium, -ia）
　分生子柄や菌糸の先端が隔壁によって区画され，分化して生じた分生子．切断面がはっきり残る．

一重壁（unitunicate）
　子嚢の壁は内外の二つの膜からなり，外側は多少硬く，胞子が放出されるとき子嚢先端の孔などを通って外に出るため壁は分離しない．核菌類，盤菌類に主に見られる．

異物（foreign matter）
　食品の製造，加工，貯蔵，流通の過程で非衛生的な環境や取り扱い，不注意などにより食品中に混入または迷入した有形外来物をいう．カビも場合によっては異物として扱われることがあり，こうしたとき死菌となっている（分離培養を行っても生育しない）事例も少なくない．

AOAC（Association of Official Analytical Chemists）
　アメリカ公定分析化学者協会．FDAが科学的な分析手法の確立と検証を目指して設立した団体で，現在は独立の非営利機関であるAOACインターナショナルとして運営され，国際的に発展している．AOACは食品の化学的な分析法および微生物学的な分析法の発展，評価および利用に貢献している．
　1998年に，AOACインターナショナル日本セクションが設立され活動している．
　http://www.aoac.org/

衛生規範（Hygiene Practices）
　食品衛生法に基づく規格・基準による規制になじまない食品で，しかも過去に食中毒や腐敗・変敗事例などが多い食品について，衛生の確保と向上を図るために厚生労働省によって策定された．弁当・そうざい（1979年），漬物（1979年），洋生菓子（1983年），セントラルキッチン／カミサリー・システム（1987年），生めん類（1991年）がある．衛生規範はガイドラインという性格のもので，法的強制力は持っていない．

衛生指標菌（sanitary indicator microorganism）
　製造現場での環境衛生面において，清浄度を評価するために役立つ菌．アメリカでは *Geotrichum candidum* を指標に用いている．

栄養菌糸（vegetative hypha, -ae）
　培地など基質上または基質中に伸びた菌糸．

FAO／WHO合同食品添加物専門家委員会（Joint FAO/WHO Expert Committee on Food Additives, JECFA）
　FAO／WHO合同食品規格委員会（コーデックス委員会）とは独立の組織で，添加物やマイコトキシンなどのリスクアセスメントをレポートとしてまとめている．その結果はコーデックス食品添加物汚染物質部会（Codex Committee on Food Additives and Contaminants, CCFAC）が規格案作成の上で用いている．
　http://www.fao.org/waicent/faoinfo/economic/esn/jecfa/jecfa.htm

FDA（Food and Drug Administration）
　アメリカ合衆国食品医薬品局．FDAの前身は1927年に設立された食品医薬品殺虫剤庁で，1931年に改称した．アメリカ合衆国政府の厚生教育福祉省の所管で，医薬品，食品以外に化粧品，医療用具，動物用医薬品なども対象にしている．
　http://www.fda.gov/

MA包装（modified atmosphere packaging, MAP）
　密閉系内の空気を窒素や二酸化炭素あるいは混合ガス（窒素，二酸化炭素，酸素）と完全に置換し，食品の変質のうち酸化，変退色の防止や，カビなどによる変敗を防止すること．ガスの導入後の貯蔵中にはガスの制御はしない．ガス置換包装．

LD_{50}（50％ lethal dose）
　50％致死量．急性毒性試験における50％の動物が死に至る投与量．試験に用いる動物種，投与経路などにより同じ物質であっても数値が異なる．毒性の強い物質ほどLD_{50}が小さい．

黄変米（yellowed rice）
　変質米の1種で，カビの侵害を受けた結果，黄色

に変色した米．しばしば，マイコトキシンの自然汚染が見られる．

大型分生子（macroconidium, -ia）
大型の分生子と小型の分生子の二型をもつ場合に，前者を小型分生子と区別するために呼ぶ．*Fusarium* 属に見られる．

化学型（chemotype）
二次代謝産物の産生パターンなど化学的に区別される個体群．ケモタイプ．分類学的には未知の種，または特に意義を持たない．

化学分類（chemotaxonomy）
核 DNA，リボソーム RNA，酵素，細胞壁の化学組成，二次代謝産物などの比較に基づいて行われる分類．

かぎ状構造（crozier）
子嚢母細胞（造嚢糸）が子嚢を形成する前にかぎ状に屈曲することがある．これをかぎ状構造（屈曲部）という．

隔壁（septum, -ta）
細胞の間が横断壁で仕切られていること．

仮根（rhizoid）
菌糸（菌体）または子実体から基質上（中）に生じた分岐した根状構造．機能的には付着，支持，吸収など多様である．

仮軸状（sympodial）
胞子嚢柄や分生子柄，分生子形成細胞が主軸の先端に胞子嚢や胞子を形成した後，生長を続けて，新しい胞子嚢や胞子ができ，その先が再び伸長して新しい生長点になるような過程を繰り返し，結果的にジグザグ状に曲がった軸になること．

仮性菌糸（pseudomycelium, -ia）
酵母菌類で，個々の独立細胞がゆるく連鎖状につながって，一見して隔壁のある菌糸状になったもの．偽菌糸．

カラレット，カラー（collarette, collar）
フィアライドなどの先端のカップ状になった部分．襟状の構造物．

環紋型分生子（annelloconidium, -ia）
アレウロ型分生子が次々と下から押し出されるにつれて分生子柄が伸び，この伸長部に形成された分生子．切断面がはっきり残る．

危害分析（hazard analysis, HA）
加工食品の原材料について，その生育，生産，漁獲，採取段階から始めて，原材料の保管，下処理，製造・加工・調理から製品の保管，流通段階を経て，最終的に消費者の手に渡る間での各段階で発生する恐れのある微生物危害の原因を同定し，次いでこれら危害の重要度および危険度について評価すること．

基脚細胞（foot cell）
Aspergillus 属に見られる，分生子柄が立ち上がる基部の菌糸が隔壁で短く区切られている部分．*Fusarium* 属の大型分生子の一番下のフィアライドにつながる基部の細胞．柄足細胞．

偽子嚢殻（pseudothecium, -ia）
小房子嚢菌類の子嚢果．子座として形成され，内部に1〜数個の小室ができる．頂端は突出し孔口を備える．二重壁の子嚢を形成する．

偽柔組織（pseudoparenchyma, -mata）
菌糸組織を構成している菌糸が密着して独立性を失い，全体として実質組織のようになってしまった状態．

気生菌糸（aerial hypha, -ae）
栄養菌糸から分岐して空中に伸びた菌糸．気中菌糸ともいう．

気相（atmosphere）
容器や空間内の雰囲気．

逆行発生型分生子（retrogressive conidium, -ia）
分生子が分生子柄の基端に向かって次々と着生する様式の一つで，予め分生子柄が一定の長さに伸び，頂端に分生子を形成すると，次の分生子はその下に形成される．このように次々に分生子が基部に向かって形成されるために分生子柄自体は短くなる．退行型分生子．*Trichothecium* 属に見られる．

キュアリング（curling）
Cure は本来ヒトの病気の治療のための投薬とか，病気から回復させるという意味で，主にイモ類の貯蔵に移す前の傷を癒す仕上げ工程をいう．キュアリングにより傷口や潰れた部分にコルク形成層ができて数日間で傷が癒される．アメリカではヒーリング（healing）という．

吸器（haustorium, -ia）
植物病原菌が宿主細胞内に伸ばした栄養物質吸収用の側枝．

求基的（basipetal）
連鎖の基部が最も若いものとなる．求心的．連鎖状の分生子などを表わす場合に用いる．

求頂的（acropetal）
連鎖の先端が最も若いものとなる．

菌界（kingdom Fungi）
植物，動物と並んで菌類を一つの独立した生物の世界とする分類．

菌核（sclerotium, -ia）
菌糸が集合して形成される著しく硬い耐久性の塊状体，通常は球形．

菌根（mycorrhiza）
植物の根に菌類が侵入して形成される構造．植物と菌根菌の間には多くの場合，植物から光合成産物，

菌からは無機塩類（または炭水化物）がそれぞれ供給される相利共生的な関係がある．ほとんどの植物の根に広く認められ，外生菌根と内生菌根の別がある．内生菌根形成菌の中には，宿主植物を限定するものとしないものとがある．宿主特異性がなく，複数の植物の根に寄生し，根の皮層細胞内に小囊状の器官を作ったり（小囊状，vesicular），菌糸の末端部分が分岐した状態（樹枝状，arbuscular）になる内生菌根をVA（型）菌根（vesicular-arbuscular mycorrhiza）という．

菌糸（hypha, -ae）
栄養菌糸，気生菌糸．

菌糸束（mycelial strand）
比較的未分化の菌糸が平行に集まって形成したひも状の構造の総称．菌糸は分岐して，細い側枝を出し，伸長しながら広がる．

菌糸体（mycelium, -ia）
菌糸の塊．菌体．

菌足（hyphopodium, -ia）
子囊菌類メリオラ目（すす病菌）のカビに見られ，宿主植物の表面をはう菌糸から生じる短い細胞で，付着器の機能を持つと同時に，これから吸器を宿主表皮細胞内に入れる．

菌体（thallus）
葉状体，栄養細胞．菌糸体．

クランプ，かすがい連結（clamp connection）
多くの担子菌の二次菌糸の隔壁部に見られる，隣接した菌糸細胞の間に橋をかけたような形で形成された菌糸の小さい突起構造．

原生壁（prototunicate）
不整子囊菌類の子囊の壁は極めて薄く，胞子の成熟に伴って膜が溶けて消滅する．このようなタイプの子囊壁に対して用いる．

孔口（ostiole）
子囊殻や分生子殻の頂端の突出部に形成され，胞子が放出される開口部．

好濃性（osmophilic）
高浸透圧下で生育する菌で，糖や塩の濃度が通常より高い条件でよく生育する．関連する用語に好高張性，好稠性（tonophilic）がある．

交配型（mating type）
ヘテロタリックの菌種において，ある菌株がテスター株あるいは性が明らかにされている菌株との間で交配が成立するか否かだけで決定される遺伝子の表現型．＋と－，Aとaなどで表わされる．

交配試験（mating test）
交配型の不明な菌株と，テスター株あるいは交配型の分かっている菌株を平板培地を用いて対峙培養して，テレオモルフの形成状態を調べる．ヘテロタリックの種について行う．

厚壁細胞（hülle cell）
*Emericella*属などの子囊果を取り巻く末端または中間生の厚壁，球形または不規則なU字形をした細胞．*Aspergillus*属の場合は菌糸層中に見られる．ヒューレ細胞．

厚膜胞子（chlamydospore）
菌糸の先端や中間の細胞が肥大し細胞壁が厚くなり，菌糸から脱落しない細胞．厚壁胞子．

剛毛（seta, -ae）
子実体（層）から突出して現れる褐色の菌糸末端細胞．

小型分生子（microconidium, -ia）
小型の分生子，通常1～2細胞．*Fusarium*属では中間型も区別されるようになってきた．

国際癌研究機関（International Agency for Research on Cancer，IARC）
1965年にフランスのリヨンに設立されたWHO（世界保健機関）の機関で，ヒトに対する化学物質の発癌性リスク評価など，癌の予防に向けて活動を行っている．マイコトキシンの疫学，調理中のマイコトキシンの安定性，ヒトにおけるマイコトキシンの正確な摂取量，マイコトキシンの複合汚染，ヒトにおけるマイコトキシン暴露の制御などを課題にしている．
http://www.iarc.fr/

国際食品微生物規格委員会（International Commission on Microbiological Specification for Foods，ICMSF）
ICMSFは1962年に，その母体である国際微生物学会連合（International Union of Microbiological Societies，IUMS；日本学術会議微生物学研究連絡委員会が対応）により，特に国際貿易で取引される食品に対し，公衆衛生の見地から微生物学的限度を設定するため，国際的に容認され，かつ権威のある決定を行う機関の必要性に対応するために設置された専門調査委員会．国際標準化機構（ISO），コーデックス委員会（CAC），国際酪農連盟（IDF），アメリカ公定分析化学者協会（AOAC）とは密接な連携を保っている．
http://www.foodscience.afisc.csiro.au/icmsf.htm

黒色真菌感染症（dematiaceous fungus infection）
Aureobasidium，*Exophiala*，*Fonsecaea*，*Hortaea*，*Moniliella*，*Phaeoacremonium*，*Phialemonium*，*Phialophora*，*Ramichloridium*，*Rhinocladiella*，*Sporothrix*などの属に分類される不完全糸状菌によって引き起こされる真菌症．これらの菌は通常の培地上で酵母状の湿ったコロニーとなり，黒色酵母と総称される．しかし，酵母と違って培養条件によっては菌糸を形成し，糸状にもなる．黒色真菌症

（クロモミコーシス，chromomycosis）と黒色菌糸症（phaeohyphomycosis）に分けられる．

コーデックス委員会（Joint FAO/WHO Codex Alimentarius Commission, CAC）

　コーデックス委員会は正式にはFAO/WHO合同食品規格委員会といい，codexはラテン語で聖書・古典などの古い写本の意味で，規則，規範，規格などと使われている．コーデックス委員会は消費者の健康保護と食品の公正な国際貿易の確保を目的として1962年にFAO（国連食糧農業機関）とWHO（世界保健機関）が合同で設立した国際政府間組織で，わが国は1966年に加盟している．2001年現在の加盟国は165か国である．1995年のWTO（世界貿易機関）の設立に際し，WTO加盟国により食品の国際基準としてコーデックス委員会の採択した食品基準（コーデックス規格）を採用することが取り決められた．委員会では下部組織として食品別の規格などを検討する12部会，すべての食品に共通な食品添加物や残留農薬・マイコトキシンなどの汚染物質に関する安全性評価，食品表示，食品衛生などを検討する9部会，バイオテクノロジー食品ほか3臨時特別部会，6地域部会がある．規格策定作業は作業開始承認（ステップ1）から始まり最終規格案（ステップ8）までが関係の部会で策定され，最終規格案の採択は委員会で行われる．

　http://www.fao.org/waicent/faoinfo/economic/esn/codex/Default.htm

　http://www.fao.org/waicent/faoinfo/economic/esn/codex/Reports.htm

　http://www.codexalimentarius.net/

コロニー（colony）

　糸状菌の場合，菌糸の一群のことで，一つの胞子または細胞から生じる．集落．

根状菌糸束（rhizomorph）

　菌糸が多数束状に寄り集まったもので，外見は植物の細い根に似ている．ナラタケのものがよく知られていて，土壌中に見られる．

最小（発育）阻止濃度（minimal inhibitory concentration, MIC）

　抗菌性物質などが微生物の発育を阻止する最小濃度（$\mu g/mL$）．

最大無作用量（no-observed effect level, NOEL）

　慢性毒性試験において実験動物の体重，飼料の摂取状況，一般症状の観察，血液・尿などの臨床検査，発癌を含む病理組織学検査などの所見が，検体を投与しない対照群の動物と比較して統計的に有意な差が見られない最大投与量をいう．TDIの算定に用いる．何らの有害影響も認められなかった投与量ということで，無毒性量（no-observed adverse effect level, NOAEL），または有害影響の見られる最小毒性量（lowest-observed adverse effect level, LOAEL）をNOELの代わりに用いることもある．

産膜（性）酵母（film yeasts）

　Candida, *Debaryomyces*, *Hansenula*, *Pichia*, *Trichosporon*に属する数種の酵母は発酵食品の表面に生育し，被膜をつくり，有機酸を酸化分解して，変敗を起こす．産膜酵母は有害であり，漬物の衛生規範では産膜酵母の発生について規制を設けている．

CA貯蔵（controlled atmosphere storage, CA）

　青果物を貯蔵する場合，その種類，品質によって貯蔵庫内における空気中の気体組成を人工的に変えて，冷蔵と組み合わせて保存すること．青果物は収穫後も呼吸作用を持続するので，呼吸作用を抑えるとともに，カビのような好気性菌の増殖を抑え，酸化に対して不安定な成分を保護し，品質の低下を防ぐ．具体的には，$0 \sim 3$℃の低温とCO_2, N_2ガスを使って，通常の空気中の酸素濃度（約20％）を$3 \sim 7$％に抑え，湿度を$90 \sim 95$％に調節した環境に貯蔵すると，通常2〜3か月の保存期間のものが6か月程度まで延長できる．

GAP（Good Agricultural Practice）

　適正農業基準．青果物または一次加工青果物（サラダのような）においてサルモネラなどによる細菌性食中毒，リステリア症といった食性疾患の原因と考えられる事例が急増してきたことから，1997年にアメリカではGMPのほかにGAPとして，青果物の栽培から出荷にかけての衛生的な農業環境の確保と農作業実施のための必要条件を示した規範の導入が図られた．わが国では，GAPはまだ策定されていない．

GMP（Good Manufacturing Practice）

　適正製造基準．アメリカでは，1969年に食品のより高度な衛生的品質を達成するための技術的条件を示した食品の製造，加工，包装または保管における一般適正製造基準法（食品のGMP基本法）が公布された．GMPはこの基本法に基づいて食品別に設けられた強制力を有する基準．わが国では医薬品のGMPが1974年に法制化されたが，食品についてのGMPはまだ制度化されていない．

シェルフライフ（shelf-life）

　日持ち．容器包装の開かれていない製品が表示された保存方法にしたがって保存された場合に，その製品として期待されるすべての品質特性を十分保持し得ると認められる期限を品質保持期限（賞味期限）というが，シェルフライフはシェルフ（棚）に置かれている期間からきたもので，保存限界までの期間ということになる．

用語の解説

しきい（閾）値（threshold value）
作用（刺激）が知覚される最低の限界値．この値は通常，有効な作用量の最小値と無効な作用量の最大値とを求め，その平均値をとるのであるが，前者をとることもある．いき値．

子座（stroma, -mata）
菌糸が密集してマット状～菌核状になったもの．内部または表面に子嚢果や分生子果が形成される．子嚢子座，分生子座．

子実体（fruit body）
胞子形成体．通常は子嚢果，分生子果などのように菌糸組織からなるものをいう．

市場病害（market disease）
ポストハーベスト（収穫後）段階の青果物に発生する病害．ポストハーベスト病害．

自然汚染（natural occurrence of mycotoxins）
マイコトキシン産生菌が食品・食品原材料を侵害し，そこにマイコトキシンを産生している場合を自然汚染という．マイコトキシンの食品衛生上の重要性は自然汚染の実態によって評価される．これは人工的にマイコトキシン産生菌をコメ，トウモロコシなどに接種・培養して，マイコトキシン汚染穀類をつくり，実験動物に投与する場合と区別するために使われる．

子嚢（ascus, -ci）
子嚢菌類の有性生殖の過程で，核融合と減数分裂の行われる細胞，通常内部に8個の子嚢胞子を形成する．円筒形，棍棒形または球形．

子嚢果（ascoma, -ta）
子嚢を形成する子実体．閉子嚢殻，子嚢殻，子嚢盤，偽子嚢殻などに区別される．

子嚢殻（perithecium, -ia）
核菌類の子嚢果．子実層は裸出せず，通常頂端が突出して孔口を備える．内部に一重壁の子嚢を形成する．

子嚢果原基（ascomatal initial）
子嚢果の発達過程において，ごく初期の段階にあるもの．*Talaromyces*属では，種ごとに特徴的な形態になる．

子嚢菌類（Ascomycetes）
減数性の嚢（子嚢）中に子嚢胞子を内生する菌類．

子嚢盤（apothecium, -ia）
カップまたは皿状の子嚢果で，盤菌類に見られる．盤子器．

子嚢胞子（ascospore）
子嚢菌類の有性生殖の結果，減数分裂に引き続いて子嚢内部に形成される胞子．

シノニム（synonym）
同一の分類群（例えば種）に対して付けられた複数の異なる学名．特に正名とされたもの以外の学名をいう．異名．

重要管理点（critical control point, CCP）
食品の製造・流通体系において，管理の対象となり，食品の安全性に及ぼす危害発生の防止，除去または許容水準にまで下げさせることのできる重要な監視場所，工程または手順．

宿主（host）
菌類の寄生対象になる植物または動物．寄主．

宿主-寄生体相互関係（host-parasite relationship）
栄養分を利用される宿主とその寄生体，すなわち栄養分を利用する種の間の相互作用．寄生体はときに広い宿主範囲を持つもの（多犯性）があるが，一般には特定の1～数種の宿主に対する寄生に限られる．宿主特異性（host-specificity）ともいう．

出芽（budding）
栄養的な増殖の過程．そこでは母細胞の小さい芽生えに始まる娘細胞の発達が見られる．

出芽型分生子（blastoconidium, -ia）
分生子や菌糸から出芽して形成された分生子．

小胞子嚢（sporangiolum, sporangiole）
接合菌に見られる胞子嚢で，内部に1～数個の胞子嚢胞子を内生する小型のもの．

初発菌数（initial microbial number）
食品の製造・加工工程において最初から存在する微生物数．少ない方がよい．

真核生物（eukaryote）
真核細胞（核膜に包まれた核をもつ細胞）からなる生物群．植物，動物，菌類がこれにあたる．

真菌中毒症（mycotoxicosis）
マイコトキシンで汚染された食品や飼料を摂取したヒトや家畜に中毒症が起こることがある．麦角中毒を始め，アカカビ中毒症，アフラトキシン中毒症のように急性食中毒の例もあるが，慢性，発癌性の場合は顕在化しない場合が多い．

真菌類（fungi）
細菌と粘菌類，細胞性粘菌類，ラビリンチュラ類を除く菌類の総称．菌界．

シンポジオ型分生子（sympodioconidium, -ia）
分生子柄先端から，次々と場所を変えて形成された分生子．この結果，分生子形成部位は仮軸状，不規則な歯牙状になる．

スターター（starter）
発酵食品（チーズ，ソーセージ，かつお節など）を製造する際に予め培養した菌を加えて人工的に適切な発酵を行わせる方法で，このときに使用する菌培養をスターターという．自然発酵は有害菌を含むときは危険であるばかりか，風味を損じ発酵の調節が

困難であるから，安全を期してスターターが用いられることが多い．

生活環（life cycle）
　カビの胞子が発芽して菌糸になり，生長とともにいろいろな段階を経て胞子を形成し，死に至る過程で次世代を生み，再び同様な生活史を繰り返すこと．

静菌（fungistatic）
　カビの増殖が阻害された状態．微生物が増殖可能な条件下での阻害現象である．

接合菌類（Zygomycetes）
　有性生殖で配偶子嚢が接合して接合胞子を形成する菌類．ケカビ類が含まれる．

接合胞子（zygospore）
　配偶子嚢接合によって生じた厚膜，耐久性の休眠胞子．接合菌類の有性胞子．

Z値（Z-value）
　熱死滅時間を1/10に縮めるために必要な高めなければならない温度の幅（単位は℃）．

造精器（antheridium, -ia）
　雄配偶子嚢でやや分化したもの．簡単な嚢状のもので，特に精子とならずに伝達する機能をもつ細胞を分化しない場合が多い．

造嚢器（ascogonium, -ia）
　子嚢菌類の子嚢形成時に見られる雌性の配偶子嚢．

造嚢糸（ascogenous hypha, -ae）
　子嚢菌類の子嚢形成過程で造嚢器に生じた受精毛と造嚢器が接合した後，造嚢器から生じる菌糸．この中に対になった2核が造嚢器から移行する．

束生（synnematous）
　多数の分生子柄が集まって密着し束状になる．Penicillium属に見られる分生子柄の緩い集まりは，束状（fasciculate）という．

ダイカリオン（dicaryon）
　2個の核を含む細胞，胞子，または菌糸など．異なる交配型の核を含む細胞が融合して形成される．二核共存体．

脱酸素剤（oxygen scavenger）
　化学反応によって容器内の酸素を吸収除去する物質．食品などの酸化による変質の防止，主としてカビなどによる変敗の抑制のために食品と接触しないように容器に密封する．

担子器（basidium, -ia）
　核融合と減数分裂後に，小柄上に担子胞子を形成する担子菌類の器官．

担子菌類（Basidiomycetes）
　担子胞子を減数性の嚢（担子器）から外生的に形成する菌類．キノコと俗称されるものが含まれる．

担子胞子（basidiospore）
　担子菌類の担子器に，減数分裂の結果，形成される胞子．1担子器から通常4個の胞子が形成される．

単生（mononematous）
　基質からただ1本生じる分生子柄または菌糸．

単相（haploid）
　基本数（n個）の染色体を持つ核または細胞．

柱軸（columella, -ae）
　胞子嚢柄から胞子嚢中に突出した，胞子嚢形成とは関係のない不稔の柱状物．胞子嚢と胞子嚢柄とを区別する隔壁が突出したもの．

頂端細胞（terminal cell）
　Fusarium属の大型分生子における最先端の細胞．

頂嚢（vesicle）
　胞子嚢柄や分生子柄の頂部の膨らんだ部分．通常，その表面には多数の胞子嚢，または分生子，フィアライド，メトレなどをつける．

直接平板法（direct plate method）
　穀類，ナッツ類，一部の香辛料など粒状の農産物からカビを分離培養する方法の一つ．試料の表面を0.4％次亜塩素酸ナトリウム液で1～5分間殺菌した後，滅菌水で濯ぎ，予め用意した培地寒天平板の上に等間隔に置き，そのまま培養する．発生したカビを同定して，100粒当たりのカビ発生粒数を％で表示する．真菌の生菌数測定には希釈平板法があるが，粒状の検体では粉末にして供試しなければならない．粉末にするときに，検体の表面に付着している菌も表面に生育している菌も一緒になってしまうので，検体の内部に侵入しているカビのみを測定することができない．本法では，検体の表面に付着している微生物を表面殺菌で取り除くことができる．詳細は『食品衛生検査指針（微生物編）2004』を参照．

貯蔵菌類（storage fungi）
　貯蔵に移行した穀類に侵入するカビ．Aspergillus, Penicilliumなどの菌種がある．貯蔵カビ．

追熟（ripening after harvest）
　トマト，バナナ，キウイフルーツ，西洋ナシ，パパイヤ，アボカドなどは収穫した後の果実で成熟現象が起こる．これらの果実では，やや未熟な時期に収穫しても適当な条件（20℃前後）におけば追熟が進み，着色，着香，軟化など外観的変化とともに甘味が増して可食状態になる．果実の肥大生長が終わりに近付くと呼吸量に大きな変化が現れ，クライマクテリックライズ（climacteric rise）と呼ばれる呼吸の上昇が起こり，エチレンの排出と追熟が起こるが，すぐに過熟，老化に進む．ブドウ，日本ナシ，かんきつ類では追熟が起こらないため，樹上で成熟させ，食用適期に収穫する．

用語の解説

追跡可能性(traceability)

製品回収プログラムの構成要素の一つ．要件として原材料，成分，用品，生産工程途中の未完成品，再処理物および最終製品をロットごとにコード化し，追跡システムを確立する．販売記録（供給先の特定），生産量，回収された製品の記録などとの関連によってリコールに際して効果的な追跡が可能になる．

D値(decimal reduction time, D-value)

微生物数を1/10に減少させるに要する時間（単位は分）．どの加熱温度でのD値であるかを示すために，加熱温度（℃）を添字で，D_{80}（80℃で加熱した場合）のように示す．

TDI(tolerable daily intake)

耐容1日摂取量．長期にわたり体内に取り込むことにより健康影響が懸念される化学物質について設定されるもので，その量まではヒトが一生涯にわたり毎日摂取し続けても健康に対する有害な影響はないと判断される1日当たりの摂取量．ng/kg体重（体重1 kg当たりng）で表わす．

テレオモルフ(teleomorph)

完全型，完全時代，有性世代．

トレト（ポロ）型分生子(treto-(polo-)conidium, -ia)

分生子柄の先端や分生子にできた小孔を通して形成される分生子．

内分泌かく乱物質(environmental endocrine disruptors)

動物の体内に取り込まれた場合に，本来その生体内で営まれている正常なホルモン作用に影響を与える外因性の物質．ダイオキシン，PCBに代表される．環境ホルモン．

二形性(dimorphic)

同一生物が（場合によっては同一個体内で）二つの異なった形態を示すこと．菌類の生活環の中で多型性といって二つ以上の形態や胞子型を持つことがある．アナモルフが複数の異なった形態からなる子嚢菌類などでは，それぞれのアナモルフをシンアナモルフ（synanamorph）という．病原真菌の場合，普通の培養条件では菌糸型に，生体内あるいは特殊な培養条件でのみ酵母型になることをいう．

二次菌糸(secondary hypha, -ae)

担子菌類において対応する性の一次菌糸が体細胞接合を行ってできる菌糸で，無性的に増殖し，一定条件下で子実体（キノコ）を形成，担子器内で2核が融合した後，減数分裂が起こり，担子胞子ができ，発芽して再び一次菌糸になる．二次菌糸にはクランプが見られる．

二重壁(bitunicate)

通常の子嚢の壁の中にさらに弾力性のある壁が形成される場合をいい，小房子嚢菌類の子嚢に見られる．胞子の分散は内側の壁が膨らみ，外側の壁を破って中から勢いよく飛び出す性質がある．

日本農林規格(Japanese Agricultural Standard, JAS)

農林物資の規格化及び品質表示の適正化に関する法律（JAS法）により制定された規格．5年ごとに規格の制度や改正など，国際基準（コーデックス規格）を考慮して見直しが行われる．2000年に品質表示基準制度，JAS規格制度などが大幅に変わった．

熱死滅時間(thermal death time, TDT)

微生物をある温度で加熱する際，検体中の微生物を死滅させるに要する加熱時間をいう．TDT試験管法は耐熱性試験の一つで，小型試験管を使用し，液状の検体を加熱液に用いるときに適している．

バイオハザード(biohazard)

病原微生物などが引き起こす災害．生物災害．

バイオフィルム(biofilm)

微生物が食品，容器，製造装置，施設（例えば給水システムのパイプ）などの表面に付着し増殖を始めると，菌の種類によって多糖類のような代謝産物を分泌し，粘結して膜状の菌塊になる．生物被膜．細菌とカビとの複合状態でも形成され，個々の菌に比べて著しく抵抗性を増し，制御の上で障害になる．

配偶子嚢(gametangium, -ia)

内部に配偶子を形成する嚢状の器官．

HACCP（ハサップ）システム(Hazard Analysis and Critical Control Point System, HACCP)

危害分析と重要管理点監視を組み合わせた食品の生産工程の衛生・品質の管理システム．わが国では食品保健行政を所管する厚生労働省が，食品関連業界を対象に総合衛生管理製造過程承認制度をHACCPシステムを基礎として，1995年に食品衛生法の一部改正の際に設けた．事業者の申請に基づき政府が審査し承認するもので，現在までに乳・乳製品，食肉製品，容器包装詰加圧加熱殺菌製品（レトルト食品），魚肉練り製品，清涼飲料水が政令で指定されている．

バソジック型分生子(basauxic conidium, -ia)

分生子が分生子柄の基部に向かって形成される点では逆行発生型と同じであるが，分生子柄自体も分生子形成部の基端で分裂増殖するため既存の部分を押し上げるように分生子柄が伸びる．*Arthrinium*属に見られる．

ハーモニゼーション(harmonization)

現在各国で独自に設定されている食品の規格基準について，国際基準（コーデックス規格）を基礎とし調和を図ろうとすること．整合．

PL法(Law of Product Liability)
　製造物責任法．1995年7月に施行されたもので，製造物の欠陥によりヒトの生命，身体または財産に関わる被害が生じた場合における製造業者などの損害賠償の責任を定めたもの．加工食品での微生物汚染，異物混入などもPL法に触れる．

PCR法(PCR detection system)
　遺伝子診断法の一つで，培養菌から調製した複雑なDNAを試料として，特定のDNA断片を，既知の塩基配列をもつオリゴヌクレオチドプライマーを用いPCR(polymerase chain reaction)によって増幅した後，PCR産物をゲル-電気泳動してから，臭化エチジウムのようなDNA結合蛍光色素で染色して紫外光下で蛍光を観察する．多数のPCRに基づく技法がカビ分離株の分類位置を決めるために開発され，またマイコトキシン生合成遺伝子の同定に対しても用いられている．PCRはDNAポリメラーゼがプライマーを利用しないとDNA合成を開始できないという性質を利用して，DNAの離れた2点間に結合するプライマーを用いてその間のDNAだけを増幅させる反応のことである．

ppm, ppb, ppt(part per million, part per billion, part per trillion)
　割合を示す単位．ppmは100万分の1，ppbは10億分の1，pptは1兆分の1を表わす．ごく微量の濃度や割合を示すときに使用する．重量の単位で表わすと，1 ppmは1 mg/kg，1 ppbは1 μg/kg，1 pptは1 ng/kgとなる．

日持向上剤(improver of keeping quality)
　保存料ほど高い保存効果はないが，保存性の比較的短い食品に対し数時間ないし1～2日のごく短期間の腐敗，変敗を抑制するために用いる添加物の総称．食品衛生法で保存料として特定されているものではなく，植物成分の天然抗菌性物質など一部の品目が既存食品添加物のリストに掲載されている．

病原真菌(pathogenic fungi)
　真菌症の原因になる医真菌．真菌症には，表在性と深在性とがあり，前者は身体表面および可視粘膜の真菌症，後者は内臓，中枢神経系，皮下組織，筋肉，骨，関節など身体内部の真菌感染をいう．表在性の代表としては皮膚糸状菌症（水虫）がある．また，原因菌によりカンジダ症，アスペルギルス症，クリプトコックス症，接合菌症，黒色真菌症などがある．

病徴(symptom)
　一般に病原菌による宿主（寄主）の病変をいう．

日和見感染(opportunistic infection)
　種々の原因で抵抗力の減弱した患者に発生する通常非病原性の菌による感染症．

フィアライド(phialide)
　分生子を求基的に次々と形成し，頂端開口部から外に押し出していく分生子形成細胞．分生子形成に当たって長さは変わらない．開口部にはしばしばカラレット（カラー）ができる．

フィアロ型分生子(phialoconidium, -ia)
　栄養菌糸やフィアライドから準内生的，求基的に形成された分生子．

不確定係数(uncertainty factor)
　環境汚染物質の動物実験結果から得られた最大無作用量をそのままヒトに当てはめるわけにはいかないので，安全を図るため，これより低い数値をとるときの係数．一般には1/100を採用している．これはヒトと動物の感受性の相違(1/10)と年齢，健康状態などの個人差(1/10)を乗じて得た数値である．しかし，物質によっては1/200～1/1 500をとることもある．TDIを求めるための重要な係数である．以前は安全係数といわれていた．

不完全菌類(Deuteromycetes, Fungi imperfecti)
　有性生殖の分からない真菌類．多くは無性的に栄養胞子（分生子）を形成するが，少数は菌糸だけが知られていて胞子の形成が見られないものもある．また，不完全菌であっても菌糸や栄養胞子の特徴によって，ツボカビ類，接合菌類，担子菌類に含まれるものもあるが，そのほとんどは子嚢菌類に属するものと考えられる．最近では，不完全菌類という表現をとらず，アナモルフ菌類(anamorphic fungi)とすることが多い．

複相(diploid)
　基本数の2倍($2n$個)の染色体を持つ核または細胞．

付属糸(appendage)
　子嚢果，分生子果，接合胞子，子嚢胞子，分生子などの表面に見られる毛状の構造．

付着器(appressorium, -ia)
　寄生性のカビの胞子が宿主植物の表皮の上で発芽してから，菌糸が内部の組織に侵入する前に，菌糸または発芽管の先端が大きく膨れて，吸盤のような特殊な形のものになる．これを付着器といい，そこから侵入菌糸が出る．

不動精子(spermatium, -ia)
　子嚢菌類やサビキン類に見られる．雄性配偶子として機能する運動性を持たない細胞．

不和合性(incompatibility)
　雌雄同体の場合，配偶子（造嚢器と造精器のような）は普通には受精可能であるが，ヘテロタリックな子嚢菌類の場合には，一つの菌株上に造嚢器と造精器を形成しても両者は自家不和合性で，造精器は同一菌糸上の造嚢器を受精させることができず，対立する交配型に由来する造精器が造嚢器に接触したとき

にのみ受精が起こる．

分実性（eucarpic）
　菌体の一部分が生殖器官になり，他の部分は栄養器官として残る場合をいう．

分生子（conidium, -ia）
　真菌の無性胞子で，胞子嚢胞子や厚膜胞子以外のものをいう．形成法の型の区別が分類上重要とされる．分生胞子．

分生子果（conidioma, -ta）
　分生子を生じる構造．分生子柄，分生子柄束，分生子層，分生子殻，分生子子座などを指す．

分生子殻（pycnidium, -ia）
　偽柔組織からなる，球形またはフラスコ形の分生子果．内部に分生子を形成する．

分生子形成細胞（conidiogenous cell）
　稔性細胞で，そこから，またはその中に分生子が直接形成される．

分生子子座（sporodochium, -ia）
　分生子柄がクッション状に密に集合したもの．スポロドキア．

分生子層（acervulus, -li）
　分生子柄が宿主植物のクチクラ層または表皮下で密に集合したもの．分生子堆．

分生子頭（conidial head）
　分生子柄の頂部に分生子が多数集まって形成され，頭状に見えるもの．

分生子柄（conidiophore）
　分生子を形成する多少とも分化した菌糸．

分生子柄束（synnema, -mata）
　分生子柄が束状に集まったもの．シンネマ，コレミア（coremium, -ia）．

分節型分生子（arthroconidium, -ia）
　栄養菌糸あるいは分化した側枝が直接に多数に分節，切断されて形成された分生子．

分節胞子嚢（merosporangium, -ia）
　円筒形の胞子嚢で，いくつかの胞子嚢胞子を縦1列に内生する．

分裂子（oidium, -ia）
　菌糸が寸断して出来る短い柱状の無性胞子．

閉子嚢殻（cleistothecium, -ia）
　主として不整子嚢菌類の子嚢果で，開口部を持たない球形の閉鎖型の子嚢果．

β-グルカン測定法（β-glucan test）
　グルカンはグルコースを構成糖とする多糖類の総称である．真菌類全般に共通して存在する細胞壁成分の一つ．β-(1→3)-D-グルカンと特異的に反応して検出する試薬がファンギテックGテストMK，β-グルカンテストワコーなどの商品名で市販されている．これらは本来，真菌感染症が疑われる患者に対して行われる血漿または血清中のβ-グルカンを酵素的に検出する検査の体外診断用検査薬である．

ヘテロタリズムの（heterothallic）
　有性生殖が異なる（＋および－）菌株の相互作用によってのみ生じることで，接合菌類や子嚢菌類に見られる．それぞれの菌糸には，一方の性の核のみが存在する．

ペニシリ（penicillus, -li）
　*Penicillium*属などによく見られる，分生子柄先端に形成された，ほうき状に分岐した分生子形成細胞全体をいう．ラミ，メトレ，フィアライドなどからなる．

変質米（microbial spoilaged rice）
　収穫前または後の米穀が環境から由来した種々の微生物によって侵害された結果，変色・異臭など変質が生じたもので，赤変米，黒変米，紅変米，黒蝕米，黄変米，モス米，フケ米，エビ米，茶米などがある．病変米．

鞭毛菌類（Mastigomycetes）
　生活環の一部に鞭毛を持った遊走子・配偶子を形成するカビの一群．ミズカビといわれる．

胞子嚢（sporangium, -ia）
　内部に無性胞子を形成する嚢状器官．内部の原形質が分割して胞子となる細胞に発達する．

胞子嚢柄（sporangiophore）
　胞子嚢を形成する多少とも分化した支持柄．

胞子嚢胞子（sporangiospore）
　胞子嚢中に形成された胞子．

圃場菌類（field fungi）
　農産物が圃場（農地）で栽培されている期間に侵入するカビ．*Alternaria*，*Fusarium*属などがある．

ほふく枝（stolon）
　イチゴのシュートのような，*Rhizopus*属に見られる胞子嚢柄の基部から気中に伸びた枝．*Absidia*属では，ほふく枝の中間部に胞子嚢柄ができる．ストロン．

ホモタリズムの（homothallic）
　1胞子に由来する細胞の間に有性生殖が起こるもの．同株性．ヘテロタリズムと対置される．

ポリフィアライド（polyphialide）
　1個以上の開口部がある分生子形成細胞で，それぞれの開口部から分生子が求基的連続として形成される．新しい分生子形成の部位は稔性細胞の仮軸状増殖によって発達する．

ホロモルフ（holomorph）
　有性世代と無性世代を合わせた名称．全形態型．

マイコトキシン（mycotoxins）
　カビの産生する二次代謝産物の中で，ヒトおよび

その他の動物に病変または異常な生理活性を示す物質の総称．カビ毒．狭義のマイコトキシンは実際にヒトおよび家畜，家禽，ペット類などに食中毒を起こしたと考えられる場合，あるいは食品・飼料から直接自然汚染の形で検出されたものにのみ使われている．しかし，実験動物または培養細胞，微生物などの実験系で有毒作用が認められたカビの培養物から得た物質に対してもマイコトキシン（広義）の名称を用いることがあり，定義があいまいになっている．

マイコフローラ（mycoflora）
　特定の限られた地域，または基質（食品）に分布し生育する菌類の全種類を指す．

無菌化（aseptic）
　殺菌，除菌などによって増殖可能な微生物を皆無にすること．目的に応じた程度まで菌数を低下させる場合（商業的無菌）にも用いることがある．

無菌化包装食品（semi-aseptic packaging food）
　微生物の菌数が可能な限り少ない環境で食品を密封包装し，流通でのシェルフライフの延長を図った包装食品．微生物的レベルが商業的無菌までには至らないため，通常低温流通させるか，ガス置換包装にする．

無菌充填包装食品（aseptically filled packaging food）
　液体または小さい粒子を含む流動食品を高温短時間殺菌か超高温殺菌し，予め殺菌してある容器にクリーンルーム内で充填し密封する方法で製造された食品．包装後に加熱殺菌などをしないため，厳密な無菌とは区別される．

無性生殖（asexual reproduction）
　有性生殖によらず，有糸分裂による胞子形成．無配偶子生殖，栄養的生殖．無性胞子には，胞子嚢胞子，分生子がある．

無性世代（asexual generation）
　二環型の生活環の中で，胞子嚢胞子または分生子を生活の本体とする世代．不完全時代．

メトレ（metula, -ae）
　Aspergillus，*Penicillium* 属などの分生子柄，頂嚢上に形成され，先端にフィアライドを生じる短い枝．

モニタリング（monitoring）
　監視．HACCP では一つの CCP およびそれに対する基準について，計画的に行う検査・測定または観察をいう．輸入食品のモニタリング検査は，輸入食品についての情報を継続的に収集する目的で，年間計画を策定し，輸入が許可された食品の中から一定数量をサンプリングし，神戸・横浜検疫所検査センター，成田，東京，大阪，関西空港および福岡検疫所の検査施設に送って，成分規格，食品添加物，農薬，動物用医薬品，アフラトキシンなどの試験を行う．1999 年 4 月～2000 年 3 月の 1 年間に 31 854 件について試験した結果，151 件の食品衛生法違反品が発見され，処理された．

有性生殖（sexual reproduction）
　雌雄の性が分化し，両性の個体より生じた配偶子の合体（受精）による生殖を指す．ヘテロタリック（雌雄異株性）とホモタリック（雌雄同株性）とがある．

有性世代（sexual generation）
　有性生殖を営む世代．完全時代．

誘導期（lag phase）
　新しい培地に接種された微生物が生育する過程で，増殖する前に態勢を整えるための準備期間をいう．食品の上では汚染したカビの胞子が発芽して急激な増殖に至る前の期間を指す．

輸入食品（import foods）
　わが国は世界最大の食料輸入国であり，農水産物や加工食品の輸入先も世界各地に拡大している．原産国で食品がどのように生産や加工されているのか不明の点が多く，またそれぞれの国によって衛生事情や気候風土の違いによる問題点もある．輸入食品についても当然日本の食品衛生法が適用され，これに違反する食品は輸入が禁止されている．輸入食品の監視は国の場合と地方自治体の場合があるが，輸入時では厚生労働省の所管する全国の空・海港にある 32 か所の検疫所により行われる．業務に当たる食品衛生監視員は 2002 年現在で 268 名である．まず輸入業者から提出された食品等輸入届出書について書類審査があり，その結果疑問や国内外の情報から検査の必要があると認められたときは検査が行われる．最近，輸入野菜の残留農薬，輸入ピスタチオにおけるアフラトキシン汚染が問題になり，特定国の特定の食品を包括的に輸入禁止にできる食品衛生法の改正案が 2002 年 7 月に可決，成立した．これは輸入時検査などで違反が相当数発見された場合や生産地の衛生管理に問題があるときに，特定の国や業者によって生産された特定の食品（食品添加物を含む）の輸入を禁止できる措置である．

予測微生物学（predictive microbiology）
　食品中の微生物の増殖および死滅を予測するための数学モデルを組み込んだコンピュータープログラムを用いて，食品の安全性と品質期限の予測を行うこと．

予冷（pre-cooling）
　青果物の流通にはコールドチェーンが適用されるが，その最初の段階として輸送前または貯蔵前に行われる冷却操作をいう．冷風冷却，冷水・氷冷却，真空冷却などがある．

ラミ (ramus, -mi)
　Penicillium 属などで，メトレよりも下方にできる分枝をいう．

ラモ型分生子 (ramoconidium, -ia)
　Cladosporium 属に見られるような，分生子柄の稔性先端枝で分生子を形成後に離脱し，それ自体も分生子としての機能を果たす細胞．

卵菌類 (Oomycetes)
　造卵器と造精器による有性生殖によって卵胞子を形成する菌類の一群．無性胞子としては2本の鞭毛をもつ遊走子を形成する．現在の分子系統学による進化樹では菌界からストラミニピラ（クロミスタ）界に移されている．

リスクアセスメント (risk assessment)
　1983年にアメリカの科学アカデミー (National Academy of Science, NAS) によって，次の四つの構成要素に基づいて定義された．1) 有害性の確認（原因物質の同定），2) 用量（暴露量）と反応（影響）の関係の評価，3) ヒトの暴露量評価，4) リスクの特徴づけ．1) から3) までのステップから得られた情報を十分に調査した上で，集団としてのヒトへの潜在的リスクのレベルを4) として判定する．最終的に食品摂取によるヒトの健康へのリスクを予測する．マイコトキシンの場合は，食品における汚染を予測することの難しさ，マイコトキシンに暴露された場合であってもその発生源を確実に特定することが困難，毒性学的な情報やリスク特性についての情報が少ないなど，リスクアセスメントを進める上での問題点が多いといわれている．

リスクアナリシス (risk analysis)
　リスクとは食品中の危害と結果として生じる健康に対する有害性の確認およびその影響の重篤さとの関数と定義されている．リスクアナリシスは，危害の評価作業を行うリスクアセスメントとそれに基づいてガイドラインや規制，基準などの設定といった施策を決定し実行するリスクマネジメント (risk management)，さらに消費者，事業者，行政，専門家などの関係者間での情報・意見の双方向での交換を行うリスクコミュニケーション (risk communication) の三つの構成要素からなっている．1995年のWTO設立により，加盟国がヒトや動植物の衛生に関する措置を定める際は，それらの健康や健全性を損なうリスクに対してリスクアセスメントを行うこと，またそのリスクアセスメントは科学的根拠に基づいて実施されることが示された．一方，コーデックス委員会でも国際基準やガイドライン，勧告の策定に当たりリスクアナリシスに基づくことを勧告した．これらを受けてコーデックス食品衛生部会 (Codex Committee on Food Hygiene) が1999年から食品中の微生物学的リスクアセスメントに取り組んでいる．

輪生 (verticil)
　分生子柄の頂端から同時に分岐して3本以上のメトレやフィアライドができる場合に用いる．単輪生（フィアライド），複輪生（メトレ，フィアライド），三輪生（ラミ，メトレ，フィアライド），多輪生などの別がある．

和合性 (compatibility)
　互いに有性生殖の相手となり得る菌株間あるいは生殖細胞間に生理的な原因をもつ受精抑制のないことをいう．

　（用語の解説には，巻末参考文献中の辞典類を特に参考にしたことを付記し，謝意を表したい．）

培 地 組 成

オキシテトラサイクリン・グルコース・酵母エキス液体培地（OGY broth）

酵母エキス	5 g
グルコース	20 g
ビオチン	0.1 mg
オキシテトラサイクリン	0.1 g
蒸留水	1 000 mL

オキシテトラサイクリンはオートクレーブ滅菌後，50℃になった時に加える．pH 7.0．

オートミール寒天培地（OA）

オートミール	30 g
寒　天	20 g
蒸留水	1 000 mL

オートミールを蒸留水1 000 mLに加えて，1時間煮出した後，布でろ過する．水を加え1 000 mLにし，さらに寒天を加えて融かす．

カーネーション葉寒天培地（CLA）

寒　天	20 g
蒸留水	1 000 mL
滅菌カーネーション葉	1〜3枚

寒天を水に融かした後，滅菌し，水寒天平板に固める．カーネーション葉は水洗した後，小片にカットして，よく乾燥する．滅菌は次亜塩素酸ナトリウム液に浸して後，滅菌水で濯ぎ，乾燥する．寒天培地の上にカーネーション葉をのせる．

酵母エキス・スクロース寒天培地（YES）

酵母エキス	20 g
スクロース	150 g
寒　天	20 g
蒸留水	1 000 mL

$MgSO_4 \cdot 7H_2O$ 0.5 gを加えてもよい．

コーンミール寒天培地（CMA）

コーンミール	60 g
寒　天	20 g
蒸留水	1 000 mL

コーンミールを蒸留水1 000 mLに加えて，1時間煮出した後，布でろ過する．水を加え1 000 mLにし，さらに寒天を加えて融かす．

ジクロラン・グリセリン18寒天培地（DG18）

グルコース	10 g
ペプトン	5 g
KH_2PO_4	1 g
$MgSO_4 \cdot 7H_2O$	0.5 g
寒　天	15 g
グリセリン	220 g
ジクロラン（0.2％液）	1 mL
蒸留水	1 000 mL

ジクロランはエタノールに溶かし，0.2％液にしておく．

ツァペック酵母エキス寒天培地（CYA）

$NaNO_3$	3 g
K_2HPO_4	1 g
KCl	0.5 g
$MgSO_4 \cdot 7H_2O$	0.5 g
$FeSO_4 \cdot 7H_2O$	0.01 g
酵母エキス	5 g
スクロース	30 g
寒　天	20 g
蒸留水	1 000 mL
pH 6.7	

20％スクロース・ツァペック寒天培地（Cz20S）

$NaNO_3$	3 g
K_2HPO_4	1 g
KCl	0.5 g
$MgSO_4 \cdot 7H_2O$	0.5 g
$FeSO_4 \cdot 7H_2O$	0.01 g
スクロース	200 g
寒　天	20 g
蒸留水	1 000 mL

麦芽エキス寒天培地（MEA）

麦芽エキス	20 g
ペプトン	1 g
グルコース	20 g
寒　天	20 g
蒸留水	1 000 mL

40％スクロース・麦芽エキス寒天培地（MEA40S）

麦芽エキス	20 g
ペプトン	1 g
グルコース	20 g
スクロース	400 g
寒　天	20 g
蒸留水	1 000 mL

MEA60Sは，MEA40Sの処方のスクロースを600 gとする．

20％グルコース・麦芽エキス・酵母エキス・寒天培地（MY20）

ペプトン	5 g
麦芽エキス	3 g
酵母エキス	3 g
グルコース	200 g
寒　天	20 g
蒸留水	1 000 mL

30％グルコース・麦芽エキス・酵母エキス寒天培地（MY30G）

麦芽エキス	20 g
酵母エキス	5 g
ペプトン	5 g
グルコース	300 g
寒　天	20 g
蒸留水	1 000 mL

50％グルコース・麦芽エキス・酵母エキス寒天培地（MY50G）

麦芽エキス	10 g
酵母エキス	2.5 g
グルコース	500 g
寒　天	10 g
蒸留水	500 mL

MY60Gは，MY50Gの処方のグルコースを600 gとする．

70％グルコース／フルクトース・麦芽エキス・酵母エキス寒天培地（MY70GF）

麦芽エキス	6 g
酵母エキス	1.5 g
グルコース	350 g
フルクトース	350 g
寒　天	6 g
蒸留水	300 mL

5％食塩・12％グルコース・麦芽エキス・酵母エキス寒天培地（MY5-12）

麦芽エキス	20 g
酵母エキス	5 g
グルコース	120 g
食　塩	50 g
寒　天	20 g
蒸留水	1 000 mL

MY 10-12は，MY 5-12の処方の食塩を100 gとする．

40％スクロース・麦芽エキス・酵母エキス寒天培地（M40Y）

麦芽エキス	20 g
酵母エキス	5 g
スクロース	400 g
寒　天	20 g
蒸留水	1 000 mL

ポテト・キャロット寒天培地（PCA）

ジャガイモ	20 g
ニンジン	20 g
寒　天	20 g
蒸留水	1 000 mL

ジャガイモ，ニンジンは皮をむき，すりおろしてから，各20 gをとり，水1 000 mLで煮出す．布でろ過し，水で1 000 mLにし，寒天を加えて融かす．

ポテト・デキストロース寒天培地（PDA）

ジャガイモ	200 g
グルコース	20 g
寒　天	20 g
蒸留水	1 000 mL

ジャガイモ（新しいものは避ける）は皮をむいて，サイコロ状にカットした後，1 000 mLの水に加えて，1時間煮出した後，布でろ過する．水を加えて1 000 mLにし，グルコースと寒天を加えて融かす．

PSA（ポテト・スクロース寒天培地）は，PDAのグルコースの代わりにスクロース20 gを融かす．

参 考 文 献

D.K. Arora, K.G. Mukerji and E.H. Marth eds.：Handbook of Applied Mycology, Vol. 3, Foods and feeds. Marcel Dekker, New York（1991）

J.A. Barnett, R.W. Payne and D. Yarrow：Yeasts: characteristics and identification, 3rd Ed. Cambridge Univ. Press, Cambridge（2000）

V. Betina：Mycotoxins. Chemical, biological and environmental aspects. Elsevier, Amsterdam（1989）

V. Betina ed.：Chromatography of Mycotoxins. Techniques and applications. Elsevier, Amsterdam（1993）

L.R. Beuchat ed.：Food and Beverage Mycology, 2nd Ed. Van Nostrand Reinhold, New York（1987）

D. Bhatnagar, E. Lillehoj and D.K. Arora eds.：Handbook of Applied Mycology, Vol. 5, Mycotoxins in ecological systems. Marcel Dekker, New York（1992）

J.W. Deacon：Modern Mycology, 3rd Ed. Blackwell Science, Oxford（1997）

J.W. DeVries, M.W. Trucksess and L.S. Jackson eds.：Mycotoxins and Food Safety. Kluwer Academic/Prenum Press, New York（2002）

M.P. Doyle et al. eds.：Food Microbiology: Fundamentals and frontiers, 2nd Ed. ASM Press, Washington, D.C.（2001）

藤井建夫編：食品微生物Ⅱ制御編 食品の保全と微生物. 幸書房（2001）

細貝祐太郎, 菅原龍幸, 松本昌雄, 川井英雄編：原色食品衛生図鑑. 建帛社（2002）

池上八郎, 勝本 謙, 原田幸雄：新編植物病原菌類解説. 養賢堂（1996）

井上哲男, 河村太郎, 義平邦利編：食品衛生辞典. 廣川書店（2000）

International Commission on Microbiological Specifications for Foods（ICMSF）：Micro-Organisms in Foods 6. Microbial ecology of food commodities. Chapman & Hall（1996）. Rep. Aspen Publ., Gaithersburg, Maryland（2000）

D.S. Jayas, N.D.G. White and W.E. Muir eds.：Stored Grain Ecosystems. Marcel Dekker, New York（1995）

P.M. Kirk, P.F. Cannon, J.C. David and J.A. Stalpers eds.：Dictionary of the Fungi, 9th Ed. CAB International, Wallingford（2001）

小林享夫, 勝本 謙編：植物病原菌類図説. 全国農村教育協会（1992）

厚生労働省監修：食品衛生検査指針（微生物編），印刷中，日本食品衛生協会（2004）*

厚生労働省監修：食品衛生検査指針（理化学論），印刷中，日本食品衛生協会（2004）*

厚生省生活衛生局監修：食品衛生検査指針 微生物編. 日本食品衛生協会（1990）

C.P. Kurtzman and J.W. Fell eds.：The Yeasts, a taxonomic study, 4th Ed. Elsevier Sci., Amsterdam（1997）

松尾卓見, 駒田 亘, 松田 明編：作物のフザリウム病. 全国農村教育協会（1980）

松田敏生：食品微生物制御の化学. 幸書房（1998）

J.D. Miller and H.L. Trenholm eds.：Mycotoxins in Grain. Compounds other than aflatoxin. Eagan Press, St. Paul（1994）

M. Miraglia, H.P. van Egmond, C. Brera and J. Gilbert eds.：Mycotoxins and Phycotoxins：Developments in chemistry, toxicology and food safety. Alaken Press, Fort Collins（1998）

宮治 誠, 西村和子編：医真菌学辞典. 協和企画通信（1991）

日本医真菌学会編：医真菌学用語集，第2版. メディカルパブリッシャー（1999）

日本菌学会編：菌学用語集. メディカルパブリッシャー（1996）

日本細菌学会用語委員会編：微生物学用語集，第5版. 菜根出版（1999）

日本防菌防黴学会編：防菌防黴ハンドブック. 技報堂出版（1986）

大谷吉雄：日本菌類誌, 第3巻 子のう菌類, 第2号 ホネタケ目, ユーロチウム目, ハチノスカビ目, ミクロアスクス目, オフィオストマキン目, ツチダンゴキン目, ウドンコキン目. 養賢堂（1988）

＊ 本書にはマイコトキシンの公定分析法が収載されているが，2003年10月現在では未刊のため，第4章に引用できなかった.

大谷吉雄：日本菌類誌，第3巻　子のう菌類，第3号　ソルダリア目，ディアポルテ目．養賢堂（1995）

J.I. Pitt and A.D. Hocking：Fungi and Food Spoilage, 2nd Ed. Blackie Academic & Professional, London (1997). Rep. Aspen Publ., Gaithersburg, Maryland (1999)

佐久間勉，津田盛也監訳：カラーグラフィック　ポストハーベスト［I］果実編．廣川書店（2000）

R. A. Samson, A.D. Hocking, J.I. Pitt and A.D. King eds.：Modern Methods in Food Mycology. Elsevier, Amsterdam (1992)

R. A. Samson, E. S. Hoekstra, J. C. Frisvad and O. Filtenborg eds.：Introduction to Food-and Air-borne Fungi, 6th Ed. Centraalbureau voor Schimmelcultures, Utrecht (2000)

スー・シェパード，赤根洋子訳：保存食品開発物語．文藝春秋（2001）

芝崎　勲：改訂微生物制御用語事典．文教出版（1995）

芝崎　勲：改訂新版 新・食品殺菌工学．光琳（1998）

清水　潮：食品微生物 I 基礎編　食品微生物の科学．幸書房（2001）

K.K. Sinha and D. Bhatnagar：Mycotoxins in Agriculture and Food Safety. Marcel Dekkar, New York (1998)

J.E. Smith and R.S. Henderson eds.：Mycotoxins and Animal Foods. CRC Press, Boca Raton, FL (1991)

B.A. Summerell, J.F. Leslie, D. Backhouse, W.L. Bryden and L.W. Burgess eds.：*Fusarium*. APS Press, St. Paul (2001)

高野光男，横山理雄：食品の殺菌―その科学と技術―．幸書房（1998）

辰野高司：カビがつくる毒．東京化学同人（1998）

M.W. Trucksess and A.E. Pohland eds.：Mycotoxin Protocols. Humana Press, Totowa, NJ (2000)

土戸哲明，高麗寛紀，松岡英明，小泉淳一：微生物制御―科学と工学．講談社（2002）

角田　廣，辰野高司，上野芳夫：マイコトキシン図説．地人書館（1979）

宇田川俊一，田端節子，中里光男：マイコトキシン．中央法規出版（2002）

宇田川俊一，鶴田　理：かびと食物．医歯薬出版（1975）

宇田川俊一，椿　啓介，堀江義一，三浦宏一郎，箕浦久兵衞，山崎幹夫，横山竜夫，渡辺昌平：菌類図鑑（上・下）．講談社サイエンティフィク（1978）

T. Watanabe：Pictorial Atlas of Soil and Seed Fungi, 2nd Ed. CRC Press, Boca Raton, FL (2002)

M. Weidenborner：Encyclopedia of Food Mycotoxins. Springer, Berlin (2001)

八杉龍一，小関治男，古谷雅樹，日高敏隆：岩波生物学辞典，第4版．岩波書店（2000）

好井久雄，金子安之，山口和夫編著：食品微生物ハンドブック．技報堂出版（1995）

事項索引

(ゴシック体は「用語の解説」があるものを示す)

ア 行

アスペルギルス症　13, 28, 41
アスペルジラ　17, 38, 46
アナモルフ (不完全時代)　9, 12, 37, 176
アネライド　10, 44
アフラトキシン　13, 18, 69, 83, 209
　——の疫学　83
　——の化学　83
　——の規制　76
　——の急性毒性　84
　——の産生菌　38, 47, 65, 83, 126, 133, 144
　——の食品への汚染　85, 126, 134, 150, 203
　——の毒性　83
　——の発癌性　84
　——のリスクアセスメント　71, 86
アポフィシス　7
アルコール　167, 178, 191, 212
　——耐性　40, 54, 58, 168, 192
アルタナリオール　24, 46, 106
アレウロ型分生子　10, 43
アレルギー性疾患　22, 46, 60

イスランジア黄変米 (菌)　55, 124
イソチオシアン酸アリル (AIT)　198
イソフミガクラビン　106, 148
1-オクテン-3-オール　67
一次汚染　21
一重壁　9
イネばか苗病菌　17, 22, 52
異物　64
インドロジテルペン化合物　18, 38, 134
飲料 (清涼飲料)　94, 176, 181, 201
飲料水　156

AOAC (アメリカ公定分析化学者協会)　92, 100
衛生規範　63, 116, 147
衛生指標菌　53, 138
栄養菌糸　5, 10, 45, 176
エチレン　115
HT-2 トキシン　71, 73
FAO/WHO 合同食品添加物専門家委員会 (JECFA)
　　71, 86

FDA (アメリカ合衆国食品医薬品局)　63
MA包装 (ガス置換包装, MAP)　142, 147, 167,
　　204, 206, 209
エメストリン　38, 106, 134
LD_{50} (50％致死量)　69
塩蔵肉　142
エンドファイト (植物内生菌)　21

オイゲノール　202
黄斑米　123
黄変米 (菌)　55, 88, 124
大型分生子　10, 51
オクラトキシン　67, 91, 126, 209
　——の疫学　91
　——の化学　91
　——の規制　78
　——の産生菌　47, 56, 91, 128, 133, 144, 149
　——の食品への汚染　92, 117
　——の毒性　91
　——の発癌性　91
　——のリスクアセスメント　71, 92
汚斑病　113
O-メチルステリグマトシスチン　44, 133

カ 行

ガイドライン・提案　75
かいよう (潰瘍) 病　44, 115
化学型 (ケモタイプ)　25, 100, 144
化学分類　56
かぎ状構造　8, 39
核菌類　9, 43
隔壁　3, 5, 36
加工食品　161, 175, 177, 181
仮根　6, 35, 36
仮軸状　10, 36
果実　96, 112, 116, 177, 184
果実飲料 (果汁)　117, 178, 181
果実加工品　175, 184
菓子類　165, 166, 168, 181, 192
ガスバリアー性包材　167, 190, 204, 212
仮性菌糸 (偽菌糸)　3
家畜中毒　22
褐色米 (茶米)　122

加熱殺菌　147, 150, 171, 176, 214
加熱媒体　179
カビ臭（揮発性物質）　66
カビトウモロコシ中毒症　97
カビの形態　3, 35
　——の生育・増殖　13
　——の生態　16
　——の制御　189
　——の分類　1
カラレット（カラー）　10, 51, 53
肝癌　71
かんきつ黒腐病（菌）　117
乾燥果実　96, 165, 169, 171
乾燥食品　161, 165, 172
カンゾウ油性抽出物　200
缶詰・瓶詰　175, 185, 190, 208
乾腐病　115
甘味料（糖類）　169
環紋型分生子　10, 51

危害分析（HA）　63
基脚細胞　51
偽子嚢殻　9
偽柔組織　9, 39
気生菌糸（気菌糸）　6, 36
気相　200, 204
逆行発生型分生子　48, 58
キュアリング　116, 126
吸器　6
求基的　10
急性毒性　69, 191, 195, 198, 202, 203
求頂的　10
牛乳　76, 86, 185
許容基準値　76, 78
菌界　2
菌核　6, 38, 175, 182
菌核病菌　64
菌根　6
菌糸　3, 35
菌糸束　45, 176
菌糸体（菌体）　3, 35
菌足　6
菌体（葉状体）　22
菌類（真菌類）　1

空中（浮遊）菌　22, 48, 50, 168
クランプ（かすがい連結）　5

ケトグロボシン　24, 44, 106, 133
ケトクロミン　44, 106, 133
ケトミン　44, 77, 106, 133
原生壁　9

好塩性　165
高温性（菌）　13, 36, 42, 43
好乾性（菌）　14, 23, 38-40, 43, 46, 49, 58, 60, 119, 123, 161, 164, 182
好気性　15
抗菌活性　129, 190, 195, 199-201, 203
孔口　9, 43
好酸性　15
好湿性（菌）　13, 45, 164
香辛料（スパイス）　86, 128, 170
香辛料抽出物　129, 201
好濃性　165
交配型　5, 8
交配試験　6
紅変米　122
厚壁細胞　37, 48
酵母　3, 15, 137, 142, 168
厚膜胞子　6, 17, 175
剛毛　45
好冷性（菌）　13, 37, 42, 137
小型分生子　10, 51
国際癌研究機関（IARC）　71
国際食品微生物規格委員会（ICMSF）　63
黒色真菌（黒色酵母）　29, 154, 156
黒色真菌感染症　28
黒斑病菌　45
黒変米　124
穀類　92, 99, 117
　——の低温貯蔵　119
穀類加工品　168, 181
コショウ　131
枯損病　113
コーデックス委員会（CAC）　63, 86
　——の食品衛生部会（CCFH）　116
誤認黄変米　122
コーヒー豆　93
コムギ　73, 78
コメ　73, 119
コロニー（集落）　4, 35
根状菌糸束　6

　　　　　　サ　行

最小（発育）阻止濃度（MIC）　199, 201, 203
最小毒性量（LOAEL）　70
最大無作用量（NOEL）　69
酢酸　152, 195, 198
　——耐性カビ　54, 152, 198
サトラトキシン　57, 106
酸素（分圧）　15, 39, 204
酸素吸収剤　204, 212
産膜（性）酵母　142, 152, 192

235

ジアセトキシスシルペノール　98
CA貯蔵（CA）　115, 204
シェイドモス米　123
GAP（適性農業基準）　116
GMP（適正製造基準）　63, 116
シェルフライフ　147, 179, 210-212
ジオスミン　66
しきい（閾）値（いき値）　67, 198
シクロクロロチン　55, 89, 124, 133
シクロピアゾン酸　106, 144, 148, 209, 211
子座（ストロマ）　6, 9, 38
子実体　5, 7, 9
市場病害　19, 113, 115
糸状不完全菌類　10, 45, 139
自然汚染　13, 46, 73, 85, 134, 144, 150, 203
シックハウス症候群　24, 57
シトラール　202
シトリナム黄変米（菌）　55, 89, 124
シトリニン　89, 124
　——の化学　89
　——の産生菌　40, 55, 56, 89, 133, 144
　——の食品への汚染　90, 149
　——の毒性　89
シトレオビリジン　38, 88, 124, 144
子嚢　8, 37, 175
子嚢果　8, 122, 175
子嚢殻　9, 37, 43, 97
子嚢果原基　37, 42
子嚢菌類（子嚢菌門）　1, 3, 8, 37, 122, 175
子嚢盤　9
子嚢胞子　6, 17, 37, 171, 175, 176, 180, 191
シノニム（synonym）　39
脂肪　151
脂肪酸メチルケトン　68
死滅温度　176
ジャム・マーマレード　165, 171, 184, 185, 202, 203
重要管理点（CCP）　63, 112
宿主　5, 52, 112
宿主-寄生体相互関係　115
出芽　10, 48
出芽型分生子　10, 50, 58
小胞子嚢　7, 36
小房子嚢菌類　9
食中毒　25, 97
食虫毒性無白血球症（ATA症）　97
食肉　139, 142
食肉加工品（ハム・ソーセージ）　93, 139, 142, 166, 170
食品衛生法　76, 117, 156
食品クレーム　64
食品添加物　180, 190, 198

食品添加物汚染物質部会（CCFAC）　76, 78
植物病原菌　19, 21, 112
初発菌数　211, 213
白こうじ米　123
真核生物　1
真菌症　27
真菌中毒症　69, 97
真菌類（菌類）　1
真空包装　146, 204
シンナムアルデヒド　202
シンポジオ型分生子　10

酢　54, 195
水産加工品　165, 166, 170
水素イオン濃度（pH）　14, 112, 152
水分活性（A_W）　13, 119, 147, 162, 177
スタキボトリオトキシン　77
スタキボトリス症　24
スターター　144, 145, 148, 150, 208
スチレン　66, 202
ステリグマトシスチン　24, 87, 144
　——の産生菌　38, 44, 48, 87, 133
　——の食品への汚染　87
　——の毒性　87
スポリデスミン　56, 106
スライム　142

ゼアラレノン　104, 209
　——の疫学　105
　——の化学　105
　——の産生菌　52, 104
　——の規制　75
　——の食品への汚染　105
　——の毒性　105
　——のリスクアセスメント　75
生活環　8, 12, 17, 176
青果物　112, 113, 115, 199, 204, 210
静菌　189, 191, 205
生物劣化　30
セカロン酸　106, 144
赤変米　122
接合菌類（接合菌門）　1, 3, 7, 8, 35, 138
接合胞子　8, 35, 176
Z値　179
潜在的汚染点（PPC）　116
選別　127, 132

そうか（瘡痂）病　115
造精器　8, 37
造嚢器　8, 37
造嚢糸　8
束生（シンネマ）　10, 58

ソルビン酸　68, 180, 190

タ 行

耐温性　13, 41
ダイカリオン　6
耐久性細胞　17, 175, 176
耐熱性（菌）　13, 37-42, 55, 171, 175
耐容1日摂取量（TDI）　70, 198
耐容1週間摂取量（TWI）　70
耐冷性（菌）　13, 137
脱酸素剤　167, 191, 212
担子器　3, 4
担子菌類（担子菌門）　1
担子胞子　5
単生　38, 45, 58
単相　8
炭そ（疽）病菌　44, 113

チーズ　145, 210
　──製造菌の安全性　148
　──の変敗　146
　──のミクロフロラ　145
窒素　204
茶（紅茶）　178, 185
中温性（菌）　13, 138
中間水分食品　170
柱軸　7, 35
中湿性（菌）　55, 123, 164
頂端細胞　52
頂囊　7, 37, 46
調理食品　154
直接平板法　125
貯蔵菌類（貯蔵カビ）　46, 55, 78, 111, 119, 123, 125, 127, 206
貯蔵農産物　78, 117

追熟　115
追跡可能性（トレーサビリティ）　65
ツヤプリシン　203

低温性（菌）　13, 137
低温倉庫　79, 120
低温流通食品　137
低酸素（濃度）　15, 37, 41, 150, 177, 185
D値　176, 179
TDT（熱死滅時間）　179
T-2トキシン　71, 73, 77, 97, 209
デオキシニバレノール　52, 71, 73, 97
テヌアゾン酸　46, 106
テレオモルフ（完全時代）　9, 12, 39, 97, 176
天日乾燥　118, 131

トウモロコシ　103
　──赤かび病菌　52, 102
土壌菌　16, 21, 176
トリコテシン　59, 106
トリコテセン　73, 96, 123, 125
　──の疫学　98
　──の化学　98
　──の規制　78, 100
　──の産生菌　52, 57-59, 97
　──の食品への汚染　99
　──の毒性　98
　──のリスクアセスメント　73, 101
トリコテセン系化合物　57-59, 106
ドレッシング　152
トレト（ポロ）型分生子　10, 45

ナ 行

内分泌かく乱物質（環境ホルモン）　69, 104
ナッツ　85, 126, 127
軟化・腐敗　113, 184
軟腐病　115

ニカラガ茶米　123
二形性　3, 4, 15, 29
二酸化炭素（炭酸ガス）　15, 37, 41, 43, 142, 185, 204
二次汚染　21, 150, 157, 168
二次菌糸　5
二重壁　9
ニバレノール　52, 73, 97
日本農林規格（JAS）　151, 152
2-メチルイソボルネオール　66

熱帯農産物　13, 85, 129, 133

農産物　111

ハ 行

灰色かび病菌　48, 203, 210
バイオハザード　29
バイオフィルム　65, 157
バイオレメディエーション　31
配偶子囊　8, 35
ハウスダスト　23, 41, 42, 46, 60
HACCP（ハサップ）システム　63, 111, 116
パスパリン　38, 106, 134
バソジック型分生子　46
バター　151
肌ずれ　122
蜂蜜　165, 170
麦角（菌）　18, 22, 78
発癌性（癌原性）　70

事項索引

――物質　69
発酵食品　25, 148, 165, 189
パツリン　72, 87, 117, 186, 209
　　――の化学　87
　　――の規制　77, 78
　　――の産生菌　37, 38, 55, 87, 144
　　――の食品への汚染　87, 149
　　――の毒性　87
　　――のリスクアセスメント　72
ハーモニゼーション　69
ばら色かび病菌　58, 106
バルカン腎炎　90, 92
盤菌類　9
斑点病菌　44

PRトキシン　106, 144, 148
PL法（製造物責任法）　64
PCR法　83, 87, 91, 97, 102
ppm, ppb, ppt　73, 78
微好気性　15
微生物制御　189
ピーナッツ　85, 126
ヒノキチオール　203
ピペラジン系化合物　133
日持向上剤　198
病原真菌　3, 27, 65
病徴　97, 113
日和見感染　28
ビルマモス米　124

フィアライド　10, 37
フィアロ型分生子　10
不確定係数（安全係数）　70
不完全菌類　3, 175
複相　6
フケ米　122
フザリウム病菌　51
不整子嚢菌類　9, 37
付属糸　11, 41, 44
付着器　6
不動精子　8
フミトレモルジン　41, 106, 133, 186, 209
フモニシン　71, 102
　　――の疫学　103
　　――の化学　103
　　――の規制　78
　　――の産生菌　52, 102
　　――の食品への汚染　103
　　――の毒性　103
　　――の発癌性　103
　　――のリスクアセスメント　75
不和合性　6

分実性　4
分生子　3, 6, 37, 176
分生子果　9
　　――不完全菌類　9, 44, 138
分生子殻　9, 44
分生子形成細胞　10, 37
分生子形成様式　10
分生子子座（スポロドキア）　10, 51
分生子層　9, 44
分生子頭　37, 46
分生子柄　9, 37
分生子柄束（シンネマ）　10
分節型分生子　10, 48
分節胞子嚢　7, 36
分裂子　8

閉子嚢殻　9, 37
ペクチン分解酵素（ペクチナーゼ）　113, 184
ペスタロチア病菌　44
β-グルカン測定法　156
ヘテロタリズム　6, 35
ベニコウジ色素　90
ペニシリ　37, 55, 56
ペニシリン酸　90, 144, 149
ペニトレム　106, 144, 149
ベビーフード　181
ベルクロゲン　41, 106, 133, 186
ベルジモス米　123
変異原性　71, 198
変質米（病変米）　90, 121
鞭毛菌類　3, 18

胞子形成　208
胞子嚢　7, 35
胞子嚢柄　7, 35
胞子嚢胞子　6, 35
胞子の休眠　176
胞子の発芽　176, 199, 206
放射線照射殺菌　132
圃場菌類　17, 55, 111, 118, 125, 127, 206
ポストハーベスト病害　112
保存料　190
ほふく枝（ストロン）　7, 35
ホモタリズム　6, 37
ホモプシン　77, 106
ポリフィアライド　51
ホロモルフ（全形態型）　9

マ　行

マイコトキシン（カビ毒）　13, 16, 64, 69, 83, 118, 123, 144, 149, 185, 195
　　――と家畜飼料　76

——の規制　75
——の産生条件　78, 80
マイコフローラ　16, 117, 125, 126, 130, 132, 147, 214
マーガリン　151
マヨネーズ　152
慢性毒性　69

ミコフェノール酸　106, 148, 149
ミネラルウオーター　155

ムギ　97, 125
——赤かび病菌　17, 22, 51, 96, 123, 125
無菌化　214
無菌化包装食品　190, 214
無菌充填包装食品　204, 214
ムーコル症　28
無性生殖　6, 7, 38, 176
無性世代　9
無毒性量（NOAEL）　69

メトレ　38, 52, 55

モス米　122, 124
モニタリング　64
モニリフォルミン　52, 106

ヤ 行

野菜・野菜加工品　112, 181, 184

有機酸　112, 180
有性生殖　6, 9, 38, 176
有性世代　9
誘導期　206, 208
油脂類　151
輸入食品　78, 129
輸入青果物　116
輸入米　86, 121

容器包装　30, 204
葉斑病　115
ヨーグルト　145, 150
予測微生物学　177, 205, 210, 212, 213
予冷　115

ラ 行

ラミ　52, 55
ラモ型分生子　50, 54
卵菌類　1

リスクアセスメント　63, 71
リスクアナリシス　63

リパーゼ活性　142, 151
リンゴ青かび病菌　55, 66, 117
リンゴ果汁　72, 181, 186
輪生　36-38, 55

ルグロシン　106, 125, 144
ルグロモス米　125
ルテオスカイリン　55, 89, 124, 133

冷凍食品　137, 153
冷凍野菜・果実類　153
レトルト食品　176, 190, 204, 214

ロックフォルチン　106, 144, 148, 209, 211

ワ 行

ワイン　94, 117
——のコルク栓　68
和合性　6

学名（カビ・酵母）索引

A

Absidia　7, 29, 35, 122, 133, 168, 172
Acremonium　14, 20, 21, 23, 45, 67, 68, 111, 139, 142, 155, 157, 171
Alternaria　15, 20, 22, 45, 67, 106, 111, 113, 115, 117, 118, 121, 122, 125, 139, 147, 150, 151, 155, 157, 168-171, 172
A. alternata　46, 67, 106, 125, 126, 156, 169, 200, 206, 209
A. brassicae　115, 169
A. citri　117
A. infectoria　206, 208
A. porri　113
Arthrinium　23, 46, 118, 169, 201
Ascochyta　113
Ascosphaera　170
Aspergillus　12, 20, 22, 30, 37, 39, 40, 46, 65, 66, 68, 80, 83, 90, 93, 96, 112, 117, 118, 128, 144, 148-152, 156, 165, 166, 168, 170-172, 176, 178, 196, 203, 212
A. auricomus　47, 91
A. awamorii　25, 91
A. bombycis　47, 83
A. caelatus　47, 83
A. candidus　15, 121, 123, 133, 147, 170, 171, 206
A. carbonarius　47, 91, 94, 96, 117, 172
A. citricus　47, 91
A. clavatus　87, 170
A. flavus　13, 17, 28, 46, 65, 67, 69, 80, 83, 86, 94, 112, 121, 125-128, 133, 134, 144, 149, 168-170, 172, 176, 198, 199, 202, 206, 208, 209, 211
A. flavus var. *parvisclerotigenus*　46, 83, 127
A. foetidus　47, 91
A. fonsecaeus　47, 91
A. fresenii　47, 91
A. fumigatus　13, 24, 28, 133, 157, 167, 169-171, 186, 198, 201, 206
A. melleus　47, 91, 96, 128
A. niger　28, 47, 66, 91, 96, 117, 132, 134, 153, 157, 168-172, 176, 198, 206, 211
A. nomius　46, 83, 127

A. ochraceus　47, 67, 91, 94, 96, 128, 133, 134, 170, 171, 209
A. ochraceoroseus　47, 83
A. oryzae　25, 67, 153
A. parasiticus　13, 46, 67, 69, 83, 127, 128, 133, 144, 149, 202, 203, 209
A. penicillioides　46, 121, 170
A. pseudotamarii　47, 83
A. restrictus　23, 46, 121, 123, 133, 162, 165, 166, 168, 170, 171
A. sclerotiorum　47, 91
A. sojae　25
A. sydowii　169, 170
A. taiensis　83
A. tamarii　25, 170
A. terreus　15, 28, 67, 87, 133, 169
A. usamii　47, 91
A. versicolor　23, 47, 67, 87, 121, 123, 133, 144, 147, 149, 168-171, 206
A. viridinutans　170
A. wentii　91, 169-171
Aureobasidium　23, 48, 68, 111, 118, 139, 147, 151, 154, 156, 157, 172
A. pullulans　48, 141, 154

B

Basipetospora　40, 48, 165, 167, 170
Bettsia (*Chrysosporium*)　49, 170, 172
Bipolaris　50, 111, 121
Botrytis　15, 48, 111, 115, 117, 170, 172
B. cinerea　49, 154, 203, 204, 206, 208-210
Byssochlamys (*Paecilomyces*)　15, 37, 54, 80, 175-178, 180-182, 184-186, 209
B. fulva　37, 87, 175, 176, 178, 180, 181, 184-186, 211
B. nivea　37, 87, 178, 180, 181, 184-186, 211

C

Candida　15, 21, 22, 139, 142, 146, 154, 157, 169, 192, 210
C. intermedia　146
C. magnoliae　152
C. multigemmis　146
C. parapsilosis　146, 150, 151

C. saitoana　146, 150
C. zeylanoides　142
Chaetomium (*Botryotrichum*)　20, 43, 87, 111, 121, 122, 132, 133, 170, 172, 206
C. funicola　201
C. globosum　24, 44, 206
Chromocleista　52
Chrysonilia　49, 68, 168
Chrysosporium　14, 49, 166, 167, 169-172
C. farinicola　49, 165, 169
C. medium var. *spissescens*　49
Cladosporium　13, 15, 20, 23, 50, 68, 111, 115, 117, 118, 123, 125, 133, 139, 147, 150, 151, 154-157, 168-172
C. cladosporioides　50, 141, 146, 152, 156, 170, 206, 210
C. herbarum　50, 141, 146, 152, 169, 206, 209, 210
C. sphaerospermum　50
Claviceps purpurea　18
Colletotrichum　21, 44, 121
C. acutatum　44
C. gloeosporioides　44, 200
C. musae　113
Cryptococcus　16, 21, 139, 142, 157
Curvularia　50, 118, 121, 122, 206
Cylindrocarpon　106
Cylindrosporium　115
Cystofilobasidium infirmo-miniatum　142

D

Debaryomyces　15, 139, 146, 154, 192
D. hansenii　66, 139, 142, 146, 150, 166, 202
Didymella bryoniae　113
Diplodia　121
Drechslera　50, 111, 125

E

Elsinoë fawcettii　115
Emericella (*Aspergillus*)　12, 18, 37, 46, 87, 132, 133, 172
E. astellata　38, 83
E. nidulans　12, 38, 123, 169, 170, 206
E. striata　134
E. venezuelensis　38, 83
Epicoccum　23, 51, 111, 118, 122, 125, 147, 151, 168, 170, 206
Eremascus　38, 172
Eupenicillium (*Penicillium*)　12, 18, 38, 55, 176, 185
E. brefeldianum　20, 39, 179, 185
E. cinnamopurpureum　39, 55, 121, 166

E. hirayamae　39
E. javanicum　20, 39
E. lapidosum　39, 87, 175
E. ochrosalmoneum　17, 39, 89, 112
E. shearii　39
Eurotium (*Aspergillus*)　12, 23, 39, 46, 68, 122, 132, 134, 147, 151, 161, 162, 165-172, 176, 182
E. amstelodami　23, 39, 67, 121, 123, 132, 170, 171, 182, 206
E. chevalieri　39, 121, 124, 132, 169-171, 182, 184
E. echinulatum　164
E. halophilicum　39, 171, 184
E. herbariorum　23, 39, 68, 132, 161, 168, 170, 171, 184, 198
E. intermedium　39
E. leucocarpum　170
E. pseudoglaucum　170
E. repens　25, 39, 67, 121, 147, 161, 149, 168-172, 182, 191, 206
E. rubrum　39, 121, 132, 161, 168, 170, 171
Exophiala　19, 29, 51, 139, 154, 156, 157, 172
E. dermatitidis　29, 51
E. jeanselmei　29, 51
E. moniliae　51
E. pisciphila　19, 51

F

Fonsecaea　29, 156
Fusarium　12, 13, 16, 19, 20, 22, 51, 65, 67, 80, 96, 104, 111, 115, 118, 121, 123, 125, 126, 151, 154, 156, 168, 170, 172, 209
F. acuminatum　17, 97, 206
F. acutatum　102
F. anthophilum　102
F. bactridioides　97
F. begoniae　102
F. crookwellense　17, 52, 97, 99, 104
F. culmorum　17, 19, 67, 97, 99, 104, 206, 208
F. dlaminii　102
F. equiseti　17, 97, 99, 104, 209
F. fujikuroi　17, 52, 102
F. globosum　102
F. graminearum　12, 17, 22, 52, 96, 99, 102, 104, 125, 206, 209
F. incarnatum　17, 97, 104
F. kyushuense　52, 97
F. moniliforme　15, 52, 102, 203, 206, 212
F. napiforme　102
F. nygamai　102

F. oxysporum　　15, 16, 19, 153, 200, 206, 211, 212
F. phyllophilum　　102
F. poae　　52, 97, 99, 100
F. proliferatum　　52, 99, 102, 104
F. pseudocircinatum　　102
F. pseudograminearum　　97, 100, 104
F. sacchari　　102
F. solani　　15, 16, 19, 206, 212
F. sporotrichioides　　17, 97, 99, 209
F. subglutinans　　102
F. thapsinum　　102
F. tricinctum　　209
F. venenatum　　97
F. verticillioides　　15, 52, 99, 102, 203, 206, 212

G

Geomyces　　41, 139, 142, 154
Geosmithia　　42, 52, 170
Geotrichum　　5, 20, 53, 111, 139, 146, 147, 151, 153, 156, 168, 172
G. candidum　　20, 53, 146, 149, 152, 154, 169, 170, 206, 208, 209
Gibberella (*Fusarium*)　　100
G. acuminata　　97
G. fujikuroi　　22, 52, 102
G. intermedia　　102
G. moniliformis　　52, 102
G. nygamai　　102
G. pulicaris　　97
G. subglutinans　　102
G. thapsina　　102
G. zeae　　12, 22, 52, 97, 100, 104, 206
Glomerella cingulata　　44, 126

H

Hamigera (*Merimbla*)　　39, 175
H. avellanea　　40, 177
H. striata　　40, 175
Hanseniaspora　　139
Helicostylum　　37, 139
Hormonema　　156, 168, 172
Hortaea　　29, 156, 170
Hyphopichia burtonii　　168
Hyphozyma　　154, 156

K

Kluyveromyces　　143, 146, 150

L

Lecythophora　　53, 139, 156

Leptosphaeria (*Phoma*)　　19, 45
Leucosporidium scottii　　142

M

Microascus (*Scopulariopsis*)　　57
Monascus (*Basipetospora*)　　25, 40, 48, 90, 165, 168-170
M. eremophilus　　40, 172
M. pilosus　　40
M. purpureus　　40, 90
M. ruber　　40, 90, 153, 168, 185, 191
Moniliella　　53, 117, 139, 150, 151, 156, 168, 196
M. acetoabutens　　15, 54, 153
M. suaveolens var. *suaveolens*　　54, 168
M. suaveolens var. *nigra*　　54, 152, 169, 192, 194
Mucor　　15, 20, 23, 29, 35, 122, 138, 139, 147, 151, 154, 157, 168, 171, 172, 209
M. circinelloides　　35, 150
M. hiemalis　　35, 150
M. mucedo　　171
M. plumbeus　　35, 211
M. racemosus　　35, 142, 150, 171, 200
M. rouxii　　212
Myrothecium　　106

N

Neopetromyces (*Aspergillus*) *muricatus*　　47, 91
Neosartorya (*Aspergillus*)　　12, 15, 40, 46, 175-179, 181, 182, 184, 186
N. fennelliae　　41
N. fischeri　　41, 177, 179-181, 185, 209
N. glabra　　20, 41, 185
N. hiratsukae　　41, 181
N. primulina　　41
N. pseudofischeri　　41, 181
N. quadricincta　　41
N. spinosa　　41
Neurospora (*Chrysonilia*)　　25, 49, 169
Nigrospora　　54, 111, 118, 121, 123

O

Oospora　　122

P

Paecilomyces　　20, 23, 37, 42, 54, 68, 151, 155, 157, 168, 170
P. crustaceus　　55
P. fulvus　　37, 55
P. lilacinus　　55
P. niveus　　37, 55
P. spectabilis　　42, 55

P. variotii   15, 55, 68, 168, 169, 185
Penicillium   12, 13, 20, 23, 30, 38, 42, 52, 55, 65, 66, 80, 87, 90, 93, 111-113, 117, 118, 132, 139, 142, 144, 146, 148-151, 154-157, 165, 166-172, 176, 178, 196, 208, 209, 212
P. aurantiogriseum   67, 121, 124, 132, 142, 150, 168-171, 206, 209,
P. brevicompactum   23, 55, 68, 146, 147, 166, 168-171, 206
P. camemberti   25, 66, 145, 147, 148, 171
P. caseifulvum   66, 146, 147
P. chalybeum   170
P. chrysogenum   23, 67, 132, 142, 144, 147, 152, 166, 168-171, 206
P. citreonigrum   55, 68, 88, 121, 124, 132, 171
P. citrinum   55, 67, 89, 124, 126, 132, 133, 156, 170, 171, 176
P. commune   124, 142, 144, 146-149, 152, 168, 171, 199, 209, 210, 211
P. corylophilum   68, 142, 144, 152, 168, 171, 199
P. corynephorum   170
P. crustosum   142, 144, 146, 147, 149, 171
P. decumbens   30, 168
P. digitatum   202
P. discolor   147, 148, 199
P. echinulatum   152, 170
P. expansum   55, 66, 80, 87, 89, 117, 142, 144, 147, 152, 153, 169-171, 176, 186, 198, 200, 202, 203, 206-209
P. fellutanum   168
P. flavigenum   55, 166, 171
P. freii   207
P. funiculosum   67, 154
P. glabrum   132, 144, 146, 152, 156, 170, 171, 210
P. griseofulvum   15, 87, 168
P. hirsutum   141
P. hordei   206
P. implicatum   146, 166, 171
P. islandicum   55, 89, 121, 124, 133
P. italicum   153, 202
P. janczewskii   166
P. janthinellum   171
P. miczynskii   144, 171
P. nalgiovense   25, 144, 147, 148, 171, 207
P. nordicum   56, 91, 144
P. oblatum   55, 182
P. olsonii   144, 171
P. oxalicum   30, 142, 144, 157, 171
P. patens   170

P. phoeniceum   55, 166
P. piceum   206
P. polonicum   144, 168, 199
P. purpurescens   171
P. purpurogenum   68, 169, 171
P. pusillum   55, 67, 166
P. raistrickii   67
P. roqueforti   15, 25, 67, 87, 142, 144, 146-148, 168, 171, 176, 199, 206-209, 211
P. rugulosum   121, 125, 171
P. sabulosum   55, 182
P. sclerotiorum   171
P. simplicissimum   144, 171
P. solitum   144, 147, 148, 152, 168, 171, 199
P. spinulosum   30, 152, 171, 172
P. thomii   170, 171
P. variabile   144, 171
P. verrucosum   56, 89, 91, 96, 126, 142, 144, 146-149, 170, 171, 207
P. viridicatum   67, 93, 121, 144, 147, 168, 170, 171, 199
P. vulpinum   87
Pestalotiopsis   21, 23, 44, 111
Petromyces (Aspergillus)   18, 47, 91, 96
Phaeoacremonium   29, 156
Phialemonium   156
Phialophora   14, 29, 53, 56, 111, 139, 152, 156
Phoma   13, 19, 44, 111, 118, 121, 122, 139, 146, 151, 154, 156, 157, 168, 170, 172, 210
Phomopsis   21, 113
Phytophthora   19, 117
Pichia   15, 154, 192, 210
P. anomala   66, 143, 150, 168, 199
P. fermentans   146
P. membranifaciens   142, 146, 152, 202
P. norvegensis   147
Pithomyces   56
Polypaecilum pisce   167, 170
Pseudocercospora purpurea   113
Pseudogymnoascus (Geomyces)   41
Pyrenochaeta   45
Pythium   19

R

Ramichloridium   156
Rhinocladiella   157
Rhizoctonia   126, 157
Rhizomucor   29, 36, 171, 172, 198
Rhizopus   7, 15, 20, 29, 36, 111, 115, 122, 133, 139, 150, 151, 156, 168, 170-172, 196, 212

R. microsporus 13
R. oligosporus 25
R. oryzae 13, 36
R. stolonifer 36, 115, 172, 209, 213
Rhodosporidium toruloides 139
Rhodotorula 16, 21, 139, 142, 146, 150, 154, 157
R. diffluens 139, 150
R. mucilaginosa 150, 151, 176

S

Saccharomyces 15, 21, 25, 139, 146, 154, 169, 196, 210
S. cerevisiae 15, 25, 150, 152, 176
Saccharomycopsis fibuligera 168, 199
Sarocladium 122
Sclerotinia 64, 115
Scopulariopsis 23, 44, 48, 57, 146, 151, 170, 171
S. brevicaulis 15, 57, 147, 169, 171
S. candida 57
S. fusca 57
Sphaeropsis 126
Spicellum roseum 59
Sporothrix 154, 157, 172
Sporotrichum 157
Stachybotrys 25, 57, 106, 111, 157
S. chartarum 24, 25, 57, 206
Syncephalastrum 36, 133, 170-172

T

Talaromyces (*Penicillium*, *Geosmithia*) 12, 39, 42, 52, 54, 176, 181, 182, 185
T. bacillisporus 42, 52
T. flavus 20, 42, 154, 178, 179, 181, 185
T. helicus 42
T. luteus 169
T. macrosporus 42, 180, 181
T. spectabilis 42, 55
T. stipitatus 42
T. trachyspermus 20, 42, 179
T. wortmannii 42, 171
Thamnidium 7, 36, 138, 142
Thermoascus (*Paecilomyces*) 13, 42, 54, 181
Torulaspora delbrueckii 147, 150, 176
Trichoderma 20, 58, 68, 106, 111, 122, 151, 152, 167, 170, 172, 206
Trichosporon 24, 139, 142, 143, 146
Trichosporonoides 58, 152, 169, 171, 193
Trichothecium 58, 59, 106, 111, 151, 171

U

Ulocladium 59, 111, 147

V

Verticillium 68, 111
Verticimonosporium 106

W

Wallemia 23, 59, 121, 151, 162, 165, 166, 168-172, 176, 202

X

Xeromyces (*Fraseriella*) 15, 43, 165, 167, 170
X. bisporus 43, 165, 166, 168, 169, 172, 182, 184, 209

Y

Yarrowia 139, 142, 146, 150-152

Z

Zygosaccharomyces 15
Z. bailii 15, 152
Z. rouxii 16, 143, 152, 166, 176, 192, 212

編者略歴

宇田川　俊一（うだがわ　しゅんいち）

1931年	東京生まれ
1953年	東京農業大学農学部農芸化学科卒業
1955年	厚生省国立衛生試験所（現　国立医薬品食品衛生研究所）入所，薬用植物部勤務
1960～61年	東京大学薬学部植物化学・生薬学教室研究生
1965～66年	カナダ，トロント大学在外研究員
1968年	農学博士
1967～91年	国立衛生試験所衛生微生物部主任研究官，同部真菌室長，同部第三室長，専門は菌学，食品衛生，医真菌学
1991～92年	千葉大学医学部客員教授
1991～	東京農業大学総合研究所客員教授，客員研究員，(財)日本食品分析センター学術顧問，現在に至る

学会活動など

日本菌学会会長（1989～91）・編集委員長，日本菌学会賞受賞，日本食品微生物学会名誉会員，日本菌学会名誉会員，日本医真菌学会名誉会員，マイコトキシン研究会名誉会員，米国菌学会終身会員，英国菌学会終身会員，国際人獣医真菌学会終身会員，ほか

主な著書

「かびと食物」（医歯薬出版，1975）
「菌類図鑑」（講談社サイエンティフィク，1978）
「食品菌類ハンドブック」監訳（医歯薬出版，1984）
「マイコトキシン」（中央法規出版，2002）
「微生物汚染事例・現場検査法Q＆A集」編著（サイエンフォーラム，2003）
ほか共著書59冊，原著論文347編，総説など75編

食品のカビⅠ―基礎編　食品のカビ汚染と危害

2004年2月20日　初版第1刷

編　者　宇田川俊一
発行者　桑　野　知　章
発行所　株式会社　幸　書　房
〒101-0051東京都千代田区神田神保町1－25
Printed in Japan　　TEL 03-3292-3061　FAX 03-3292-3064
2004Ⓒ　　　URL：http://www.saiwaishobo.co.jp

印刷　倉敷印刷

落丁，乱丁がありましたらご連絡下さい．取り替えさせて戴きます．
本書を引用または転載する場合は，必ず出所を明記して下さい．
ISBN4-7821-0241-0　C3058